CARDIOLOGIA
PEDIÁTRICA

CIP-BRASIL. CATALOGAÇÃO NA PUBLICAÇÃO
SINDICATO NACIONAL DOS EDITORES DE LIVROS, RJ

J65c
3. ed.

Johnson, Walter H.
  Cardiologia pediátrica: manual prático de bolso/Walter H. Johnson, James H. Moller; tradução Marina Boscato Bigarella, Renate Bergmann, Nancy dos Reis Juozapavicius. – 3. ed. – Rio de Janeiro: Revinter, 2016.
  il.

  Tradução de: Pediatric cardiology: the essential pocket guide
  Inclui bibliografia e índice
  ISBN 978-85-3720674-4

  1. Cardiologia pediátrica. I. Moller, James, H. II. Bigarella, Marina Boscato. III. Bergmann, Renate. Juozapavicius, Nancy dos Reis. IV. Título.

  16-32316
  CDD: 618.9212
  CDU: 616.12-053.2

Nota: A medicina é uma ciência em constante evolução. À medida que novas pesquisas e experiências ampliam os nossos conhecimentos, são necessárias mudanças no tratamento clínico e medicamentoso. Os autores e o editor fizeram verificações junto a fontes que se acredita sejam confiáveis, em seus esforços para proporcionar informações acuradas e, em geral, de acordo com os padrões aceitos no momento da publicação. No entanto, em vista da possibilidade de erro humano ou mudanças nas ciências médicas, nem os autores e o editor nem qualquer outra parte envolvida na preparação ou publicação deste livro garantem que as instruções aqui contidas são, em todos os aspectos, precisas ou completas, e rejeitam toda a responsabilidade por qualquer erro ou omissão ou pelos resultados obtidos com o uso das prescrições aqui expressas. Incentivamos os leitores a confirmar as nossas indicações com outras fontes. Por exemplo e em particular, recomendamos que verifiquem as bulas em cada medicamento que planejam administrar para terem a certeza de que as informações contidas nesta obra são precisas e de que não tenham sido feitas mudanças na dose recomendada ou nas contraindicações à administração. Esta recomendação é de particular importância em conjunto com medicações novas ou usadas com pouca frequência.

CARDIOLOGIA PEDIÁTRICA
MANUAL PRÁTICO DE BOLSO

TERCEIRA EDIÇÃO

Walter H. Johnson, Jr., MD
Professor of Pediatrics
Department of Pediatrics
Division of Pediatric Cardiology
University of Alabama at Birmingham
Birmingham, AL, USA

James H. Moller, MD
Professor Emeritus of Pediatrics
Adjunct Professor of Medicine
University of Minnesota Medical School
Minneapolis, MN, USA

REVINTER

Cardiologia Pediátrica – Manual Prático de Bolso, Terceira Edição
Copyright © 2016 by Livraria e Editora Revinter Ltda.

ISBN 978-85-3720674-4

Todos os direitos reservados.
É expressamente proibida a reprodução
deste livro, no seu todo ou em parte,
por quaisquer meios, sem o consentimento,
por escrito, da Editora.

Tradução:
MARINA BOSCATO BIGARELLA (Caps. 1 a 6)
Tradutora Especializada na Área da Saúde, SP
RENATE BERGMANN (Cap. 7)
Tradutora Especializada na Área da Saúde, SC
NANCY DOS REIS JUOZAPAVICIUS (Caps. 8 a 12)
Tradutora Especializada na Área da Saúde, SP

Revisão Técnica:
LUCIANA PAEZ ROCHA
Graduação em Medicina pela Faculdade de Medicina de Petrópolis, RJ
Pós-Graduação em Terapia Intensiva pelo Instituto de Pós-Graduação Médica do Rio de Janeiro
Pós-Graduação em Cardiologia pelo Instituto de Pós-Graduação Médica do Rio de Janeiro
Médica do Serviço de Cardiologia Intensiva do Hospital Barra D'Or – Rio de Janeiro, RJ
Coordenadora do Serviço de Emergência do Hospital Rio Mar – Rio de Janeiro, RJ

Título original:
Pediatric Cardiology – The Essential Pocket Guide, Third Edition
Copyright © 2014 by John Wiley & Sons, Ltd.
ISBN 978-1-118-50340-9

All Rights Reserved. Authorised translation from the English language edition published by John Wiley & Sons Limited. Responsibility for the accuracy of the translation rests solely with Livraria e Editora Revinter Ltda. and is not the responsibility of John Wiley & Sons Limited. No part of this book may be reproduced in any form without the written permission of the original copyright holder, John Wiley & Sons Limited.

Livraria e Editora REVINTER Ltda.
Rua do Matoso, 170 – Tijuca
20270-135 – Rio de Janeiro – RJ
Tel.: (21) 2563-9700 – Fax: (21) 2563-9701
livraria@revinter.com.br – www.revinter.com.br

Sumário

Prefácio, vii
1. Ferramentas para diagnosticar problemas cardíacos em crianças, 1
2. Condições ambientais e genéticas associadas à doença cardíaca em crianças, 73
3. Classificação e fisiologia de cardiopatia congênita em crianças, 86
4. Anomalias com desvio da esquerda para a direita em crianças, 95
5. Condições que obstruem o fluxo sanguíneo em crianças, 148
6. Doença cardíaca congênita com desvio da direita para a esquerda em crianças, 186
7. Formas incomuns de doença cardíaca congênita em crianças, 233
8. Condições cardíacas exclusivas em bebês recém-nascidos, 245
9. Condições cardíacas adquiridas durante a infância, 259
10. Anormalidades da frequência cardíaca e da condução em crianças, 291
11. Insuficiência cardíaca congestiva em bebês e crianças, 315
12. Estilo de vida saudável e prevenção de doença cardíaca em crianças, 329

Leituras adicionais, 373

Índice remissivo, 375

Prefácio

Desde a primeira edição deste livro, há 50 anos, o cateterismo cardíaco pediátrico, o ecocardiograma e a ressonância magnética têm-se desenvolvido e menos ênfase tem sido dada aos métodos mais tradicionais de avaliação de um paciente cardiológico. A maioria dos profissionais, contudo, não tem acesso a estas técnicas diagnósticas refinadas ou ao treinamento para aplicá-las. Para avaliar um paciente com um achado que pode sugerir um problema cardíaco, um médico, portanto, conta com a combinação de exame físico, eletrocardiograma e radiografia de tórax, ou encaminhamento a um centro de diagnóstico cardiológico.

Este livro formula diretrizes, por meio das quais um profissional, estudante de Medicina ou funcionário pode abordar o problema diagnóstico apresentado por um lactente ou criança com um achado cardiológico. Pela avaliação e integração adequadas do histórico, exame físico, eletrocardiograma e pela radiografia de tórax, o tipo de problema pode ser diagnosticado corretamente em muitos pacientes e a gravidade e o estado hemodinâmico serão estimados de forma precisa.

Embora um paciente possa, por fim, necessitar de encaminhamento a um centro cardiológico, o médico vai estimar e compreender melhor o tipo específico de estudo diagnóstico especializado a ser realizado e a abordagem, o cronograma e os resultados da cirurgia ou do tratamento. Este livro ajuda a selecionar pacientes para encaminhamento e oferece orientações para o momento dos mesmos.

O livro foi dividido em 12 capítulos:

O Capítulo 1 (Ferramentas para diagnosticar problemas cardíacos em crianças) inclui seções sobre histórico, exame físico, eletrocardiografia e radiografia de tórax e discute sopros funcionais. Uma breve visão geral dos procedimentos especiais, como ecocardiografia e cateterismo cardíaco, está incluída.

O Capítulo 2 (Condições ambientais e genéticas associadas à doença cardíaca em crianças) apresenta síndromes, condições genéticas e maternas comumente associadas à doença cardíaca congênita.

Os Capítulos 3 a 7 são "Classificação e fisiologia de cardiopatia congênita em crianças", "Anomalias com desvio da esquerda para a direita em crianças", (acianóticas e com aumento do fluxo sanguíneo pulmonar), "Condições que obstruem o fluxo sanguíneo em crianças" (acianóticas e com fluxo sanguíneo normal), "Doença cardíaca congênita com desvio da direita para a esquerda em crianças" (cianóticas com fluxo sanguíneo pulmonar aumentado ou diminuído) e "Formas incomuns de doença cardíaca congênita em crianças". Este conjunto de capítulos trata de malformações cardíacas congênitas específicas. A hemodinâmica das malformações é apresentada como base para a compreensão dos achados físicos, eletrocardiograma e radiografia de tórax. A ênfase é colocada sobre as características que permitem o diagnóstico diferencial.

O Capítulo 8 (Condições cardíacas exclusivas em bebês recém-nascidos) descreve as malformações cardíacas que resultam em sintomas no período neonatal e na transição da circulação fetal para a circulação adulta.

O Capítulo 9 (Condições cardíacas adquiridas durante a infância) inclui problemas cardíacos, como a doença de Kawasaki, febre reumática e as manifestações cardíacas de doenças sistêmicas que afetam as crianças.

O Capítulo 10 (Anormalidades da frequência cardíaca e da condução em crianças) apresenta os conceitos básicos de diagnóstico e tratamento de distúrbios de ritmo em crianças.

O Capítulo 11 (Insuficiência cardíaca congestiva em bebês e crianças) considera a fisiopatologia e o tratamento da insuficiência cardíaca em crianças. Tratamentos clínicos e cirúrgicos (incluindo transplante) são discutidos.

O Capítulo 12 (Estilo de vida saudável e prevenção de doença cardíaca em crianças) discute questões preventivas para crianças com um coração normal (a maioria), incluindo tabagismo, hipertensão, lipídios, exercícios e outros fatores de risco para doença cardiovascular que se manifestam na idade adulta. Também são discutidas questões sobre prevenção e manutenção da saúde para crianças com cardiopatia.

Este livro não é um substituto para os muitos textos e enciclopédias excelentes sobre cardiologia pediátrica ou para o crescente número de recursos eletrônicos. As seções de referências, que acompanham alguns capítulos, e a seção de leitura adicional, no final do livro, incluem recursos tradicionais e *on-line* escolhidos para serem de maior conveniência para os leitores.

Certas generalizações são feitas. Em cardiologia pediátrica, como em todos os campos, podem ocorrer exceções. Portanto, nem todas as instâncias da anormalidade cardíaca serão corretamente diagnosticadas com base nos critérios estabelecidos aqui.

CARDIOLOGIA
PEDIÁTRICA

Capítulo 1
Ferramentas para diagnosticar problemas cardíacos em crianças

Histórico	2
Princípios gerais do histórico cardiovascular	2
Queixa principal e/ou sinal de apresentação	2
Exame Físico	9
Sinais vitais	9
Exame cardíaco	22
Exame laboratorial	39
Eletrocardiografia	39
Radiografia de tórax	49
Oximetria de pulso	53
Hematimetria completa	54
Ecocardiografia	55
Imagem de ressonância magnética (MRI e MRA)	61
Tomografia computadorizada	62
Teste do exercício	62
Cateterização cardíaca	67
Leituras adicionais	72

Grande parte da informação apresentada neste capítulo refere-se melhor a crianças mais velhas. Diagnóstico em lactentes recém-nascidos é mais difícil, porque o paciente pode estar muito doente, necessitando de um diagnóstico urgente e tratamento rápido. Nesta faixa etária, a ecocardiografia é, muitas vezes, o método diagnóstico inicial. Os desafios mais importantes em recém-nascidos são discutidos no Capítulo 8.

    O histórico e o exame físico são a base para o diagnóstico de problemas cardíacos. Uma variedade de outras técnicas diagnósticas pode ser aplicada, além do histórico e do exame físico. Com cada técnica são visualizados diferentes aspectos do sistema cardiovascular e, combinando os dados derivados, pode ser obtida uma avaliação precisa do estado do paciente.

Pediatric Cardiology: The Essential Pocket Guide, Third Edition.
Walter H. Johnson, Jr. and James H. Moller.
© 2014 John Wiley & Sons, Ltd. Publicado em 2014 by John Wiley & Sons, Ltd.

HISTÓRICO

Princípios gerais do histórico cardiovascular

A suspeita de uma anormalidade cardiovascular pode ser levantada, inicialmente, a partir de sintomas específicos, contudo, é mais comum que a característica de apresentação seja a descoberta de um sopro cardíaco. Muitas crianças com anomalia cardíaca são assintomáticas, pois a malformação não resulta em grandes alterações hemodinâmicas. Mesmo com um problema cardíaco significativo, a criança pode estar assintomática porque o miocárdio é capaz de responder normalmente às tensões causadas pela hemodinâmica alterada. Uma lesão semelhante em um adulto pode produzir sintomas por causa da coexistência de doença arterial coronariana ou fibrose do miocárdio.

Ao obter o histórico de uma criança com suspeita de doença cardíaca, o médico deve procurar três tipos de dados: aqueles que sugerem diagnóstico, avaliação da gravidade e indicação da etiologia da doença.

Pistas diagnósticas

Pistas diagnósticas e outros fatores mais gerais incluem os seguintes:

Gênero. Algumas malformações cardíacas têm predominância de gênero definida. Defeito do septo atrial (ASD) e ducto arterioso permeável (PDA) são 2 a 3 vezes mais prováveis em crianças do sexo feminino do que masculino. Coarctação da aorta, estenose aórtica e transposição das grandes artérias ocorrem mais comumente em crianças do sexo masculino.

Idade. A idade em que um sopro ou um sintoma cardíaco se desenvolve pode ser uma pista diagnóstica. Os sopros da estenose aórtica congênita e da estenose pulmonar são, frequentemente, ouvidos no primeiro exame após o nascimento. Em geral o defeito do septo interventricular (VSD) é o primeiro a ser reconhecido por causa dos sintomas e do sopro com 2 semanas de idade. O sopro de um ASD pode não ser descoberto até o exame pré-escolar. Um sopro funcional (inocente) é encontrado em metade das crianças em idade escolar.

Gravidade do estado cardíaco

Um médico deve buscar informações que sugerem a gravidade do problema (p. ex., dispneia ou fadiga).

Etiologia

Um médico deve buscar informações que sugiram a etiologia da doença cardíaca (p. ex., lúpus materno).

Queixa principal e/ou sinal de apresentação

Algumas queixas e sinais apresentados são mais comuns em doenças cardíacas, em particular, e o "índice de suspeita" auxilia o médico na organização dos dados para fazer um diagnóstico diferencial. Para muitos sinais e sintomas discutidos mais adiante, *causas não cardíacas são, muitas vezes, mais prováveis do que causas cardíacas* (p. ex., dispneia aguda em um lactente de 4 meses de idade, previamente saudável, sem sopro, é mais provável que seja resultado de bronquiolite do que insuficiência cardíaca congestiva). Portanto, um histórico completo deve ser integrado com o exame físico e outros estudos diagnósticos para se chegar ao diagnóstico cardíaco correto.

Os sintomas ou sinais mais comumente encontrados em ambulatório são sopro, dor torácica, palpitações e pré-síncope (desmaio).

Sopro

Sopro é o achado mais comum porque praticamente todas as crianças e adultos com um coração normal apresentam um sopro inocente (normal) em algum momento da vida. Certas características estão associadas a um sopro inocente; a criança é assintomática, e os sopros que aparecem depois da infância tendem a ser inocentes. O sopro do defeito do septo atrial é uma exceção importante.

Dor torácica

Dor torácica é um sintoma comum e benigno em crianças mais velhas e adolescentes. Estima-se que ocorra, em algum momento, em 70% das crianças em idade escolar. Cerca de 1 em 200 visitas à sala de emergência pediátrica é por dor torácica.

Dor torácica raramente ocorre com doença cardiovascular durante a infância. Síndromes isquêmicas do miocárdio (p. ex., doença de Kawasaki com aneurisma da artéria coronária; cardiomiopatia hipertrófica) podem levar à angina verdadeira. Pacientes com doenças do tecido conectivo (p. ex., síndrome de Marfan) podem ter dor torácica (ou nas costas) por causa da dissecção da aorta. Embora pericardite possa causar dor torácica, está quase sempre associada à febre e a outros sinais de inflamação. Ocasionalmente, dor torácica acompanha taquicardia supraventricular. A maioria das crianças com malformações cardíacas congênitas, incluindo aquelas que se recuperaram totalmente de uma cirurgia, não apresenta dor torácica; e a maioria das crianças e adolescentes que apresenta dor torácica como queixa principal, não tem malformação ou doença cardíaca.

A maioria das dores torácicas é benigna. Geralmente é transitória, aparecendo abruptamente, com duração de 30 segundos a 5 minutos, e está localizada na área paraesternal. Distingue-se da angina pela falta de diaforese, náusea, êmese e parestesias em uma distribuição ulnar. Dor torácica benigna é "afiada", não "esmagadora", como angina. Ela também pode ocorrer como resultado de sensibilidade da parede torácica. Dor torácica benigna normalmente é bem localizada, de caráter agudo, curta duração (segundos a minutos), muitas vezes agravada por determinadas posições ou movimentos e, ocasionalmente, pode ser induzida por palpação da área. Essas características são fortes evidências contra causas cardíacas para dor. Algumas condições não cardíacas (p. ex., asma) podem estar associadas à dor torácica na infância. Dor benigna frequentemente está descrita como "funcional", porque uma causa orgânica não pode ser encontrada.

Palpitações

Palpitações, sensação de batimentos cardíacos irregulares, "ausentes" ou, mais comumente, batidas rápidas, também são comuns em crianças em idade pré-escolar e adolescentes. Elas frequentemente ocorrem em pacientes com outros sintomas, como dor torácica, mas não simultaneamente a outros sintomas. Muitas vezes descobre-se que as palpitações estão associadas ao ritmo sinusal normal quando um eletrocardiograma é obtido durante o sintoma. Normalmente palpitações não estão presentes em pacientes com batimentos prematuros conhecidos. O início súbito das palpitações (aproximadamente o espaço de tempo de uma única batida) e a cessação súbita sugerem taquiarritmia.

Pré-síncope

É um complexo de sintomas que inclui vertigem e fraqueza. Muitas vezes, é induzida por mudança postural (ortostática), comumente é encontrada em crianças mais velhas e adolescentes, e quase sempre é benigna. Muitas vezes o histórico revela, de antemão, pouco fluido e baixa ingestão calórica. *A síncope verdadeira*, caracterizada pela perda total da consciência e perda do tônus muscular esquelético, raramente resulta de uma anormalidade cardíaca. Muitas vezes é de origem autonômica (vasovagal). A síncope benigna geralmente tem duração muito breve, durando apenas alguns segundos. Síncope benigna pode aparecer após um período de atividade física de vários minutos; contudo, *síncope durante o exercício* muitas vezes indica um problema cardíaco grave, como estenose aórtica, arritmia ou anormalidade do miocárdio. Como algumas condições de risco de vida (p. ex., síndrome do QT longo) podem resultar em síncope depois que um paciente leva um susto ou vivencia uma situação emocionalmente estressante, semelhante à síncope benigna, um eletrocardiograma é aconselhável para qualquer criança com histórico de síncope. O histórico familiar deve ser explorado para morte súbita, síncope, convulsões, síndrome da morte súbita infantil (SIDS), morte por afogamento e morte em veículos com um único ocupante.

Os sintomas de dispneia e fadiga devem ser explorados cuidadosamente, já que podem ocorrer em uma variedade de circunstâncias, incluindo doenças cardiovasculares. Eles precisam ser interpretados com relação à idade do paciente e fatores psicológicos.

Dispneia

Dispneia (dificuldade para respirar) é diferente de taquipneia (respiração rápida). É um sintoma presente em pacientes com congestão pulmonar por insuficiência cardíaca do lado esquerdo, ou qualquer outra doença que eleve a pressão venosa pulmonar, ou por hipóxia evidente. Dispneia se manifesta em neonatos e lactentes com respirações rápidas e grunhidos associados a retrações.

Crianças mais velhas queixam-se de falta de ar. As causas mais comuns em crianças são asma e bronquite, enquanto no primeiro ano de vida está frequentemente associada à atelectasia ou a infecções pulmonares.

Fadiga

Fadiga no exercício deve ser diferenciada de dispneia, já que tem uma base fisiológica distinta. Em recém-nascidos e lactentes, a fadiga no exercício é indicada pela dificuldade na alimentação. O ato de sugar durante a alimentação requer energia e é um "exercício". Ela se manifesta em crianças por meio de pausas frequentes para descansar durante a amamentação, e a alimentação pode levar uma hora ou mais.

> A intolerância ao exercício de origem cardíaca indica uma incapacidade de o coração atender às crescentes demandas metabólicas para entrega de oxigênio aos tecidos durante esse estado. Isso pode ocorrer em três situações:
> - *Doença cardíaca cianótica congênita* (dessaturação de oxigênio arterial).
> - *Insuficiência cardíaca congestiva* (função miocárdica inadequada).
> - *Doenças obstrutivas graves ao fluxo de saída ou aquelas que causam comprometimento do enchimento cardíaco* (débito cardíaco inadequado).

Fadiga no exercício ou intolerância a ele é um sintoma difícil de interpretar porque outros fatores, como motivação ou quantidade de treinamento, influenciam na quantidade de exercício que um indivíduo pode realizar. Para avaliar a intolerância ao exercício, compare a resposta da criança à atividade física com à de seus colegas e irmãos, ou com seu nível anterior de atividade.

Os sintomas restantes são mais comumente encontrados em neonatos e lactentes.

Retardo do crescimento

Retardo do crescimento é comum em muitas crianças que apresentam outros sintomas cardíacos no primeiro ano de vida.

Lactentes com insuficiência cardíaca ou cianose. Lactentes com insuficiência cardíaca ou cianose apresentam retardo do crescimento, que é mais acentuado se ambos estiverem presentes. Normalmente a taxa de aumento de peso é mais demorada do que a de altura. As causas de retardo do crescimento são desconhecidas, provavelmente estão relacionadas com a ingestão calórica inadequada em razão de dispneia e fadiga durante a alimentação e à excessiva necessidade de energia da insuficiência cardíaca congestiva.

Crescimento. Crescimento também pode ser retardado em crianças com anomalia cardíaca associada a uma síndrome, como síndrome de Down que, por si, causa retardo do crescimento.

Marcos do desenvolvimento. Marcos do desenvolvimento que exigem força muscular podem estar atrasados, mas, geralmente, o desenvolvimento mental é normal. Para avaliar a importância do crescimento e do desenvolvimento na criança, é útil obter informações sobre o crescimento e o desenvolvimento dos irmãos, pais e avós.

Insuficiência cardíaca congestiva

Insuficiência cardíaca congestiva leva a um complexo de sintomas mais frequentemente descrito em lactentes e crianças com doença cardíaca. Em lactentes e crianças, 80% dos casos de insuficiência cardíaca ocorrem no primeiro ano de vida; esses casos geralmente estão associados à malformação cardíaca. Os 20% restantes, que ocorrem na infância, estão mais relacionados com as condições adquiridas. Crianças com insuficiência cardíaca são descritas como lentas para se alimentar e se cansam enquanto comem. Esse sintoma indica dispneia ao esforço (o ato de chupar mamadeira). O lactente transpira em excesso, possivelmente pelo aumento da liberação de catecolaminas. Respiração rápida, especialmente quando o lactente está dormindo, é uma pista valiosa para insuficiência cardíaca na ausência de doença pulmonar. O diagnóstico final de insuficiência cardíaca conta com uma compilação de informações obtidas a partir do histórico, exame físico e estudos laboratoriais, como radiografia de tórax e ecocardiografia. O tratamento da insuficiência cardíaca congestiva é discutido no Capítulo 11.

Infecções respiratórias

As infecções respiratórias, particularmente pneumonia e vírus sincial respiratório (RSV), estão frequentemente presentes em lactentes e, menos comumente, em crianças mais velhas com anomalias cardíacas, especialmente aquelas associadas ao fluxo sanguíneo pulmonar aumentado (desvio da esquerda para a direita) ou coração muito aumentado. Os fatores que levam a aumento da incidência de pneumonia são amplamente desconhecidos, mas podem estar relacionados com a compressão do brônquio principal por artérias pulmonares dilatadas, átrio esquerdo aumentado ou linfáticos pulmonares distendidos.

Atelectasia também pode ocorrer, particularmente no lobo superior ou médio direito, em crianças com grande aumento do fluxo sanguíneo pulmonar; ou no lobo inferior esquerdo, em crianças com cardiomiopatia e átrio e ventrículo esquerdos compactamente dilatados.

Cianose

A cianose é a pele de cor azulada ou arroxeada causada pela presença de pelo menos 5 g/dL de hemoglobina reduzida em leitos capilares. O sangue dessaturado dá a coloração azulada, particularmente em áreas com rica rede de capilares, como os lábios ou a mucosa oral. O grau de cianose reflete a magnitude de sangue insaturado. Graus leves de dessaturação arterial podem estar presentes sem que cianose seja observada. Geralmente, se a saturação de oxigênio arterial sistêmico é inferior a 88%, a cianose pode ser reconhecida – isso varia de acordo com a pigmentação da pele, adequação da iluminação e experiência do observador. Um grau mínimo de cianose pode aparecer como manchas na pele, lábios escuros ou dedos pletóricos. Baqueteamento digital desenvolve-se com graus mais significativos de cianose.

A cianose é classificada como periférica ou central.

Cianose periférica. Cianose periférica, também chamada de *acrocianose*, está associada à função cardíaca e pulmonar normais. Relacionada com o fluxo sanguíneo lento, através dos capilares, a extração contínua de oxigênio acaba resultando em aumento da quantidade de sangue dessaturado nos leitos capilares. Normalmente envolve as extremidades e poupa o tronco e as membranas mucosas. A exposição ao frio é a causa mais frequente de acrocianose, resultando em mãos e pés azuis em recém-nascidos, e cianose circum-oral em crianças mais velhas. Cianose periférica desaparece após o aquecimento. A policitemia normal dos recém-nascidos pode contribuir para o aparecimento de acrocianose.

Cianose central. Cianose central está relacionada com qualquer anormalidade dos pulmões, coração ou hemoglobina, que interfere no transporte de oxigênio da atmosfera para os capilares sistêmicos. A cianose desse tipo envolve o tronco e as membranas mucosas, além das extremidades. Uma variedade de condições pulmonares, como atelectasia, pneumotórax e síndrome do estresse respiratório, pode causar cianose. Áreas dos pulmões, embora não ventiladas, são difundidas e o sangue que circula através dessa parte do pulmão continua sem oxigênio. Assim, sangue dessaturado retorna para o átrio esquerdo e se mistura com o sangue totalmente saturado das porções ventiladas dos pulmões. Raramente, transtornos disfuncionais da hemoglobina, como níveis excessivos de metemoglobina, resultam em cianose, porque a hemoglobina é incapaz de se ligar a quantidades normais de oxigênio.

Condições cardíacas causam cianose central por um destes dois mecanismos:

(1) *Anomalias estruturais.* Anomalias estruturais que desviam parte do retorno venoso sistêmico (sangue dessaturado) para longe dos pulmões podem ser causadas por dois tipos de anomalias cardíacas:
   (a) *Condições com obstrução do fluxo sanguíneo pulmonar e defeito septal intracardíaco* (p. ex., tetralogia de Fallot).
   (b) *Condições em que os retornos venoso sistêmico e venoso pulmonar são misturados em uma câmara comum, antes de serem expulsos* (p. ex., ventrículo único).
(2) *Edema pulmonar de origem cardíaca.* Estenose mitral e circunstâncias semelhantes aumentam a pressão capilar pulmonar. Quando a pressão capilar excede a pressão oncótica, o fluido atravessa a parede capilar, chagando aos alvéolos. O acúmulo de líquido interfere no transporte de oxigênio do alvéolo para o capilar, de modo que a hemoglobina que sai dos capilares permanece dessaturada.

> A cianose resultante de edema pulmonar pode ser melhorada pela administração de oxigênio, enquanto a cianose que ocorre com anomalias cardiovasculares estruturais pode mostrar pouca mudança com essa manobra.

Agachamento

O agachamento é um sintoma relativamente específico, que ocorre, quase exclusivamente, em pacientes com tetralogia de Fallot. Esse sintoma praticamente desapareceu, exceto em países onde as crianças com tetralogia de Fallot não têm acesso à cirurgia. Ao ficar hipercianótica ou com "feitiço de tet", a criança cianótica adota uma posição de joelho/peito, enquanto as crianças mais velhas agacham, a fim de descansar. Nessa posição, a resistência arterial sistêmica aumenta, o desvio da direita para a esquerda diminui, e o paciente torna-se menos dessaturado.

Sintomas neurológicos

Os sintomas neurológicos podem ocorrer em crianças com doença cardíaca, particularmente aquelas com cianose, mas raramente são os sintomas de apresentação. Abscesso cerebral pode acompanhar endocardite em crianças gravemente cianóticas. Acidente vascular cerebral pode ser visto em pacientes cianóticos, e em uma criança acianótica rara com embolia "paradoxal", ocorrendo por um defeito do septo atrial. Acidente vascular cerebral também pode ocorrer no intra ou pós-operatório, ou como resultado de dispositivos de assistência circulatória e na cardiomiopatia, e raramente em crianças com arritmia. Em crianças aparentemente normais, *convulsões* decorrem de arritmias, como taquicardia ventricular, vista na síndrome do QT longo, e pode ser o único sintoma.

Histórico pré-natal

O histórico pré-natal também pode sugerir uma etiologia de malformação cardíaca, se fornecer informações, como rubéola materna, ingestão de drogas, outros teratogênicos, ou histórico familiar de malformação cardíaca. Nesses casos, um ecocardiograma fetal frequentemente é realizado para identificar possíveis anomalias do coração ou de outros sistemas de órgãos.

Histórico familiar

O médico deve obter histórico familiar completo e árvore genealógica para descobrir a presença de malformações cardíacas congênitas, síndromes ou outros distúrbios, como cardiomiopatia hipertrófica (associada à morte súbita em pessoas jovens) ou síndrome do QT longo (associada ao histórico familiar de convulsões, síncope e morte súbita).

Outros fatos obtidos no histórico, que podem ser significativos para o diagnóstico, serão discutidos com relação às anomalias cardíacas específicas.

EXAME FÍSICO

Ao examinar uma criança com suspeita de anomalia cardíaca, o médico pode se concentrar muito rapidamente nos achados auscultatórios, sem prestar atenção às características físicas gerais da criança. Em alguns pacientes esses achados se igualam ao valor diagnóstico dos achados cardiovasculares.

Anomalias cardíacas são, muitas vezes, parte integrante de doenças e síndromes generalizadas: muitas vezes, identificar a síndrome pode fornecer ao clínico uma resposta ou uma pista sobre a natureza de doença cardíaca associada. Essas síndromes serão discutidas no Capítulo 2.

Sinais vitais

Pressão arterial

Em todos os pacientes com suspeita de doença cardíaca, os examinadores devem registrar a pressão arterial com precisão em ambos os braços e em uma perna. Fazer isso ajuda no diagnóstico de transtornos que causam obstrução da aorta, como coarctação da aorta, reconhecimento de transtornos com "escoamento da aorta", como ducto arterioso permeável, e identificação da redução do débito cardíaco.

Muitos erros podem ocorrer na obtenção do registro da pressão arterial. O paciente deve estar calmo, descansado, e a extremidade em que a pressão arterial está sendo registrada deve estar no mesmo nível do coração. Um manguito de pressão arterial de tamanho adequado deve ser usado, porque um manguito de tamanho pequeno provoca falsa elevação da leitura da pressão arterial. Um manguito ligeiramente maior, provavelmente, não afetará as leituras. Portanto, manguitos de pressão arterial de vários tamanhos devem estar disponíveis. Um guia para o tamanho apropriado para cada faixa etária é fornecido na Tabela 1.1. Geralmente a largura da bainha inflável dentro do manguito deve ser de pelo menos 40% da circunferência do membro, e o comprimento da bainha deve ser 80-100% da circunferência do membro, nos pontos de medição. Em lactentes, é mais fácil colocar o manguito em torno do antebraço e da perna, em vez do braço e da coxa.

Embora um manguito de 2,5 cm de largura esteja disponível, ele nunca deve ser usado, pois leva a uma leitura de pressão falsamente elevada, exceto nos menores lactentes prematuros. Um manguito de 5 cm de largura pode ser usado para quase todos os lactentes.

Falta de intervalo entre as leituras não fornece tempo suficiente para o retorno do sangue venoso preso durante a inflação e pode elevar falsamente a próxima leitura.

Tabela 1.1 Dimensões recomendadas para bainhas infláveis de pressão arterial

Faixa etária	Largura (cm)	Comprimento (cm)	Circunferência máxima do braço (cm)[a]
Recém-nascido	4	8	10
Lactente	6	12	15
Criança	9	18	22
Adulto pequeno	10	24	26
Adulto	13	30	34
Adulto grande	16	38	44
Coxa	20	42	52

[a]Calculado de modo que o braço maior ainda permita que a bainha envolva o braço em, pelo menos, 80%. Adaptada do National High Blood Pressure Educaton Program Working Group on High Blood Pressure in Children and Adolescents. The Fourth Report on the Diagnosis, Evaliation, and Treatment of High Blood Presure in Cildren and Adolescents. *Pediatrics*, 2004, **114** (2 Suppl. 4th Report), 555-576.
Este é um trabalho do governo dos EUA, publicado em domínio público pela American Academy of Pediatrics, disponível *on-line* em: http//pediatrics.aappublications.org/content/114/Supplement_2/555 e http//www.nhlbi.nih.gov/health/prof/heart/hbp/hbp_ped.htm.

Métodos. Quatro métodos de obtenção de pressão arterial podem ser usados em lactentes e crianças – três métodos manuais (rubor, palpatório e auscultatório) e um método automatizado (oscilométrico).

Para os métodos manuais, o manguito deve ser confortavelmente aplicado e a pressão do manômetro rapidamente elevada. Em seguida, a pressão deve ser liberada a uma taxa de 1-3 mmHg/s, até cair para zero. Depois de uma pausa, o manguito pode ser inflado novamente. Os registos de pressão devem ser repetidos pelo menos uma vez.

Método de rubor. Um manguito de pressão arterial é colocado em uma extremidade, e a mão ou o pé é apertado com força. O manguito é inflado rapidamente e a mão ou o pé do lactente é liberado. À medida que o manguito é esvaziado lentamente, o valor em que a mão ou pé empalidecido recupera o rubor reflete a pressão arterial média. Ao conectar dois manguitos de pressão arterial a um único manômetro, colocando um manguito no braço e outro na perna, pode-se obter a pressão arterial simultânea.

Palpação. A palpação também pode ser usada em lactentes. Durante a liberação da pressão do manguito, a leitura da pressão em que o pulso aparece, distal ao manguito, indica a pressão sanguínea sistólica. Um método semelhante, porém mais preciso, usa uma sonda Doppler de ultrassonografia para registrar o pulso arterial em vez de palpá-lo.

Auscultação. Em uma criança mais velha, a pressão arterial pode ser obtida pelo método auscultatório: no braço, auscultando sobre a artéria braquial no espaço antecubital, ou na perna e na coxa, auscultando sobre a artéria poplítea. A pressão em que o primeiro ruído de Korotkoff (K_1) é ouvido representa a pressão sistólica. Conforme a pressão do manguito é liberada, a pressão em que o som abafa (K_4) e a pressão em que o som desaparece (K_5) também devem ser registradas. A pressão arterial diastólica está localizada entre esses dois valores.

Automatizado. Os métodos automatizados substituíram amplamente os métodos manuais. Eles são bastante utilizados em ambulatórios, hospitais e terapia intensiva. Esses métodos oscilométricos usam uma máquina que infla e esvazia, automaticamente, o manguito, enquanto monitora as flutuações de pressão de ar relacionadas com o pulso dentro do manguito. A deflação é realizada de forma gradual e, em cada etapa, a máquina faz uma pausa de dois segundos ou menos, enquanto as variações de pressão do manguito são registradas. A amplitude das oscilações pulsáteis começa a aumentar conforme a pressão do manguito cai para o nível da pressão arterial sistólica, atingindo uma amplitude máxima a uma pressão de manguito igual à pressão arterial média, e diminuindo conforme a pressão do manguito cai para níveis diastólicos. Como o método depende da medida das oscilações de pressão pulsátil fraca, o ritmo cardíaco irregular (p. ex., fibrilação atrial), as condições com variação, batimento a batimento, na pressão de pulso (p. ex., os alternantes de pulso de insuficiência cardíaca ou alterações induzidas pelo ventilador mecânico) e o movimento do paciente podem levar a leituras imprecisas ou ausentes.

Valores normais. Os valores normais da pressão arterial para diferentes grupos etários são apresentados na Figura 1.1 e nas Tabelas 1.2 e 1.3. A pressão arterial na perna deve ser a mesma do braço. A pressão arterial na perna também deve ser medida com um manguito de tamanho adequado, geralmente maior do que o manguito utilizado para medir a pressão arterial de braço no mesmo paciente. Já que um manguito do mesmo tamanho é usado, com frequência, em ambos os locais, os valores de pressão obtidos podem ser mais elevados nas pernas do que nos braços. Coarctação da aorta é suspeita quando a pressão sistólica é 20 mmHg menor nas pernas do que nos braços.

A pressão arterial deve ser devidamente registrada, listando-se, no prontuário do paciente, as pressões sistólica e diastólica, o método pelo qual a pressão foi obtida, a extremidade utilizada e se as pressões arteriais superior e inferior foram medidas simultânea ou sequencialmente. Ao usar métodos automatizados que exigem medição não simultânea, pode ser útil registrar a frequência cardíaca medida com cada leitura de pressão, já que grandes variações podem dar uma pista sobre os diferentes estados de ansiedade e podem ajudar na interpretação dos diferentes valores de pressão.

12 Cardiologia pediátrica

Pressão de pulso. A pressão de pulso (diferença entre a pressão sistólica e a diastólica) em geral deve ser aproximadamente 1/3 da pressão sistólica. Pressão de pulso estreita está associada a baixo débito cardíaco ou à estenose aórtica grave. A pressão de pulso aumenta em condições com um débito cardíaco elevado ou com

(a)

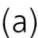

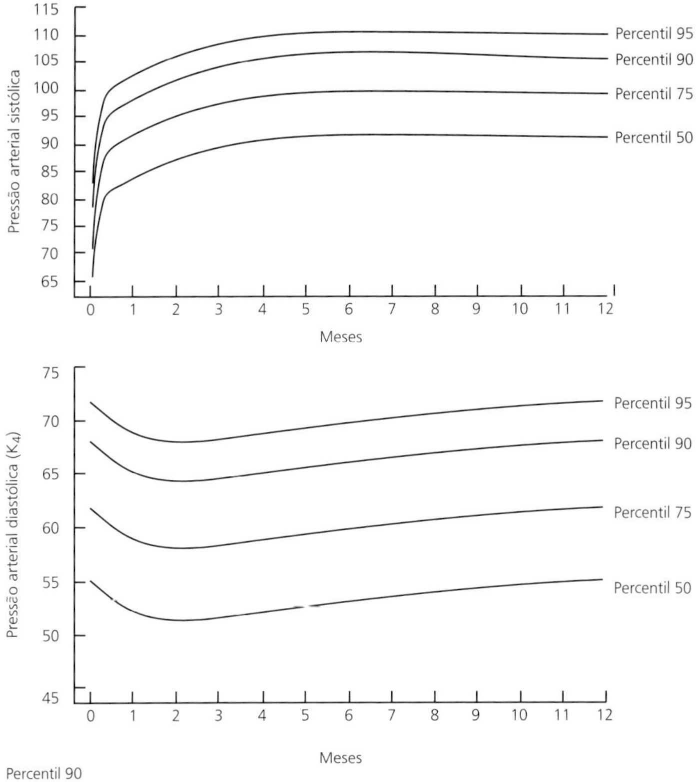

Percentil 90													
Pressão art. sistólica	76	98	101	104	105	106	106	106	106	106	106	105	105
Pressão art. diastólica	68	65	64	64	65	65	66	66	66	67	67	67	67
Altura cm	54	55	56	58	61	63	66	68	70	72	74	75	77
Peso kg	4	4	4	5	5	6	7	8	9	9	10	10	11

Figura 1.1 Limites máximos de pressão arterial para (a) meninas e (b) meninos, do nascimento até 1 ano de idade. Do Report of the Secound Task Force on Blood Pressure Control in Children. *Pediatrics*, 1987, **79**, 1-25. The material is a work of the US Government in the public domain; it is reprinted with acknowledgement from the American Academy of Pediatrics.

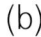

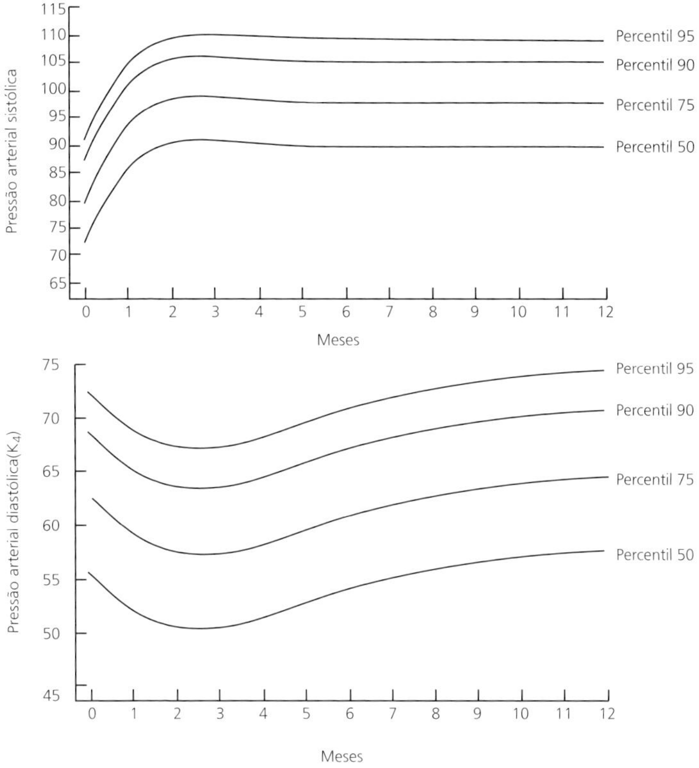

Percentil 90													
Pressão art. sistólica	87	101	106	106	106	105	105	105	105	105	105	105	105
Pressão art. diastólica	68	65	63	63	63	65	66	67	68	68	69	69	69
Altura cm	51	59	63	66	68	70	72	73	74	76	77	78	80
Peso kg	4	4	5	5	6	7	8	9	9	10	10	11	11

Figura 1.1 *(Cont.)*

escoamento anormal de sangue a partir da aorta durante a diástole. O primeiro ocorre em casos como anemia e ansiedade, enquanto o último é encontrado em pacientes com problemas, como PDA ou regurgitação aórtica.

Pulso

Na palpação do pulso de uma criança, não só a frequência e o ritmo, mas também a qualidade do pulso devem ser cuidadosamente observados, já que este

Tabela 1.2 Níveis de pressão arterial para meninos por idade (1-17 anos) e percentil de estatura

Idade (anos)	Percentil BP	BP sistólica (mmHg) ← Percentil de altura →							BP diastólica (mmHg) ← Percentil de altura →						
		5th	10	25	50	75	90	95	5	10	25	50	75	90	95
1	50	80	81	83	85	87	88	89	34	35	36	37	38	39	39
	90	94	95	97	99	100	102	103	49	50	51	52	53	53	54
	95	98	99	101	103	104	106	106	54	54	55	56	57	58	58
	99	105	106	108	110	112	113	114	61	62	63	64	65	66	66
2	50	84	85	87	88	90	92	92	39	40	41	42	43	44	44
	90	97	99	100	102	104	105	106	54	55	56	57	58	58	59
	95	101	102	104	106	108	109	110	59	59	60	61	62	63	63
	99	109	110	111	113	115	117	117	66	67	68	69	70	71	71
3	50	86	87	89	91	93	94	95	44	44	45	46	47	48	48
	90	100	101	103	105	107	108	109	59	59	60	61	62	63	63
	95	104	105	107	109	110	112	113	63	63	64	65	66	67	67
	99	111	112	114	116	118	119	120	71	71	72	73	74	75	75
4	50	88	89	91	93	95	96	97	47	48	49	50	51	51	52
	90	102	103	105	107	109	110	111	62	63	64	65	66	66	67
	95	106	107	109	111	112	114	115	66	67	68	69	70	71	71
	99	113	114	116	118	120	121	122	74	75	76	77	78	78	79

1. Ferramentas para diagnosticar problemas cardíacos em crianças

5	50	90	91	93	95	96	98	98	50	51	52	53	54	55	55
	90	104	105	106	108	110	111	112	65	66	67	68	69	69	70
	95	108	109	110	112	114	115	116	69	70	71	72	73	74	74
	99	115	116	118	120	121	123	123	77	78	79	80	81	81	82
6	50	91	92	94	96	98	99	100	53	53	54	55	56	57	57
	90	105	106	108	110	111	113	113	68	68	69	70	71	72	72
	95	109	110	112	114	115	117	117	72	72	73	74	75	76	76
	99	116	117	119	121	123	124	125	80	80	81	82	83	84	84
7	50	92	94	95	97	99	100	101	55	55	56	57	58	59	59
	90	106	107	109	111	113	114	115	70	70	71	72	73	74	74
	95	110	111	113	115	117	118	119	74	74	75	76	77	78	78
	99	117	118	120	122	124	125	126	82	82	83	84	85	86	86
8	50	94	95	97	99	100	102	102	56	57	58	59	60	60	61
	90	107	109	110	112	114	115	116	71	72	72	73	74	75	76
	95	111	112	114	116	118	119	120	75	76	77	78	79	79	80
	99	119	120	122	123	125	127	127	83	84	85	86	87	87	88
9	50	95	96	98	100	102	103	104	57	58	59	60	61	61	62
	90	109	110	112	114	115	117	118	72	73	73	74	75	76	76
	95	113	114	116	118	119	121	121	76	77	78	79	80	81	81
	99	120	121	123	125	127	128	129	84	85	86	87	88	88	89

(Continua)

Tabela 1.2 (Cont.)

Idade (anos)	Percentil BP	BP sistólica (mmHg) ← Percentil de altura →							BP diastólica (mmHg) ← Percentil de altura →						
		5	10	25	50	75	90	95	5	10	25	50	75	90	95
10	50	97	98	100	102	103	105	106	58	59	60	61	61	62	63
	90	111	112	114	115	117	119	119	73	73	74	75	76	77	78
	95	115	116	117	119	121	122	123	77	78	79	80	81	81	82
	99	122	123	125	127	128	130	130	85	86	86	88	88	89	90
11	50	99	100	102	104	105	107	107	59	59	60	61	62	63	63
	90	113	114	115	117	119	120	121	74	74	75	76	77	78	78
	95	117	118	119	121	123	124	125	78	78	79	80	81	82	82
	99	124	125	127	129	130	132	132	86	86	87	88	89	90	90
12	50	101	102	104	106	108	109	110	59	60	61	62	63	63	64
	90	115	116	118	120	121	123	123	74	75	75	76	77	78	79
	95	119	120	122	123	125	127	127	78	79	80	81	82	82	83
	99	126	127	129	131	133	134	135	86	87	88	89	90	90	91
13	50	104	105	106	108	110	111	112	60	60	61	62	63	64	64
	90	117	118	120	122	124	125	126	75	75	76	77	78	79	79
	95	121	122	124	126	128	129	130	79	79	80	81	82	83	83
	99	128	130	131	133	135	136	137	87	87	88	89	90	91	91

1. Ferramentas para diagnosticar problemas cardíacos em crianças

Age	BP%	SBP							DBP						
14	50	106	107	109	111	113	114	115	60	61	62	63	64	65	65
	90	119	120	121	122	124	125	125	77	77	77	78	79	80	80
	95	123	123	125	126	127	129	129	81	81	81	82	83	84	84
	99	130	131	132	133	135	136	136	88	88	89	90	90	91	92
15	50	107	108	109	110	111	113	113	64	64	64	65	66	67	67
	90	120	121	122	123	125	126	127	78	78	78	79	80	81	81
	95	124	125	126	127	129	130	131	82	82	82	83	84	85	85
	99	131	132	133	134	136	137	138	89	89	90	91	91	92	93
16	50	108	108	110	111	112	114	114	64	64	65	66	66	67	68
	90	121	122	123	124	126	127	128	78	78	79	80	81	81	82
	95	125	126	127	128	130	131	132	82	82	83	84	85	85	86
	99	132	133	134	135	137	138	139	90	90	90	91	92	93	93
17	50	108	109	110	111	113	114	115	64	65	65	66	67	67	68
	90	122	122	123	125	126	127	128	78	79	79	80	81	81	82
	95	125	126	127	129	130	131	132	82	83	83	84	85	85	86
	99	133	133	134	136	137	138	139	90	90	91	91	92	93	93

BP, pressão arterial.
Os percentis de altura são baseados em dados disponíveis *on-line* em: http://www.cdc.gov/growcharts/.
Adaptada do National High Blood Pressure Educaton Program Working Group on High Blood Pressure in Children and Adolescents. The Fourth Report on the Diagnosis, Evaliation, and Treatment of High Blood Presure in Cildren and Adolescents. *Pediatrics*, 2004, **114** (2 Suppl. 4th Report), 555-576. Este é um trabalho do governo dos EUA, publicado em domínio público pela American Academy of Pediatrics, disponível *on-line* em: http://pediatrics.aappublications.org/content/114/Supplement_2/555 e http//www.nhlbi.nih.gov/health/prof/heart/hbp/hbp_ped.htm.

Tabela 1.3 Níveis de pressão arterial para meninos por idade (1-17 anos) e percentil de estatura.

Idade (anos)	Percentil BP	BP sistólica (mmHg) ← Percentil de altura →							BP diastólica (mmHg) ← Percentil de altura →						
		5	10	25	50	75	90	95	5	10	25	50	75	90	95
1	50	83	84	85	86	88	89	90	38	39	39	40	41	41	42
	90	97	97	98	100	101	102	103	52	53	53	54	55	55	56
	99	108	108	109	111	112	113	114	64	64	65	65	66	67	67
2	50	85	85	87	88	89	91	91	43	44	44	45	46	46	47
	90	98	99	100	101	103	104	105	57	58	58	59	60	61	61
	95	102	103	104	105	107	108	109	61	62	62	63	64	65	65
	99	109	110	111	112	114	115	116	69	69	70	70	71	72	72
3	50	86	87	88	89	91	92	93	47	48	48	49	50	50	51
	90	100	100	102	103	104	106	106	61	62	62	63	64	64	65
	95	104	104	105	107	108	109	110	65	66	66	67	68	68	69
	99	111	111	113	114	115	116	117	73	73	74	74	75	76	76
4	50	88	88	90	91	92	94	94	50	50	51	52	52	53	54
	90	101	102	103	104	106	107	108	64	64	65	66	67	67	68
	95	105	106	107	108	110	111	112	68	68	69	70	71	71	72
	99	112	113	114	115	117	118	119	76	76	76	77	78	79	79

1. Ferramentas para diagnosticar problemas cardíacos em crianças

Idade	Percentil														
5	50	89	90	91	93	94	95	96	52	53	53	54	55	55	56
	90	103	103	105	106	107	109	109	66	67	67	68	69	69	70
	95	107	107	108	110	111	112	113	70	71	71	72	73	73	74
	99	114	114	116	117	118	120	120	78	78	79	79	80	81	81
6	50	91	92	93	94	96	97	98	54	54	54	55	56	57	58
	90	104	105	106	108	109	110	111	68	68	69	70	70	71	72
	95	108	109	110	111	113	114	115	72	72	73	74	74	75	76
	99	115	116	117	119	120	121	122	80	80	80	81	82	83	83
7	50	93	93	95	96	97	99	99	55	56	56	57	58	58	59
	90	106	107	108	109	111	112	113	70	70	70	71	72	72	73
	95	110	111	112	113	115	116	116	74	74	74	75	76	76	77
	99	117	118	119	120	122	123	124	81	81	82	82	83	84	84
8	50	95	95	96	98	99	100	101	57	57	57	58	58	59	60
	90	108	109	110	111	113	114	114	71	71	71	72	73	74	74
	95	112	112	114	115	116	118	118	75	75	75	76	77	78	78
	99	119	120	121	122	123	125	125	82	82	83	83	84	85	86
9	50	96	97	98	100	101	102	103	58	58	58	59	60	61	61
	90	110	110	112	113	114	116	116	72	72	72	73	74	74	75
	95	114	114	115	117	118	119	120	76	76	76	77	78	78	79
	99	121	121	123	124	125	127	127	83	83	84	84	85	86	87

(Continua)

Tabela 1.3 (Cont.)

Idade (anos)	Percentil BP	BP sistólica (mmHg) ← Percentil de altura →							BP diastólica (mmHg) ← Percentil de altura →						
		5	10	25	50	75	90	95	5	10	25	50	75	90	95
10	50	98	99	100	102	103	104	105	59	59	59	60	61	62	62
	90	112	112	114	115	116	118	118	73	73	73	74	75	76	76
	95	116	116	117	119	120	121	122	77	77	77	78	79	80	80
	99	123	123	125	126	127	129	129	84	84	85	86	86	87	88
11	50	100	101	102	103	105	106	107	60	60	60	61	62	63	63
	90	114	114	116	117	118	119	120	74	74	74	75	76	77	77
	95	118	118	119	121	122	123	124	78	78	78	79	80	81	81
	99	125	125	126	128	129	130	131	85	85	86	87	87	88	89
12	50	102	103	104	105	107	108	109	61	61	61	62	63	64	64
	90	116	116	117	119	120	121	122	75	75	75	76	77	78	78
	95	119	120	121	123	124	125	126	79	79	79	80	81	82	82
	99	127	127	128	130	131	132	133	86	86	87	88	88	89	90
13	50	104	105	106	107	109	110	110	62	62	62	63	64	65	65
	90	117	118	119	121	122	123	124	76	76	76	77	78	79	79
	95	121	122	123	124	126	127	128	80	80	80	81	82	83	83
	99	128	129	130	132	133	134	135	87	87	88	89	89	90	91

Age	Percentile														
14	50	106	106	107	109	110	111	112	63	63	63	64	65	66	66
	90	119	120	121	122	124	125	125	77	77	77	78	79	80	80
	95	123	123	125	126	127	129	129	81	81	81	82	83	84	84
	99	130	131	132	133	135	136	136	88	88	89	90	90	91	92
15	50	107	108	109	110	111	113	113	64	64	64	65	66	67	67
	90	120	121	122	123	125	126	127	78	78	78	79	80	81	81
	95	124	125	126	127	129	130	131	82	82	82	83	84	85	85
	99	131	132	133	134	136	137	138	89	89	90	91	91	92	93
16	50	108	108	110	111	112	114	114	64	64	65	66	66	67	68
	90	121	122	123	124	126	127	128	78	78	79	80	81	81	82
	95	125	126	127	128	130	131	132	82	82	83	84	85	85	86
	99	132	133	134	135	137	138	139	90	90	90	91	92	93	93
17	50	108	109	110	111	113	114	115	64	65	65	66	67	67	68
	90	122	122	123	125	126	127	128	78	79	79	80	81	81	82
	95	125	126	127	129	130	131	132	82	83	83	84	85	85	86
	99	133	133	134	136	137	138	139	90	90	91	91	92	93	93

Adaptada do National High Blood Pressure Educaton Program Working Group on High Blood Pressure in Children and Adolescents. The Fourth Report on the Diagnosis, Evaluation, and Treatment of High Blood Presure in Cildren and Adolescents. *Pediatrics*, 2004, **114** (2 Suppl. 4th Report), 555-576.. Este é um trabalho do governo dos EUA, publicado em domínio público pela American Academy of Pediatrics, disponível *on-line* em: http://pediatrics.aappublications.org/content/114/Supplement_2/555 e http://www.nhlbi.nih.gov/health/prof/heart/hbp/hbp_ped.htm.

último reflete pressão de pulso. Pulsação acelerada indica aumento da pressão de pulso, enquanto pulso fraco indica débito cardíaco reduzido e/ou pressão de pulso estreita. Coarctação da aorta, por exemplo, pode ser considerada pela comparação do pulso arterial femoral com a dos membros superiores. No entanto, foram cometidos erros ao interpretar a qualidade dos pulsos arteriais femorais. Apenas palpação não é suficiente para diagnosticar ou descartar coarctação da aorta. A pressão arterial deve ser medida em ambos os braços e em uma perna.

Frequência e esforço respiratório

A frequência e o esforço respiratórios devem ser observados. Os valores normais da frequência respiratória são apresentados na Tabela 1.4. Embora o limite superior da frequência respiratória normal para um lactente seja, frequentemente, dado como 40 respirações por minuto, frequências observadas podem chegar a 60 respirações por minuto em um lactente normal; o esforço respiratório em tais lactentes é fácil. Dificuldade com a respiração é indicada por retração intercostal, ou supraesternal, ou pela dilatação da asa nasal. Lactentes prematuros ou recém-nascidos podem apresentar respiração periódica, de modo que a frequência deve ser contada por um minuto inteiro.

Exame cardíaco

Inspeção

O exame cardíaco começa com a inspeção do tórax. Uma saliência precordial pode ser encontrada ao longo da borda esternal esquerda em crianças com cardiomegalia. O esterno superior pode inchar em crianças com grande desvio da esquerda para a direita e hipertensão pulmonar, ou com pressão venosa pulmonar elevada.

Tabela 1.4 Frequência respiratória normal em diferentes idades

Idade	Frequência (respirações/min)[a]
Nascimento	30-60 (35)
Primeiro ano	30-60 (30)
Segundo ano	25-50 (25)
Adolescência	15-30 (15)

[a]Frequência respiratória (respirações/min) varia de acordo com o estado mental e a atividade física. As frequências de sono são mais lentas e são indicadas entre parênteses. Profundidade da respiração e esforços despendidos pelo paciente são tão importantes, ou mais, que a taxa por si só.

Palpação

Vários achados podem ser descobertos por palpação; o mais importante é a localização do ápice cardíaco, um indicador do tamanho do coração. Obviamente, se o ápice está no hemitórax direito, existe dextrocardia.

Impulso apical. Em lactentes e crianças com menos de 4 anos de idade, o impulso apical, que é o lugar mais lateral que o impulso cardíaco pode ser palpado, deve estar localizado no quarto espaço intercostal, na linha clavicular média. Em crianças mais velhas, ele está localizado dentro do quinto espaço intercostal, na linha clavicular média. Deslocamento lateral ou inferior indica aumento cardíaco.

Frêmitos. São mais bem identificados pela palpação do precórdio com as superfícies palmares das articulações metacarpofalangeanas proximais e interfalangeanas. Frêmitos são vibrações grosseiras de baixa frequência, que ocorrem com um sopro alto, e estão localizados na mesma área que a intensidade máxima do sopro. Em qualquer paciente suspeito de cardiopatia congênita, a incisura supraesternal também deve ser palpada, mas com a ponta do dedo. Um frêmito neste local indica um sopro proveniente da base do coração, mais comumente, estenose aórtica, menos comumente, estenose pulmonar. Em pacientes com insuficiência aórtica ou PDA, a incisura supraesternal é muito pulsátil.

Impulsos. Movimentos vigorosos para fora do precórdio (impulsos), indicando hipertrofia ventricular. Impulsos ventriculares direitos estão localizados ao longo da borda esternal direita, e impulsos ventriculares esquerdos estão localizados no ápice cardíaco.

Percussão

Percussão do coração pode fundamentar a estimativa do tamanho cardíaco, além daquele obtido por inspeção e palpação.

Ausculta do coração

Ausculta do coração fornece, talvez, as informações diagnósticas mais úteis e deve ser realizada de forma sistemática a fim de obter informações ideais.

Instrumentação. Um bom estetoscópio é obrigatório. Ele deve ter um tubo curto e grosso, olivas de encaixe confortável, um sino e um diafragma. Sons e sopros de baixa frequência são mais bem ouvidos com o sino, e os sons agudos com o diafragma. Para a maioria das crianças, um sino 3/4 e um diafragma de 2,5 cm são adequados para auscultação, embora um sino e diafragma de tamanho adulto sejam preferíveis, caso possa ser feito o contato adequado com a parede torácica. Um diafragma de 2,5 cm de diâmetro pode ser usado em crianças de todas as idades, uma vez que apenas parte do diafragma precisa estar em contato com a parede torácica para transmitir o som. Diafragmas menores fornecem transmissão ruim do som.

Posição e técnica. Em crianças, inicialmente, ausculte através das roupas, apesar da frequente advertência de que a auscultação nunca deve ser executada dessa maneira. Às vezes, remover as roupas perturba a criança e resulta em um estado de inquietação, impedindo a auscultação adequada. Após um período inicial de auscultação, a roupa pode ser removida para ouvir mais. Certifique-se que a peça peitoral do estetoscópio esteja quente.

Em crianças de idades entre 1 e 3 anos, a auscultação é mais fácil se elas estiverem sentadas no colo de um dos pais, porque crianças dessa idade costumam ter medo de estranhos. Com crianças mais velhas, os pais podem sentar-se na mesa de exame e este proceder como acontece com adultos.

Ao auscultar, sentar-se ao lado da criança é útil, essa posição não é fatigante para o examinador nem ameaça a criança.

A ausculta do coração deve proceder de forma organizada e gradual. O tórax anterior e posterior é auscultado com o paciente sentado. Então, o precórdio é reexaminado com o paciente reclinado. Cada uma das cinco grandes áreas (aorta, pulmonar, tricúspide, mitral e costas) é cuidadosamente explorada. Tanto o sino quanto o diafragma devem ser usados na auscultação de cada área. Sopros agudos e a primeira e a segunda bulha cardíaca são mais bem ouvidos com o diafragma; sopros de tom baixo e a terceira bulha cardíaca são mais evidentes com o sino. O diafragma deve ser aplicado com pressão moderada; o sino deve ser aplicado apenas com pressão suficiente para contato uniforme e sem muita força, esticando a pele subjacente em um "diafragma", o que altera a sensibilidade para baixas frequências. Ao auscultar o coração, a atenção é dirigida não só aos sopros cardíacos, mas também à qualidade e às características da bulha cardíaca.

Bases fisiológicas da auscultação. Os eventos e as fases do ciclo cardíaco devem ser revistos. A Figura 1.2 representa a modificação de um diagrama por Wiggers e mostra a relação entre as pressões cardíacas, as bulhas cardíacas e o eletrocardiograma. Ao estudar esse diagrama, relacione os eventos vertical e horizontalmente.

Sístole

O início da sístole ventricular ocorre após a despolarização dos ventrículos e é indicada pelo complexo QRS do eletrocardiograma. Conforme os ventrículos começam a se contrair, os músculos papilares dosam as válvulas mitral e tricúspide. A pressão nos ventrículos logo excede a pressão atrial e continua a subir até atingir a pressão diastólica no grande vaso, quando as válvulas semilunares abrem. O período de tempo entre o fechamento das válvulas atrioventriculares (AV) e a abertura das válvulas semilunares representa o *período de contração isovolumétrica*. Durante esse período, o sangue não entra nem sai dos ventrículos. Durante o próximo período, o período de ejeção, o sanque deixa os ventrículos, e a pressão ventricular excede ligeiramente a pressão na grande artéria correspondente. Conforme o fluxo sanguíneo diminui, a pressão no ventrículo acaba ficando menor que a pressão no grande vaso, e a válvula semilunar fecha. Esse ponto representa o fim da sístole. A pressão nos ventrículos continua caindo até atingir a pressão do átrio correspondente, no momento em que a válvula AV abre. O período entre o fechamento das válvulas semilunares e a abertura das válvulas AV é chamado de *período de relaxamento isovolumétrico,* porque o sangue não entra nem sai dos ventrículos.

Diástole

A diástole é dividida em três fases consecutivas:

Inicial

É definida como a porção da diástole ventricular que compreende o período de relaxamento isovolumétrico, quando as pressões ventriculares estão caindo, mas o volume não está mudando porque todas as válvulas cardíacas estão fechadas.

Média

Começa com a abertura das válvulas AV; 80% do débito cardíaco atravessam as válvulas AV durante a diástole média. Ela possui duas fases distintas: uma fase de preenchimento rápido e uma de preenchimento lento. A fase de preenchimento rápido incluiu, aproximadamente, os primeiros 20% da diástole, durante os quais ocorre queda de cerca de 60% do fluxo de sangue para o ventrículo. Quando uma terceira bulha cardíaca (S_3) está presente, ela ocorre na transição entre as fases de preenchimento rápido e lento (Figura 1.2).

Tardia

Começa com a contração atrial e ocorre os 20% restantes do preenchimento ventricular.

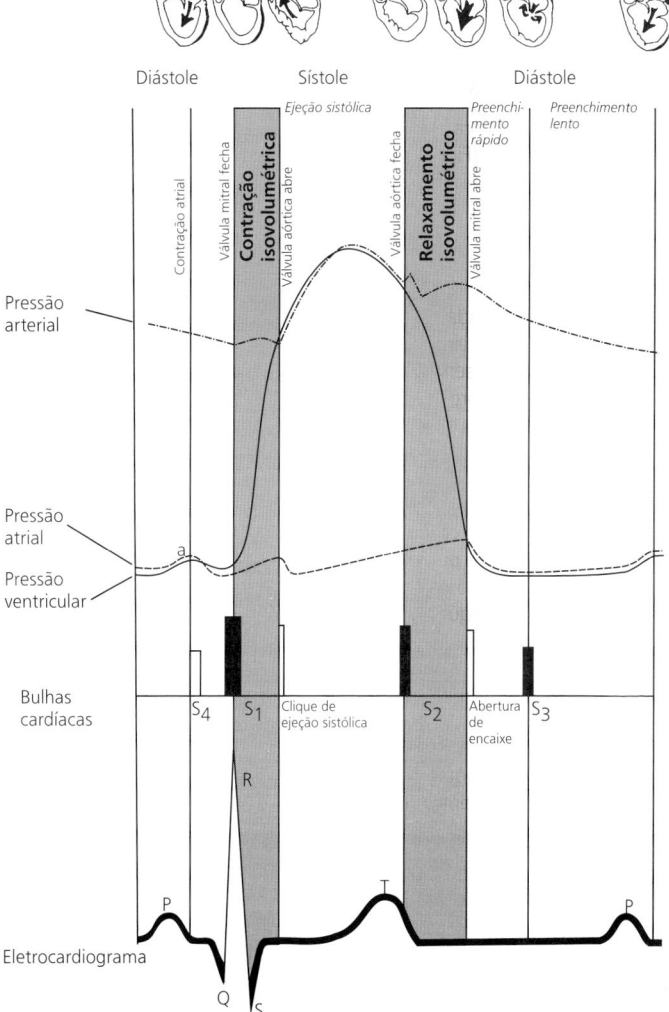

Figura 1.2 Relação entre pressão cardíaca, eletrocardiograma, bulha cardíaca e fases do ciclo cardíaco. S_1, primeira bulha cardíaca; S_2, segunda bulha cardíaca etc.

Interpretação de sopros e bulhas cardíacas. O momento e o significado de bulhas e sopros cardíacos são facilmente compreendidos, considerando-se seu local dentro do ciclo cardíaco e os eventos cardíacos correspondentes. Embora a origem das bulhas cardíacas permaneça controversa, vamos discuti-las como originárias de eventos valvares.

Bulha cardíaca. A primeira bulha cardíaca (S_1) representa o fechamento das válvulas mitral e tricúspide (Figura 1.2) e ocorre conforme a pressão ventricular excede a pressão atrial no início da sístole. Em crianças, os componentes mitral e tricúspide individuais geralmente são indistinguíveis, assim, a primeira bulha cardíaca aparece sozinha. Ocasionalmente, dois componentes dessa bulha são ouvidos. A separação da primeira bulha cardíaca pode ser um achado normal.

A primeira bulha cardíaca é suave, se a condução de impulso, do átrio para o ventrículo, for prolongada. Esse atraso permite que as válvulas se fechem após a contração atrial. A primeira bulha cardíaca também pode ser suave, se doença do miocárdio estiver presente.

A primeira bulha cardíaca está acentuada em doenças com aumento do fluxo sanguíneo através de uma válvula AV (como desvio da esquerda para a direita) ou no débito cardíaco elevado.

A segunda bulha cardíaca (S_2) é de grande importância diagnóstica, particularmente em uma criança com malformação cardíaca. A segunda bulha normal do coração tem dois componentes que representam o fechamento assíncrono das valvas aórtica e pulmonar. Esses sons sinalizam a conclusão da ejeção ventricular. O fechamento da válvula aórtica costuma preceder o fechamento da válvula pulmonar, porque a ejeção ventricular direita é mais longa. A presença dos dois componentes, aórtico (A_2) e pulmonar (P_2), é chamada de divisão da segunda bulha cardíaca (Figura 1.3).

O intervalo de tempo entre os componentes varia com a respiração. Normalmente, na inspiração, o grau de divisão aumenta porque um volume maior de sangue retorna para o lado direito do coração. Como a ejeção desse volume de sangue aumentado requer um período mais longo, a segunda bulha cardíaca torna-se mais amplamente dividida na inspiração. Na expiração, o grau de divisão está encurtado.

A segunda bulha cardíaca pode ser dividida de forma anormal:

Desdobramento amplo

Doenças que prolongam a ejeção ventricular direita levam a um desdobramento amplo da segunda bulha cardíaca, porque P_2 está mais atrasado do que o normal. Esse fenômeno está presente em três estados hemodinâmicos:

- Condições em que o ventrículo direito ejeta um volume aumentado de sangue (p. ex., ASD, mas não VSD).

- Obstrução do fluxo de saída ventricular direito (p. ex., estenose pulmonar).
- Despolarização tardia do ventrículo direito (p. ex., bloqueio completo do feixe do ramo direito).

Desdobramento paradoxal

Desdobramento paradoxal da segunda bulha cardíaca é, provavelmente, de maior importância na compreensão da fisiologia das bulhas cardíacas do que em chegar a um diagnóstico cardíaco em crianças. Doenças prolongando a ejeção do ventrículo esquerdo podem atrasar o componente aórtico, fazendo com que siga o componente pulmonar (Figura 1.3). Assim, como a P_2 normalmente varia com a respiração, o grau de divisão aumenta, paradoxalmente, na expiração e diminui na inspiração. Ejeção ventricular esquerda é prolongada em condições em que o ventrículo esquerdo ejeta um volume aumentado de sangue para a aorta (p. ex., PDA), em obstrução do fluxo de saída ventricular esquerda (p. ex., estenose aórtica), e em despolarização tardia do ventrículo esquerdo (bloqueio completo do ramo esquerdo).

Assim, desdobramentos amplo e paradoxal da segunda bulha cardíaca ocorrem a partir de anormalidades cardíacas semelhantes, mas em lados opostos do coração. Desdobramento paradoxal está associado a distúrbios graves do lado esquerdo.

Intensidade de P_2. Ao avaliar uma criança com uma anomalia cardíaca, atenção especial também deve ser dirigida à intensidade do componente pulmonar (P_2) da segunda bulha cardíaca. O componente pulmonar da segunda bulha cardíaca está acentuado sempre que a pressão arterial pulmonar está elevada, esteja essa elevação relacionada com a doença vascular pulmonar ou com o aumento do fluxo sanguíneo arterial pulmonar. Em geral, conforme o nível de pressão arterial pulmonar aumenta, o componente pulmonar da segunda bulha cardíaca torna-se mais alto e mais próximo do componente aórtico.

Segunda bulha cardíaca única. O achado de uma segunda bulha cardíaca única indica, geralmente, que uma das válvulas semilunares está atrésica ou gravemente estenótica, pois a válvula envolvida não contribui com seu componente para o segundo som. A segunda bulha cardíaca também é única em pacientes com tronco arterial persistente (tronco arterial comum), porque há apenas uma válvula semilunar, ou sempre que a pressão arterial pulmonar está em níveis sistêmicos e as curvas de pressão da artéria pulmonar e aórtica estão sobrepostas.

A terceira bulha cardíaca (S_3) pode estar presente em uma criança sem anomalia cardíaca, mas pode estar acentuada em estados patológicos. Essa bulha ocorre no início da diástole e representa a transição das fases de preenchimento lento para rápido. Em doenças com fluxo de sangue aumentado através da válvula mitral (como na regurgitação mitral) ou da válvula tricúspide (como na ASD), a terceira bulha cardíaca pode estar acentuada. Um ritmo de galope, encontrado na insuficiência cardíaca congestiva muitas vezes representa exagero da terceira bulha cardíaca na presença de taquicardia.

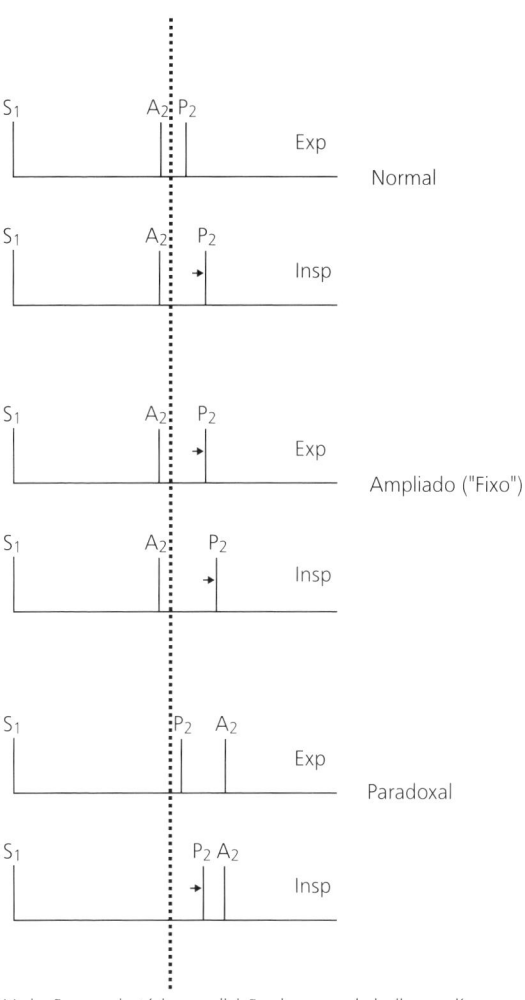

1. Ferramentas para diagnosticar problemas cardíacos em crianças   29

```
S₁        A₂ P₂
|         | |         Exp
|_____|_|_____        Normal

S₁        A₂   P₂
|         |    |       Insp
|_____|_→__|_____

S₁        A₂   P₂
|         |    |       Exp
|_____|_→__|_____     Ampliado ("Fixo")

S₁        A₂   P₂
|         |    |       Insp
|_____|_→__|_____

S₁         P₂  A₂
|          |   |       Exp
|_____|___|_____     Paradoxal

S₁          P₂ A₂
|           |  |       Insp
|_____→__|__|_____
```

Figura 1.3 Variações respiratórias na divisão da segunda bulha cardíaca.
Em um indivíduo normal, P_2 (componente pulmonar da segunda bulha cardíaca) está atrasado na inspiração. A divisão ampla ocorre em doenças que prolongam a ejeção do ventrículo direito. Divisão paradoxal ocorre em doenças que atrasam A_2 (componente aórtico da segunda bulha cardíaca). P_2 normalmente muda com a inspiração. Assim, o intervalo entre P_2 e A_2 diminui na inspiração e aumenta na expiração.

A quarta bulha cardíaca (S_4) é anormal. Localizada no ciclo cardíaco, no final da diástole, ocorre com a onda P do eletrocardiograma e existe em sincronia com a onda atrial "a". Encontrada em condições em que o átrio contrai-se com força contra um ventrículo com flexibilidade diminuída, por fibrose ou hipertrofia acentuada, ou quando o fluxo do átrio para o ventrículo está muito aumentado. A quarta bulha cardíaca pode ser audível como um galope pré-sistólico, especialmente, se taquicardia estiver presente.

Cliques de ejeção sistólica são anormais e ocorrem no momento em que as válvulas semilunares se abrem. Portanto, marcam a transição do período de contração isovolumétrica para o início da ejeção ventricular. Normalmente, esse evento não é ouvido, exceto em condições cardíacas específicas, uma bulha (clique de ejeção sistólica) pode estar presente neste ponto do ciclo cardíaco e, por causa disso, seu aparecimento pode ser confundido com a divisão da primeira bulha cardíaca.

Cliques de ejeção sistólica indicam a presença de um grande vaso dilatado, mais frequentemente por dilatação pós-estenótica. Essas bulhas agudas e estridentes soam como um clique. Cliques de ejeção de origem aórtica são mais bem ouvidos no ápice cardíaco ou sobre o tórax inferior esquerdo, quando o paciente está em decúbito dorsal; eles variam pouco com a respiração. Cliques de ejeção aórtica são comuns em pacientes com estenose valvar aórtica ou válvula aórtica bicúspide com dilatação pós-estenótica concomitante. Cliques de ejeção também podem-se originar a partir de uma artéria pulmonar dilatada, como aparece na estenose pulmonar valvar ou hipertensão arterial pulmonar significativa. Cliques de ejeção pulmonar são mais bem ouvidos na área pulmonar, quando o paciente está sentado, e variam em intensidade com a respiração. Cliques de ejeção em pacientes com uma válvula estenótica semilunar ocorrem, mais comumente, em casos leves ou moderados; podem estar ausentes em pacientes com estenose grave.

Cliques não estão associados à estenose subvalvar, pois não há dilatação pós-estenótica.

Estalos de abertura são anormais e ocorrem quando uma válvula AV abre. Neste ponto, a pressão ventricular cai abaixo da pressão atrial, o período de relaxamento isovolumétrico está terminando e o preenchimento ventricular está começando. Normalmente, nenhuma bulha é ouvida neste momento, mas se a válvula AV estiver espessa ou fibrótica, um ruído de baixa frequência pode ser ouvido, quando ela se abre. Estalos de abertura, raros em crianças, estão quase sempre associados à estenose valvar mitral reumática.

Sopros. Sopros cardíacos são gerados por turbulência no fluxo sanguíneo laminar normal através do coração. Turbulência resulta de estreitamento nas vias de fluxo sanguíneo, comunicações anormais ou aumento do fluxo sanguíneo.

Cinco aspectos de um sopro cardíaco fornecem informações sobre a causa subjacente da turbulência: localização no ciclo cardíaco (momento), localização no tórax, irradiação do sopro, sonoridade e tom e natureza.

1. Ferramentas para diagnosticar problemas cardíacos em crianças

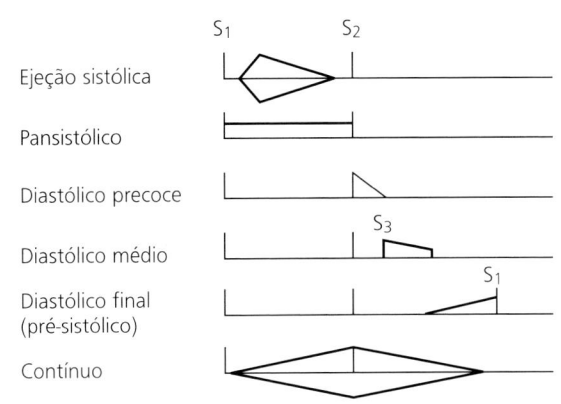

Figura 1.4 Classificação de sopros, mostrando a localização dentro do ciclo cardíaco e o contorno usual. S_1, primeira bulha cardíaca; S_2, segunda bulha cardíaca; S_3, terceira bulha cardíaca.

Localização no ciclo cardíaco (momento). Sopros podem ser classificados pela localização dentro do ciclo cardíaco (Figura 1.4). Um sopro só é ouvido durante determinada parte do ciclo cardíaco em que ocorre o fluxo sanguíneo turbulento.

Sopros sistólicos. Existem dois tipos de sopro sistólico: ejeção holossistólica e sistólica.

Sopros holossistólicos (sinônimos são panssistólico ou sistólico regurgitante) começam com a primeira bulha cardíaca e continuam na sístole, muitas vezes estendendo-se para a segunda bulha cardíaca. Portanto, esses sopros envolvem o período de contração isovolumétrica.

Apenas duas doenças permitem fluxo de sangue durante a contração isovolumétrica:

- VSD.
- Regurgitação da válvula atrioventricular (mitral, tricúspide ou válvula "comum" no defeito septal AV).

No VSD, o fluxo ocorre entre ventrículos esquerdo e direito, a partir do início da sístole, enquanto na regurgitação da válvula AV o ventrículo de alta pressão está em comunicação com o átrio de baixa pressão, a partir do momento da primeira bulha cardíaca.

Como sopros holossistólicos começam próximos à primeira bulha cardíaca, o som pode ser mascarado no local de intensidade máxima do sopro. Isso pode ser uma pista para um sopro holossistólico, particularmente em pacientes com aumento da frequência cardíaca.

Sopro de ejeção sistólica (SEM) resulta de fluxo sanguíneo turbulento através de uma válvula semilunar (válvula aórtica, pulmonar ou do tronco), um grande vaso ou trato de saída do ventrículo. Como o fluxo turbulento nesse local não pode começar até que as válvulas semilunares se abram, existe um intervalo (o período de contração isovolumétrica) entre a primeira bulha cardíaca e o início do sopro. Embora muitas vezes tenham formato de diamante (crescendo/decrescendo), SEMs são distinguidos pelo início tardio do sopro até depois do período de contração isovolumétrica.

Sopros de ejeção são encontrados em doenças como ASD, estenose aórtica e estenose pulmonar. Em comparação com os sopros holossistólicos, a primeira bulha cardíaca é claramente audível no local onde o SEM é mais bem ouvido.

Sopros diastólicos também podem ser classificados segundo seu aparecimento no ciclo cardíaco.

Sopros diastólicos precoces ocorrem imediatamente após a segunda bulha cardíaca e incluem o período de relaxamento isovolumétrico. Durante esse período, o sangue só pode fluir de um grande vaso de pressão mais elevada para um ventrículo de baixa pressão.

> Sopros diastólicos precoces indicam regurgitação através de uma válvula semilunar (regurgitação da válvula aórtica, pulmonar ou do tronco).

Normalmente decrescente, seu pico depende do nível de pressão diastólica dentro do grande vaso: agudo na regurgitação aórtica ou do tronco, e baixo na regurgitação pulmonar (a menos que hipertensão pulmonar esteja presente).

Sopros diastólicos médios (às vezes chamados de sopros de influxo) ocorrem no momento de preenchimento ventricular passivo máximo e geralmente resultam de fluxo de sangue aumentado através de uma válvula AV normal. Em crianças, ocorrem mais comumente em doenças com o aumento do fluxo sanguíneo pulmonar e, portanto, com o aumento do fluxo sanguíneo para os ventrículos (como em ASD ou VSD). Esses burburinhos de baixa frequência normalmente só são ouvidos com o sino do estetoscópio e são facilmente ignorados por um examinador inexperiente.

Sopros diastólicos tardios representam obstrução orgânica de uma válvula AV. Esses sopros crescem com um tom baixo. Estenose mitral reumática é um exemplo típico.

Sopros contínuos. Um sopro contínuo indica turbulência começando na sístole e estendendo-se até a diástole. Ele pode durar todo o ciclo cardíaco. Geralmente, ocorre quando existe comunicação entre a aorta e a artéria pulmonar ou outras porções do lado venoso do coração ou da circulação.

Ducto arterioso permeável é o exemplo clássico, mas sopros contínuos são ouvidos com outros tipos de fístulas arteriovenosas sistêmicas.

As semelhanças e diferenças entre sopros regurgitantes e aqueles causados por fluxo sanguíneo, seja na sístole ou na diástole, são resumidos na Tabela 1.5.

1. Ferramentas para diagnosticar problemas cardíacos em crianças 33

Tabela 1.5 Características dos sopros

Localização no ciclo cardíaco	Tipo de sopro	
	Regurgitante	Fluxo
Sistólico	Holossistólico	Ejeção
	Começa em S_1	Segue S_1
	Inclui período de contração isovolumétrica	Ocorre após período de contração isovolumétrica
Diastólico	Diastólico precoce	Diastólico médio ou tardio
	Começa em S_2	Segue S_2
	Inclui período de relaxamento isovolumétrico	Ocorre após período de relaxamento isovolumétrico
Contínuo	Sístole e diástole Continua através de S_2	

S_1, primeira bulha cardíaca; S_2, segunda bulha cardíaca.

Sopros regurgitantes começam com a primeira ou segunda bulha cardíaca e incluem períodos isovolumétricos, enquanto aqueles relacionados com anormalidades de fluxo começam após um período isovolumétrico e podem estar associados a uma bulha cardíaca anormal (clique de ejeção sistólica ou estalo de abertura). Uma exceção notável a essas regras é o sopro associado a prolapso da válvula mitral, discutido no Capítulo 10. A Tabela 1.6 apresenta o diagnóstico diferencial de sopros por momento.

Localização no tórax. A localização da intensidade máxima de sopros no tórax (Figura 1.5) fornece informações sobre a origem anatômica do sopro:

(a) *Área aórtica*: a partir da borda esternal média esquerda até abaixo da clavícula direita.
(b) *Área pulmonar*: borda esternal superior esquerda e abaixo da clavícula esquerda.
(c) *Área tricúspide*: ao longo da borda esternal esquerda inferior e direita.
(d) *Área mitral*: o ápice cardíaco.

Nessas áreas, os sopros de estenose aórtica, estenose pulmonar, insuficiência tricúspide e insuficiência mitral, respectivamente, são encontrados. Em lactentes e crianças, é essencial ouvir sobre os dois lados das costas. Por exemplo, o sopro de coarctação da aorta é mais bem ouvido na área paravertebral esquerda, diretamente sobre o local anatômico do estreitamento da aorta. O sopro da artéria pulmonar periférica é mais bem ouvido em ambos os lados das costas e axilas.

Irradiação de sopros. A direção de transmissão dos sopros também é útil, uma vez que reflete a direção do fluxo turbulento, que muitas vezes ocorre ao longo dos principais vasos sanguíneos.

Tabela 1.6 Diagnóstico diferencial de sopros pela localização no ciclo cardíaco

Localização no ciclo cardíaco	Momento	Fisiologia	Possíveis doenças
Sistólico	Holossistólico	Fluxo, ventrículo para ventrículo	VSD
		Regurgitação, ventrículo para átrio	Regurgitação da válvula AV (MR, TR, regurgitação da válvula AV comum)
	Ejeção	Fluxo, ventrículo para artéria	Válvula semilunar, trato de fluxo de saída ou fluxo do ramo da artéria pulmonar (normal)
			Fluxo aumentado da válvula pulmonar (p. ex., ASD, AVM, anormal)
		Estenose, ventrículo para artéria	Estenose da válvula semilunar (p. ex., AS, PS, estenose da válvula do tronco), estenose subvalvar ou estenose supravalvar
	Sistólico médio a tardio	Regurgitação, ventrículo para átrio, apenas com prolapso da válvula AV	Prolapso da válvula mitral com regurgitação

Diastólico	Diastólico precoce	Regurgitação, artéria para ventrículo	Regurgitação da válvula semilunar (AI, PI, regurgitação da válvula do tronco)
	Diastólico médio ou tardio	Fluxo, átrio para ventrículo	Aumento do fluxo através da válvula AV (p. ex., sopro mitral diastólico médio em VSD, PDA, ou MR grave; sopro diastólico médio da válvula tricúspide em ASD, AVM)
		Estenose, átrio para ventrículo	Estenose da válvula AV (p. ex., MS, TS)
Contínuo	Acentuação sistólica	Fluxo, artéria para artéria	PDA
			Artéria sistêmica cirúrgica para desvio da artéria pulmonar
		Fluxo, artéria para veia	AVM
		Fluxo, dentro da artéria	Ruído arterial
	Acentuação respiratória	Fluxo, dentro da veia	Zumbido venoso

AI, insuficiência aórtica (regurgitação); AS, estenose aórtica; ASD, defeito do septo atrial; AV, atrioventricular; AVM, malformação arteriovenosa; MR, regurgitação mitral; MS, estenose mitral; PDA, ducto arterioso permeável; PI, insuficiência pulmonar (ou regurgitação); PS, estenose pulmonar; TR, regurgitação tricúspide; TS, estenose tricúspide; VSD, defeito do septo interventricular.

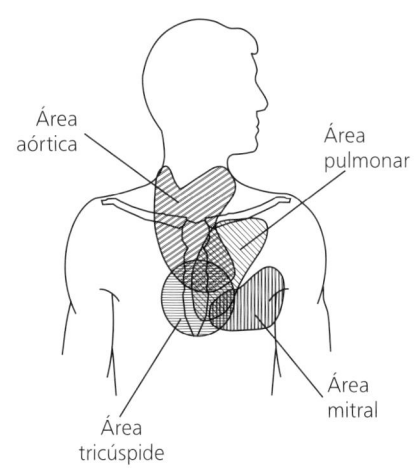

Figura 1.5 Principais áreas de auscultação. Reproduzida de Pelech, A.N. The cardiac murmur: when to refer? *Pediatr. Clin. North Am.*, **45**, 107-122. Copyright 1998, com permissão de Elsevier.

Sopros que se originam da área de fluxo aórtico (p. ex., estenose valvar aórtica) irradiam para o pescoço e para as artérias carótidas.

Sopros da área do fluxo pulmonar são transmitidos para a parte superior esquerda das costas.

Sopros mitrais são transmitidos em direção ao ápice cardíaco e à axila esquerda; ocasionalmente, regurgitação mitral é ouvida no meio das costas.

Sonoridade. O volume de um sopro cardíaco é classificado em uma escala em que grau 6 representa o sopro mais alto. Convencionalmente, a sonoridade é indicada por uma fração em que o numerador indica o volume de sopro do paciente e o denominador indica o grau máximo possível. Embora um tanto arbitrária, a classificação é fundamentada na intensidade do som e na vibração da parede do tórax (frêmito).

1/6 é muito suave – ouvido apenas com muita atenção.
2/6 não é alto, mas é ouvido facilmente.
3/6 é alto, mas não há frêmito.
4/6 é alto e está associado a frêmito.
5/6 é muito alto.
6/6 é muito alto – ouvido com o estetoscópio pairando sobre a parede torácica.

Tom. O tom do sopro pode ser descrito como alto, médio ou baixo. Sopros estridentes (ouvidos com o diafragma) ocorrem quando existe uma grande diferença de pressão no fluxo turbulento, como na insuficiência mitral ou aórtica. Sopros de baixa frequência (ouvidos com o sino) ocorrem quando há uma pequena diferença de pressão, como no sopro do fluxo de entrada mitral diastólico médio que acompanha um VSD.

A natureza de um sopro pode ser útil em diferenciar algumas causas. Sopros ásperos são típicos de estenose grave quando uma grande diferença de pressão está presente, como na estenose valvar aórtica.

Sopros normais. A distinção entre um sopro normal ou funcional (inocente) e um significativo (orgânico) pode ser difícil em algumas crianças. Embora esse texto descreva as características dos sopros funcionais comumente ouvidos, apenas pela experiência e ausculta cuidadosa é possível se tornar proficiente em distinguir um sopro funcional de um sopro significativo.

Sopros funcionais têm quatro características para ajudar a diferenciá-los dos sopros significativos: (a) bulha cardíaca normal; (b) tamanho normal do coração; (c) ausência de sinais e sintomas cardíacos significativos; e (d) sonoridade de grau 3/6 ou menos.

Algumas formas leves de anormalidades cardíacas podem ter essas características. Assim, a capacidade de categorizar o sopro como um tipo específico de sopro funcional é útil.

Seguem seis tipos de sopros normais ou funcionais:

(1) *Sopro de Still*. Muitas vezes chamado de "musical" ou "som metálico", esse SEM suave (grau 1/6-3/6), de baixa frequência vibratória é ouvido entre a borda esternal inferior esquerda e o ápice. Devido a essa localização no tórax, pode ser confundido como VSD. Pode ser diferenciado porque começa depois da primeira bulha cardíaca, não junto a ela (como no VSD), e não tem a característica áspera de um sopro de VSD.
(2) *Sopro de fluxo pulmonar*. Esse SEM suave (grau 1/6-3/6), de baixa frequência, é ouvido na área pulmonar. O sopro em si pode ser indistinguível do ASD. Com esse sopro funcional, entretanto, as características da segunda bulha cardíaca permanecem normais, enquanto no ASD os componentes da segunda bulha cardíaca mostram divisão grande e fixa.
(3) *Sopro normal de fluxo do ramo da artéria pulmonar neonatal*. Esse SEM suave é ouvido em muitos recém-nascidos prematuros, muitas vezes no momento em que sua anemia fisiológica atinge o ponto mais baixo, e em nascidos a termo. É caracterizado por um sopro suave de fluxo sistólico ouvido melhor nas axilas e nas costas, e mal ouvido, ou ausente, sobre o

precórdio. Para evitar confusão com patologia verdadeira da artéria pulmonar, não deve ser usado o sinônimo de estenose pulmonar periférica, ou PPS.
(4) *Zumbido venoso*. Este sopro pode ser confundido com um ducto arterioso permeável, porque é contínuo. Contudo, é ouvido melhor na área infraclavicular direita. O zumbido venoso origina-se a partir do fluxo turbulento no sistema venoso jugular. Várias características o diferenciam do ducto arterioso permeável: pode ser mais alto na diástole e varia com a respiração; é ouvido melhor com o paciente sentado; diminui e geralmente desaparece quando o paciente reclina; e muda de intensidade com movimentos da cabeça ou com pressão sobre a veia jugular.
(5) *Ruído cervical*. Em crianças, um ruído arterial sistólico suave pode ser ouvido ao longo das artérias carótidas. Acredita-se que se originem na bifurcação das artérias carótidas. O ruído não deve ser confundido com a transmissão de sopros cardíacos para o pescoço, como na estenose aórtica. A estenose aórtica está associada ao frêmito na incisura supraesternal.
(6) *Sopro cardiopulmonar*. Este sopro (mais ao longo da borda esternal esquerda média do que direita) origina-se a partir da compressão do pulmão entre o coração e a parede torácica anterior. Esse sopro ou som ocorre durante a sístole, torna-se mais alto no meio da inspiração e expiração, e soa perto da orelha.

Na maioria das crianças com um sopro cardíaco funcional, uma radiografia de tórax, eletrocardiograma ou ecocardiograma é desnecessário, já que o diagnóstico pode ser feito a partir do exame físico sozinho. Em alguns pacientes, esses estudos podem ser indicados para distinguir um sopro significativo de um funcional. Se for um sopro normal (inocente), os pais e o paciente devem ser tranquilizados quanto a sua natureza benigna. Nenhum cuidado especial é indicado para essas crianças, e a criança pode ser monitorada em intervalos determinados pelo cuidado pediátrico de rotina, por seu próprio médico. Muitos (nem todos) sopros funcionais desaparecem na adolescência, e os sopros podem ser acentuados em momentos de aumento do débito cardíaco, como febre e anemia.

Exame abdominal. O abdome deve ser cuidadosamente examinado para a localização e o tamanho do fígado e do baço. O examinador deve estar alerta para a presença de *situs inversus*. A margem hepática deve ser palpada, e sua distância, abaixo da margem costal, medida. Se a borda estiver mais baixa do que o normal, a margem superior do fígado deve ser percutida para determinar sua extensão. Em pacientes com um diafragma deprimido (p. ex., asma), a borda do fígado também estará deprimida; nesse caso, a extensão superior do fígado também estará deprimida. A borda do fígado normalmente é palpável até os 4 anos de idade. Movimento pulsátil pode ser palpado sobre o fígado em regurgitação tricúspide grave, ou transmitido através de tecidos moles a partir de um coração hiperdinâmico, na falta de regurgitação AV.

Normalmente, o baço não deve ser palpável. Pode estar aumentado em pacientes com insuficiência cardíaca congestiva crônica ou endocardite infecciosa.

EXAME LABORATORIAL

Eletrocardiografia

A eletrocardiografia desempenha função integral na avaliação de uma criança com doença cardíaca. É mais útil para chegar a um diagnóstico quando combinada com outros dados do paciente. O eletrocardiograma permite a avaliação da gravidade de muitas condições cardíacas, refletindo as mudanças anatômicas das câmaras cardíacas, resultantes de hemodinâmica anormal imposta pela anomalia cardíaca.

Por exemplo, a hipertrofia ventricular esquerda desenvolve-se em pacientes com estenose aórtica. O eletrocardiograma reflete as alterações anatômicas; e a extensão das alterações eletrocardiográficas confronta o grau de hipertrofia, proporcionando informações sobre a gravidade da obstrução. No entanto, um padrão de hipertrofia ventricular esquerda não é diagnóstico de estenose aórtica, porque outras doenças, como hipertensão arterial sistêmica ou coarctação da aorta, também causam hipertrofia anatômica ventricular esquerda e alterações eletrocardiográficas associadas. Ocasionalmente, padrões eletrocardiográficos são suficientemente específicos para o diagnóstico de uma anomalia cardíaca em particular (p. ex., artéria coronária esquerda anômala, atresia tricúspide ou defeito do septo atrioventricular).

O eletrocardiograma é utilizado para avaliar distúrbios do ritmo cardíaco (Capítulo 10) e anormalidades nos eletrólitos. Eletrocardiografia ambulatorial (eletrocardiograma de 24 horas ou "monitor Holter") é usada para monitoramento de arritmias subclínicas, para avaliar o alcance e a variabilidade da frequência cardíaca, e para registrar o ritmo durante os sintomas. Quando os sintomas suspeitos de originarem-se a partir da arritmia ocorrem com frequência menor que diariamente, um monitor de evento permite a gravação de eletrocardiogramas de curta duração (1-2 minutos), durante os sintomas, para transmissão posterior via telefone.

Mudanças no desenvolvimento

O eletrocardiograma de crianças normalmente muda com a idade; a maior mudança ocorre no primeiro ano de vida, o que reflete as alterações na circulação. Ao nascer, o ventrículo direito pesa mais do que o esquerdo, porque durante a vida fetal ele fornece sangue para a aorta por meio do ducto arterial e tem maior volume sistólico que o ventrículo esquerdo. Conforme a criança cresce, a parede do ventrículo esquerdo fica mais espessa com o aumento lento da pressão arterial sistêmica; enquanto isso, a parede do ventrículo direito diminui com a queda da pressão arterial pulmonar. Essas trocas anatômicas afetam principalmente as partes do eletrocardiograma refletindo a despolarização ventricular (complexo QRS) e a repolarização (ondas T).

Por isso, na infância, a parede do ventrículo direito, mais espessa do que o normal, dirige o eixo QRS mais para a direita, com ondas R altas em derivação V_1 e ondas S profundas em derivação V_6. Com o passar da idade, o eixo QRS desloca-se para a esquerda, e as derivações V_1 e V_6 assumem um padrão semelhante ao observado em adultos (Figura 1.6).

Na interpretação do eletrocardiograma de uma criança, essas e outras mudanças, que ocorrem com a idade, devem ser consideradas. A Tabela 1.7 mostra a variação dos valores normais para vários intervalos eletrocardiográficos e formas de onda.

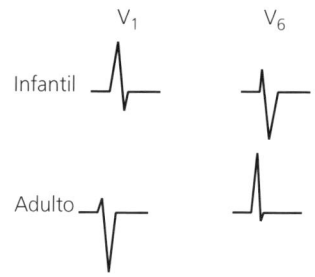

Figura 1.6 Comparação do contorno do complexo QRS nas derivações V_1 e V_6 de crianças e adultos.

Tabela 1.7 Valores normais de parâmetros eletrocardiográficos diferentes

Idade	QRS Eixo (°)	Onda R em V_1 (mm)	Onda S em V_1 (mm)	Onda R em V_6 (mm)	Onda S em V_6 (mm)
0-24 horas	137 (70-205)	16 (6-27)	10 (0-25)	4 (0-8)	4 (0-12)
1-7 dias	125 (75-185)	17 (4-30)	10 (0-20)	6 (0-16)	3 (0-12)
8-30 dias	108 (30-190)	13 (3-24)	7 (0-18)	8 (0-20)	2 (0-9)
1-3 meses	75 (25-125)	10 (2-20)	7 (0-18)	9 (2-16)	2 (0-6)
3-6 meses	65 (30-96)	10 (2-20)	7 (2-12)	10 (2-16)	1 (0-5)
6-12 meses	65 (10-115)	10 (2-20)	8 (2-15)	12 (3-20)	1 (0-3)
1-3 anos	55 (6-108)	9 (2-18)	10 (2-25)	12 (3-21)	1 (0-3)
3-5 anos	62 (20-105)	7 (1-16)	13 (2-25)	13 (4-21)	1 (0-3)
5-8 anos	65 (16-112)	7 (1-16)	14 (2-25)	14 (6-24)	1 (0-3)
8-12 anos	62 (15-112)	6 (1-16)	14 (2-25)	14 (8-21)	1 (0-3)
12-16 anos	65 (20-116)	5 (0-16)	15 (2-25)	13 (8-20)	1 (0-3)

Fatores técnicos

A análise de um eletrocardiograma deve proceder em uma sequência ordenada para obter o máximo de informações a partir do rastreamento. A velocidade e a sensibilidade da gravação devem ser observadas, e a variação da velocidade "padrão" de 25 mm/s e a amplitude de 10 mm/mV devem ser consideradas com a comparação com os valores normais.

Frequência e ritmo. O passo inicial deve ser reconhecer qualquer arritmia cardíaca ou grandes anormalidades de condução. Isso pode ser detectado ao se responder as três perguntas seguintes:

- Há ondas P?
- Cada onda P é seguida por um complexo QRS?
- Cada complexo QRS é precedido por uma onda P?

Se a resposta a qualquer uma dessas questões for não, o tipo de perturbação do ritmo deve ser investigado, seguindo as instruções dadas no Capítulo 10.

Componentes do eletrocardiograma. O próximo passo é a análise de cada componente do traçado eletrocardiográfico. Isso não é feito olhando para cada derivação da esquerda para a direita, como na leitura de um jornal, mas lendo de cima para baixo. Em cada derivação, primeiro se avalia as ondas P, depois, o complexo QRS e, por fim, as ondas T.

Para cada forma de onda, quatro características são analisadas: eixo, amplitude, duração e qualquer padrão característico (como a onda delta na síndrome de Wolff-Parkinson-White). Usando grupos de derivações, o eixo é analisado: as derivações longas são usadas para eixos de plano frontal derivado, e as derivações de tórax ou precordiais são usadas para eixos de plano horizontal.

Às vezes existe confusão sobre a palavra eixo. Geralmente a expressão "o eixo" é usada para descrever o QRS nas derivações convencionais. Mas, assim como a direção do QRS pode ser descrita indicando o eixo, também pode a direção das ondas P e T; o princípio é o mesmo.

Onda P. A onda P é formada durante a despolarização dos átrios. A despolarização é iniciada a partir do nó sinoatrial localizado na junção da veia cava superior e do átrio direito. Geralmente, segue inferiormente e à esquerda na direção do nodo AV, localizado na junção do átrio e do ventrículo, abaixo do átrio direito e adjacente ao seio coronário. A direção da despolarização atrial também segue ligeiramente anterior. Como a despolarização atrial começa no átrio direito, a porção inicial da onda P é formada, basicamente, a partir da despolarização atrial direita, enquanto a porção terminal é formada, basicamente, a partir da despolarização atrial esquerda.

A seguir, as três características da onda P que devem ser estudadas.

(1) *Eixo da onda P.* O eixo da onda P indica a direção da rede de despolarização atrial (Figura 1.7). Normalmente, o eixo da onda P no plano frontal é +60° (+15° a +75°), o que reflete a direção da despolarização atrial dos nodos AV para sinoatrial.

> Portanto, as maiores ondas P geralmente estão na derivação II; normalmente, as ondas P são positivas nas derivações I, II e aVF; sempre negativas em aVR; e positivas, negativas ou bifásicas nas derivações III e aVL.
>
> No plano horizontal, o eixo da onda P é dirigido para a esquerda (aproximadamente derivação V_5). Portanto, a onda P na derivação V_1 pode ser positiva, negativa ou bifásica.

O eixo da onda P muda quando o marca-passo, que inicia a despolarização atrial, está localizado de forma anormal. Um exemplo é a dextrocardia espelhada associada a *situs inversus*, em que o átrio direito anatômico e o nodo sinoatrial estão localizados no lado esquerdo, de modo que a despolarização atrial ocorre da esquerda para a direita. Isso resulta em uma onda P com eixo de +120° com as maiores ondas P na derivação III. Outro exemplo é o ritmo de junção, em que a despolarização atrial segue a partir do nodo AV na direção superior direita.

(2) *Amplitude da onda P.* A onda P não deve ser superior a 3 mm de altura. Como a maior parte do átrio direito é despolarizada antes do átrio esquerdo, a porção inicial da onda P é acentuada no aumento do átrio direito.

> Ondas P maiores do que 3 mm indicam aumento do átrio direito. Essa condição causa ondas P altas, com pico e pontudas, geralmente encontradas nas derivações precordiais direitas ou II, III ou aVF.

(3) *Duração da onda P.* A onda P deve ser inferior a 100 ms de duração. Quando mais longa, está presente o alargamento do átrio esquerdo ou o bloqueio intra-atrial (muito mais raro).

> No alargamento do átrio esquerdo, a onda P é ampla e com incisuras, particularmente na derivação I, aVL, e/ou V_5 e V_6; um componente negativo amplo da onda P também pode existir na derivação V_1, porque a última parte da onda P representa, principalmente, a despolarização atrial esquerda e, como o átrio esquerdo opõem-se à derivação precordial esquerda, as forças finais da onda P ficam acentuadas e dirigidas para a esquerda.

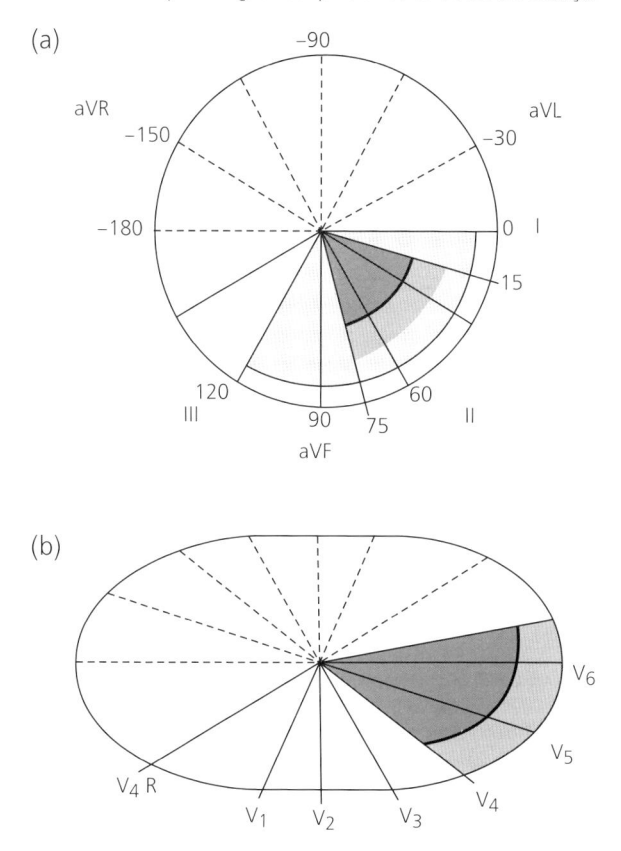

1. Ferramentas para diagnosticar problemas cardíacos em crianças **43**

(a)

(b)

Eixo T   Eixo QRS   Eixo P

Figura 1.7 Eletrocardiograma eixos normais. Relação das derivações no plano frontal (a) e derivações precordiais no plano horizontal (b). Os valores normais para a onda P, complexo QRS e eixos da onda T, no plano frontal, e eixos de ondas P e T, no plano horizontal, são mostrados.

Intervalo PR. O intervalo PR é o intervalo entre o início da onda P e o início do complexo QRS. Representa a transmissão do impulso do nodo sinusal através dos átrios e, em seguida, através do nodo AV, no sistema de Purkinje.

> Os valores normais de intervalo PR, medidos nas derivações I, II ou III, são os seguintes:
>
> - 100-120 ms no bebê,
> - 120-150 ms na criança, e
> - 140-220 ms no adulto.
>
> Entretanto, além da idade, o intervalo PR também varia de acordo com a frequência cardíaca, tornando-se cada vez mais curto e com frequências mais rápidas.

Um intervalo PR mais longo do que esses valores é causado pelo prolongamento da condução AV nodal, como aquela que causa doença febril aguda ou digoxina. O intervalo PR também pode ser mais curto do que o normal, se houver um foco ectópico para despolarização atrial, como no ritmo atrial baixo, ou se houver uma via de condução acessória para dentro do ventrículo com pré-excitação, como na síndrome de Wolff-Parkinson-White.

Complexo QRS. O complexo QRS representa a despolarização ventricular. A despolarização ventricular começa no lado esquerdo do septo interventricular, perto da base, e segue através do septo da esquerda para a direita. Depois ocorre a despolarização das paredes livres de ambos os ventrículos. A porção basilar posterior do ventrículo esquerdo e o infundíbulo do ventrículo direito são as últimas partes despolarizadas do miocárdio ventricular.

O complexo QRS deve ser analisado para as seguintes características:

(1) *Eixo QRS*. O eixo QRS representa a direção livre da despolarização ventricular. Em crianças, o eixo varia por causa das trocas hemodinâmicas e anatômicas que ocorrem com a idade. O valor do eixo QRS no plano frontal de várias idades é mostrado na Tabela 1.7.

Em neonatos, o eixo QRS varia entre +70° até +215°, com o avanço da idade, o eixo assume um intervalo de 0° até +120°. A maioria das alterações ocorre aos 3 meses de idade (Figura 1.7).

> Desvio do eixo para a direita é diagnosticado quando o valor calculado para o eixo QRS é maior do que as variações máximas normais, que para crianças mais velhas é mais do que +120°. Desvio do eixo para a direita está quase sempre associado à hipertrofia ou ao alargamento ventricular direito.

> Desvio do eixo para a esquerda é indicado quando o eixo QRS calculado é menor do que o valor mínimo do intervalo normal. Desvio do eixo para a esquerda está associado à doença do miocárdio ou a distúrbios da condução ventricular, como aqueles que ocorrem no defeito do septo atrioventricular, mas raramente está relacionado com hipertrofia ventricular esquerda isolada.

Quando o eixo QRS fica entre -90° e -150° (+210° a +270°), é difícil decidir se isso representa desvio do eixo para a direita ou para a esquerda. Em tais pacientes, o médico deve interpretar a localização do eixo considerando a anomalia cardíaca do paciente.

É mais difícil calcular a direção do vetor QRS médio no plano horizontal, mas, geralmente, ele pode ser descrito como anterior, posterior, para a esquerda ou para a direita. A determinação do eixo QRS horizontal pode ser combinada com informação sobre amplitude QRS para determinar a hipertrofia ventricular.

(2) *Amplitude QRS*. Em lactentes e crianças, pouca informação diagnóstica é obtida a partir da amplitude QRS das seis derivações padrão, exceto quando baixa tensão está presente nessas derivações. Normalmente, o complexo QRS nas derivações I, II e III é superior a 5 mm de altura, se menor, sugere condições como derrame pericárdico.

Nas derivações precordiais, amplitude QRS é usada para determinar a hipertrofia ventricular. As derivações V_1 e V_6 devem exceder 8 mm cada; caso menores, derrame pericárdico ou condições semelhantes podem estar presentes.

Hipertrofia ventricular se manifesta por alterações na despolarização e amplitude ventricular do complexo QRS. O termo hipertrofia ventricular é, em parte, um equívoco, já que se aplica aos padrões eletrocardiográficos, em que a principal mudança anatômica é o aumento da câmara ventricular, e aos padrões associados a condições cardíacas em que as paredes ventriculares são mais espessas do que o normal.

> Geralmente, hipertrofia é a resposta às sobrecargas de pressão sobre o ventrículo (p. ex., estenose aórtica), enquanto o aumento reflete crescimento do volume ventricular (p. ex., regurgitação aórtica).

Interpretação de um eletrocardiograma para hipertrofia ventricular deve ser feita com relação à evolução normal do complexo QRS, particularmente a amplitude das ondas R e S em V_1 e V_6 (Tabela 1.7).

Hipertrofia ventricular direita. Na hipertrofia ventricular direita, as principais forças QRS são direcionadas anteriormente e para a direita. Geralmente, isso leva a um desvio de eixo para a direita, uma onda R mais alta do que o normal na derivação V_1, e uma onda S mais profunda do que o normal na derivação V_6.

Hipertrofia ventricular direita pode ser diagnosticada por um dos seguintes critérios: (a) a onda R na derivação V_1 é maior do que o normal para a idade, ou (b) a onda S na derivação V_6 é maior do que o normal para a idade.

Uma onda T positiva na derivação V_1, em pacientes com idades entre 7 dias e 10 anos, confirma o diagnóstico de hipertrofia ventricular direita.

Critérios RVH (hipertrofia do ventrículo direito)/RVE (aumento do ventrículo direito)

R em V_1 > normal para a idade.
S em V_6 > normal para a idade.
rSR' em V_1 com R' > R e R' > 5 mm.
Onda T na posição vertical em V_1 em idades entre 1 semana e 12 anos.
RAD (desvio do eixo para a direita no plano frontal do eixo QRS).

Diferença entre RVH e RVE

Padrões que refletem aumento na massa muscular do ventrículo direito ("hipertrofia") geralmente mostram uma onda R alta na derivação V_1, enquanto os padrões que mostram aumento do ventrículo direito costumam exibir um padrão rsR' na derivação V_1 e um qRs complexo na derivação V_6, com uma onda S grande e larga. Normalmente, R' excede 10 mm. Essa distinção não é absoluta; ocorrem variações.

Hipertrofia ventricular esquerda. As principais forças QRS são direcionadas para a esquerda e, às vezes, posteriormente. Hipertrofia ventricular esquerda pode ser diagnosticada pela "regra prática": (a) uma onda R na derivação V_6 > 25 mm (ou > 20 mm em crianças com menos de 6 meses de idade), e/ou (b) uma onda S na derivação V_1 > 25 mm (ou > 20 mm em crianças com menos de 6 meses de idade) (Figura 1.8).

Combinada com alterações no segmento ST e inversão da onda T na derivação V_6, isso é chamado de padrão de "tensão" e pode ser observado em obstrução grave do fluxo ventricular esquerdo.

É difícil diferenciar hipertrofia ventricular esquerda de aumento do ventrículo esquerdo. Hipertrofia ventricular esquerda pode mostrar uma onda S profunda na derivação V_1 e uma onda R de amplitude normal na derivação V_6, enquanto o aumento do ventrículo esquerdo mostra uma onda R alta na derivação V_6 associada a uma onda Q profunda e uma onda T alta.

1. Ferramentas para diagnosticar problemas cardíacos em crianças   47

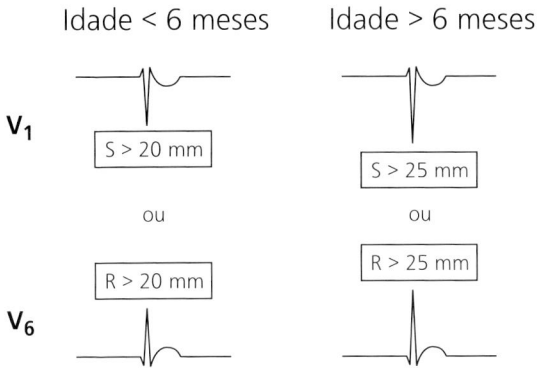

	Idade < 6 meses	Idade > 6 meses
V_1	S > 20 mm	S > 25 mm
	ou	ou
V_6	R > 20 mm	R > 25 mm

Figura 1.8 Critérios eletrocardiográficos para LVH (hipertrofia do ventrículo esquerdo)/LVE (aumento do ventrículo esquerdo) pela "regra prática".

Hipertrofia biventricular. Essa condição é diagnosticada por critérios para hipertrofia ventricular direita e esquerda ou para presença de grandes ondas equifásicas R e S nas derivações precordiais médias com uma amplitude combinada de ≥ 70 mm (fenômeno de Katz-Wachtel).

Os padrões eletrocardiográficos apresentados são meras diretrizes para interpretação. Os eletrocardiogramas de poucos pacientes normais podem ser interpretados como hipertrofia ventricular, e de fato, utilizando apenas esses padrões, os eletrocardiogramas de alguns pacientes com doença cardíaca e hipertrofia anatômica podem não ser considerados anormais.

(3) *Duração QRS*. A largura do complexo QRS deve ser medida na derivação V_1. A variação normal é de 60 a 100 ms; no entanto, lactentes apresentam intervalos QRS mais curtos. Se a duração do complexo QRS excede 100 ms, é mais provável que uma anormalidade de condução da despolarização ventricular, como bloqueio do ramo direito ou esquerdo, esteja presente. No bloqueio completo do ramo direito, um padrão rsR' aparece na derivação V_1, e R' é amplo. Com frequência, na derivação V_6 a onda S é ampla e profunda. Geralmente, bloqueio do ramo direito resulta da correção cirúrgica da tetralogia de Fallot. Outro exemplo de duração prolongada de QRS é a síndrome de Wolff-Parkinson-White.

Onda Q. As ondas Q devem ser analisadas com cuidado; ondas Q anormais podem estar presentes em pacientes com infarto do miocárdio. Normalmente, a onda Q representa a despolarização do septo interventricular. Ela pode estar exagerada, se houver infarto da parede livre do ventrículo esquerdo. Após os primeiros 20 ms iniciais da despolarização ventricular, a parede livre do ventrículo esquerdo começa a despolarizar. Com infarto do ventrículo esquerdo, não há obstáculos para a despolarização ventricular direita, que é direcionada para a direita. Isso cria uma onda Q maior e mais longa nas derivações do lado esquerdo.

> ### Amplitude da onda Q
> Exceto nas derivações aVR e aVL, a amplitude da onda Q não deve exceder 25% da amplitude combinada do complexo QRS. Se for maior, os QRSs iniciais são acentuados, geralmente um resultado de dano ventricular esquerdo ao miocárdio ou hipertrofia septal anormal.
>
> ### Duração da onda Q
> A duração da onda Q nas derivações I, II e V_6 deve ser inferior a 30 ms. Se for mais longa, há suspeita de infarto do miocárdio.

Segmento ST. O complexo QRS retorna à base antes de formar a onda T. O segmento (ST) entre o complexo QRS e a onda T deve ser isoelétrico; mas em crianças normais, especialmente adolescentes, pode estar elevado 1 mm nas derivações de membros e 2 mm nas derivações precordiais médias. Não deve estar diminuído mais de 1 mm.

Alterações no segmento ST além desses limites ocorrem devido à isquemia miocárdica (depressão), pericardite (elevação) ou digoxina (depressão arqueada). Muitas vezes, o segmento ST e a onda T são considerados como uma unidade, mas devem ser analisados separadamente. Anormalidades ST-T não são específicas, já que podem ocorrer em muitas condições (p. ex., distúrbios eletrolíticos) ou em crianças normais (chamada despolarização precoce).

Onda T. A onda T representa a repolarização dos ventrículos. Enquanto a despolarização ventricular ocorre do endocárdio para o epicárdio, considera-se que a repolarização ocorra na direção oposta. Assim, a direção do eixo da onda T geralmente é a mesma do eixo QRS.

Eixo da onda T. No plano frontal, o eixo da onda T normalmente está entre +15° e +75°; no plano horizontal, está entre -15° e +75° (Figura 1.7). Em recém-nascidos, começa perto de -15° e move-se, gradualmente, para +75° durante a infância. Assim, no plano horizontal, a onda T deve ser sempre positiva na derivação V_6. Em V_1, a onda T está na vertical nos 3 primeiros dias de vida e, depois, torna-se invertida até 10-12 anos de idade, quando novamente muda para positiva.

Quando a onda T e o complexo QRS estão anormais, mostrando hipertrofia ou anormalidades de condução, é mais provável que as anormalidades da onda T sejam secundárias às mudanças de QRS.

Se, no entanto, a onda T é anormal enquanto o complexo QRS é normal, a mudança na onda T representa anomalias primárias de repolarização. Essas podem ser causadas por uma variedade de fatores, como anormalidade eletrolítica, anormalidade metabólica, mudanças no pericárdio ou efeito da medicação.

Amplitude da onda T. Não existem critérios rígidos para a amplitude das ondas T, embora a regra geral seja, quanto maior a amplitude de QRS, maior é a amplitude da onda T. A amplitude média da onda T é de, aproximadamente, 20% da amplitude média de QRS. Ondas T normalmente variam de 1 a 5 mm em derivações padrão e 2 a 8 mm em derivações precordiais.

A amplitude da onda T é afetada pela concentração sérica de potássio. Hipocalemia está associada a ondas T de baixa tensão, e hipercalemia a ondas T altas, de pico e simétricas. A variedade de padrões de onda T tem sido associada a outros distúrbios eletrolíticos.

Duração da onda T. É mais bem medida pelo intervalo QT, definido como o momento entre o início da onda Q e o término da onda T, e varia naturalmente com a frequência cardíaca. Portanto, precisa ser corrigida para a frequência cardíaca pela medida do intervalo entre as ondas R (R-R). A equação de representação é

$$QTC_c = \frac{QT}{\sqrt{R-R}}$$

onde QT_C é o intervalo QT corrigido (segundos), QT é o intervalo QT mesurado (segundos) e R-R é o intervalo medido entre as ondas R (segundos).

Masculino:
 QT_C normal ≤ 440 ms
Feminino:
 QT_C normal ≤ 450 ms

Normalmente, o *QTc* não excede 440 ms para o sexo masculino e 450 ms para o sexo feminino. Hipercalcemia e *digitalis* encurtam o QT_C, hipocalcemia aumenta. Medicações podem, variavelmente, afetar o QT_C.

Síndrome do *QT* longo (LQTS) é uma condição familiar associada à síncope, convulsões, taquicardia ventricular e morte súbita. Nessa condição, o QT_C muitas vezes ultrapassa 480 ms.

Onda U. Em alguns pacientes, uma pequena deflexão de origem desconhecida, a onda U, acompanha a onda T. Ela pode ser proeminente em pacientes com hipocalemia ou hipotermia.

Radiografia de tórax

A radiografia de tórax deve ser considerada para cada paciente com suspeita de doença cardíaca. Estudos de raios X revelam informações sobre o tamanho cardíaco, o tamanho das câmaras cardíacas específicas, o estado da vasculatura pulmonar e as variações do contorno cardíaco, da posição dos vasos e da posição do órgão. Normalmente são obtidas duas incidências do coração: posteroanterior e lateral.

Tamanho cardíaco

Tamanho pode ser mais bem avaliado em uma projeção posteroanterior.

> Aumento cardíaco indica aumento de volume de sangue no coração. Qualquer condição que coloque uma carga de volume sobre o coração (p. ex., uma válvula regurgitante ou um desvio da esquerda para a direita) leva ao aumento cardíaco proporcional à quantidade de volume de sobrecarga.
>
> Em contraste, hipertrofia ventricular, ou seja, aumento da espessura do miocárdio, não mostra aumento cardíaco na radiografia de tórax, embora possa modificar o contorno do coração.

Deve-se ter cuidado na interpretação de raios X de neonatos, especialmente aqueles obtidos em unidades de terapia intensiva, com equipamentos portáteis. Nesta situação, três fatores podem resultar em uma imagem falsa de cardiomegalia: os filmes geralmente são obtidos na projeção anteroposterior em vez de posteroanterior; a distância entre a fonte e o filme é curta (1 cm em vez do padrão 1,70 cm); e a criança está em decúbito dorsal (para todos os indivíduos, o volume cardíaco é maior nesta posição).

A posição anatômica das câmaras cardíacas, nas incidências de raios X de tórax, é mostrada na Figura 1.9. Várias características anatômicas importantes são ilustradas. Os átrios e ventrículos, em vez de estarem posicionados em uma relação verdadeira da direita para a esquerda, apresentam uma orientação mais anteroposterior. O átrio direito e o ventrículo direito estão anteriores e à direita das respectivas câmaras esquerdas. Os septos interatrial e interventricular não estão posicionados perpendicularmente à parede anterior do tórax, mas em um ângulo de 45° para a esquerda, e inclinados 35% para longe a partir da linha média do corpo.

Na projeção posteroanterior, a borda cardíaca direita é formada pelo átrio direito. O destaque dessa borda cardíaca pode sugerir aumento atrial direito, mas é difícil fazer esse diagnóstico a partir de uma radiografia.

A borda cardíaca esquerda é composta por três segmentos: botão aórtico, tronco pulmonar e varredura ampla do ventrículo esquerdo. Nessa projeção, o ventrículo direito não contribui para a borda cardíaca esquerda.

Destaque da aorta ou do tronco pulmonar pode ser encontrado nesta incidência. Aumento de qualquer um desses vasos ocorre em três situações hemodinâmicas: aumento do fluxo sanguíneo através do grande vaso, dilatação pós-estenótica ou aumento da pressão além da válvula, como na hipertensão pulmonar. Um segmento arterial pulmonar côncavo sugere atresia da artéria pulmonar ou hipoplasia e diminuição do volume do fluxo sanguíneo pulmonar.

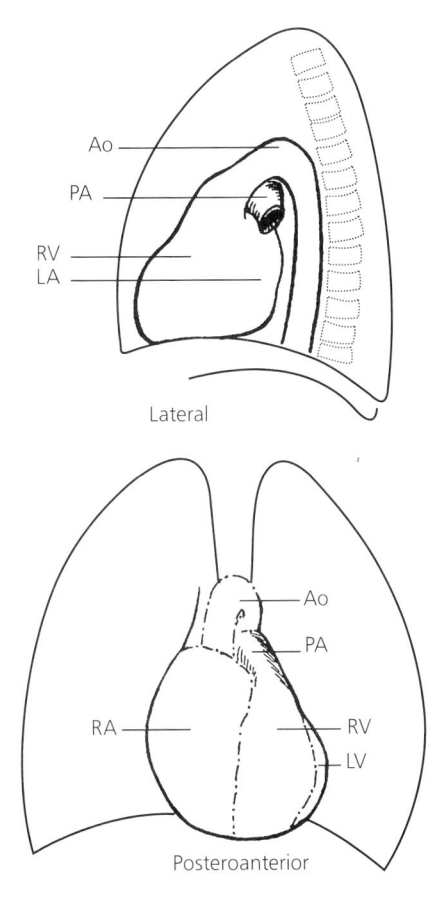

1. Ferramentas para diagnosticar problemas cardíacos em crianças **51**

Figura 1.9 Relação das câmaras cardíacas observadas em radiografias posteroanterior e lateral de tórax. Ao, aorta; LA, átrio esquerdo; LV, ventrículo esquerdo; PA, artéria pulmonar; RA, átrio direito; RV, ventrículo direito.

No filme lateral, as margens da silhueta cardíaca são formadas anteriormente pelo ventrículo direito e posteriormente pelo átrio esquerdo. Esta incidência é preferível por mostrar o aumento do átrio esquerdo, porque o átrio esquerdo é a única câmara cardíaca que normalmente toca o esôfago. Um estudo de deglutição com contraste esofágico pode ser utilizado para delinear o esôfago. Em um indivíduo normal, o átrio esquerdo pode recortar a parede anterior do esôfago, mas a parede posterior não é deslocada. Se as paredes anterior, e posterior estiverem deslocadas, o aumento do átrio esquerdo estará presente.

Normalmente, a parte inferior do ventrículo direito está em contato com o esterno, e o pulmão cheio de ar estende-se para baixo entre o esterno, o ventrículo direito e a artéria pulmonar. Quando o espaço retroesternal é obliterado pela densidade cardíaca, está presente aumento do ventrículo direito. Em lactentes, entretanto, esse espaço também pode ser obliterado pelo timo.

> Eletrocardiograma e radiografia de tórax podem ser usados para avaliar o tamanho da câmara cardíaca. Aumento do átrio esquerdo é mais bem detectado por raios X de tórax, enquanto o aumento ventricular ou atrial direito é mais bem detectado por eletrocardiograma.

Contorno cardíaco

Além da busca por informações sobre o tamanho cardíaco na incidência posteroanterior do coração, o médico deve direcionar sua atenção para os contornos cardíacos distintos, como o coração em formato de bota da tetralogia de Fallot. Em condições com hipertrofia do ventrículo direito, o ápice cardíaco pode estar virado para cima, enquanto condições com hipertrofia ventricular esquerda ou dilatação levam ao deslocamento do ápice cardíaco para fora e para baixo, em direção ao diafragma.

Posicionamento

Observe o posicionamento do coraçao, do estômago e, principalmente, do arco aórtico. Em lactentes com um timo saliente, o botão aórtico geralmente está obscurecido, e a posição normal do arco aórtico é inferida a partir do deslocamento da traqueia para a direita, em um filme de tórax posteroanterior corretamente posicionado. Arco aórtico para a direita é comum na tetralogia de Fallot e no tronco arterial, e pode ser diagnosticado pelo deslocamento da traqueia para a esquerda.

Vasculatura pulmonar

A condição da vasculatura pulmonar é a informação diagnóstica mais importante derivada da radiografia de tórax; essa função não foi substituída pelo ecocardiograma. A aparência radiográfica dos vasos sanguíneos nos pulmões reflete o grau de fluxo sanguíneo pulmonar. Como muitas anomalias cardíacas alteram o fluxo sanguíneo pulmonar, interpretação adequada das marcações vasculares pulmonares é útil para o diagnóstico. É uma das duas características principais discutidas neste livro para iniciar o diagnóstico diferencial.

Os campos pulmonares são avaliados para determinar se a vascularização está aumentada, normal ou diminuída, refletindo um fluxo sanguíneo pulmonar aumentado, normal ou diminuído, respectivamente. Como verificação da lógica de interpretação, os marcadores vasculares devem ser comparados com o tamanho cardíaco. Se existe um grande volume de desvio da esquerda para a direita, o tamanho do coração tem que ser maior do que o normal.

Marcadores vasculares pulmonares podem ser mais difíceis de analisar a partir de filmes portáteis obtidos em uma unidade de cuidado neonatal, porque o tempo de exposição de raios X é mais longo, resultando em imagens tremidas pelas respirações rápidas e pela redistribuição do volume sanguíneo pulmonar no paciente em decúbito dorsal.

Com a experiência obtida por intermédio da visualização de inúmeras radiografias de tórax, o estado da vasculatura pulmonar pode ser julgado. Com o aumento da vascularização, os campos pulmonares mostram marcadores arteriais aumentados, os hilos estão abundantes e sombras vasculares irradiam para a periferia. Com a vascularização diminuída, os pulmões parecem escuros ou transparentes; o hilo é pequeno; e os vasos arteriais pulmonares são filamentosos.

Resumo dos parâmetros de raios X do tórax

Posicionamento (coração, estômago e arco aórtico)
Tamanho cardíaco
Silhueta, formato e contorno cardiotímico
Silhueta da artéria pulmonar
Marcas vasculares pulmonares (normal, aumentadas ou diminuídas; simétricas *versus* assimétricas)

Oximetria de pulso

Como oxi-hemoglobina e desoxi-hemoglobina absorvem a luz de forma diferente, espectrofotometria pode ser utilizada para medir a porcentagem de hemoglobina ligada ao oxigênio.

Oxímetros de pulso utilizam uma fonte de luz e sensores de luz aplicados à superfície da pele do paciente para comparar, de forma não invasiva, a absorção de luz no sangue em movimento (durante o fluxo arterial), com a absorção de luz do sangue parado e do tecido durante a diástole arterial (análoga a uma amostra de referência).

Saturação do oxigênio arterial funcional (SaO_2), em porcentagem, é calculada automaticamente e exibida junto à pulsação.

Os oxímetros de pulso não detectam hemoglobina disfuncional (p. ex., carboxi-hemoglobina e meta-hemoglobina), de modo que os pacientes com concentrações significativas desses tipos de hemoglobina anormal têm uma alta artificial na SaO_2 em comparação com sua saturação fracionada verdadeira, medida a partir de uma amostra de sangue, usando um co-oxímetro padrão de laboratório.

Outros fatores que afetam os resultados do oxímetro de pulso incluem pigmentação da pele, perfusão ruim da pele, taquicardia, luz ambiente e mudanças na absorção da oxi-hemoglobina, que podem acompanhar cianose crônica.

Recém-nascidos com malformação cianótica do coração (p. ex., transposição dos grandes vasos) ou lesões obstrutivas (p. ex., coarctação da aorta) podem ter cianose diferencial, uma desigualdade mensurável nas leituras de oximetria de pulso a partir da localização pré-ductal (mão direita) comparada com pós-ductal (pé), embora a diferença não seja aparente por meio de exame físico (discutido mais detalhadamente no Capítulo 8).

Hematimetria completa

Em lactentes e crianças com formas cianóticas de doença cardíaca congênita, a hipoxemia estimula a medula óssea a produzir mais hemácias (policitemia), melhorando, assim, a capacidade de transporte de oxigênio. Como resultado, o valor total de eritrócitos e hematócrito fica elevado. A produção da massa de hemácias aumentadas deve ser comparada com um aumento na hemoglobina. Em um paciente com cianose e depósitos normais de ferro, a hemoglobina também deve estar elevada de modo que os índices de hemácias são normais.

Deficiência de ferro

Na infância, a deficiência de ferro é comum; pode estar acentuada em crianças cianóticas por causa do aumento das necessidades de ferro e pelo fato de que tais crianças podem ter pouco apetite e uma dieta baseada em leite. Nessas crianças, os índices de hemácias refletem anemia por deficiência de ferro, porque o valor da hemoglobina está baixo com relação à contagem de hemácias no sangue e no hematócrito. Na verdade, uma criança cianótica pode ter um valor de hemoglobina normal, ou mesmo elevado para a idade, e ainda ter deficiência de ferro.

Um exemplo é uma criança com uma hemoglobina de 16 g/dL e um hematócrito de 66%. O valor do hematócrito reflete o volume de hemácias elevado em resposta à hipoxemia; o valor de hemoglobina reflete, principalmente, a quantidade de ferro disponível para sua formação. Nessa criança, a hemoglobina deve ser de 22 g/dL. (Normalmente, o número para valor de hemoglobina deve ser cerca de um terço do número do valor de hematócrito.)

O volume corpuscular médio é sempre baixo na deficiência de ferro, mesmo se a hemoglobina estiver normal ou acima do normal. Uma criança com deficiência de ferro muitas vezes melhora sintomaticamente após a administração de ferro. A deficiência de ferro tem sido associada ao risco aumentado de acidente vascular cerebral em pacientes gravemente policitêmicos.

Pacientes com cardiopatia cianótica inoperável devem medir periodicamente os valores de hemoglobina e hematócritos; discrepâncias entre os dois devem ser observadas e tratadas com administração adequada de ferro. Informações semelhantes podem ser obtidas por meio da avaliação de um esfregaço de sangue. Testes de ferro sérico costumam ser desnecessários.

Hiperviscosidade

Resistência vascular varia de acordo com a viscosidade do sangue, que é afetada, principalmente, pelos hematócritos. A viscosidade dobra entre um hematócrito de 45 e 75%. O efeito nos sintomas de um paciente não é evidente até que os hematócritos cheguem a 65%. Em geral, adolescentes e adultos jovens com cardiopatia cianótica inoperável tornam-se sintomáticos com flebotomia, provavelmente por causa de seu efeito prejudicial de diminuir a capacidade de transporte de oxigênio e redução temporária do volume de sangue. A deficiência de ferro se agrava com flebotomia frequente, já que hemácias contendo ferro são retiradas.

Anemia

A anemia pode aumentar a carga de trabalho cardíaco em pacientes com insuficiência cardíaca congestiva e pode predispor pacientes com tetralogia de Fallot a ter crises hipercianóticas. Em pacientes cianóticos, anemia grave leva à diminuição importante na capacidade de transporte de oxigênio.

Ecocardiografia

A ecocardiografia, uma técnica poderosa de diagnóstico não invasivo, requer um alto grau de habilidade no desempenho e interpretação dos estudos. Esse método adiciona informação considerável, sobre a função e a estrutura cardíaca, à informação obtida anteriormente a partir do histórico, exame, eletrocardiograma e radiografia de tórax.

Ecocardiografia de lactentes e crianças é consideravelmente diferente de adultos. Desempenho técnico especial é necessário para obter informação de qualidade em crianças que não cooperam. Além disso, a interpretação enfatiza as relações anatômicas, as conexões e os princípios fisiológicos mais do que o simples registro do tamanho da câmara e a função ventricular. Em adultos, penetração acústica ruim muitas vezes dificulta a obtenção de informações detalhadas por ecocardiografia transtorácica. Portanto, em adultos, a ecocardiografia transesofágica (TEE) é realizada, só que o coração é imaginado em uma posição de decúbito ventral no esôfago. Na maioria dos pacientes em idade pediátrica, são obtidas imagens excelentes utilizando-se apenas ecocardiograma de superfície (transtorácico ou TTE). TEE é usada em circunstâncias especiais, como cirurgia cardíaca, nas quais seria impossível obter imagens da parede torácica. Lactentes e crianças não são rotineiramente sedados para ecocardiografia, já que, em geral, um ecocardiograma completo e de alta qualidade pode ser obtido sem sedação.

Ecocardiografia é fundamentada em um princípio familiar ilustrado por morcegos, que emitem ondas sonoras de alta frequência, que são refletidas nas superfícies e recebidas de volta, permitindo que julguem seus arredores e evitem colisão com objetos. Os princípios de determinação Doppler, da velocidade de objetos em movimento, é aplicado à velocidade e direção do fluxo sanguíneo.

Imagens bidimensionais

Um ecocardiograma é registrado pela colocação de um transdutor em um interespaço adjacente à borda esternal esquerda e em outros locais do tórax e abdome (Figura 1.10). O pequeno transdutor contém um cristal piezoelétrico que converte a energia elétrica em ondas sonoras de alta frequência. Assim, o transdutor emite ondas sonoras que atingem as estruturas cardíacas no tórax; essas ondas (ecos) são refletidas de volta para a parede torácica. O transdutor recebe o som (ecos) das estruturas cardíacas e os reconverte em energia elétrica, que é, então, registrada como um ecocardiograma.

Como a frequência das ondas sonoras e da velocidade do som nos tecidos do corpo são constantes, o intervalo entre a emissão e a recepção do som indica a distância da onda sonora indo e voltando do coração. Os sons de alta frequência são refletidos somente a partir das interfaces entre estruturas de diferentes densidades, como a interface entre a cavidade ventricular (sangue) e o septo interventricular (músculo). A quantidade de som que retorna depende da natureza das substâncias em ambos os lados da interface.

A área refletora deve ficar perpendicular ao transdutor; quando uma superfície fica tangencial, as ondas sonoras geralmente são refletidas em uma direção diferente e não são recebidas pelo transdutor. Conforme as ondas sonoras viajam para o coração, em cada interface alguns dos sons transmitidos retornam ao transdutor, e alguns continuam até a próxima estrutura onde mais é refletido, enquanto alguns ainda seguem. Desse modo, várias ondas sonoras são refletidas a várias distâncias, a partir da superfície do tórax; esses ecos são usados para gerar imagens bidimensionais em movimento em tempo real.

Modo M

Em um ecocardiograma de modo M (movimento) (Figura 1.11), o eixo vertical representa a distância a partir do transdutor na superfície do tórax, e o eixo horizontal representa o tempo. Os movimentos das estruturas cardíacas podem ser gravados ao longo de vários ciclos cardíacos. Um eletrocardiograma simultâneo auxilia na determinação do momento de eventos cardíacos.

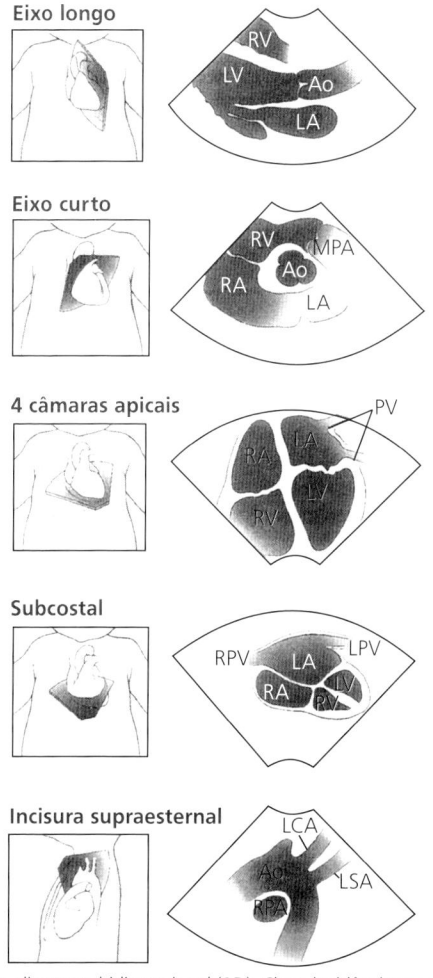

Figura 1.10 Ecocardiograma bidimensional (2D). Cinco incidências padrão são mostradas. As ilustrações à esquerda mostram o plano setorizado do feixe de ultrassom no tórax do paciente; as ilustrações à direita mostram as imagens 2D correspondentes do coração e dos vasos. Ao, aorta; LA, átrio esquerdo; LCA, artéria carótida esquerda; LPV, veia porta esquerda; LSA, artéria subclávia esquerda; LV, ventrículo esquerdo; MPA, artéria pulmonar principal; PV, veia pulmonar; RA, átrio direito; RPA, artéria pulmonar direita; RPV, veia porta direita; RV, ventrículo direito. Imagens são cortesia da Philips Healthcare.

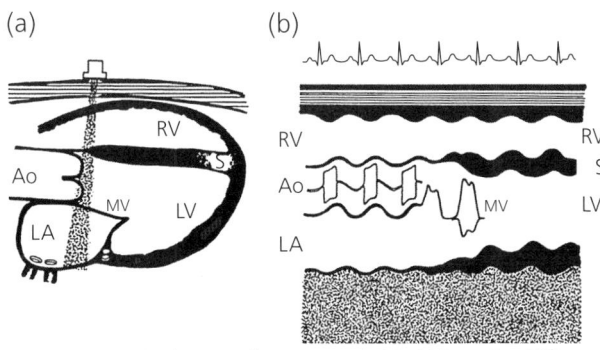

Figura 1.11 Comparação de ecocardiograma modo M e bidimensional (2D ou transversal). O feixe transdutor que passa através da incidência transversal (a) corresponde às mesmas estruturas vistas no modo-M (b) durante uma "varredura" do transdutor, a partir da aorta até os ventrículos. Ao, aorta; LA, átrio esquerdo; LV, ventrículo esquerdo; MV, válvula mitral; RV, ventrículo direito; S, septo interventricular.

O tamanho da câmara e a espessura da parede do ventrículo esquerdo geralmente são medidos pelo modo M. Valores representativos das válvulas esquerdas do coração são apresentados na Tabela 1.8.

Tabela 1.8 Limites ecocardiográficos superiores das dimensões do ventrículo esquerdo (LV) por peso corporal

Peso corporal (kg)	Diâmetro diastólico do LV (cm)	Espessura diastólica da parede do LV (mm)
4	2,5	5
8	3	6
15	3,5	7
30	4,5	9
60	5	10

Cortesia de William S. McMahon, MD, com base nos dados publicados, incluindo Henry, W.L., Ware, J., Gardin, J.M., et al. Echocardiographic measurements in normal subjects: growth-related changes that occur between infancy and early adulthood. *Circulation*, 1978, **57**, 278-285.

A função cardíaca é estimada a partir de um ecocardiograma modo M. Embora não sejam verdadeiras medidas de contratilidade, tanto a fração de encurtamento do ventrículo esquerdo (mudança percentual de diâmetro entre diástole e sístole; normal ≥ 28%) como a fração de ejeção (mudança percentual do volume estimado; normal ≥ 55%) são frequentemente utilizadas para descrever a função ventricular sistólica. Esses valores podem variar de acordo com mudanças na pós-carga, pré-carga ou contratilidade.

Cálculo da fração de encurtamento (SF) e fração de ejeção (EF)

$$SF(\%) = \frac{LVEDD - LVESD}{LVEDD} \times 100$$

$$EF(\%) \cong \frac{LVEDD^3 - LVESD^3}{LVEDD^3} \times 100$$

ou

$$EF \cong SF \times 1{,}7$$

Normal:
SF ≥ 28%
EF ≥ 55%

LVEDD, diâmetro diastólico final do ventrículo esquerdo
LVESD, diâmetro sistólico final do ventrículo esquerdo

Doppler

Doppler fornece informações ecocardiográficas sobre direção e velocidade do sangue em movimento. Três tipos principais de Doppler ecocardiográfico são comumente usados.

Doppler de onda pulsátil. Doppler de onda pulsátil (PW) recebe informação de velocidade a partir de pacotes discretos de ultrassonografia transmitidos e recebidos pelo transdutor, permitindo a consulta precisa de pequenas regiões de um vaso sanguíneo ou câmara cardíaca. A principal limitação do Doppler PW é o ajuste entre a profundidade da estrutura a ser consultada e a velocidade máxima que pode ser medida, que diminui conforme a distância até o alvo aumenta.

Doppler de onda contínua. Doppler de onda contínua (CW) utiliza transmissão e recepção contínua e simultânea de ultrassom, e fornece estimativas de alta precisão de fluxo sanguíneo de alta velocidade – por exemplo, através de uma válvula aórtica estenótica –, mas não pode localizar a fonte das velocidades mais rápidas, como PW Doppler faz. Doppler PW e CW são normalmente usados para determinar o seguinte:

(1) *Gradiente de pressão*. Da mesma forma que a água do rio acelera ao passar por corredeiras estreitas, as velocidades do Doppler podem ser usadas para prever os gradientes de pressão entre duas câmaras, de acordo com uma forma simplificada da equação de Bernoulli, dada uma taxa de fluxo constante:

$PG = V^2 \times 4,$

onde *PG* é o gradiente de pressão (mmHg), *V* é a velocidade (m/s) do fluxo sanguíneo e 4 é uma constante.

Essa técnica é comumente utilizada para calcular a diferença de gradiente de pressão através de uma válvula estenótica, como estenose aórtica.

Além disso, a velocidade máxima de sangue regurgitando através de uma válvula AV durante a sístole (dependendo da pressão atrial) fornece uma estimativa da pressão sistólica máxima no ventrículo.

(2) *Fluxo (débito cardíaco)*. Em áreas onde o fluxo é laminar (a maior parte do sangue se move na mesma velocidade e a qualquer momento), pode-se utilizar Doppler para medir a alteração nessa velocidade durante todo o período de ejeção sistólica. A velocidade média (cm/s) durante a ejecção através de uma válvula semilunar normal de área conhecida (cm^2) pode ser usada para calcular o fluxo (cm^3/s de ejeção) e ser combinada com a frequência cardíaca para determinar o débito cardíaco (cm^3/s ou L/min).

Doppler colorido (mapeamento da velocidade do fluxo). Doppler permite a geração de um código de cores exibindo a velocidade e a direção do fluxo em tempo real, sobrepostas na imagem bidimensional do coração em preto e branco. Doppler colorido permite a visualização de jatos de fluxo sanguíneo, como através de um pequeno VSD, ou para a classificação do grau de regurgitação de uma válvula cardíaca. Fluxo sanguíneo fisiológico é facilmente demonstrado com Doppler colorido: por convenção, o fluxo afastando-se do transdutor é representado em azul e o fluxo aproximando-se do transdutor em vermelho. As cores não têm relação com os níveis de oxigênio no sangue.

Ecocardiografia especializada

Ecocardiografia fetal. Anormalidades cardíacas podem ser diagnosticadas no feto pela ecocardiografia. Geralmente realizada por um cardiologista pediátrico experiente, grandes anormalidades estruturais ou arritmias podem ser identificadas. Pequenos defeitos do septo interventricular e anomalias valvares menores podem não ser visualizados. Tipicamente, é realizada entre 18 e 24 semanas de gravidez. Enquanto ultrassonografia obstétrica geral é feita na maioria dos fetos, a ecocardiografia fetal é aplicada em situações específicas, incluindo identificação de grande anomalia extracardíaca ou estrutura cardíaca anormal no exame, presença de um cariótipo anormal, histórico familiar de doença arterial coronariana (CHD), diabetes materno ou outros fatores de risco conhecidos. Depois de identificar a posição intrauterina do feto, obtém-se uma imagem do coração, a melhor incidência é a da quarta câmara. A relação e o tamanho dos grandes vasos, o estado do septo cardíaco e a natureza das válvulas cardíacas podem ser visualizados. O tamanho da câmara cardíaca pode ser medido, e técnicas de Doppler aplicadas. A informação obtida pode ser usada para estabelecer um diagnóstico, planejar o cuidado do lactente após o nascimento e preparar os pais para o nível de cuidado indicado. Frequentemente, por saber da gravidade da anomalia cardíaca, a criança pode nascer em um hospital que tenha acesso imediato aos cuidados de cardiologia pediátrica.

Ecocardiografia transesofágica. TTE e TEE são técnicas diagnósticas importantes para crianças. Em geral, em lactentes e crianças, a gama de estruturas que pode ser avaliada é maior com TTE, e a qualidade da imagem é comparável à da TEE. Para pacientes submetidos à cirurgia cardíaca ou cateterização, TEE é, muitas vezes, empregada simultaneamente. TEE geralmente requer sedação e/ou anestesia, visto que, rotineiramente, muitos centros não sedam crianças para TTE. O tamanho do transdutor transesofágico disponível limita a técnica a lactentes e crianças maiores.

Ecocardiografia intracardíaca. A ecocardiografia intracardíaca (ICE) utiliza um transdutor montado no cateter para obter a imagem intracardíaca e intravascular e dados Doppler durante a cateterização cardíaca, geralmente cateterização eletrofisiológica. Ela fornece uma localização mais precisa das estruturas do que a fluoroscopia e a angiografia.

Imagem de Doppler tecidual. Imagem de Doppler tecidual, realizada durante TTE ou TEE, utiliza princípios de Doppler para medir a velocidade das paredes ventriculares, em vez de o movimento do sangue, como ocorre no Doppler padrão. Isso fornece informações sobre o desempenho ventricular e anormalidades de movimento da parede regional.

Ecocardiografia tridimensional. A ecocardiografia tridimensional (eco 3D) gera uma representação pseudo-holográfica do coração, em tempo real, usando uma "pilha" de imagens 2D sequenciais. Essa técnica fornece imagens melhoradas de estruturas complexas, como válvulas AV e tratos ventriculares de fluxo de saída.

Imagem de ressonância magnética (MRI e MRA)

Essa técnica gera imagens estáticas de alta qualidade do corpo, semelhantes às da tomografia computadorizada, só que radiação ionizante não é utilizada. Em vez disso, um poderoso campo magnético envolve o paciente, e o tórax é irradiado com pulsos de radiofrequência que produzem o alinhamento do arranjo normalmente aleatório dos núcleos atômicos de elementos paramagnéticos. Como o hidrogênio na água e na gordura é o átomo mais comum do corpo, a maioria das imagens de MRI é criada usando a radiofrequência emitida a partir desses núcleos de hidrogênio e recebidas como uma corrente induzida em espirais.

Um pressuposto básico da MRI é que o indivíduo fica parado, um problema parcialmente superado durante o exame cardíaco ao modular a aquisição de sinais à respiração e o eletrocardiograma.

Embora várias imagens possam ser adquiridas e combinadas em série para criar a ilusão de movimento, é necessário tempo considerável para criar cada imagem; portanto, imagens em "tempo real", como aquelas obtidas com a ecocardiografia, não são possíveis (Tabela 1.9). Já que o paciente deve ficar imóvel para a aquisição de múltiplas imagens, é necessária sedação para lactentes e crianças pequenas. Embora a MRI não seja invasiva e não envolva radiação, a sedação aumenta o risco relativo do procedimento.

A MRI pode fornecer alguns dados sobre gradientes de pressão, mas a velocidade e a facilidade da aquisição não são comparáveis àquelas da ecocardiografia Doppler. MRI fornece imagens excelentes em adolescentes e adultos grandes, nos quais ecocardiografia é impossível. Pacientes com certos implantes magnéticos, como marca-passos artificiais e certos dispositivos protéticos, não podem ser submetidos ao intenso campo magnético necessário. Agentes sem contraste intravenoso não iônico são frequentemente utilizados, especialmente com arteriografia por ressonância magnética.

Tomografia computadorizada

A tomografia computadorizada (CT) para a imagem cardiovascular tem muitas das mesmas vantagens e desvantagens da MRI e MRA. Angiografia por tomografia computadorizada (CTA) utiliza maior resolução e instrumentos CT mais rápidos, juntamente à administração intravenosa de contraste iodado, para obter imagens de altíssima qualidade; no entanto, as frequências cardíacas normalmente mais rápidas em crianças limitam a resolução, e os dados hemodinâmicos são limitados. CTA ligada ao eletrocardiograma do paciente fornece imagens de alta resolução das estruturas cardíacas em movimento, ainda assim, resulta em doses de radiação significativamente mais elevadas. A Tabela 1.9 compara várias técnicas de imagem.

Teste do exercício

Esta técnica é útil em várias situações, mas requer cooperação da criança. Assim, crianças muito novas não são candidatas ao teste. Os autores costumam limitar o teste do exercício para crianças com idade superior a 6 anos. O desafio da dobutamina tem sido utilizado como uma alternativa, com avaliação do desempenho do miocárdio, por meio de ecocardiografia e perfusão miocárdica utilizando exames nucleares.

Tabela 1.9 Comparação das modalidades comuns de diagnóstico por imagem na avaliação de pacientes com doença cardíaca congênita

	CXR	Ba Eso	CT	CTA	MRI/MRA	Echo TTE	Echo TEE	Cath
Tempo real	N	S/N	N	N	N	S	S	S
Hemodinâmica	–	–	–	+	+++	++	++++	
Disponibilidade	++++	+++	+++	++	+	++	+	+
Interpretação	+	++	+++	++++	++++	++++	++++	++++
Custo	+	++	+++	++++	++++	++	+++	++++
Radiação	+	++	+++	++++	–	–	–	++++
Anestesia e/ou sedação	N	N	S/N	S/N	S/N	N/S	S	S
Contraste IV	N	N	N/S	S	S	N	N	S
Efeito da frequência cardíaca	–	–	++	+++	++	–	–	–
Efeito respiratório e do movimento	+	–	+	+	++	–	–	–

(Continua)

Tabela 1.9 (Cont.)

	CXR	Ba Eso	CT	CTA	MRI/MRA	Echo TTE	Echo TEE	Cath
Dados/condição mais útil	Fluxo sanguíneo, grau e simetria pulmonar	Laço/anel vascular	Avaliação rápida, dissecação da aorta; efusões	Imagens detalhadas. Curto tempo de aquisição	Imagens detalhadas; melhor para estruturas estáticas	Tempo real, dimensão da câmara, espessura, hemodinâmica, relações anatômicas e posicionamento	Imagens aprimoradas quando TTE abaixo do ideal ou intraop, intracath	Intervenção. Diagnóstico de PA htn e reatividade
Desvantagens	Sem dados hemodinâmicos diretos	Sem imagem direta da anomalia	Resolução relativamente baixa	Frequência cardíaca, artefato resp	Frequência cardíaca, artefato resp	Janelas acústicas tornam-se mais limitadas conforme o tamanho do paciente aumenta	Algumas imagens de estruturas por TTE não são vistas por TEE	Carga de radiação e contraste Necessita de pontos de entrada vascular

CXR, radiografia de tórax; Ba Eso, esofagograma de bário (a tabela refere-se a exames realizados com fluoroscopia; estudos simples podem ser realizados com suspensão de bário, no momento de uma CXR vertical, em alguns pacientes); CT, tomografia computadorizada do tórax; CTA, angiografia com tomografia computadorizada; requer equipamentos de resolução mais alta do que a CT padrão; MRI/MRA, imagem de ressonância magnética/arteriografia com ressonância magnética; Echo TTE, ecocardiograma transtorácico; Echo TEE, ecocardiograma transesofágico; Cath, cateterização cardíaca.

Indicações

Avaliação pré e pós-operatória. Avaliação pré-operatória de lesões obstrutivas (p. ex., estenose aórtica) podem beneficiar pacientes com um gradiente limítrofe, porque ajuda a decidir o momento da intervenção. Muitos pacientes têm uma indicação clara para intervenção (cirurgia ou cateterização), por isso, não precisam de um estudo do exercício. Ele pode ser usado para avaliar os sintomas, como dor no peito, palpitações ou síncope, que ocorrem durante o exercício.

Avaliação pós-operatória. Avaliação pós-operatória da função cardiopulmonar (usando o consumo máximo de oxigênio e/ou tempo de exercício de resistência) ajuda em pacientes sintomáticos e aqueles com disfunção sistólica leve. Também pode ajudar na formulação de recomendações de atividade física ou ocupacional para adolescentes e adultos com doença cardíaca congênita.

Avaliação de condições específicas

Síndromes isquêmicas do miocárdio. Suspeita de insuficiência da artéria coronariana (p. ex., doença de Kawasaki com aneurisma ou estenose, ou reparo de origem da artéria coronária anômala pós-operatória) é avaliada com mais sensibilidade por uma combinação de estudos de perfusão eletrocardiográfica e nuclear realizados durante um estudo de exercício máximo. Incidências ecocardiográficas do ventrículo esquerdo durante um teste do exercício podem ser usadas para identificar as áreas de discinesia. Eletrocardiografia do exercício sozinha tem uma taxa de falso-negativo de 15% em adultos.

Arritmias

Síndrome de Wolff-Parkinson-White. Os pacientes com esta condição podem estar em maior risco de taquiarritmia ventricular com risco de vida, se a onda delta persistir com taxa sinusal de > 180 bpm.

Contrações ventriculares prematuras. Se benignas, geralmente desaparecem com taxas sinusais rápidas durante o exercício.

Bloqueio atrioventricular. A taxa de restrição do marca-passo natural subsidiário (reserva) de pacientes pode ser avaliada durante o exercício.

Suspeita de síndrome do QT longo. Pacientes com esta condição não mostram a redução habitual do intervalo QT, conforme a frequência cardíaca aumenta.

Taquiarritmia. Pacientes com taquiarritmia documentada (SVT [taquicardia supraventricular] ou VT [taquicardia ventricular]) durante o exercício, ou em risco durante o exercício (p. ex., tetralogia de Fallot pós-operatória), podem ser candidatos ao tratamento medicamentoso; o exercício avalia a eficácia do tratamento.

Pacientes com histórico de palpitações normalmente têm apenas testes do exercício normais e são mais bem estudados utilizando monitorização eletrocardiográfica ambulatorial para documentar o ritmo durante os sintomas.

Síncope. Normalmente, apenas os pacientes com histórico de síncope durante o exercício precisam de estudo.

Hipertensão. Pacientes que passaram por reparo de coarctação e alguns com outras formas de hipertensão sistêmica podem registrar como normotensos (ou limítrofe) em repouso, mas podem apresentar uma resposta hipertensiva sistólica exagerada ao exercício.

Procedimento

Equipamento especializado é usado para classificar a carga de trabalho e para registrar continuamente eletrocardiogramas *multilead*.

> A frequência cardíaca aumenta linearmente até um máximo relacionado com a idade (200-210 bpm para crianças e adolescentes normais).
> A pressão arterial sistólica sobe para um máximo normal de 180-215 mmHg, enquanto a pressão diastólica permanece constante ou diminui um pouco.

Se indicado, oximetria de pulso e consumo de oxigênio são medidos.

A ecocardiografia sob estresse permite a determinação da função cardíaca ou mudança em gradientes, mas pode ser tecnicamente desafiadora.

A espirometria, antes e depois do exercício, é útil se houver suspeita de broncospasmo induzido pelo exercício.

A bicicleta ergométrica possibilita uma configuração mais precisa da carga de trabalho, mas é muitas vezes limitada a pacientes maiores. A esteira ergométrica é mais comum. O protocolo de Bruce envolve aumentar a velocidade e a inclinação da esteira, em etapas, a cada 3 minutos; como crianças menores são incapazes de correr na velocidade máxima (6 mph) do protocolo de Bruce, a maioria dos laboratórios pediátricos usa o protocolo de Bruce modificado, que limita a velocidade para, no máximo, 3,4 mph.

Risco

Riscos de síncope, arritmia que requer tratamento imediato ou morte é mais elevada em certas condições, incluindo cardiomiopatia hipertrófica, doença pulmonar vascular obstrutiva, estenose aórtica grave, hipertensão não controlada e cardiomiopatia dilatada grave. Os potenciais benefícios do teste ergométrico não justificam o risco em muitos desses pacientes.

Cateterização cardíaca

A cateterização cardíaca requer uma equipe de especialistas treinados – cardiologistas pediátricos, radiologistas, técnicos de laboratório e enfermeiros. Como procedimento diagnóstico, fornece informações detalhadas sobre o coração, que não são encontradas por meio de outras técnicas. Seu uso como técnica diagnóstica foi reduzido por outras técnicas, como ecocardiografia, mas sua aplicação para o tratamento (intervenção) expandiu.

Cateterização cardíaca diagnóstica

Com o uso de ecocardiografia e outros estudos não invasivos, as indicações para cateterismo cardíaco diagnóstico passaram a ser direcionadas para a aquisição de informações específicas: anatômica (p. ex., anatomia das artérias coronárias na transposição), funcional (p. ex., resistência vascular pulmonar em uma criança mais velha com VSD) ou histológica (biópsia cardíaca em um paciente transplantado).

Cateterismo terapêutico intervencionista

Cateterismo intervencionista começou na década de 1960 com a septostomia atrial de Rashkind, em que um balão esférico de látex é retirado à força através de um forame oval permeável para criar um grande ASD para paliação da transposição completa dos grandes vasos e hipoplasia do ventrículo esquerdo.

Atualmente, dilatação radial com balão, com balões em forma de salsicha acoplados ao cateter, é comumente usada para aliviar a obstrução em válvulas semilunares estenóticas e vias sem válvulas (p. ex., coarctação recorrente, artérias pulmonares estenóticas).

Métodos com base em cateter para fechamento de PDA e ASD são amplamente utilizados, e estão disponíveis dispositivos para o fechamento de certos tipos de VSD.

Cateterização eletrofisiológica

Cateterização eletrofisiológica é realizada para definir o mecanismo e as características das arritmias.

A ablação por radiofrequência, ou crioablação, pode ser usada para eliminar as ligações elétricas acessórias ou focos automáticos, curando certas arritmias.

Procedimento

A cateterização cardíaca é realizada em crianças de forma que garanta um ambiente calmo, controlado e seguro para estas, com desconforto, dor e ansiedade mínimos, obtendo dados ou tratamento ideais.

Anestesia. Duas abordagens básicas são usadas.

Anestesia geral. Anestesia, geralmente feita com intubação endotraqueal em recém-nascidos, bebês e crianças pequenas, permite o controle preciso das vias aéreas e da ventilação. Isso evita a elevação da resistência vascular pulmonar, que pode acompanhar a hipoventilação a partir de mais sedação.

Sedação. Sedação sozinha é utilizada com sucesso em pacientes de todas as idades em vários centros. Isso geralmente envolve uma combinação de agentes, incluindo narcóticos, benzodiazepínicos, fenotiazinas e quetamina.

Acesso vascular. Os lados direito e esquerdo do coração podem ser cateterizados por punção percutânea (técnica de Seldinger) ou exposição operatória ("diminuição") das principais veias e artérias periféricas. O lado direito do coração é acessado através de veias na região inguinal ou parte superior do corpo (p. ex., veia jugular interna). O lado esquerdo do coração pode ser cateterizado através de duas abordagens: um cateter venoso passado através do forame oval ou ASD (ou através de um pequeno defeito criado com um cateter de ponta de agulha) no átrio esquerdo, um cateter arterial é inserido na artéria braquial ou femoral e passado de forma retrógrada através da válvula aórtica no ventrículo esquerdo. A punção arterial e a punção do septo atrial apresentam mais riscos do que estudos venosos.

Técnica. Depois que o cateter foi inserido no interior do vaso, ele pode avançar para dentro do coração e ser dirigido para as várias câmaras cardíacas e principais vasos sanguíneos com o auxílio de fluoroscopia. Em qualquer um desses locais, as pressões podem ser medidas, amostras de sangue obtidas e meios de contraste injetados.

Dados de pressão. O cateter é ligado a um transdutor de pressão, e os valores obtidos são comparados com o normal (Tabela 1.10) para avaliar lesões estenóticas ou hipertensão pulmonar.

Dados oximétricos. Amostras de sangue de cada ponto cardíaco são analisadas para teor de oxigênio ou saturação de hemoglobina, para determinar se um desvio está presente. Normalmente, a saturação de oxigênio em cada câmara cardíaca do lado direito é semelhante, mas um aumento na saturação de oxigênio em qualquer câmara, em comparação com o local anterior, pode significar desvio da esquerda para a direita nesse nível. Ocorrem variações normais no conteúdo de oxigênio, portanto, um leve aumento pode não indicar um desvio. Várias amostras em cada local são usadas para resolver esse ponto.

Normalmente, a saturação de oxigênio do sangue no átrio esquerdo, no ventrículo esquerdo e na aorta devem ser de, pelo menos, 94%; se for menos de 94%, um desvio da direita para a esquerda está presente.

1. Ferramentas para diagnosticar problemas cardíacos em crianças **69**

Tabela 1.10 Valores normais para cateterização cardíaca

Local	Saturação do oxigênio (%)	Pressão (mmHg)
RA	70 ± 5	Média 3-7
RV	70 ± 5	25/EDP 0-5
PA	70 ± 5	25/10, média 15
LA, PCW	97 ± 3	Média 5-10
LV	97 ± 3	100/EDP 0-10
Aorta	97 ± 3	100/70, média 85

EDP, pressão diastólica final; LA, átrio esquerdo; LV, ventrículo esquerdo; PA, artéria pulmonar; PCW, pressão de cunha capilar pulmonar; RA, átrio direito; RV, ventrículo direito.

Valores derivados. Os dados de pressão e oximetria podem ser usados para derivar várias medidas da função cardíaca.

Fluxo (débito cardíaco). Pode ser calculado usando o princípio de Fick:

$$\text{Débito cardíaco (L/min)} = \frac{\text{Consumo de oxigênio (mLO}_2\text{/min)}}{\text{Diferença de oxigênio arteriovenoso (mL/dL)} \times 10}$$

A taxa de consumo de oxigênio do paciente pode ser determinada por meio da análise de uma coleção programada do ar expirado pelo paciente.

A diferença de oxigênio arteriovenoso é obtida pela análise das amostras de sangue retiradas do lado arterial da circulação (aorta ou artéria periférica) e a partir do lado venoso do coração (geralmente, a artéria pulmonar). O teor de oxigênio (mL O_2/dL sangue total) é utilizado neste cálculo [% arterial de saturação de O_2 % venosa de saturação de O_2 × capacidade de O_2 (mL O_2/dL de sangue total)], já que a porcentagem de saturação da hemoglobina sozinha não pode ser utilizada.

O débito cardíaco determinado pelo princípio de Fick é amplamente utilizado na análise de dados de cateterização e tornou-se o padrão com o qual outros métodos para determinar o débito cardíaco, como termodiluição, são comparados.

Muitas malformações cardíacas têm um desvio da esquerda para a direita ou da direita para a esquerda. Portanto, o fluxo de sangue através dos pulmões pode ser diferente daquele do corpo. Como o consumo de oxigênio no corpo é igual ao oxigênio captado nos pulmões, o princípio de Fick ainda pode ser usado para tais pacientes:

$$Q_S = \frac{\dot{V}O_2}{SA - MV},$$

onde Q_s é o fluxo arterial sistêmico (L/min), $\dot{V}O_2$ é o consumo de oxigênio (mL O_2/min) e $SA - MV$ é a diferença oxigênio arterial sistêmico – venoso misto (mL O_2/L de sangue).

$$Q_P = \frac{\dot{V}O_2}{PV - PA},$$

onde Q_P é o fluxo sanguíneo pulmonar (L/min), $\dot{V}O_2$ é o consumo de oxigênio (mL O_2/min) e $PV - PA$ é a diferença oxigênio pulmonar venoso – pulmonar arterial (mL O_2/L de sangue).

Relação de fluxo sanguíneo pulmonar/sistêmico (Q_P/Q_S). Sem compreender ou medir o consumo de oxigênio, o fluxo sanguíneo pulmonar (Q_P) pode ser expresso como a razão do fluxo sanguíneo sistêmico (Q_S):

$$\frac{Q_P}{Q_S} = \frac{SA - MV}{PV - PA},$$

onde SA, MV, PV e PA representam saturações de oxigênio (%).

Exceto pela saturação de oxigênio (%), todas as outras variáveis necessárias para o cálculo do conteúdo de oxigênio (p. ex., concentração de hemoglobina) cancelam reciprocamente a equação.

Resistências vasculares sistêmica e pulmonar podem ser calculadas a partir do equivalente hidráulico da lei de Ohm:

$$R = \frac{P}{Q},$$

onde R é a resistência, P é a queda de pressão média através do leito vascular e Q é o débito cardíaco. Portanto,

$$R_S = \frac{\overline{SA} - \overline{RA}}{Q_S}$$

onde R_s é a resistência vascular sistêmica (mmHg/L/min), $\overline{SA}$ é a pressão média (aórtica) na artéria sistêmica (mmHg), $\overline{RA}$ é a pressão média (átrio direito) na veia sistêmica (mmHg) e Q_s é o fluxo sanguíneo sistêmico (L/min).

$$R_P = \frac{\overline{PA} - \overline{LA}}{Q_P}$$

onde R_P é a resistência vascular pulmonar (mmHg/L/min), $\overline{PA}$ é a pressão arterial pulmonar média (mmHg), $\overline{LA}$ é a pressão média (mmHg) na veia pulmonar (átrio esquerdo ou cunha capilar pulmonar) e Q_p é o fluxo sanguíneo pulmonar (L/min).

1. Ferramentas para diagnosticar problemas cardíacos em crianças

Tabela 1.11 Valores normais derivados para cateterização cardíaca

Índice cardíaco (CI)[a]	3-5 L/min/m²
Resistência pulmonar (R_p)[a]	2 unidades m²
Resistência sistêmica (R_s)[a]	10-20 unidades m²
Razão de resistência (R_p/R_s)	0,05-0,10

[a]Valores indexados à superfície corporal.

A razão de resistência (R_P/R_S) pode igualmente ser calculada a partir da razão das diferenças médias de pressão pelos leitos, pulmonar e sistêmico, divididos por Q_P/Q_S:

$$\frac{R_P}{R_S} = \frac{(\overline{PA} - \overline{LA})/(\overline{SA} - \overline{RA})}{Q_P/Q_S}$$

Normalização do débito e da resistência. A resistência é normalizada para a área de superfície do corpo, por meio do uso do índice cardíaco (CI) expresso como L/min/m² em lugar do débito cardíaco, nas equações anteriores, ou pela multiplicação da resistência pela área de superfície corporal do paciente, o que resulta em uma resistência de mmHg · min/L · m² ou unidades Wood · m² (descrita pela primeira vez por Paul Wood na década de 1950). A resistência também é expressada como dina · cm/s⁵, que pode ser convertida a partir de unidades Wood, multiplicando por 80.

Valores de índices normais são apresentados na Tabela 1.11.

Angiocardiografia. Material de contraste radiopaco pode ser injetado através do cateter em uma câmara cardíaca, e imagens de raios X em série são obtidas digitalmente ou em filme (cine angiografia). Muitas vezes, duas projeções são obtidas simultaneamente (biplano). O sistema de imagem pode ser girado em torno do paciente, de modo que as projeções anguladas podem ser obtidas para visualizar melhor várias estruturas (angiografia axial). Anatomia cardíaca é excelentemente definida. Detalhes satisfatórios podem ser ilustrados pela injeção do material no interior da artéria pulmonar e, em seguida, obtém-se uma imagem conforme o contraste passa através do lado esquerdo do coração (levofase).

Complicações da cateterização cardíaca. Como em qualquer procedimento, a cateterização cardíaca está associada a complicações; seus benefícios devem superar claramente os riscos.

Morte. Morte é extremamente rara (< 0,1%) em crianças com mais de 1 ano de idade. O risco é mais elevado em lactentes, especialmente neonatos, que estão, muitas vezes, gravemente doentes e necessitam de cateterização para que uma intervenção de cateter ou operação possa ser realizada para salvar sua vida.

Complicações vasculares. Raramente, ocorre comprometimento dos vasos sanguíneos utilizados para a entrada do cateter. Pode ocorrer oclusão temporária ou permanente da veia femoral ou de toda a veia cava inferior, o que pode causar estase venosa transitória e edema nos membros inferiores. Raramente perigoso, o maior impacto é a incapacidade de reintroduzir estes vasos, se o paciente requer cateterismo adicional.

Lesão da artéria femoral é mais grave, já que põe em risco a viabilidade do membro. Agentes trombolíticos e heparina foram utilizados no tratamento agudo de pacientes com uma extremidade sem pulso após cateterização.

Raramente, desenvolve-se uma fístula arteriovenosa com o tempo entre vasos adjacentes utilizados para a entrada do cateter e requer uma operação.

Arritmia. Durante a maioria dos cateterismos cardíacos ocorrem arritmias de algum tipo, na maioria das vezes são contrações ventriculares prematuras. Isso raramente compromete o paciente, porque tendem a ser transitórias. Ocasionalmente, ocorre bloqueio AV, que dura várias horas.

Radiação. A dose de radiação ionizante recebida pela maioria dos pacientes tem diminuído ao longo dos anos por causa da melhora na tecnologia intensificadora de imagem, embora a duração dos procedimentos tenha aumentado para pacientes com procedimentos intervencionistas. Complicações da radiação a curto e longo prazo são raras.

LEITURAS ADICIONAIS

Driscoll, D.J. (2006) *Fundamentals of Pediatric Cardiology*. Lippincott Williams & Wilkins, Philadelphia.

Lock, J.E., Keane, J.F., and Perry, S.B. (1999) *Diagnostic and Interventional Catheterization in Congenital Heart Disease*. Kluwer Academic Publishers, Boston.

Moller, J.H., and Hoffman, J.I.E. (eds.) (2012) *Pediatric Cardiovascular Medicine*. Churchill Livingstone, New York.

Mullins, C. (2005) *Cardiac Catheterization in Congenital Heart Disease: Pediatric and Adult*. Blackwell, Oxford.

Park, M.K. (2007) *Pediatric Cardiology for Practitioners*, 5th edn. Mosby, St. Louis, MO.

Park, M.K., and Guntheroth, W.G. (2006) *How to Read Pediatric ECGs*, 4th edn. Mosby, St. Louis, MO.

Pelech, A.N. (1998) The cardiac murmur: when to refer? *Pediatr. Clin. North Am.*, **45**, 107-122.

Capítulo 2
Condições ambientais e genéticas associadas à doença cardíaca em crianças

Síndromes associadas a condições maternas	74
Diabetes melito materno	74
Síndrome alcoólica fetal	74
Infecção materna por HIV	74
Doença inflamatória materna (colágeno vascular)	74
Fenilcetonúria materna	75
Infecção materna por rubéola	75
Medicamentos e outros agentes	75
Ácido retinoico	75
Lítio	75
Outros medicamentos e exposições ambientais	75
Síndromes com anormalidades cromossômicas macroscópicas	76
Síndrome de Down (trissomia do cromossomo 21)	76
Síndrome de Turner (45, X; Monossomia X)	76
Síndrome de trissomia do cromossomo 18	77
Síndrome de trissomia do cromossomo 13	78
Síndromes com anormalidades cromossômicas detectáveis por técnicas especiais de citogenética	78
Síndrome de DiGeorge e síndrome velocardiofacial (deleção 22q11.2)	78
Síndrome de Williams (síndrome de Williams-Beuren)	79
Outras síndromes com ocorrência familiar	80
Síndrome de Noonan e condições relacionadas	80
Síndromes membros/coração	83
Avaliação genética clínica	84
Histórico familiar	84
Leituras adicionais	85

Pediatric Cardiology: The Essential Pocket Guide, Third Edition.
Walter H. Johnson, Jr. and James H. Moller.
© 2014 John Wiley & Sons, Ltd. Publicado em 2014 by John Wiley & Sons, Ltd.

Este capítulo apresenta as condições mais comuns associadas à doença cardíaca congênita. Esta área está mudando rapidamente, de maneira particular, com o entendimento das mutações genéticas em condições que têm sido, tradicionalmente, descritas apenas de modo clínico.

SÍNDROMES ASSOCIADAS A CONDIÇÕES MATERNAS

Diabetes melito materno

Diabetes melito materno pode resultar em lactentes macrossômicos e grandes para a idade gestacional, que geralmente têm hipoglicemia e desconforto respiratório. Pode ocorrer um defeito do septo interventricular (VSD), especialmente um VSD muscular pequeno, mas o problema cardíaco clássico do lactente de mãe diabética (IDM) é hipertrofia assimétrica do septo interventricular. Essa condição pode parecer grave na ecocardiografia e resultar em obstrução do fluxo de saída do ventrículo esquerdo. Quase sempre regride completamente após várias semanas de idade.

Síndrome alcoólica fetal

Síndrome alcoólica fetal pode resultar até mesmo do consumo moderado de álcool durante o início da gestação. O espectro clínico é amplo; características clássicas incluem face triangular incomum, lábio superior fino, filtro ausente e pequenas fendas palpebrais, muitas vezes com microftalmia; hipoplasia das unhas; e uma variedade de anormalidades do desenvolvimento neurológico. As anomalias cardíacas, geralmente defeito do septo atrial (ASD), VSD ou tetralogia de Fallot, ocorrem em 15-40% dos lactentes e crianças afetadas.

Infecção materna por HIV

A infecção materna pelo HIV tem sido associada a aumento da incidência de malformações congênitas, em comparação com as mães não infectadas pelo HIV. Isso é independente da terapia antirretroviral durante a gravidez. A ocorrência de malformações cardíacas é de cerca de 3% com a distribuição normal de anomalias.

Doença inflamatória materna (colágeno vascular)

Na ausência de deformidades cardíacas estruturais, bloqueio atrioventricular total congênito (CCAVB) está frequentemente associado à doença do tecido conectivo materno, classicamente, lúpus eritematoso sistêmico (SLE). CCAVB pode se desenvolver em mães sem histórico de lúpus ou doenças relacionadas, que podem ter autoanticorpos de vários tipos. Em mães clinicamente bem, que são negativas para anticorpos antinucleares (ANA), a presença de anticorpo para a síndrome de Sjogren, geralmente anti-Ro (anti-SS-A), pode existir. Nessas mães, dano ao sistema de condução em desenvolvimento e, raramente, ao miocárdio ocorre quando os autoanticorpos IgG maternos atravessam a placenta e se ligam ao tecido cardíaco fetal. O risco de uma mãe com SLE dar à luz a um bebê com bloqueio cardíaco completo foi estimado em 1 em 60; se os anticorpos maternos anti-SS-A estão presentes, o risco é de 1 em 20.

Fenilcetonúria materna
Se não for devidamente controlada por dieta durante a gestação, a fenilcetonúria materna pode resultar em anormalidade neurológica no recém-nascido. Malformações cardíacas, geralmente, tetralogia de Fallot, ASD ou VSD, ocorrem em 20% dos recém-nascidos.

Infecção materna por rubéola
No primeiro trimestre da gravidez, infecção materna por rubéola costuma resultar em um recém-nascido de baixo peso ao nascer, com anomalias múltiplas, incluindo microcefalia, catarata e surdez. Hepatoesplenomegalia e petéquia podem estar presentes na primeira infância. As lesões cardíacas estão, muitas vezes, presentes com ducto arterioso permeável sendo mais comumente acompanhadas de estenose da artéria pulmonar periférica, VSD e anormalidades na válvula pulmonar. A imunização materna antes da gravidez evita esses problemas.

MEDICAMENTOS E OUTROS AGENTES

Ácido retinoico
Ácido retinoico, outros retinoides e, possivelmente, doses exógenas muito elevadas de vitamina A têm sido associados a várias anomalias fetais, incluindo defeitos conotruncais e anomalias do arco aórtico.

Lítio
Uma terapia comum para depressão, o lítio usado durante o início da gestação foi associado à malformação de Ebstein da válvula tricúspide, embora estudos recentes não mostrem qualquer associação consistente.

Outros medicamentos e exposições ambientais
Uma variedade de outras drogas terapêuticas e não terapêuticas, e também várias exposições ambientais têm sido associadas ao risco aumentado de alguma malformação cardíaca, mas a força e a consistência da associação são muitas vezes fracas, e a quantidade e qualidade dos dados disponíveis costumam ser limitadas.

> Exceto esta pequena lista de teratogênicos cardíacos, a maioria das doenças cardíacas atualmente não tem sido consistentemente associada a agentes específicos.
>
> É razoável, para tranquilizar os pais de crianças afetadas, que os problemas cardíacos da criança não resultaram de alguma negligência da sua parte durante a gravidez.

Nas seções seguintes, características diagnósticas de uma variedade de síndromes serão descritas de forma breve e irão incluir comentários sobre a natureza da anomalia cardíaca associada.

SÍNDROMES COM ANORMALIDADES CROMOSSÔMICAS MACROSCÓPICAS

Síndrome de Down (trissomia do cromossomo 21)

Esta síndrome envolve a duplicação completa ou parcial do cromossomo 21 em todas ou parte (mosaico) das células do corpo do indivíduo afetado.

Características

As características incluem olhos inclinados, pregas palpebronasais grossas, ponte nasal achatada, língua grossa e saliente, e diâmetro anteroposterior da cabeça encurtado. Os sinais mais comuns são mãos largas e curtas, quinto dedo com curvatura para dentro e uma única prega palmar transversal (prega símia), juntamente à hipotonia generalizada, hiperextensibilidade articular e baixa estatura.

Anomalias cardíacas

Anomalias são encontradas em 40-50% dos pacientes. Aproximadamente, um terço são VSD, um terço são defeitos do septo atrioventricular (geralmente a forma completa) e o restante é composto quase exclusivamente de ducto arterioso permeável (PDA), ASD e tetralogia de Fallot. É raro encontrar outras lesões cardíacas além desses cinco diagnósticos, especialmente estenose aórtica e coarctação da aorta.

> Doença vascular pulmonar desenvolve-se mais rapidamente em pacientes com síndrome de Down do que em outros pacientes com malformações cardíacas comparáveis. Como alguns desses lactentes não têm a queda pós-natal habitual na resistência vascular pulmonar, sua malformação cardíaca pode escapar à detecção clínica até depois de ocorrer doença vascular pulmonar irreversível. O ecocardiograma é aconselhável para todos os lactentes com síndrome de Down algumas semanas após o nascimento, mesmo na ausência de achados clínicos de malformação cardíaca.

Síndrome de Turner (45, X; Monossomia X)

Nesta síndrome ocorrem ausência completa ou parcial dos cromossomos X em todas ou parte (mosaico) das células do corpo.

Características

Embora as crianças tenham uma aparência feminina, também mostram desenvolvimento gonadal anormal. Característicamente, são de estatura baixa (raramente mais de 1,52 m), têm uma constituição robusta, pescoço alado, um peito largo com mamilos amplamente espaçados, unha valga, linha de cabelo baixa e edema nas mãos e nos pés (uma característica diagnóstica notável em recém-nascidos). Comumente ocorrem defeitos renais e podem estar associados à hipertensão. Raramente ocorre sangramento gastrointestinal, mas pode ser catastrófico.

A síndrome de Turner ocorre em 1 em 2.500 nascimentos do sexo feminino; estima-se que 99% dos fetos com 45, X morrem no útero.

Anomalias cardíacas

Anomalias, quase exclusivamente lesões cardíacas obstrutivas do lado esquerdo, ocorrem em 35-55% dos indivíduos. Coarctação da aorta ocorre em 20% dos pacientes com síndrome de Turner, e é responsável pela maior parte (90%) das cirurgias ou intervenções em comparação com outros defeitos. Válvula aórtica bicúspide, com estenose variando de mínima a grave, ocorre em até 35% dos pacientes com síndrome de Turner e pode aparecer sem coarctação. Conexão anômala das veias pulmonares, síndrome do coração esquerdo hipoplásico, anormalidades da válvula mitral e aneurisma da aorta ocorrem com menor frequência.

> A síndrome de Turner pode ser confundida com as síndromes de Noonan, LEOPARD, e síndromes relacionadas, mas os achados cardíacos não se sobrepõem (ver seções posteriores).

Síndrome de trissomia do cromossomo 18

Características

Crianças com um cromossomo 18 extra, têm baixo peso ao nascer, malformações múltiplas e retardo grave. Embora o sexo feminino viva mais do que o masculino, esses lactentes costumam morrer algumas semanas ou meses após o nascimento. Sobreposição dos dedos médios flexionados pelos segundo e quinto dedos (camptodactilia) é muito característica desta condição. Outras características incluem micrognatia, orelhas de implantação baixa, pé equinovaro, hérnias umbilical, inguinal e hipertonia generalizada.

Anomalias cardíacas

Estão presentes em praticamente todos os pacientes que não são mosaico. Normalmente, um VSD está presente, como uma lesão isolada ou como um defeito relacionado com a origem dos grandes vasos do ventrículo direito. PDA e válvulas semilunares bicúspides são malformações comumente associadas. Válvulas cardíacas geralmente não são estenóticas ou regurgitantes, mas, muitas vezes, têm uma aparência espessa marcante no ecocardiograma. Essa aparência é praticamente patognomônica. Doença vascular pulmonar pode ocorrer em lactentes que sobrevivem mais do que algumas semanas.

Síndrome de trissomia do cromossomo 13

Características

Lactentes com um cromossomo 13 extra, têm baixo peso ao nascer e grave retardo do desenvolvimento. Anomalias faciais centrais, coloboma e fissura de lábio e/ou palato são comuns. Microcefalia, hemangiomas capilares proeminentes, defeitos geniturinários, polidactilia, orelhas de implantação baixa, crânio de formato anormal e pés equinovaro são outras anomalias características.

Anomalias cardíacas

Ocorrem em 80% dos recém-nascidos com síndrome de trissomia do cromossomo 13. A lesão mais frequente é VSD, mas ASD, PDA e má posição cardíaca também são comuns, muitas vezes coexistindo com VSD.

SÍNDROMES COM ANORMALIDADES CROMOSSÔMICAS DETECTÁVEIS POR TÉCNICAS ESPECIAIS DE CITOGENÉTICA

Síndrome de DiGeorge e síndrome velocardiofacial (deleção 22q11.2)

Características

Definida pela primeira vez pelo trabalho de DiGeorge, Cooper e outros, na década de 1960, a Síndrome DiGeorge envolve, classicamente, graus variáveis de hipoplasia ou aplasia do timo, hipocalcemia por hipofunção da paratireoide e malformações cardíacas congênitas.

A síndrome parece envolver falha da migração adequada das células da crista neural embrionária para a região do terceiro e do quarto arco das fendas branquiais, que, mais tarde, formarão o coração, a paratireoide, o timo e outras estruturas. Embriogênese adequada pode depender de um ou mais genes que se codificam para substâncias embrionariamente ativas envolvidas na migração ou diferenciação das células.

Uma associação com a síndrome foi observada em algumas famílias com graves defeitos do cromossomo 22, em 1980. Uma sonda de hibridização fluorescente *in situ* (FISH), para detectar microdeleções da região do q11, tornou-se disponível somente no início dos anos 1990. Essa técnica é agora comumente

> utilizada e pode identificar mais de 90% dos indivíduos afetados. A maioria ocorre como novas deleções esporádicas, mas em cerca de 10% das famílias com uma criança afetada, um dos pais (geralmente a mãe) tem a deleção 22q11. Muitos desses pais têm pouca ou nenhuma característica fenotípica. Dos pais com a deleção, 50% de seus filhos aparecem com deleção do cromossomo 22q11, simulando herança autossômica dominante.

Achados físicos incluem nariz bulboso, fissuras palpebrais antevertidas, orelhas pequenas ou de implantação baixa, fenda palatina (muitas são sutis ou submucosa) e baixa estatura.

> A prevalência da deleção é estimada em, pelo menos, 1 em 4.000 nascidos vivos ou 1 em 32 crianças com malformação cardíaca congênita.

Anormalidades imunológicas e endócrinas que ocasionalmente são problemáticas na infância melhoram com a idade na maioria dos pacientes com síndrome de DiGeorge. Quando a transfusão é indicada, hemoderivados irradiados são recomendados para prevenir doença enxerto *versus* hospedeiro.

Anomalias cardíacas
As anomalias mais comuns são as chamadas malformações conotruncais: tronco arterial, interrupção do arco aórtico (especialmente do tipo B) ou tetralogia de Fallot com atresia pulmonar. Lesões menos comuns incluem arco aórtico direito isolado, arco esquerdo com artéria subclávia direita anômala ou VSD.

Síndrome de Williams (síndrome de Williams-Beuren)

Características
Quase todos os pacientes com síndrome de Williams, que exibem aparência característica, hipercalcemia neonatal e atraso no desenvolvimento, têm uma "microdeleção" do braço longo do cromossomo 7, que é detectável por FISH, mas não pela análise cromossômica padrão. Um dos genes faltante é responsável pela proteína estrutural elastina.

> Alguns pacientes com estenose aórtica supravalvar (SVAS) parecem normais e testam normais para ambos os cromossomos, e a sonda FISH passa pela anomalia cardíaca de forma autossômica dominante (descrita pela primeira vez por Eisenberg, em 1964).

> Presumivelmente, pacientes com síndrome de Williams têm deleções do gene da elastina e outros genes adjacentes, que podem ser responsáveis por sua aparência e hipercalcemia; enquanto pacientes de aparência normal, com estenose aórtica supravalvar, sofrem pela deleção de uma porção do gene da elastina ou têm um gene com mutação. Atualmente, não estão disponíveis testes clínicos para esses pacientes não sindrômicos, por vezes considerados portadores de Eisenberg tipo SVAS.

As características físicas incluem uma aparência facial característica, às vezes chamada de face de elfo, com nariz arrebitado e pequeno com ponte achatada, lábio superior longo (filtro), boca larga em arco de cupido, bochechas cheias, testa proeminente e uma voz estridente. Pode ser observado um padrão estrelado ou rendado na íris. A face torna-se mais marcante com a idade. A síndrome de Williams ocorre em cerca de 1 em 10 mil nascidos vivos.

Anomalias cardíacas
A lesão cardíaca característica é a estenose aórtica supravalvar, mas os pacientes também podem ter estenose da artéria pulmonar periférica ou estenose arterial sistêmica como lesões isoladas ou combinadas. Pode ocorrer envolvimento ostial das artérias coronárias. Estenose da artéria renal e disgenesia do parênquima renal podem resultar em hipertensão arterial sistêmica.

OUTRAS SÍNDROMES COM OCORRÊNCIA FAMILIAR
Síndrome de Noonan e condições relacionadas
Características
Na maioria dos pacientes, os cromossomos com síndrome de Noonan são normais por teste cariótipo padrão. Uma variedade de defeitos de genes tem sido descrita, incluindo mutações de uma família de genes que regulam as funções básicas, como a diferenciação, o crescimento e a morte celular (apoptose, ver Tabela 2.1).

Geralmente, a herança é autossômica dominante, mas os indivíduos afetados variam muito no grau de anormalidade.

Esses pacientes geralmente apresentam baixa estatura, hipertelorismo, orelhas de implantação baixa e ptose, proporcionando uma face bastante característica.

Anomalias cardíacas
A anomalia característica é a estenose pulmonar valvar com folheto da válvula espesso "displásico", mas ASD e estenose pulmonar periférica também ocorrem. O eletrocardiograma geralmente mostra um eixo QRS superiormente orientado (cerca de $-90°$). Taquicardia ventricular e uma forma de cardiomiopatia hipertrófica ocorrem em algumas pessoas.

Tabela 2.1 Resumo dos distúrbios genéticos com malformações cardíacas

Síndrome	Características clínicas	Detectável por Std Chromo?	Detectável por FISH?	Análise de mutação clinicamente disponível?	Herança	Frequência em nascimentos vivos	Pacientes com CHD (%)	CHD mais comum
Down	Rosto, baixa estatura, hipotonia (neonatal) característicos	Sim (+21)	–	–	–	1:650	40	AVSD, VSD, ASD, PDA, TOF
DiGeorge	Nariz bulboso, orelhas pequenas, baixa estatura ± hipocalcemia	Não	Sim (22q11) em 80% dos pacientes	–	Esporádico/ AD[a]	1:2.000-4.000 (estimado)	75	TA, IAA, TOF, R Arch
Noonan	Semelhante a Turner, porém masculino ou feminino	Não[b]	Não[b]	Sim[b]	Esporádico/ AD[a]	1:2.500	60	PS, HCM
Turner	Fenótipo feminino, pescoço alado, baixa estatura	Sim (XO)	–	–	–	1:5.000 (1:2.500 sexo feminino)	35-55	COA, Bic Ao, AS, PAPVR, HLHS

(Continua)

Tabela 2.1 (Cont.)

Síndrome	Características clínicas	Detectável por Std Chromo?	Detectável por FISH?	Análise de mutação clinicamente disponível?	Herança	Frequência em nascimentos vivos	Pacientes com CHD (%)	CHD mais comum
Trissomia do cromossomo 18	Pés equinovaros; dedo indicador sobreposto	Sim (+18)	–	–	–	1:3.000-5.000	> 99	VSD, DORV
Trissomia do cromossomo 13	Pés equinovaros; fenda labial (80%)	Sim (+13)	–	–	–	1:10.000	> 80	VSD, ASD
Williams	Face de elfo ± hipercalcemia	Não	Sim (7q11)	–	Esporádico possivelmente /AD[a]	1:10.000	75	SVAS, ramificação PA hipoplasia
Holt-Oram	Defeitos dos membros superiores	Não[c]	Não[c]	Sim[c]	Esporádico (40%), AD (60%)	1:100.000	95	ASD, VSD, AVSD

[a] A maioria ou muitos casos novos é uma mutação esporádica, mas pode ser transmitida como herança autossômica dominante.
[b] Teste clínico para mutação do gene (PTPN11, KRAS, SOS1, RAF1 etc.) pode estar clinicamente disponível; heterogeneidade genética; 80% dos pacientes com síndrome de Noonan ou fenótipo relacionado tem anormalidade genética descrita.
[c] Teste clínico para mutação do gene (TBX5) pode estar clinicamente disponível; heterogeneidade genética, 70% dos pacientes com fenótipo da síndrome de Holt-Oram têm uma anormalidade genética descrita.

AD, autossômico dominante; AS, estenose aórtica; ASD, defeito do septo atrial; AVSD, defeito do septo atrioventricular (canal AV); Bic Ao, válvula aórtica bicúspide; CHD, doença cardíaca congênita; COA, coarctação; DORV, dupla saída do ventrículo direito; FISH, análise de hibridização fluorescente *in situ*; HCM, cardiomiopatia hipertrófica; HLHS, síndrome da hipoplasia do coração esquerdo; IAA, interrupção do arco aórtico; PA, artéria pulmonar; PAPVR, retorno venoso pulmonar anômalo parcial; PDA, ducto arterioso permeável; PS, estenose pulmonar; R Arch, arco aórtico direito; Std Chromo, análise cromossômica padrão; SVAS, estenose aórtica supravalvar; TA, tronco arterial; TOF, tetralogia de Fallot; VSD, defeito do septo interventricular.

Em contraste com a síndrome de Turner, lesões cardíacas esquerdas (exceto cardiomiopatia hipertrófica) não são vistas.

Síndromes relacionadas

Em alguns pacientes, há uma sobreposição fenotípica aparente entre a síndrome de Noonan e síndromes semelhantes, incluindo LEOPARD, síndrome cardiofaciocutânea (CFC) e síndrome de Costello, e defeitos genéticos semelhantes foram relatados.

LEOPARD. Os pacientes apresentam muitas das mesmas características da síndrome de Noonan, mas lesões cutâneas e surdez diferenciam esta síndrome. O termo *LEOPARD* deriva do complexo de características clínicas: lentigos múltiplos, anormalidades de condução eletrocardiográfica, hipertelorismo ocular, estenose pulmonar, anormalidades genitais, retardo do crescimento e surdez neurossensorial. Como na síndrome de Noonan, parece ocorrer um padrão genético consistente de herança dominante.

Síndrome cardiofaciocutânea. Distingue-se por lesões cutâneas e cabelo anormalmente frágil, embora os achados cardíacos sejam semelhantes àqueles da síndrome de Noonan. Retardo mental é comum.

Síndrome de Costello. Pelo menos 1/3 dessas crianças têm arritmias atriais, geralmente uma forma de taquicardia atrial automática, muitas vezes coexistindo com estenose pulmonar e cardiomiopatia hipertrófica.

Síndromes membros/coração

Características

A associação de cardiopatias congênitas com deformidades do antebraço foi apontada por Birch-Jensen, em 1948. Posteriormente, casos ocorrendo com deformidades da mão ou dos ossos do antebraço foram designados como síndrome de Holt-Oram (Holt e Oram relataram vários casos em 1960) ou displasia ventriculorradial.

Famílias transmitindo a síndrome de Holt-Oram de forma autossômica dominante têm mostrado mutações de um gene, *TBX5*, localizado no braço longo do cromossomo 12, mas as manifestações são heterogêneas, mesmo entre os membros afetados de uma mesma família.

Anomalias cardíacas

Geralmente, aparecem como ASD em pacientes com deformidades ósseas do carpo, e VSD naqueles com um rádio deformado. Defeitos do septo atrioventricular podem ocorrer em algumas famílias.

Síndromes frequentemente associadas a malformações cardíacas congênitas estão resumidas na Tabela 2.1.

Outras doenças relacionadas com um defeito metabólico determinado por gene levam a sinais e sintomas generalizados, podendo ocorrer envolvimento do coração. A síndrome de Marfan, a doença de armazenamento de glicogênio tipo II (Pompe) e a síndrome de Hurler são discutidas no Capítulo 9.

AVALIAÇÃO GENÉTICA CLÍNICA

Histórico familiar

Muitas vezes realizado de maneira superficial, um histórico cuidadoso e detalhado, de três gerações de membros da família, deve ser buscado, bem como uma árvore genealógica desenhada. Assim, os membros de cada geração podem ser facilmente identificados, e as causas de morte, condições de doenças e características habituais são mostradas para cada membro da família.

Teste genético

Vários testes estão disponíveis para identificar uma anormalidade genética. Como são caros, é importante selecionar o teste com maior probabilidade para identificar a causa da doença.

A análise cromossômica (cariótipo) é a mais antiga das três técnicas apresentadas aqui, mas ainda é a forma mais comumente utilizada de testes genéticos. Os cromossomos podem ser avaliados por cariotipagem, na qual cada par de genes é identificado e apresentado. Os cromossomos são organizados em faixas, de modo que as porções de cada um podem ser distinguidas. O número pode variar com relação ao normal de 23 pares. Por exemplo, há condições (como síndrome de Down), em que o número de cromossomos é 47, ou situações nas quais o número é reduzido (p. ex., síndrome de Turner, com 45). Porções de cromossomos excluídas, extras ou translocadas podem ser identificadas pelo padrão de faixas ou ao encontrar um cromossomo de tamanho desigual em um par. Se uma translocação é identificada, os cariótipos dos pais devem ser analisados, de modo que possam ser aconselhados sobre a probabilidade de recorrência.

O teste de FISH (hibridização fluorescente *in situ*) é uma técnica de citogenética para identificar a presença ou ausência de porções de um cromossomo. A partir do Projeto Genoma Humano, as localizações dos genes nos cromossomos foram identificadas. Pequenas porções do cromossomo contendo pequenos segmentos de DNA podem ser isoladas, e um marcador fluorescente é aplicado. A sonda é, então, aplicada aos cromossomos na metáfase, para identificar os genes de interesse. Constituem exemplos a utilização desse teste para o diagnóstico de síndrome de Williams e para identificar deleções de 22q11.

Hibridização genômica comparativa em arranjos (CGH em arranjos) é uma técnica muito mais sensível para a identificação de alterações no DNA e pode permitir a detecção de ganho ou perda de material genético de menos de 100 mil pares de bases (comparado com uma resolução de cerca de 5 milhões de pares de bases, utilizando o cariótipo convencional). Isso permite o rastreio de todo o genoma em busca de desequilíbrios no material genético. Uma vez que as variações no número de cópias ocorrem em todos os indivíduos, e a função do gene identificado é frequentemente desconhecida, a interpretação dos resultados pode ser incerta. No entanto, essa técnica tem levado ao reconhecimento de síndromes de "microdeleção" como exclusão de 1p36 e de 8p23.1, ambas geralmente estão associadas a malformações cardíacas congênitas. É útil para crianças com mais de um sistema de órgãos envolvido nas malformações, em especial quando seus achados não parecem se encaixar em uma síndrome genética clássica. CGH em arranjos também pode detectar as mesmas microdeleções presentes na síndrome de Williams e na síndrome de DiGeorge.

Os pacientes com uma condição ou síndrome claramente definida devem ser estudados com o teste apropriado. Para aqueles com características faciais dismórficas, atraso no desenvolvimento e alterações de outros sistemas de órgãos, realizar um CGH em arranjos pode revelar números de cópias anormais.

A consulta com um geneticista clínico pode ser essencial para direcionar o teste genético apropriado e promover o aconselhamento genético dos pacientes e suas famílias.

LEITURAS ADICIONAIS

Gene Tests: Medical Genetics Information Resource (database online). Copyright, University of Washington, Seattle, WA, 1993–2013; http://www.genetests.org. [accessed 12 September 2013].

Jenkins, K.J., Correa, A., Feinstein J.A., *et al.* (2007) Noninherited risk factors and congenital cardiovascular defects: current knowledge. A scientific statement from the American Heart Association. *Circulation*, **115**, 2995-3014; http://www.heart.org [accessed 12 September 2013].

Jones, K.L., Jones, M.C., del Campo, M. (2013) *Smith's Recognizable Patterns of Human Malformation*, 7th edn. Elsevier Saunders, Philadelphia.

OMIM (2013) *Online Mendelian Inheritance in Man*, *OMIM*®. McKusick–Nathans Institute of Genetic Medicine, Johns Hopkins University, Baltimore, MD, and National Center for Biotechnology Information, National Library of Medicine, Bethesda, MD; http://www.ncbi.nlm.nih.gov/omim/[accessed 12 September 2013].

Pierpont, M.E., Basson, C.T., Benson, D.W. Jr., *et al.* (2007) Genetic basis for congenital heart defects: Current knowledge. A scientific statement from the American Heart Association. *Circulation*, **115**, 3015-3038; www.heart.org [accessed 12 September 2013].

Capítulo 3
Classificação e fisiologia de cardiopatia congênita em crianças

Fisiopatologia	86
Princípios hemodinâmicos	86
Hipertensão pulmonar	91
Correlação clínica	93
Diagnóstico	93
Gravidade	93
Etiologia	94

Embora as malformações cardíacas congênitas possam ser agrupadas de várias maneiras, um método clinicamente útil é baseado em duas características clínicas: a presença ou ausência de cianose e o tipo de vascularidade pulmonar determinada pela radiografia de tórax (aumentada, normal ou diminuída).

Portanto, são possíveis seis subgrupos de malformações, e dentro de cada subgrupo as malformações resultam em alterações hemodinâmicas semelhantes.

As 13 malformações cardíacas mais comuns estão classificadas na Tabela 3.1 e representam os principais diagnósticos presentes em 80% das crianças com cardiopatia congênita. Certas exceções a essa classificação ocorrem em recém-nascidos e lactentes, e são discutidas em um capítulo posterior.

FISIOPATOLOGIA
Princípios hemodinâmicos
A fisiopatologia dessas condições é determinada por um dos quatro princípios hemodinâmicos gerais, de acordo com o tipo de lesão: (1) comunicação no nível ventricular ou do grande vaso, (2) comunicação no nível atrial, (3) obstruções, e (4) regurgitação valvar.

Cardiologia pediátrica: Guia Essencial de Bolso, Terceira Edição.
Walter H. Johnson, Jr. e James H. Moller.
© 2014 John Wiley & Sons, Ltd. Publicado em 2014 by John Wiley & Sons, Ltd.

3. Classificação e fisiologia de cardiopatia congênita em crianças

Tabela 3.1 Principais malformações cardíacas

Vascularidade pulmonar	Acianótica	Cianótica (direita para a esquerda)
Aumentada	Desvios da esquerda para a direita VSD, PDA, ASD, AVSD	Lesões misturadas d-TGV, TAPVR, tronco
Normal	Lesões obstrutivas AS, PS, COA Cardiomiopatia	Nenhuma
Diminuída	Nenhuma	Obstrução do fluxo sanguíneo pulmonar + defeito do septo
		TOF, atresia tricúspide, malformação de Ebstein

AS, estenose aórtica; ASD, defeito do septo atrial; AVSD, defeito do septo atrioventricular (canal AV); COA, coarctação; d-TGV, d-transposição dos grandes vasos; PDA, ducto arterioso permeável; PS, estenose pulmonar; TAPVR, retorno venoso pulmonar anômalo total; TOF, tetralogia de Fallot; VSD, defeito do septo interventricular.

Além disso, a hipertensão pulmonar leva a achados clínicos e laboratoriais característicos.

O primeiro princípio diz respeito às condições com uma comunicação entre os grandes vasos (p. ex., PDA) ou entre os ventrículos (p. ex., VSD).

> A direção e a magnitude do fluxo através de tal comunicação dependem do tamanho da comunicação e das resistências relativas ao fluxo sanguíneo sistêmico e pulmonar.

Quando o tamanho das comunicações ou do defeito se aproxima ou excede o diâmetro da raiz da aorta (defeitos restritivos e sem pressão), as pressões sistólicas nos ventrículos e grandes vasos são iguais. As pressões sobre o lado direito do coração são elevadas a níveis sistêmicos.

> Em pacientes com uma grande comunicação, no nível ventricular ou do grande vaso, a direção e a magnitude do desvio dependem das resistências vasculares sistêmicas e pulmonares relativas. Essas resistências, por sua vez, estão diretamente relacionadas com o calibre e com a quantidade de arteríolas pulmonares e sistêmicas.

Normalmente, a resistência vascular sistêmica aumenta lentamente com a idade, enquanto a resistência vascular pulmonar mostra uma queda acentuada nos recém-nascidos e um declínio mais gradual na infância. Esta diminuição da resistência vascular pulmonar está parcialmente relacionada com a regressão das arteríolas pulmonares de paredes espessas, do período fetal, para o padrão adulto de arteríolas pulmonares, que têm uma luz ampla.

A resistência vascular pulmonar diminui em todos os lactentes após o nascimento, mas em lactentes com uma grande comunicação, a queda na resistência vascular pulmonar pode não ser tão grande, mas ainda afeta profundamente o paciente.

Em um paciente com uma grande comunicação, a pressão sistólica da artéria pulmonar *(P)* permanece constante, já que é determinada, em grande parte, pelas pressões arteriais sistêmicas. Portanto, de acordo com a equação $P = R_p \times Q_p$, conforme a resistência vascular pulmonar (R_p) cai durante a infância, o fluxo sanguíneo pulmonar (Q_p) aumenta. Se algum fator, como desenvolvimento de doença vascular pulmonar, aumentar a resistência vascular pulmonar, o fluxo sanguíneo pulmonar diminui, mas a pressão arterial pulmonar permanece constante.

Em defeitos ou comunicações menores que o diâmetro da raiz da aorta (defeitos restritivos de pressão), as resistências vasculares sistêmica e pulmonar relativas determinam a direção do fluxo sanguíneo através da comunicação, como em grandes defeitos; mas o tamanho dos defeitos não permite o equilíbrio da pressão. Portanto, existe uma diferença de pressão sistólica em toda a comunicação.

A impedância ao fluxo sanguíneo através de um pequeno defeito é um fator determinante importante que regula a magnitude do fluxo de sangue através dele. Portanto, se as resistências pulmonar e sistêmica são normais e as pressões sistólicas da aorta e do ventrículo esquerdo são mais elevadas do que as pressões sistólicas arterial pulmonar e ventricular direita, respectivamente, então, o desvio nessas comunicações de pequeno porte ocorre a partir da aorta para a artéria pulmonar, ou a partir do ventrículo esquerdo para o ventrículo direito.

Nessas condições, os tamanhos do átrio esquerdo e do ventrículo esquerdo estão aumentados proporcionalmente ao volume de fluxo sanguíneo pulmonar, e o ventrículo direito está hipertrofiado para o nível de pressão da artéria pulmonar. Ecocardiografia é muito útil na identificação do diagnóstico e em mostrar o tamanho da comunicação. A hemodinâmica é acessível pela medida das dimensões do ventrículo esquerdo, que aumentam conforme o volume de fluxo sanguíneo pulmonar aumenta. O tamanho do átrio esquerdo também aumenta, mas não pode ser medido tão claramente. Pressão do ventrículo direito pode ser avaliada a partir da velocidade do jato através da válvula tricúspide, de acordo com a equação de Bernoulli simplificada $PG = V^2 \times 4$, em que *PG* é a gradiente de pressão e *V* é a velocidade do jato através da válvula tricúspide.

Comunicação no nível atrial

O segundo princípio da hemodinâmica governa os desvios que ocorrem no nível atrial. A maioria das comunicações atriais que induzem a sinais e sintomas é grande; portanto, as pressões atriais são iguais. Assim, as diferenças de pressão não podem ser o principal determinante do fluxo sanguíneo através da comunicação atrial.

> A direção e a magnitude do fluxo de sangue através de um defeito atrial são determinadas pelas flexibilidades relativas dos átrios e dos ventrículos.
>
> Em contraste com os desvios no nível ventricular ou do grande vaso, que são influenciados pelas resistências relativas dos leitos pulmonar e sistêmico e, portanto, por eventos sistólicos, desvios no nível atrial são governados por fatores que influenciam o preenchimento ventricular (eventos diastólicos).

A flexibilidade descreve a mudança de volume por unidade de alteração de pressão. Em qualquer pressão, quanto mais flexível for o ventrículo, maior será o volume que ele poderá receber.

A flexibilidade ventricular depende da espessura da parede ventricular e de fatores, como fibrose, que alteram a rigidez do ventrículo. Geralmente, uma parede ventricular mais fina significa que o ventrículo é mais flexível.

Normalmente, o ventrículo esquerdo tem a parede mais espessa e menos flexível do que o ventrículo direito de paredes finas. Essa diferença de flexibilidade favorece o fluxo de sangue do átrio esquerdo para o átrio direito em pacientes com comunicação atrial. Além disso, essa orientação de fluxo sanguíneo é favorecida porque a veia cava sem válvula adiciona à capacitância e flexibilidade do átrio direito.

A direção e o volume de um desvio de nível atrial podem ser alterados por meio de mudanças no grau de espessura das paredes ventriculares, ou por outros fatores, como fibrose do miocárdio.

A flexibilidade ventricular direita aumenta durante a infância, como resultado da diminuição da resistência vascular pulmonar. Durante a vida fetal, o ventrículo direito desenvolve níveis sistêmicos de pressão e ejeta uma grande parte de seu débito através do ducto arterioso para dentro da aorta. O ventrículo direito tem parede espessa e, no momento do nascimento, pesa 2 vezes mais que o ventrículo esquerdo. Como a flexibilidade ventricular é afetada pela espessura da parede ventricular, o ventrículo direito é relativamente menos flexível ao nascimento.

Após o nascimento, a resistência vascular pulmonar diminui e a pressão sistólica do ventrículo direito cai para um de nível normal (25 mmHg). Consequentemente, a parede do ventrículo direito afina e, em 1 mês, o peso do ventrículo esquerdo excede o do ventrículo direito. O afinamento da parede está associado a aumento da flexibilidade ventricular direita. Embora essa sequência ocorra em todos os recém-nascidos, naqueles com defeito do septo direito, conforme a flexibilidade ventricular direita aumenta, também aumenta o volume de desvio da esquerda para a direita.

Os tamanhos do átrio e do ventrículo direitos estão aumentados proporcionalmente ao volume do desvio através da comunicação, enquanto o átrio esquerdo e o ventrículo esquerdo são de tamanho relativamente normal.

A ecocardiografia, além de demonstrar os detalhes anatômicos da malformação, mostra as características da hemodinâmica. A principal alteração é um aumento no tamanho do ventrículo direito e um deslocamento do septo ventricular durante a diástole em direção ao ventrículo esquerdo.

Obstruções

O terceiro princípio hemodinâmico refere-se às condições cardíacas com obstrução do fluxo sanguíneo.

> Em lactentes e crianças, a resposta primária à obstrução é hipertrofia, não dilatação. A pressão aumenta na câmara proximal à obstrução, levando à hipertrofia dessa câmara.

Após o período neonatal, um nível normal de pressão é geralmente mantido distal à obstrução, já que o débito cardíaco também é geralmente mantido em um nível normal. Muitos sinais e sintomas dos pacientes com obstrução estão relacionados com a elevação da pressão proximal à obstrução, não com a pressão baixa distal à obstrução. Por isso, a câmara cardíaca, geralmente o ventrículo, está proporcionalmente hipertrofiada ao nível de elevação da pressão.

A ecocardiografia é útil para medir o gradiente pela obstrução usando a equação modificada de Bernoulli, dada anteriormente. Além disso, a espessura da parede ventricular proximal à obstrução é proporcional ao nível de pressão sistólica ventricular.

Regurgitação valvar

O quarto princípio governa as doenças com regurgitação valvar.

> Na insuficiência valvar, a câmara de cada lado da válvula insuficiente está alargada, e o volume de sangue em cada câmara é maior do que o normal, porque as câmaras estão lidando não só com o débito cardíaco normal, mas, também, com o volume de regurgitação.

Em contraste com as doenças com obstrução, em que a resposta é hipertrofia, a resposta ao aumento de volume é, normalmente, o aumento da câmara. Os principais sinais e sintomas desses pacientes estão relacionados com o aumento das câmaras cardíacas. O ecocardiograma demonstra as câmaras cardíacas ampliadas da válvula envolvida. Além disso, a velocidade do jato de regurgitação pode ser medida para indicar o gradiente através da válvula.

Hipertensão pulmonar

O termo hipertensão pulmonar indica uma elevação da pressão arterial pulmonar de qualquer causa. Conforme indicado pela equação $P = R \times Q$, a pressão (neste caso, a pressão arterial pulmonar) é igual à resistência (R_p) para que o sangue flua através dos pulmões e ao volume de fluxo sanguíneo pulmonar (Q_p). Portanto, para qualquer nível de pressão, várias combinações de pressão e fluxo sanguíneo podem estar presentes. O ecocardiograma é útil para determinar o nível de pressão da artéria pulmonar pela medida do jato valvar transtricúspide e da causa subjacente, por meio da avaliação do tamanho da câmara cardíaca. Se o tamanho da câmara é normal, isso indica que o volume de fluxo sanguíneo pulmonar está limitado pela resistência pulmonar elevada ou está aumentado se o fluxo sanguíneo aumentou.

Fluxo sanguíneo pulmonar aumentado (Q)

Pressão arterial pulmonar pode estar elevada principalmente pelo aumento do fluxo sanguíneo pulmonar secundário a um desvio da esquerda para a direita, como em um grande VSD ou PDA.

Resistência vascular pulmonar aumentada (R)

A resistência elevada pode ocorrer em qualquer um dos dois locais na circulação pulmonar: em um local pré-capilar (geralmente as arteríolas pulmonares) ou em um local pós-capilar (como veias pulmonares, átrio esquerdo ou válvula mitral).

Ponto pré-capilar. A hipertensão pulmonar, pelo aumento da resistência vascular pulmonar, resulta de estreitamento das arteríolas pulmonares.

Hipertensão pulmonar em desenvolvimento (fisiológico). Ao nascimento, as arteríolas pulmonares mostram uma grossa cobertura medial e um lúmen estreito; por isso, a resistência pulmonar está elevada. Com o passar do tempo, a túnica média das arteríolas afina, a luz aumenta e a resistência pulmonar diminui. As arteríolas dos recém-nascidos e lactentes jovens são sensíveis a várias influências, como oxigênio e acidose, de modo que, com a hipóxia, elas contraem mais e com a administração de oxigênio, dilatam-se. Tal resposta permanece mais tempo em lactentes com malformações cardíacas associadas ao aumento do fluxo sanguíneo pulmonar e pressões elevadas.

Hipertensão pulmonar patológica. A resistência pulmonar também pode estar elevada por causa de lesões adquiridas nas arteríolas pulmonares.

Em pacientes com grande fluxo sanguíneo pulmonar e pressão arterial pulmonar elevada, doença obstrutiva vascular pulmonar se desenvolve ao longo do tempo, levando a espessamento medial e proliferação da íntima.

Essas mudanças se desenvolvem em uma proporção variável e influenciam os achados clínicos, os resultados cirúrgicos e a mortalidade dos pacientes. Se a resistência vascular pulmonar é fixa ou pouco reativa às manobras que normalmente produzem relaxamento das arteríolas pulmonares, como hiperventilação ou altas concentrações de oxigênio inspirado, o risco cirúrgico é alto, e a resistência pulmonar permanece elevada após a operação.

Ponto pós-capilar. Pressão arterial pulmonar pode estar elevada por malformações que obstruem o fluxo de sangue para além do capilar pulmonar (p. ex., nas veias pulmonares ou no átrio esquerdo ou através da válvula mitral). O exemplo clássico é a estenose mitral, em que a pressão arterial pulmonar está passivamente elevada por causa da elevação da pressão atrial esquerda e da subsequente elevação das pressões pulmonares venosa e capilar.

Alguns pacientes com obstrução neste nível mostram reflexo de vasoconstrição arteriolar pulmonar, elevando ainda mais a pressão arterial pulmonar. Em pacientes sem uma comunicação intracardíaca, a pressão sistólica da artéria pulmonar pode exceder os níveis sistêmicos. Se a obstrução não foi longa, as pressões pulmonares geralmente retornam de maneira rápida ao normal no pós-operatório após alívio da obstrução.

A diferenciação desses dois pontos, que levam a pressão arterial pulmonar elevada, normalmente pode ser feita clinicamente, embora ambos mostrem hipertrofia ventricular direita e P_2 alto.

Em geral, na forma pós-capilar estão presentes sinais de hipertensão venosa pulmonar, como edema pulmonar e linhas B de Kerley. Muitas vezes, a ecocardiografia mostra um ponto anatômico de obstrução.

O grau de obstrução pode ser determinado por cateterização cardíaca. Isso também permite a diferenciação pela medição da pressão capilar pulmonar. Pressão de encunhamento é obtida pelo avanço de um cateter com orifício distal, posicionado o mais longe possível, na artéria pulmonar; como resultado, a artéria pulmonar é fechada, de modo que a pressão registrada reflete a pressão no leito vascular para além do cateter (isto é, a pressão venosa pulmonar).

Na hipertensão pulmonar secundária a uma obstrução pós-capilar, a pressão de encunhamento pulmonar está elevada, enquanto na de origem pré-capilar a pressão de encunhamento está normal.

CORRELAÇÃO CLÍNICA

Durante a avaliação inicial dos pacientes com anomalias cardíacas, uma variedade de informações é obtida por meios clínicos. Os sinais, sintomas e dados laboratoriais dividem-se convenientemente em três categorias para permitir um melhor entendimento do significado fisiológico dos resultados e da condição do paciente. Na primeira categoria estão os achados que indicam o diagnóstico cardíaco; na segunda, a gravidade da condição; e na terceira, as características que sugerem uma etiologia.

Diagnóstico

Os achados, geralmente auscultatórios, que se relacionam diretamente com a anormalidade, indicam o diagnóstico. Estes geralmente resultam do fluxo turbulento através do defeito ou da anormalidade (p. ex., sopro contínuo de um PDA ou sopro de ejeção sistólica da aorta na estenose aórtica). Quando há suspeita de um diagnóstico, outros achados do exame físico, eletrocardiograma ou radiografia de tórax podem ser procurados. Exemplos disso são baixa pressão arterial nas pernas, em comparação com os braços, em coarctação, eixo QRS esquerdo em pacientes com defeito do septo atrioventricular ou um coração com aparência de bota, em uma radiografia de tórax, em um paciente com tetralogia de Fallot. Esse conhecimento pode direcionar um estudo mais aprofundado por ecocardiografia.

Gravidade

Achados que refletem o efeito da malformação sobre a circulação auxiliam na avaliação da gravidade da malformação. Muitas vezes, sintomas, achados eletrocardiográficos e radiográficos e certos achados auscultatórios pertencem a esta categoria.

Como várias malformações têm efeitos similares sobre a circulação (p. ex., VSD e PDA aumentam a carga de volume no átrio e no ventrículo esquerdos), características clínicas secundárias semelhantes são encontradas em cada uma.

No exemplo acima, evidências clínica e laboratorial indicarão aumento dessas câmaras, e o grau de aumento irá igualar a magnitude dos sintomas e das alterações laboratoriais. Para qualquer uma dessas condições, se a comunicação é suficientemente grande e o fluxo de sangue pulmonar é excessivo, então, insuficiência cardíaca congestiva, sopro diastólico apical médio, hipertrofia ventricular esquerda e cardiomegalia são encontrados.

Naqueles com um desvio de nível atrial, insuficiência cardíaca congestiva não ocorre, porque o excesso de volume do desvio é ejetado pelo ventrículo direito. A forma do ventrículo direito e a baixa pressão ventricular direita permitem que ele aguente um grande volume de sangue. O excesso de fluxo pode ser detectado pelos sopros sistólico e diastólico, e evidências de aumento do ventrículo direito podem ser detectadas por meio de eletrocardiograma e radiografia de tórax.

A função do ecocardiograma no diagnóstico e em determinar a hemodinâmica de diversas categorias de anomalias foi considerada anteriormente.

Etiologia

O tipo de malformação cardíaca é um indício útil para uma possível etiologia (p. ex., pressões arteriais desiguais das extremidades superiores da estenose aórtica supravalvar são comuns em pacientes com síndrome de Williams).

Certamente, um conhecimento geral das condições pediátricas, especialmente genéticas, é inestimável à identificação de uma possível etiologia para a anomalia cardíaca. Portanto, o examinador não deve se concentrar, inicialmente, no coração, mas em obter uma impressão geral do paciente. Algumas síndromes associadas a uma malformação cardíaca, como síndrome de Down, em geral são facilmente reconhecidas por causa das características e da frequência da condição. Outros sinais, que são mais raros e sutis, são mais difíceis de diagnosticar. Embora os testes genéticos tenham se tornado mais disponíveis e sejam capazes de testar para uma ampla gama de anormalidades genéticas, a aplicação adequada ainda é incerta, em muitos casos.

O papel dos testes genéticos está evoluindo e, com o tempo, pode haver maior utilização em pacientes com anomalia cardíaca. Na maioria dos pacientes, não há sinal ou sintoma óbvio que sugira um agente etiológico conhecido, e eles não precisam de uma análise mais detalhada. Em outros, há uma condição coexistente prontamente identificável que não precisa de testes adicionais. Como resultado de uma avaliação minuciosa, o examinador normalmente pode fazer o diagnóstico e descrever com precisão razoável a hemodinâmica e sua gravidade. Além disso, informações podem estar disponíveis para sugerir uma relação etiológica.

Capítulo 4
Anomalias com desvio da esquerda para a direita em crianças

Desvios no nível ventricular ou dos grandes vasos	96
Defeito do septo interventricular	97
Grande defeito do septo interventricular	98
Defeitos médios ou pequenos do septo interventricular	114
Ducto arterioso permeável	118
Histórico	119
Exame físico	120
Eletrocardiograma	121
Radiografia de tórax	123
Histórico natural	125
Ecocardiograma	125
Tratamento	126
Defeito do septo atrial	128
Histórico	129
Exame físico	130
Eletrocardiograma	131
Radiografia de tórax	132
Histórico natural	134
Ecocardiograma	134
Cateterização cardíaca	135
Considerações cirúrgicas	136
Defeito do septo atrioventricular	137
Histórico	139
Exame físico	139
Eletrocardiograma	140
Radiografia de tórax	141
Histórico natural	141
Ecocardiograma	143
Cateterização cardíaca	144
Considerações cirúrgicas	144

Pediatric Cardiology: The Essential Pocket Guide, Third Edition.
Walter H. Johnson, Jr. and James H. Moller.
© 2014 John Wiley & Sons, Ltd. Publicado em 2014 by John Wiley & Sons, Ltd.

A combinação do aumento do fluxo sanguíneo pulmonar e a ausência de cianose indicam a presença de um defeito cardíaco que permite a passagem de sangue de uma câmara cardíaca esquerda para uma câmara cardíaca direita.

Quatro defeitos cardíacos são responsáveis pela maioria dos desvios da esquerda para a direita e metade de todos os casos de doença cardíaca congênita: (1) defeito do septo interventricular, (2) ducto arterioso permeável, (3) defeito do septo atrial do tipo *ostium secundum* e (4) defeito do septo atrioventricular (também chamado de defeito do coxim endocárdico).

Nas duas primeiras condições (defeito do septo interventricular e ducto arterioso permeável), a direção e a magnitude do desvio são governadas por fatores que influenciam o desvio nesses locais: resistências relativas, se o defeito for grande, e pressões relativas, se a comunicação for pequena. Na maioria dos casos, as resistências e as pressões sobre o lado direito do coração e o sistema arterial pulmonar são menores do que as do lado esquerdo do coração, de modo que ocorre um desvio da esquerda para a direita.

Nas duas últimas condições (defeito do septo atrial e defeito do septo atrioventricular), como o desvio ocorre no nível atrial, nesses defeitos, a flexibilidade ventricular influencia o desvio. O desvio da esquerda para a direita ocorre porque o ventrículo direito é, normalmente, mais flexível do que o esquerdo. Em um defeito do septo atrioventricular com um grande componente ventricular, as resistências vasculares são uma grande influência sobre o fluxo sanguíneo pulmonar.

Em certas circunstâncias, o desvio em cada uma dessas quatro malformações, em última análise, pode tornar-se da direita para a esquerda por causa do desenvolvimento da doença vascular pulmonar. Esse estado hemodinâmico, às vezes chamado de síndrome de Eisenmenger, será discutido em detalhes mais adiante.

Os achados clínicos e laboratoriais dessas condições variam consideravelmente com o volume de fluxo sanguíneo pulmonar, o estado da vasculatura pulmonar e a presença de anomalias cardíacas coexistentes.

DESVIOS NO NÍVEL VENTRICULAR OU DOS GRANDES VASOS

Embora a maioria dos pacientes com uma dessas malformações seja assintomática, crescimento desfavorável e sintomas de insuficiência cardíaca congestiva ocorrem em 5% dos pacientes com grande aumento do fluxo de sangue. A tendência para infecções respiratórias frequentes e episódios de pneumonia é comum em pessoas com um grande desvio.

Neste capítulo, os fatores que regem o fluxo em um defeito do septo interventricular e em um ducto arterioso permeável serão discutidos em mais detalhes. Essas informações devem ser cuidadosamente estudadas e dominadas, já que podem ser aplicadas para a compreensão de anomalias mais complexas que também têm uma comunicação entre os dois lados da circulação.

DEFEITO DO SEPTO INTERVENTRICULAR

Defeito do septo interventricular (VSD) (Figura 4.1), a anomalia cardíaca congênita mais frequente, está presente em, pelo menos, um quarto de todos os pacientes. Em geral, um defeito do septo interventricular é um componente em metade de todos os pacientes com malformação cardíaca. Um exemplo é o VSD na tetralogia de Fallot.

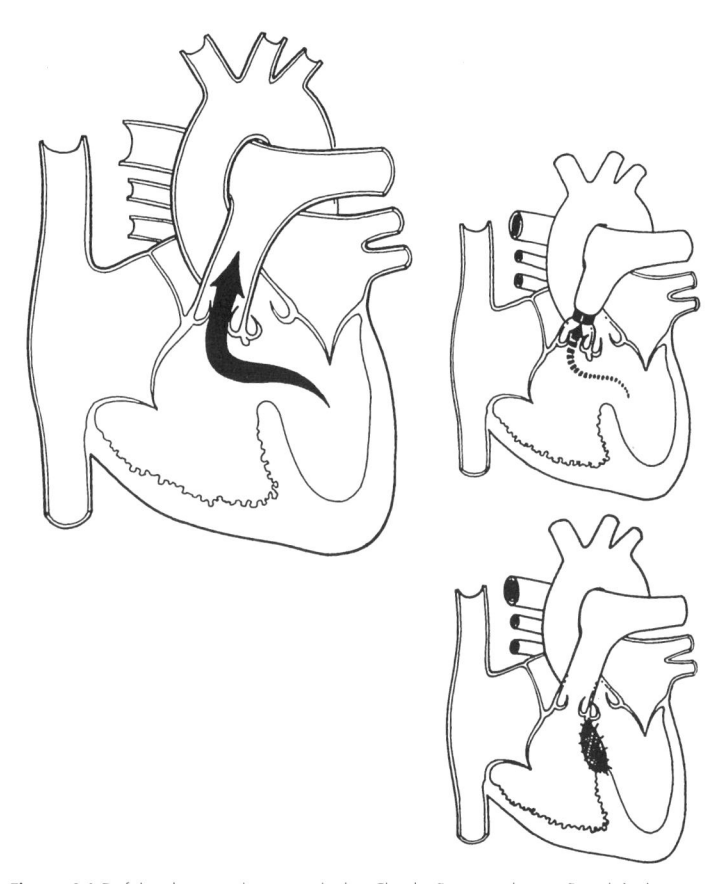

Figura 4.1 Defeito do septo interventricular. Circulação central e opções cirúrgicas.

Defeitos isolados do septo interventricular que causam preocupação clínica estão mais frequentemente localizados na porção perimembranosa do septo interventricular. Menos frequentemente são encontrados acima da crista supraventricular ou na porção muscular do septo.

Pequenos defeitos na parte muscular do septo interventricular criam sopros característicos em recém-nascidos e lactentes jovens, conforme a resistência pulmonar diminui. É o "defeito" cardíaco mais comum (relatado em até 5% dos recém-nascidos, conforme detectado pela ecocardiografia). A maioria dos defeitos musculares pequenos fecha espontaneamente nos primeiros meses de vida. Através do defeito, o sangue é desviado do ventrículo esquerdo para o ventrículo direito. Quando o tamanho do defeito se aproxima do tamanho do anel aórtico, o fluxo é governado pelas resistências vasculares pulmonar e sistêmica relativas. Quando o defeito é menor, o sangue flui do ventrículo esquerdo para o ventrículo direito por causa da pressão sistólica ventricular esquerda ser maior.

Como dois mecanismos fisiológicos influenciam o desvio, os achados clínicos, o histórico natural e as considerações cirúrgicas para os dois tamanhos diferentes (grande e pequeno) de defeitos do septo interventricular serão considerados separadamente.

Grande defeito do septo interventricular

Em pacientes cujo defeito do septo interventricular se aproxima do diâmetro do anel aórtico, a resistência ao fluxo de saída do coração é determinada, principalmente, pelo calibre das arteríolas dos leitos vasculares pulmonar e sistêmico.

Como as arteríolas sistêmicas têm um revestimento muscular espesso e uma luz estreita, e as arteríolas pulmonares têm revestimento fino e luz larga, a resistência sistêmica é maior do que a resistência pulmonar.

> Em um indivíduo com um coração normal, a diferença entre as resistências sistêmica e pulmonar é refletida pela pressão arterial sistêmica na região, de 110/70 mmHg, e pela pressão arterial pulmonar de 25/10 mmHg.
>
> Como os fluxos sanguíneos pulmonar e sistêmico são idênticos em uma pessoa normal, a resistência no leito arterial pulmonar é, portanto, uma fração da resistência na vasculatura sistêmica.

Já que o fluxo através de um grande defeito é governado pela resistência, qualquer condição que aumente a resistência ao fluxo de saída do ventrículo esquerdo, como coartação da aorta ou estenose aórtica, aumenta a magnitude do desvio da esquerda para a direita; enquanto qualquer anomalia que obstrua o fluxo de saída do ventrículo direito, como estenose pulmonar coexistente, que ocorre na tetralogia de Fallot, ou doença arteriolar pulmonar, diminui a magnitude do desvio da esquerda para a direita. Se a resistência ao fluxo de saída do ventrículo direito exceder a resistência ao fluxo de saída do ventrículo esquerdo, o desvio será no sentido da direita para a esquerda.

> Antes do nascimento, a resistência vascular pulmonar está elevada, e é maior do que a resistência vascular sistêmica. Em um neonato, as arteríolas pulmonares têm paredes grossas e, histologicamente, assemelham-se às arteríolas sistêmicas. A elevação da resistência vascular pulmonar antes do nascimento é suportada por observações de circulação fetal: o débito ventricular direito entra na artéria pulmonar, a maior parte flui para a aorta através do ducto arterial, e apenas uma pequena porção entra nos pulmões sem gás e de alta resistência. O leito vascular sistêmico tem resistência relativamente baixa por causa da placenta altamente vascular. As proporções de fluxo no útero para cada leito vascular dependem das resistências relativas.
>
> Imediatamente após o nascimento, os pulmões se expandem, a resistência vascular pulmonar diminui e, conforme a placenta é desligada do circuito sistêmico, a resistência sistêmica quase dobra. As arteríolas pulmonares continuam a mudar gradualmente. A média fica mais fina, e a luz, mais ampla (Figura 4.2). Assim, a resistência vascular pulmonar diminui, quase alcançando os níveis adultos, quando a criança tem cerca de 8 semanas de idade.

Embora essa sequência ocorra em cada indivíduo, essa diminuição na resistência vascular pulmonar tem efeitos profundos sobre pacientes com um defeito do septo interventricular. Naqueles com um grande defeito do septo interventricular, a camada média não sofre regressão tão rapidamente ou na mesma extensão de um indivíduo normal. Portanto, em qualquer idade, a resistência vascular pulmonar é maior do que o normal, porém, mais baixa do que a resistência sistêmica.

Em pacientes com um defeito grande e isolado do septo interventricular, as pressões sistólicas em ambos os ventrículos e grandes vasos são as mesmas, com as pressões sistólicas do lado direito elevadas para os mesmos níveis iguais aqueles normalmente presentes no lado esquerdo do coração. Como a pressão sistólica aórtica é regulada, em nível constante, por barorreceptores, a pressão da artéria pulmonar *(P)* também é relativamente fixa. De acordo com $P = R_p \times Q_p$, conforme a resistência vascular pulmonar *(R_p)* diminui, o volume do fluxo sanguíneo pulmonar *(Q_p)* aumenta. Essa ocorrência contrasta com os eventos que ocorrem em um lactente sem desvio, que tem fluxo sanguíneo pulmonar *(Q_p)* constante; portanto, de acordo com $P = R_p \times Q_p$, conforme a resistência pulmonar *(R_p)* diminui após o nascimento, o mesmo acontece com a pressão arterial pulmonar *(P)*.

Entre os pacientes com um grande defeito do septo interventricular, conforme a resistência pulmonar diminui, como consequência da maturação dos vasos pulmonares, o volume de fluxo de sangue pulmonar aumenta, não importa qual seja o nível da pressão arterial pulmonar. Ao nascimento, o fluxo através do defeito é limitado, mas, conforme o recém-nascido e, em seguida, a criança, cresce, o fluxo sanguíneo pulmonar aumenta progressivamente.

Grandes defeitos do septo interventricular colocam duas grandes cargas hemodinâmicas sobre os ventrículos: carga de aumento de pressão no ventrículo direito e carga de aumento de volume no ventrículo esquerdo.

100 Cardiologia pediátrica

(a)

Arteríolas pulmonares	○ ◎	
Pressão arterial pulmonar		
Fluxo sanguíneo pulmonar		
Resistência vascular pulmonar		
	Idade	

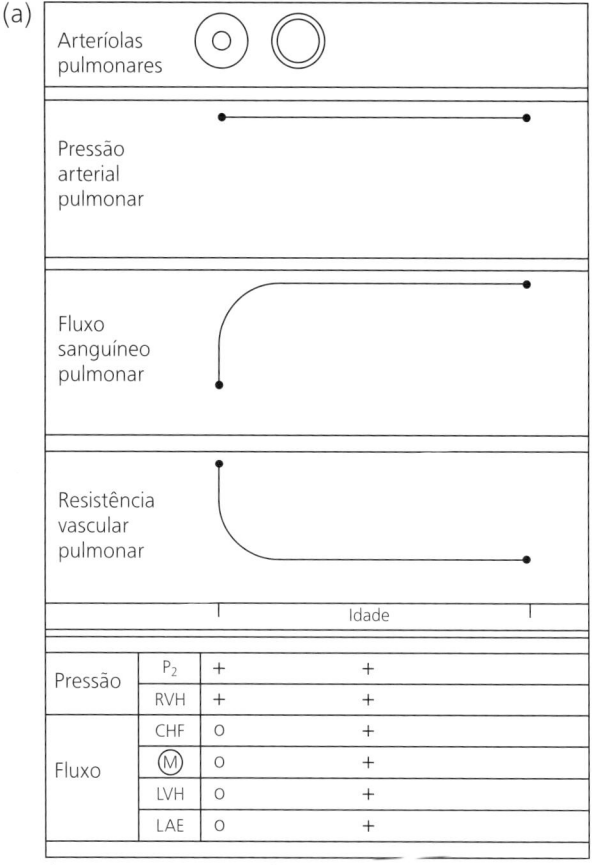

Pressão	P₂	+	+
	RVH	+	+
Fluxo	CHF	o	+
	Ⓜ	o	+
	LVH	o	+
	LAE	o	+

Figura 4.2 Alterações na pressão arterial pulmonar, no fluxo sanguíneo pulmonar e na resistência vascular pulmonar em (a) um lactente com um grande defeito do septo interventricular e (b) um lactente normal. Correlação com os principais achados clínicos refletindo pressão arterial pulmonar e fluxo sanguíneo pulmonar.
CHF, insuficiência cardíaca congestiva; LAE, aumento do átrio esquerdo; LVH, hipertrofia ventricular esquerda; M, sopro; P₂, componente pulmonar da segunda bulha cardíaca; RVH, hipertrofia ventricular direita.

4. Anomalias com desvio da esquerda para a direita em crianças

(b)

Arteríolas pulmonares	○ ◎
Pressão arterial pulmonar	
Fluxo sanguíneo pulmonar	
Resistência vascular pulmonar	
	Idade

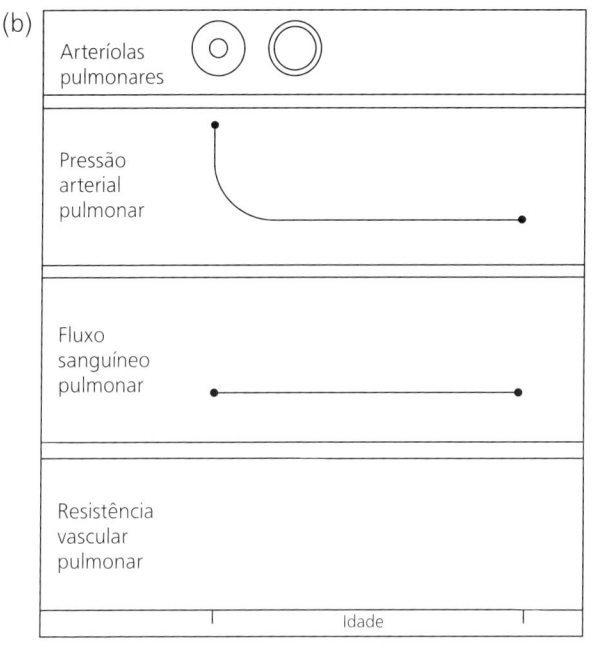

Figura 4.2 *(Cont.)*

Em um defeito grande, o ventrículo direito desenvolve um nível de pressão sistólica igual ao do ventrículo esquerdo. A carga de trabalho do ventrículo direito é proporcional ao nível de pressão arterial pulmonar *(P = R × Q);* hipertensão arterial pulmonar resultada de resistência arterial pulmonar aumentada ou do fluxo sanguíneo pulmonar aumentado. Independentemente da origem da hipertensão pulmonar, o ventrículo direito tem paredes espessas; mas seu estado não muda realmente, a partir da vida fetal, quando se desenvolveram também níveis elevados de pressão. Como a pressão permanece elevada após o nascimento, não ocorre a evolução normal do ventrículo direito para uma câmara em forma de meia-lua e com paredes finas. O ventrículo direito é capaz de suportar e manter esses níveis de pressão, sem o desenvolvimento de insuficiência cardíaca.

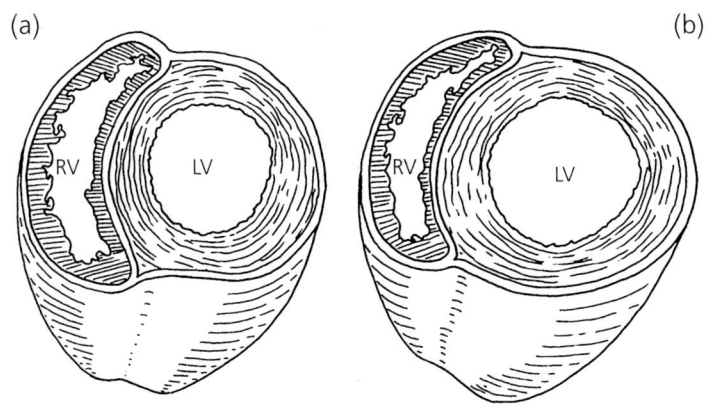

Figura 4.3 Corte transversal através dos ventrículos. (a) Contorno normal e (b) ventrículo esquerdo dilatado no defeito do septo interventricular. LV, ventrículo esquerdo; RV, ventrículo direito.

Em um grande defeito do septo interventricular e desvio da esquerda para a direita existe sobrecarga de volume do ventrículo esquerdo, porque essa câmara não só mantém o fluxo sanguíneo sistêmico, mas, também, ejeta sangue através do defeito do septo interventricular para o leito vascular pulmonar. Quando os ventrículos se contraem, o fluxo do ventrículo esquerdo através do defeito do septo interventricular é direcionado quase inteiramente para dentro da artéria pulmonar, e o ventrículo direito tem pouca carga de volume adicional. O fluxo sanguíneo pulmonar aumentado retorna através do átrio esquerdo para o ventrículo esquerdo.

Para acomodar o aumento do retorno venoso pulmonar, o ventrículo esquerdo dilata (Figura 4.3). Conforme a dilatação ocorre, o raio e a circunferência do ventrículo esquerdo aumentam, e as fibras miocárdicas alongam. As leis de Laplace e Starling descrevem essa relação.

A relação de Laplace (Figura 4.4) afirma que, em um objeto cilíndrico, conforme o raio *(r)* aumenta, a tensão *(T)* na parede também deve aumentar para manter a pressão *(T = P × r)*. Portanto, conforme o ventrículo esquerdo dilata e aumenta seu raio, ele deve desenvolver um aumento na tensão da parede para manter a pressão ventricular. Se o ventrículo esquerdo se tornar bastante dilatado, o miocárdio não pode desenvolver tensão suficiente para manter a relação pressão-volume, causando insuficiência cardíaca congestiva.

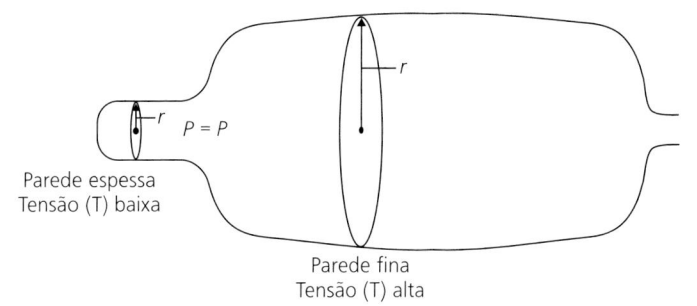

Figura 4.4 Balão ilustrando a relação de Laplace. A pressão *(P)* nas porções larga e estreita do balão é a mesma, mas a tensão de parede *(T)* é maior onde o raio *(r)* é maior.

A lei de Starling afirma que, conforme as fibras miocárdicas esticam, a função cardíaca aumenta apenas até certo ponto, além do qual a função diminui.

Os sinais e sintomas de um grande defeito do septo interventricular variam de acordo com as resistências vasculares relativas e com o volume do fluxo sanguíneo pulmonar. Na avaliação de um paciente com grande defeito do septo interventricular, o médico deve buscar informações diagnósticas que permitam a definição do fluxo sanguíneo pulmonar (Q_p) e da pressão da artéria pulmonar *(P)*, de modo que a resistência vascular pulmonar (R_p) possa ser estimada.

Histórico

Em muitos pacientes com grande defeito do septo interventricular, o sopro pode não ser ouvido até a primeira visita pós-natal. Por essa idade, a resistência vascular pulmonar caiu suficientemente para que bastante sangue flua através do defeito para gerar o sopro.

Pacientes com um grande defeito desenvolvem insuficiência cardíaca congestiva aos 2-3 meses de idade. A essa altura, as arteríolas pulmonares estão maduras o suficiente para permitir que grande volume de sangue pulmonar flua. Como consequência, desenvolve-se dilatação do ventrículo esquerdo, resultando em insuficiência cardíaca e seus sintomas de taquipneia, ganho de peso lento e má alimentação.

Exame físico

Sopros pansistólicos. O achado auscultatório clássico é um sopro pansistólico alto, mais bem ouvido no terceiro e quarto espaços intercostais esquerdos. Geralmente associado a um frêmito, o sopro é amplamente transmitido. O sopro começa com a primeira bulha cardíaca e inclui o período de contração isovolumétrica do ciclo cardíaco.

Como os ventrículos estão em comunicação, o sangue se desvia do ventrículo esquerdo para o direito, desde o início da sístole. O sopro geralmente dura até a segunda bulha cardíaca. A sonoridade do sopro não se relaciona diretamente com o tamanho do defeito; a sonoridade depende de outros fatores, como o volume do fluxo de sangue através do defeito. No entanto, grandes defeitos não tendem, necessariamente, a produzir sopros pansistólicos altos.

Sopro mesodiastólico. Em pacientes com um grande defeito do septo interventricular e um grande volume de fluxo sanguíneo pulmonar, o volume de sangue venoso pulmonar cruzando a válvula mitral, do átrio esquerdo para o ventrículo esquerdo, durante a diástole, é muito maior. Quando o volume do fluxo de sangue através da válvula mitral exceder o dobro do normal, pode-se ouvir um sopro mesodiastólico de fluxo de entrada, muitas vezes após a terceira bulha cardíaca. Os de tom baixo são mais audíveis no ápice cardíaco. A sonoridade é quase semelhante ao volume de fluxo sanguíneo pulmonar.

P_2 alto. Pacientes com um grande defeito do septo interventricular têm hipertensão pulmonar relacionada com várias combinações de fluxo sanguíneo pulmonar e aumento da resistência vascular pulmonar. Independentemente da etiologia, a hipertensão pulmonar é indicada por um aumento da sonoridade do componente pulmonar da segunda bulha cardíaca. Quanto mais sonoro for o componente pulmonar, maior é a pressão arterial pulmonar.

Na presença de um sopro diastólico apical, o fechamento sonoro da válvula pulmonar refere-se, principalmente, a aumento do fluxo pulmonar. A ausência de sopro diastólico mitral indica que a hipertensão pulmonar é secundária a aumento da resistência vascular pulmonar.

Evidência clínica de cardiomegalia. A cardiomegalia é encontrada em pacientes com aumento do fluxo sanguíneo pulmonar; é indicada por um ápice cardíaco lateral e inferiormente deslocado e/ou uma protuberância precordial.

Insuficiência cardíaca congestiva. Taquipneia, taquicardia e dispneia (especialmente com má alimentação e diaforese aumentando durante a alimentação em lactentes) sugerem insuficiência cardíaca congestiva. Cardiomegalia e hepatomegalia fundamentam o diagnóstico. Edema periférico e sopros pulmonares anormais não são sinais típicos de insuficiência cardíaca congestiva em lactentes.

Eletrocardiograma

O eletrocardiograma reflete os tipos de carga hemodinâmica colocada sobre os ventrículos: sobrecarga de volume ventricular esquerdo relacionada com aumento do fluxo sanguíneo pulmonar e sobrecarga de pressão no ventrículo direito relacionada com hipertensão pulmonar.

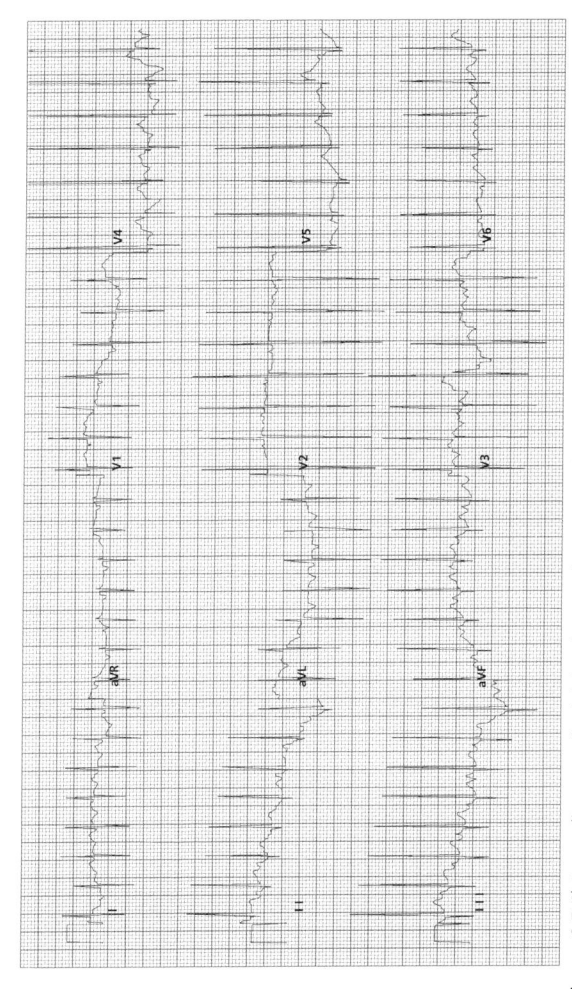

Figura 4.5 Eletrocardiograma do defeito do septo interventricular. Eixo QRS normal. Ondas P bifásicas em V₁ indicam aumento do átrio esquerdo. Padrão de hipertrofia/aumento ventricular esquerdo em um lactente de 6 semanas de idade. Onda Q profunda e onda R alta em V₆ indicam sobrecarga de volume do ventrículo esquerdo.

O eletrocardiograma varia de acordo com a hemodinâmica: aumento do ventrículo esquerdo e do átrio esquerdo (Figura 4.5) refletem aumento do fluxo sanguíneo pulmonar.

Hipertrofia ventricular direita indica pressão sistólica ventricular direita elevada, similar ao nível de pressão arterial pulmonar.

Aumento/hipertrofia biventricular existe em pacientes com um grande volume de fluxo sanguíneo pulmonar e hipertensão pulmonar em razão de grande defeito.

Hipertrofia ventricular direita isolada e desvio do eixo para a direita ocorrem em pacientes com hipertensão pulmonar relacionada com o aumento da resistência vascular pulmonar de qualquer causa. O aumento da resistência vascular pulmonar limita o fluxo sanguíneo pulmonar e, por conseguinte, um padrão de hipertrofia ventricular esquerda está ausente.

Radiografia de tórax

A radiografia de tórax (Figura 4.6) mostra a vasculatura pulmonar de aparência normal ao nascimento, mas, logo depois disso, a vascularização aumenta. A aparência radiográfica do coração varia de acordo com a magnitude do desvio e com o nível de pressão arterial pulmonar. Variando de normal a marcadamente aumentado, o tamanho varia diretamente com a magnitude do desvio.

O aumento cardíaco resulta de aumento do átrio esquerdo e do ventrículo esquerdo, a partir do aumento do fluxo. O átrio esquerdo é um indicador particularmente valioso do fluxo sanguíneo pulmonar, porque essa câmara é facilmente avaliada em uma projeção lateral. Por si só, a hipertrofia do ventrículo direito não contribui para o aumento cardíaco. A artéria pulmonar pode estar aumentada pelo volume de fluxo sanguíneo pulmonar ou pela hipertensão pulmonar. Não há contorno característico do coração no defeito do septo interventricular.

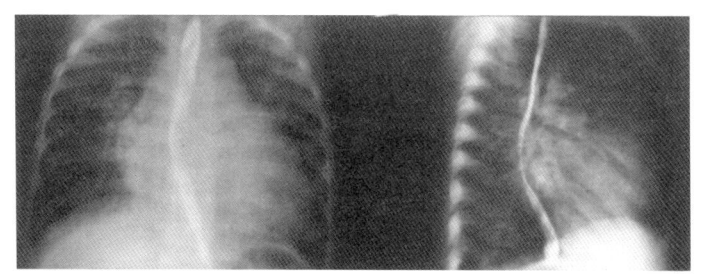

Figura 4.6 Radiografia de tórax de defeito do septo interventricular. Cardiomegalia e aumento das marcas vasculares pulmonares. A incidência lateral mostra aumento do átrio esquerdo, contornado por bário dentro do esôfago.

> *Resumo dos achados clínicos*
> O achado preliminar de defeito do septo interventricular é um sopro pansistólico ao longo da borda esternal esquerda. As características secundárias de defeito do septo interventricular refletem os componentes da equação $P = R \times Q$. A pressão arterial pulmonar *(P)* é indicada pela sonoridade do componente pulmonar da segunda bulha cardíaca e pelo grau de hipertrofia ventricular direita no eletrocardiograma. Fluxo sanguíneo pulmonar *(Q)* é indicado por um histórico de insuficiência cardíaca congestiva, sopro diastólico apical, hipertrofia ventricular esquerda no eletrocardiograma, cardiomegalia e aumento do átrio esquerdo na radiografia de tórax. As modificações, que ocorrem com a idade, das características secundárias são mostradas na Figura 4.2a.

Histórico natural

Um grande defeito não corrigido do septo interventricular pode seguir um de três cursos clínicos.

Doença vascular pulmonar. Doença vascular pulmonar pode se desenvolver. Os fatores de origem do desenvolvimento de hipertrofia média e proliferação posterior da íntima são desconhecidos, mas, provavelmente, estão relacionados com as arteríolas, sendo submetidas a níveis elevados de pressão e, em menor grau, ao fluxo sanguíneo elevado. As mudanças arteriolares pulmonares podem se desenvolver em arteríolas pulmonares de crianças a partir de 1 ano de idade. Geralmente as primeiras mudanças da hipertrofia medial são reversíveis se o defeito do septo interventricular estiver fechado, mas as mudanças na íntima são permanentes. Alterações patológicas das arteríolas pulmonares geralmente progridem, a menos que o curso seja interrompido por cirurgia. Crianças com síndrome de Down parecem desenvolver elevação irreversível (ou, se reversível, mais reativa e problemática) da resistência vascular pulmonar nos primeiros 6 meses de vida.

O resultado dessas mudanças arteriolares pulmonares é a elevação progressiva da resistência vascular pulmonar (Figura 4.7). A pressão arterial pulmonar não aumenta, em vez disso, mantém-se constante porque os ventrículos estão em comunicação livre. Portanto, o volume de fluxo sanguíneo pulmonar diminui.

Por fim, a resistência vascular pulmonar pode exceder a resistência vascular sistêmica, momento em que o desvio torna-se da direita para a esquerda através do defeito, e desenvolve-se cianose (síndrome de Eisenmenger).

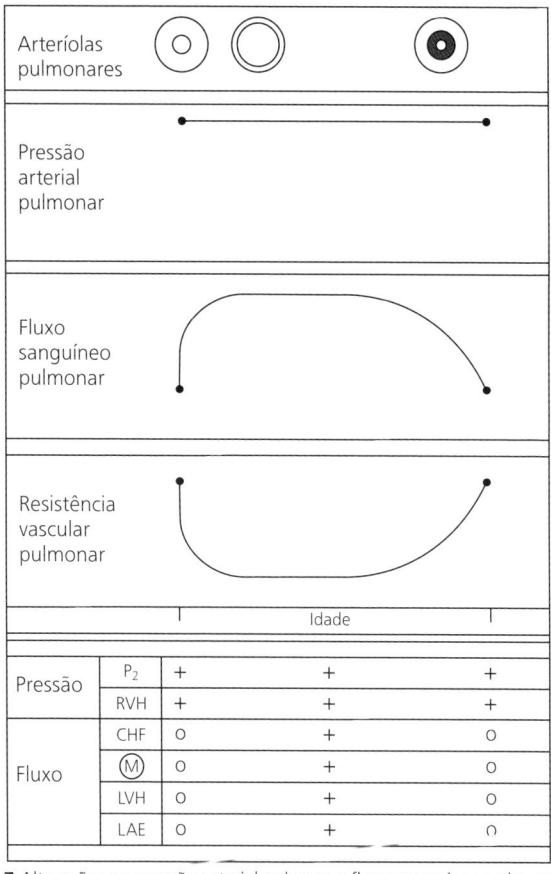

Figura 4.7 Alterações na pressão arterial pulmonar, fluxo sanguíneo pulmonar e resistência vascular pulmonar em um paciente com um grande defeito do septo interventricular que desenvolve doença vascular pulmonar. Correlação com os principais achados clínicos refletindo pressão arterial pulmonar e fluxo sanguíneo pulmonar. CHF, insuficiência cardíaca congestiva; LAE, aumento do átrio esquerdo; LVH, hipertrofia ventricular esquerda; M, sopro; P_2, componente pulmonar da segunda bulha cardíaca; RVH, hipertrofia ventricular direita.

O aumento progressivo na resistência vascular pulmonar pode ser acompanhado clinicamente, observando-se as mudanças nas características secundárias do defeito do septo interventricular. Essas características refletindo pressão arterial pulmonar elevada, hipertrofia ventricular direita e sonoridade do componente pulmonar permanecem constantes, enquanto aquelas que refletem o fluxo sanguíneo pulmonar mudam (Figura 4.7).

Os achados clínicos que refletem o fluxo excessivo através do lado esquerdo do coração desaparecem gradualmente. A insuficiência cardíaca congestiva diminui, o sopro diastólico desaparece, o eletrocardiograma já não mostra a hipertrofia ventricular esquerda e o tamanho cardíaco torna-se menor em uma radiografia de tórax. Por fim, o tamanho do coração fica normal quando o volume total de fluxo sanguíneo está normal. O ventrículo direito fica hipertrofiado, mas isso não causa aumento. Para muitos pacientes com doença cardíaca, o desaparecimento da insuficiência cardíaca congestiva e a presença de um coração de tamanho normal são favoráveis; mas em um grande defeito do septo interventricular as mudanças são ominosas.

Estenose pulmonar infundibular. Estenose pulmonar infundibular pode se desenvolver. Em certos pacientes com grande defeito do septo interventricular, estenose infundibular desenvolve-se e, progressivamente, estreita o trato de fluxo de saída do ventrículo direito. A área estenótica apresenta uma grande resistência ao fluxo de saída para os pulmões; a resistência vascular pulmonar é, muitas vezes, normal (Figura 4.8). O desvio nesses pacientes é influenciado pela relação entre a resistência vascular sistêmica e a resistência imposta pela estenose infundibular. Por fim, esta última deve exceder a anterior, de modo que o desvio torna-se da direita para a esquerda e a cianose desenvolve-se. Em seguida, o quadro clínico desses pacientes se assemelha à tetralogia de Fallot.

Nesses pacientes, a sonoridade do componente pulmonar torna-se normal ou fica reduzida e tardia, mas a hipertrofia ventricular direita persiste, porque o ventrículo direito ainda está desenvolvendo um nível sistêmico de pressão. As características relacionadas com o fluxo sanguíneo pulmonar – insuficiência cardíaca congestiva, sopro diastólico apical, hipertrofia ventricular esquerda no eletrocardiograma, cardiomegalia e aumento do átrio esquerdo em uma radiografia de tórax – desaparecem conforme o fluxo sanguíneo pulmonar é reduzido.

Independentemente do fato de a resistência ao fluxo sanguíneo pulmonar residir no infundíbulo ou nas arteríolas pulmonares, os efeitos hemodinâmicos são semelhantes; mas o prognóstico é diferente.

Fechamento espontâneo. Pode ocorrer fechamento espontâneo do defeito do septo interventricular. A incidência exata de fechamento espontâneo é desconhecida, mas até 5% dos grandes defeitos do septo interventricular e, pelo menos, 75% dos defeitos pequenos passam por fechamento espontâneo; outros tornam-se menores. O fechamento espontâneo ocorre por dois mecanismos básicos: aderência do folheto septal da válvula tricúspide ao septo interventricular, que obstrui o defeito, ou pelo fechamento de um defeito muscular por encravamento do miocárdio e, em seguida, proliferação fibrosa. O defeito perimem-

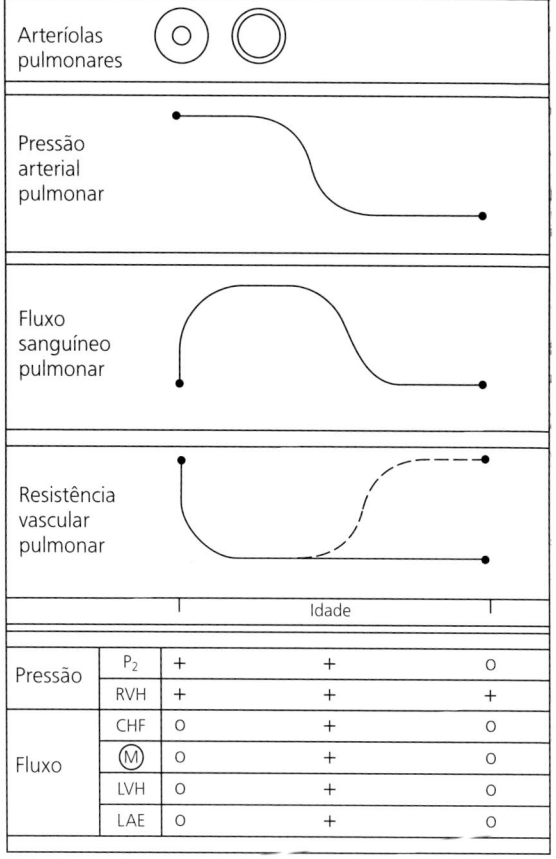

Figura 4.8 Alterações na pressão arterial pulmonar, fluxo sanguíneo pulmonar e resistência vascular pulmonar em um paciente com um grande defeito do septo interventricular que desenvolve estenose pulmonar infundibular. Correlação com os principais achados clínicos refletindo pressão arterial pulmonar e fluxo sanguíneo pulmonar. A linha tracejada indica a resistência imposta por estenose infundibular. CHF, insuficiência cardíaca congestiva; LAE, aumento do átrio esquerdo; LVH, hipertrofia ventricular esquerda; M, sopro; P_2, componente pulmonar da segunda bulha cardíaca; RVH, hipertrofia ventricular direita.

branoso pode ficar menor no folheto septal da válvula tricúspide criando um aneurisma móvel e parcialmente restritivo do septo membranoso.

A maioria dos casos de fechamento espontâneo ocorre até os 3 anos de idade, mas pode ocorrer na adolescência ou até na idade adulta, quando a resistência vascular pulmonar ainda está perto dos níveis normais.

Conforme ocorre o fechamento do defeito do septo interventricular, o sopro sistólico suaviza, e das características secundárias que refletem a pressão arterial pulmonar (Figura 4.9), o componente pulmonar torna-se normal, e a hipertrofia do ventrículo direito desaparece. As características que refletem aumento do fluxo sanguíneo pulmonar também desaparecem gradualmente. Assim, por fim, o sopro sistólico desaparece e não existe nenhuma anormalidade cardíaca residual, embora o coração possa permanecer grande durante alguns meses. Alguns comparam o desaparecimento gradual da cardiomegalia com o processo de um paciente "crescendo no" tamanho de seu próprio coração, em vez de chamá-lo de uma redução ativa no tamanho do coração.

Ecocardiograma

Um grande defeito do septo interventricular aparece como uma área de "abandono" dentro do septo por ecocardiografia transversal bidimensional (2D).

Defeitos perimembranosos infracristais aparecem perto do folheto septal da válvula tricúspide e da cúspide da válvula aórtica direita.

Pequenos defeitos, especialmente aqueles dentro do septo trabecular (muscular), podem não ser aparentes por 2D, mas Doppler colorido demonstra um jato multicolorido atravessando o septo, representando o desvio turbulento do ventrículo esquerdo para o direito.

Defeito de entrada do septo interventricular, localizado perto das válvulas AV, é visto no defeito do septo atrioventricular.

A velocidade máxima de sangue que atravessa o defeito, determinada pelo espectro Doppler, é utilizada para estimar a diferença de pressão interventricular. Grandes defeitos que levam à pressão sistólica interventricular direita elevada são refletidos como fluxo de baixa velocidade através do defeito. Em um pequeno defeito, com pressão sistólica normal no ventrículo direito, o desvio é de alta velocidade, o que reflete a grande diferença de pressão interventricular. Pequenos defeitos do septo interventricular em recém-nascidos podem ter fluxo de baixa velocidade, indicando que a resistência pulmonar e a pressão do ventrículo direito ainda não caíram. Desvio de baixa velocidade ou desvio da direita para a esquerda, é visto em pacientes idosos com doença obstrutiva vascular pulmonar ou obstrução do fluxo de saída do ventrículo direito.

Em pacientes com um grande defeito do septo interventricular, ecocardiografia 2D revela aumento do ventrículo e do átrio esquerdos. Função sistólica ventricular esquerda pode parecer hiperdinâmica por causa do aumento do volume sistólico associado a um grande defeito do septo interventricular. A pressão sistólica pulmonar pode ser determinada pela análise do sinal Doppler que regurgita através da válvula tricúspide.

Pressão	P₂	+	+	0
	RVH	+	+	0
Fluxo	CHF	0	+	0
	M	0	+	0
	LVH	0	+	0
	LAE	0	+	0

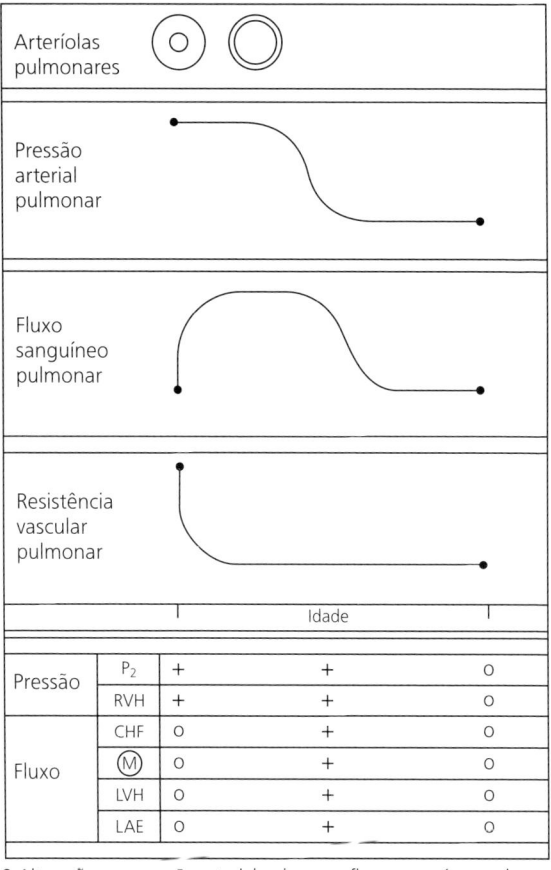

Figura 4.9 Alterações na pressão arterial pulmonar, fluxo sanguíneo pulmonar e resistência vascular pulmonar em um paciente com um grande defeito do septo interventricular que passa por fechamento espontâneo. Correlação com os principais achados clínicos refletindo pressão arterial pulmonar e fluxo sanguíneo pulmonar. CHF, insuficiência cardíaca congestiva; LAE, aumento do átrio esquerdo; LVH, hipertrofia ventricular esquerda; M, sopro; P$_2$, componente pulmonar da segunda bulha cardíaca; RVH, hipertrofia ventricular direita.

Cateterização cardíaca

A cateterização cardíaca pode ser indicada em pacientes com múltiplos defeitos do septo interventricular e insuficiência cardíaca congestiva, resistência vascular pulmonar elevada ou anomalias cardiovasculares associadas. As finalidades do procedimento são definir a hemodinâmica, identificar anomalias cardíacas coexistentes e localizar o(s) ponto(s) do(s) defeito(s) do septo interventricular.

Um grande aumento na saturação de oxigênio é encontrado no nível do ventrículo direito. As pressões sistólicas arterial pulmonar e ventricular direita são idênticas às da aorta e do ventrículo esquerdo. Se a resistência vascular pulmonar está aumentada, o aumento da saturação de oxigênio no nível do ventrículo direito não é tão grande como quando está diminuída. A pressão arterial pulmonar permanece no mesmo nível. O desvio da esquerda para a direita não é tão grande.

Ventriculografia esquerda é indicada para localizar a posição do(s) defeito(s) do septo interventricular, porque a localização influencia no reparo cirúrgico. Aortografia também pode ser realizada para excluir um ducto arterioso permeável coexistente, que pode ser um parceiro silencioso do defeito do septo interventricular.

Considerações cirúrgicas

Pacientes com grande defeito do septo interventricular e com insuficiência cardíaca congestiva devem ser tratados com diuréticos, inotrópicos e/ou redução da pós-carga e suporte nutricional agressivo (discutido no Capítulo 11). A restrição de fluidos (que também significa restrição calórica) é, geralmente, contraproducente. Embora essas medidas melhorem o estado clínico, muitos pacientes frequentemente apresentam resultados persistentes de insuficiência cardíaca, indicando a necessidade de tratamento cirúrgico. Dois procedimentos cirúrgicos estão disponíveis.

Cirurgia corretiva. A cirurgia corretiva para o fechamento do defeito do septo interventricular é indicada na infância, para pacientes com insuficiência cardíaca e hipertensão pulmonar persistentes. Desvio cardiopulmonar é instituído, o átrio direito é aberto e, trabalhando por meio da valva tricúspide, o defeito do septo interventricular é fechado com um retalho de Dacron ou de pericárdio. Essa técnica evita cicatriz transmural no miocárdio ventricular. O risco de mortalidade cirúrgica em lactentes é inferior a 0,25%. Os resultados do procedimento a longo prazo são excelentes; praticamente nenhum paciente que teve resistência vascular pulmonar normal ou reativa no pré-operatório desenvolve doença vascular pulmonar obstrutiva tardia. Quase nenhum paciente desenvolve endocardite ou arritmia tardia no pós-operatório.

Ligadura da artéria pulmonar. Ligadura da artéria pulmonar é um procedimento paliativo que provoca aumento na resistência ao fluxo de sangue nos pulmões. Portanto, a pressão da artéria pulmonar e o volume do fluxo de sangue que retorna para o lado esquerdo do coração são reduzidos, melhorando a insuficiência cardíaca congestiva. Deformidade e estenose da artéria pulmonar podem persistir após a remoção da ligadura.

Como o risco de fechamento cirúrgico do defeito do septo interventricular é baixo (geralmente, inferior ao risco para ligadura e posterior repetição da cirurgia para retirada da ligadura com fechamento do defeito), a cirurgia corretiva é preferível. Para algumas malformações cardíacas, com uma grande comunicação ventricular (p. ex., ventrículo único), ligadura da artéria pulmonar é indicada como tratamento paliativo temporário ou permanente.

Defeitos médios ou pequenos do septo interventricular

O tamanho dos defeitos do septo interventricular varia consideravelmente. A seção anterior discutiu os defeitos cujo diâmetro se aproxima do tamanho do anel aórtico. Esta seção descreve os defeitos menores do septo interventricular.

> A direção e a magnitude do fluxo sanguíneo através de um defeito pequeno ou médio do septo interventricular dependem do tamanho do defeito e das resistências relativas dos leitos vasculares sistêmico e pulmonar. As pressões arteriais pulmonares são mais baixas do que as pressões sistêmicas, porque o defeito limita a transmissão da pressão sistólica do ventrículo esquerdo para o lado direito do coração. Tais defeitos são chamados de "restritos por pressão".
>
> Enquanto em um grande defeito do septo interventricular o nível de pressão arterial pulmonar é determinado pela pressão arterial sistêmica, em um defeito de pequeno ou médio porte, a pressão arterial pulmonar é determinada por uma combinação de resistência vascular pulmonar e fluxo sanguíneo pulmonar. Na maioria dos pacientes, a resistência vascular pulmonar diminui normalmente com a idade. Pode ocorrer doença vascular pulmonar; mas aparece a uma taxa mais lenta do que com um grande defeito e só nos poucos pacientes que têm grande volume de desvio da esquerda para a direita, apesar do defeito restrito por pressão.
>
> Em geral, o volume de fluxo sanguíneo pulmonar varia com o tamanho do defeito e com o nível de resistência vascular pulmonar. Uma vez que, além da infância, a maioria das crianças possui resistência vascular pulmonar normal, o desvio está diretamente relacionado com o tamanho do defeito. Em alguns pacientes, o defeito é tão pequeno que o desvio não é detectável por dados de oximetria, enquanto nos pacientes com um defeito maior, o fluxo sanguíneo pulmonar é 3 vezes o fluxo sanguíneo sistêmico.

Histórico

A maioria dos pacientes nesta categoria possui um pequeno defeito que mostra pouco aumento no fluxo sanguíneo pulmonar e nenhum na pressão arterial pulmonar. A maioria dos pacientes com um defeito pequeno ou médio do septo interventricular é assintomática. A doença cardíaca geralmente é detectada pela descoberta de um sopro antes da alta do berçário ou, mais comumente, na primeira visita pós-natal. O paciente casual com fluxo sanguíneo pulmonar elevado pode ter infecções respiratórias frequentes e pneumonia. Relativamente poucos desenvolvem insuficiência cardíaca congestiva. O crescimento e o desenvolvimento da maioria dos pacientes são normais.

Exame físico

Normalmente, nenhuma evidência de cardiomegalia é encontrada no exame físico.

Existem duas categorias de sopros associados ao VSD pequeno.

Alguns sopros são pansistólicos, altos (graus 3/6-4/6), podem estar acompanhados de frêmito e são ouvidos ao longo da borda esternal esquerda. Esses são mais prováveis de ocorrerem a partir de VSD perimembranoso.

Outros sopros são mais suaves (grau 2/6), como um esguicho, mais bem ouvido em direção ao ápice e geralmente são causados por VSD muscular.

> Defeitos musculares podem "dosar" funcionalmente durante cada sístole, conforme o miocárdio circundante contrai a luz do VSD, até que o desvio seja obliterado no meio para o final da sístole. Isso resulta em um sopro mais curto do que aqueles associados ao VSD membranoso. A característica de "esguicho" do sopro é, provavelmente, devido ao volume em constante mudança, conforme o sangue acelera através do defeito de estreitamento.

Como ocorre em pacientes com um grande defeito, é importante definir a pressão arterial pulmonar pela sonoridade do componente pulmonar da segunda bulha cardíaca (P_2) e definir o fluxo sanguíneo pulmonar pela presença de um sopro diastólico apical. Em pacientes com um pequeno defeito, P_2 está normal, e a diástole é clara; aqueles com um defeito de tamanho médio podem ter um P_2 levemente acentuado e um leve sopro diastólico apical médio.

Eletrocardiograma

Em muitos pacientes nesta categoria, o eletrocardiograma é normal, o que reflete que o volume de fluxo sanguíneo pulmonar e o nível de pressão arterial pulmonar são normais ou quase normais. Um padrão de hipertrofia ventricular esquerda indica um aumento do volume de fluxo sanguíneo pulmonar com pouca mudança na pressão arterial pulmonar. Alguns pacientes com elevação da pressão arterial pulmonar e fluxo sanguíneo pulmonar têm padrão de hipertrofia biventricular.

Radiografia de tórax

O tamanho cardíaco, o tamanho do átrio esquerdo e a vascularização pulmonar assemelham-se diretamente ao volume do fluxo sanguíneo pulmonar. Os campos do coração e pulmão geralmente são normais ou mostram algum aumento na vascularização e no tamanho, mas não na medida encontrada em pacientes com defeito grande do septo interventricular e sobrecirculação pulmonar grave.

> *Resumo dos achados clínicos*
> Em defeitos do septo interventricular, a magnitude do desvio depende do tamanho do defeito e dos níveis relativos das resistências vasculares pulmonar e sistêmica. Um sopro pansistólico alto e brusco ao longo da borda esternal esquerda é a marca do defeito do septo interventricular. Outros achados clínicos e laboratoriais refletem as alterações da hemodinâmica. Alterações na segunda bulha cardíaca, presença de sopro diastólico apical e alterações no eletrocardiograma e na radiografia de tórax refletem a magnitude do desvio e o nível da pressão arterial pulmonar.

Histórico natural

Pacientes com um defeito pequeno ou médio do septo interventricular, fluxo sanguíneo pulmonar inferior a 2 vezes o fluxo sanguíneo sistêmico e pressão arterial pulmonar normal são considerados como tendo uma expectativa de vida normal.

Eles estão em risco relativamente baixo para endocardite infecciosa. Alguns pacientes (< 1%) com defeitos perimembranosos desenvolvem prolapso e regurgitação da válvula aórtica.

A maioria dos pacientes não corre risco de desenvolvimento de doença vascular pulmonar. Alguns pacientes com maior volume de fluxo sanguíneo pulmonar ou com pressão arterial pulmonar elevada podem desenvolver lentamente alterações vasculares pulmonares.

Os defeitos não aumentam e, pelo menos, 75% passam por fechamento espontâneo, geralmente no início da infância, mas pode ocorrer na idade adulta.

Ecocardiograma

Defeitos pequenos do septo interventricular, especialmente aqueles dentro do septo trabecular (muscular), podem não ser aparentes por 2D, mas são facilmente visualizados usando Doppler colorido. Eles aparecem como um jato multicolorido atravessando o septo, o que representa o fluxo turbulento do ventrículo esquerdo para o direito.

A velocidade máxima de sangue que atravessa o defeito, determinada pelo uso de Doppler espectral, é utilizada para estimar a diferença de pressão entre os ventrículos – um grande defeito permite pressão sistólica elevada no ventrículo direito, que se reflete como fluxo de baixa velocidade através do defeito. Com pressão sistólica normal no ventrículo direito, um pequeno defeito tem um sinal de Doppler de alta velocidade, refletindo a grande diferença de pressão interventricular. Pequenos defeitos do septo interventricular em recém-nascidos podem ter fluxo de baixa velocidade, indicando que nem a resistência pulmonar, nem a pressão do ventrículo direito caíram. Desvio de baixa velocidade, ou desvio da direita para a esquerda, é visto em pacientes idosos com doença obstrutiva vascular pulmonar ou obstrução do fluxo de saída do ventrículo direito.

Em pacientes com um pequeno defeito do septo interventricular, ecocardiografia 2D mostra ventrículo esquerdo e átrio esquerdo de tamanhos normais. Tamanho ventricular e atrial esquerdos pode estar moderadamente aumentado por causa da sobrecarga de volume associada a um defeito do septo interventricular de tamanho moderado.

Cateterização cardíaca

Em pacientes com evidência clínica de um defeito pequeno e óbvio do septo interventricular, cateterização cardíaca não é indicada. A cateterização cardíaca para verificar o diagnóstico e determinar o volume de fluxo sanguíneo pulmonar e o nível de pressão arterial pulmonar pode ser indicada em pacientes com um defeito de tamanho moderado e com evidência clínica de sobrecirculação e hipertensão pulmonar. Portanto, são obtidas oximetria de pulso cuidadosa e dados de pressão. Muitos desses pacientes podem ter sintomas mínimos ou nenhum sintoma.

Cateterização é realizada antes de 4-5 anos de idade, uma vez que o fechamento espontâneo ou o estreitamento do defeito é menos provável após essa idade, ainda assim, o fechamento cirúrgico do defeito pode ser profilático contra doença vascular pulmonar. Cateterização é realizada em idade precoce (no primeiro ano de vida), se estiverem presentes insuficiência cardíaca ou outros sintomas, ou fatores de risco para doença vascular pulmonar acelerada, como síndrome de Down.

Considerações cirúrgicas

A taxa de mortalidade e morbidade cirúrgica para pacientes com um pequeno defeito geralmente excede a taxa de desenvolvimento do problema no paciente não operado. Portanto, a cirurgia não é recomendada para esses pacientes. Pacientes com pressão pulmonar arterial elevada ou fluxo sanguíneo pulmonar o dobro do normal devem ter fechamento cirúrgico. O fechamento, que pode ser realizado com baixo risco, elimina o risco de desenvolvimento de doença vascular pulmonar e endocardite bacteriana. Os pacientes que desenvolvem prolapso ou regurgitação da válvula aórtica devem ser submetidos ao fechamento do defeito do septo interventricular para evitar sua progressão.

> *Resumo*
> Em defeitos do septo interventricular, a magnitude do desvio depende do tamanho do defeito e dos níveis relativos das resistências vasculares pulmonares e sistêmica. Um sopro pansistólico ao longo da borda esternal esquerda é a marca do defeito do septo interventricular. Outros achados clínicos e laboratoriais refletem as alterações da hemodinâmica. Alterações na segunda bulha cardíaca, presença de sopro diastólico apical e alterações no eletrocardiograma e na radiografia de tórax refletem a magnitude do desvio e o nível da pressão arterial pulmonar.

DUCTO ARTERIOSO PERMEÁVEL

Ducto arterioso permeável (Figura 4.10) representa a persistência da comunicação fetal entre a aorta e o tronco pulmonar. O ducto arterioso é formado a partir do sexto arco aórtico embrionário esquerdo e liga a artéria pulmonar proximal esquerda a aorta descendente além da artéria subclávia esquerda.

Normalmente, o ducto arterioso fecha funcionalmente no 4º dia de vida. Embora os mecanismos de fechamento do ducto sejam pouco conhecidos, aumentar a tensão de oxigênio e retirar as prostaglandinas endógenas estão entre os fatores que influenciam o fechamento.

Fechamento ductal farmacológico pode ser realizado em lactentes prematuros, com a administração de indometacina, um inibidor da prostaglandina sintetase. Desobstrução ductal pode ser mantida como paliativo de certas malformações cardíacas por meio da administração da prostaglandina.

A direção e a magnitude do fluxo através do ducto dependem do tamanho do mesmo e das resistências vasculares pulmonar e sistêmica relativas.

Na vida fetal, o ducto é grande, e já que a resistência vascular pulmonar excede a resistência vascular sistêmica, o fluxo sanguíneo é da direita para a esquerda (da artéria pulmonar para a aorta).

Após o nascimento, se o ducto arterioso permanecer permeável, o desvio, conforme a resistência pulmonar cai, muda da aorta para a artéria pulmonar. Em pacientes com grande ducto arterioso permeável, as pressões são iguais na aorta e na artéria pulmonar, e o sangue flui para a artéria pulmonar, porque a resistência pulmonar é, normalmente, inferior à resistência sistêmica. Em pacientes com um ducto arterioso menor, o desvio também ocorre da esquerda para a direita por causa das diferenças de pressão entre os grandes vasos.

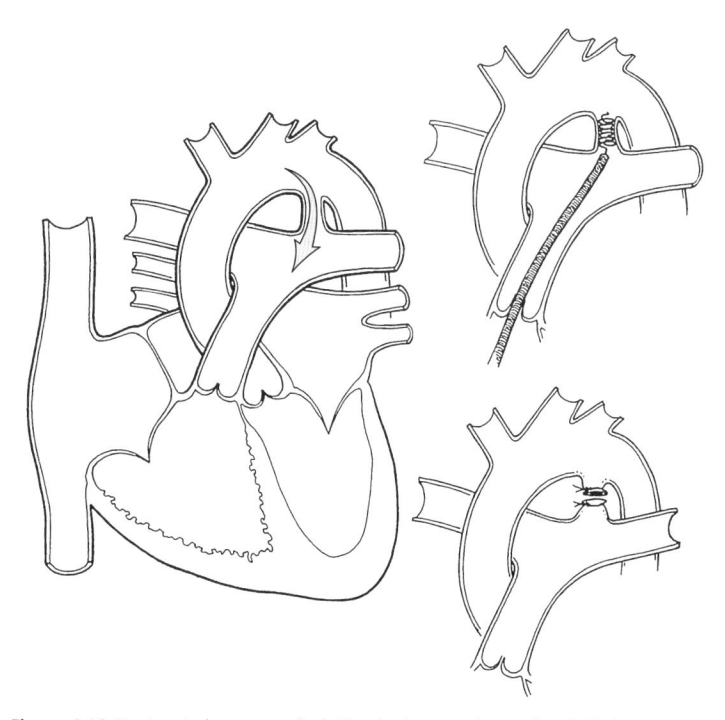

Figura 4.10 Ducto arterioso permeável. Circulação central e opções de fechamento.

A hemodinâmica se assemelha àquela dos defeitos do septo interventricular. Conforme a resistência vascular pulmonar cai após o nascimento, o volume de fluxo sanguíneo pulmonar aumenta. Se o volume de fluxo sanguíneo pulmonar é grande, insuficiência cardíaca congestiva ocorre por causa da carga excessiva de volume colocada sobre o ventrículo esquerdo.

Histórico

Ducto arterioso permeável ocorre mais frequentemente em lactentes do sexo feminino e nascidos prematuramente. O defeito também é comum em crianças com síndrome de Down. Nas crianças cujas mães tiveram rubéola durante o primeiro trimestre da gravidez, ducto arterioso permeável é a anomalia cardíaca mais comumente observada. Ducto arterioso permeável ocorre, mais comumente, em crianças nascidas em altitudes elevadas (acima de 3 mil metros), enfatizando o papel do oxigênio no fechamento do ducto.

O curso de pacientes com ducto arterioso permeável varia, dependendo do tamanho do canal e do volume de fluxo sanguíneo pulmonar. Muitos pacientes são assintomáticos; o ducto é identificado apenas pela presença de um sopro. Por outro lado, a insuficiência cardíaca congestiva pode se desenvolver no início da infância por causa da sobrecarga de volume do ventrículo esquerdo, embora isso geralmente não ocorra durante, pelo menos, 2-3 meses. Em bebês prematuros, insuficiência cardíaca pode desenvolver-se mais cedo, porque a resistência vascular pulmonar atinge níveis normais em idade mais precoce.

Crianças sintomáticas também podem apresentar um histórico de infecções respiratórias frequentes e cansaço fácil.

Exame físico

Sopros contínuos

O achado físico clássico é um sopro contínuo, muitas vezes com som mecânico, mais bem ouvido sobre o tórax superior esquerdo, abaixo da clavícula. O sopro pode estar associado a um frêmito ou pulsações proeminentes na incisura supraesternal. O sangue flui através do ducto arterioso durante todo o ciclo cardíaco causado pela pressão ou diferença de resistência entre os circuitos vasculares sistêmicos ou pulmonares. O sopro não pode continuar ao longo de todo o ciclo cardíaco, mas, geralmente, estende-se bem na diástole, exceto nos primeiros meses de vida. Nessa idade, o sopro pode estar confinado à sístole, talvez porque a pressão diastólica na artéria pulmonar esteja mais próxima da pressão da aorta do que em idades mais avançadas.

Pressão de pulso ampla

Esse achado físico se assemelha ao da regurgitação aórtica. A pressão sistólica aórtica está elevada por causa do aumento do volume sistólico para dentro da aorta (débito cardíaco normal + volume de sangue através do desvio), e a pressão diastólica está reduzida por causa do fluxo no circuito pulmonar. Pulsos arteriais periféricos são proeminentes. Em pacientes com um pequeno ducto arterioso permeável, as leituras de pressão arterial são normais; no entanto, aqueles pacientes com maior fluxo mostram pressão de pulso ampla. Pulso arterial radial proeminente em um recém-nascido ou lactente pequeno sugere ducto arterioso permeável ou coarctação da aorta. Se os pulsos femorais são determinados, coarctação não costuma estar presente, mas um grande ducto pode paliar a coarctação (p. ex., lactentes com coarctação paliada com prostaglandina são suspeitos de ter pulsos femorais determinados).

Sopro diastólico médio e segunda bulha cardíaca

Como no defeito do septo interventricular, a gravidade do ducto arterioso permeável pode ser avaliada a partir de dois achados: a intensidade do componente pulmonar da segunda bulha cardíaca e a presença de um sopro diastólico apical. O componente pulmonar da segunda bulha cardíaca está acentuado na hipertensão pulmonar, seja pelo aumento do fluxo sanguíneo pulmonar ou pelo aumento da resistência vascular pulmonar. Um sopro diastólico apical médio sugere um grande desvio da esquerda para a direita através do ducto arterioso permeável, resultando em um grande volume de fluxo sanguíneo atravessando uma válvula mitral normal.

Clique de ejeção sistólica

Frequentemente, um clique aórtico de ejeção sistólica é ouvido porque a aorta ascendente está dilatada.

Achados na resistência pulmonar elevada

Em um paciente eventual (geralmente mais velho), a resistência pulmonar excede a resistência sistêmica de modo que o fluxo de sangue ocorre da artéria pulmonar para a aorta. Esses pacientes têm um sopro sistólico suave, uma segunda bulha pulmonar alta e cianose diferencial envolvendo os membros inferiores, um achado quase nunca percebido por inspeção visual, mas, em geral, facilmente demonstrado por comparação da oximetria de pulso das extremidades superior e inferior ou gases sanguíneos arteriais, mostrando dessaturação de oxigênio nas extremidades inferiores.

Eletrocardiograma

Os padrões eletrocardiográficos no ducto arterioso permeável são semelhantes aos do defeito do septo interventricular, já que, em ambos, os encargos hemodinâmicos potenciais são sobrecarga de volume do ventrículo esquerdo e sobrecarga de pressão do ventrículo direito.

Como em pacientes com defeito do septo interventricular, um dos quatro padrões pode estar presente:

Normal. Em pacientes com um pequeno ducto arterioso permeável, um eletrocardiograma normal indica fluxo de sangue pulmonar, pressão arterial pulmonar e resistência vascular pulmonar próximos do normal.

Aumento do ventrículo e do átrio esquerdos. Em muitos pacientes com ducto arterioso permeável, a maior carga hemodinâmica é a sobrecarga de volume do átrio e do ventrículo esquerdos (Figura 4.11). Em tais pacientes, a pressão arterial pulmonar é quase normal. Em geral, a hipertrofia do ventrículo esquerdo é manifestada por um complexo QRS em derivação V_6 com onda Q relativamente grande e uma onda R muito alta, seguida por uma onda T alta.

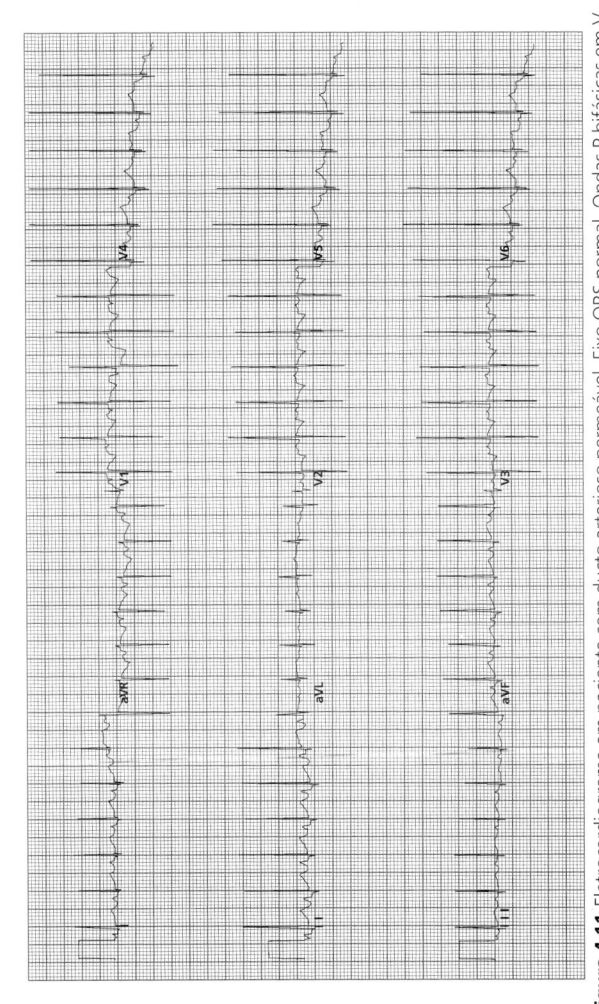

Figura 4.11 Eletrocardiograma em paciente com ducto arterioso permeável. Eixo QRS normal. Ondas P bifásicas em V$_1$ consistente com aumento do átrio esquerdo. Hipertrofia/aumento do ventrículo esquerdo manifestada por onda Q profunda e onda R alta em derivação V$_6$.

Hipertrofia/aumento biventricular. Em lactentes e crianças com aumento da pressão arterial pulmonar, hipertrofia ventricular direita coexiste com o padrão de hipertrofia/aumento ventricular esquerdo. Isso se manifesta por meio de padrões de hipertrofia ventricular esquerda e direita ou complexos QRS altos (70 mm) e equifásicos nas derivações precordiais médias.

Hipertrofia interventricular direita isolada. Hipertrofia interventricular direita isolada pode estar presente naqueles pacientes com grande elevação da resistência vascular pulmonar secundária à doença vascular pulmonar. A resistência elevada reduz o fluxo sanguíneo pulmonar de modo que a hipertrofia/aumento do ventrículo esquerdo não está presente.

Radiografia de tórax

No ducto arterioso permeável, a radiografia de tórax (Figura 4.12) revela aumento da vascularização pulmonar e aumento do átrio e do ventrículo esquerdos; no entanto, o tamanho cardíaco e do átrio esquerdo pode variar de normal para bastante aumentado, dependendo do volume do desvio. Um coração de tamanho normal é encontrado em pacientes com um pequeno ducto ou com resistência vascular pulmonar visivelmente aumentada. Normalmente, a aorta e o tronco pulmonar estão aumentados, embora em lactentes o timo possa obscurecer o botão aórtico.

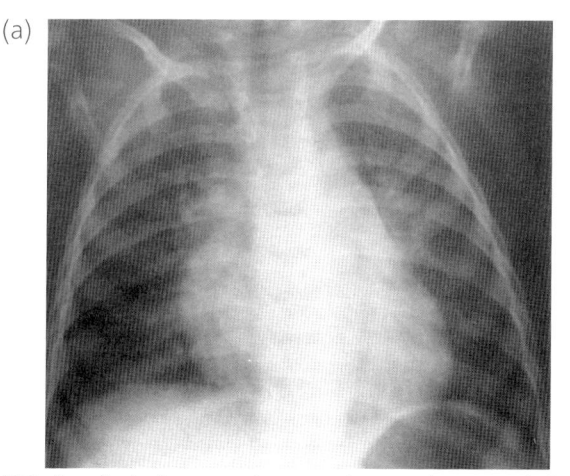

(a)

Figura 4.12 Radiografia de tórax em paciente com ducto arterioso permeável. Cardiomegalia, aumento de átrio esquerdo e aumento da vasculatura pulmonar.

(b)

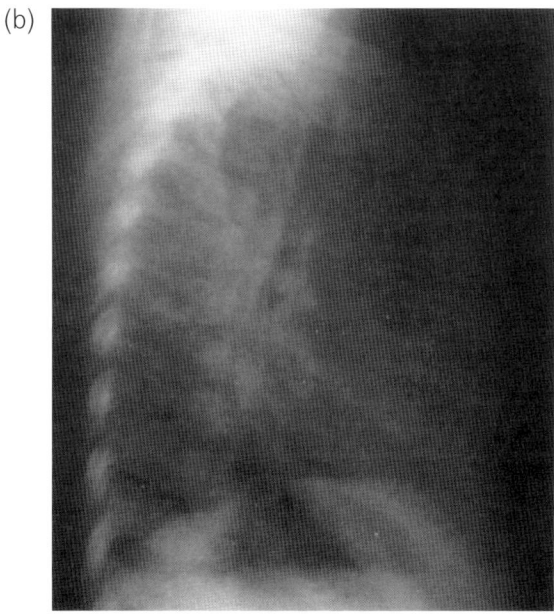

Figura 4.12 *(Cont.)*

Ducto arterioso permeável é a única malformação cardíaca grande com um desvio da esquerda para a direita que causa aumento da aorta. A aorta fica aumentada porque carrega não apenas o débito sistêmico, mas, também, o sangue a ser desviado pelos pulmões.

Em cada uma das outras malformações cardíacas discutidas nesta seção sobre desvios da esquerda para a direita, a aorta é normal ou parece pequena.

Portanto, se uma aorta nitidamente grande estiver presente e houver suspeita de desvio da esquerda para a direita, deve-se considerar ducto arterioso permeável.

> *Resumo dos achados clínicos*
> As principais características do ducto arterioso permeável incluem sopro contínuo e os achados associados a uma grande pressão de pulso. As características secundárias são explicadas pela relação $P = R \times Q$. A pressão arterial pulmonar é indicada pela intensidade do componente da segunda bulha cardíaca e pelo grau de hipertrofia ventricular direita no eletrocardiograma. O fluxo é refletido pela evidência eletrocardiográfica de hipertrofia ventricular esquerda, achados na radiografia de tórax de cardiomegalia e aumento do átrio esquerdo, ou desenvolvimento de insuficiência cardíaca congestiva. A presença de um sopro diastólico apical também reflete aumento do fluxo, mas pode estar ofuscado pelo sopro contínuo.

Histórico natural

A evolução de pacientes com ducto arterioso permeável se assemelha-se à descrita anteriormente para pacientes com defeito do septo interventricular.

Pacientes com um ducto arterioso permeável pequeno ou médio ficam bem e têm poucas complicações.

Doença vascular pulmonar pode se desenvolver em pacientes com ducto arterioso permeável grande e naqueles com pressão arterial pulmonar e fluxo sanguíneo elevados. Conforme a resistência vascular pulmonar aumenta, o volume do fluxo sanguíneo pulmonar diminui. Por fim, a resistência vascular pulmonar pode exceder a resistência vascular sistêmica, de modo que o desvio muda da direita para a esquerda. Tais pacientes apresentam cianose diferencial que se manifesta por cianose das extremidades inferiores e cor normal das extremidades superiores.

De forma similar aos pacientes com defeito do septo interventricular que desenvolvem doença pulmonar, a insuficiência cardíaca congestiva melhora; o sopro diastólico diminui; e a hipertrofia ventricular esquerda e a cardiomegalia desaparecem, conforme a resistência vascular pulmonar aumenta.

Ecocardiograma

O ducto permeável pode parecer bastante grande na ecocardiografia 2D, com um diâmetro que excede o das artérias pulmonares individuais ou o arco aórtico, especialmente em recém-nascidos que estão doentes ou que estão recebendo prostaglandina.

Em um ducto muito grande, a velocidade do desvio é baixa, inferior a 1 m/s, porque existe pouca diferença de pressão entre os grandes vasos. A direção do desvio, no entanto, fornece pistas importantes para a fisiologia.

Em recém-nascidos com uma queda pós-natal normal da resistência vascular pulmonar, o desvio é contínuo da aorta para a artéria pulmonar, sem um desvio demonstrável da artéria pulmonar para a aorta.

Em lactentes com resistência pulmonar anormalmente alta, como aqueles com "hipertensão pulmonar primária do recém-nascido" ou obstrução do retorno venoso pulmonar, como em alguns tipos de conexão venosa pulmonar anômala total, o desvio ductal é, predominantemente, da artéria pulmonar para aorta. Um desvio vai-e-vem, ou "bidirecional", é comumente visto em situações em que a resistência vascular pulmonar e a resistência vascular sistêmica são semelhantes, quando um ducto grande coexiste com transposição completa (resistência pulmonar elevada) ou grande malformação arteriovenosa sistêmica (diminuição da resistência vascular sistêmica).

Um ducto pequeno em um paciente mais velho pode aparecer como um jato estreito de ecos multicoloridos, representando um fluxo turbulento de alta velocidade, da aorta para a artéria pulmonar. Em pacientes com pressão arterial pulmonar normal, o Doppler mostra um sinal contínuo da aorta para a artéria pulmonar em alta velocidade; a velocidade máxima ajuda a estimar a pressão sistólica da artéria pulmonar quando se calcula a diferença de pressão entre esta e a pressão arterial sistólica medida (equivalente à pressão aórtica).

Tratamento

Inibidores da prostaglandina sintetase (indometacina ou ibuprofeno)

Para um ducto arterioso permeável de um bebê prematuro, o fechamento geralmente é realizado por administração via oral ou intravenosa de prostaglandina inibidor sintase. Três doses de indometacina (a cada 12 horas) ou ibuprofeno (a cada 24 horas) alcançam o fechamento ductal em mais de 80% dos bebês prematuros, embora ciclos medicamentosos subsequentes possam melhorar o sucesso. Insuficiência renal e trombocitopenia são contraindicações relativas.

Em pacientes com idade superior a 2 semanas, o tratamento medicamentoso é malsucedido, mas uma variedade de outras técnicas está disponível para fechamento. Em lactentes assintomáticos, alguns sugerem adiar o fechamento até a criança completar 1 ano de idade; embora o risco de esperar seja muito baixo, a possível ocorrência de fechamento espontâneo é extremamente improvável. O ducto deve ser fechado independentemente da idade e do tamanho do paciente, se provocar insuficiência cardíaca congestiva. Em crianças mais velhas, deve ser fechado quando identificado.

Divisão e ligadura cirúrgicas do ducto arterioso

Este é o tratamento tradicionalmente honrado, realizado pela primeira vez em 1938 por dois grupos de cirurgiões, nos Estados Unidos e na Europa, que estavam trabalhando de forma independente.

Classicamente, o procedimento envolve uma toracotomia lateral esquerda e não envolve desvio cardiopulmonar. O risco de ligadura e divisão do ducto arterioso permeável é extremamente pequeno; os resultados são, em geral, excelentes. A cirurgia pode ser realizada no menor dos prematuros que não responde ao tratamento com indometacina.

Fechamento por toracoscopia do ducto pode ser realizado em qualquer paciente, no final da infância, para evitar toracotomia. Riscos cirúrgicos podem ser maiores do que com a toracotomia, possivelmente por causa da exposição limitada.

Fechamento percutâneo

Utilizando uma variedade de dispositivos implantáveis, o fechamento percutâneo se tornou um tratamento padrão. Atualmente, oclusão do ducto com cateter tipo mola de bobina coberto com filamentos trombogênicos de Dacron (molas de Gianturco) tem sido uma técnica não cirúrgica utilizada amplamente e com sucesso.

Fechamento incompleto, embolia de bobinas deslocadas para locais distantes (o que exige um procedimento extensivo para retirada) e exposição prolongada à radiação permanecem as complicações mais frequentes. Dados de eficácia a longo prazo sugerem que os resultados e os riscos são, no mínimo, tão bons quanto os de fechamento cirúrgico.

A técnica geralmente está limitada a crianças maiores e adultos, em decorrência do tamanho dos dispositivos de entrega; o comprimento e o formato do ducto arterioso são fatores em uma oclusão da bobina bem-sucedida.

Caso contrário, para pacientes que apresentam fechamento cirúrgico do ducto arterioso permeável, angiocardiografia e cateterização cardíaca não são indicados, porque os achados de exame físico e laboratorial são característicos da doença. Em lactentes, contudo, a aortografia pode ser necessária, a fim de excluir defeitos associados suspeitos, como obstrução do arco aórtico, anéis ou laços vasculares ou janela pulmonar aórtica, que pode ser difícil de excluir por meios clínicos e ecocardiografia.

Resumo

Ducto arterioso permeável é uma comunicação anormal entre a aorta e a artéria pulmonar. Ocorre mais frequentemente em bebês prematuros e a termo com doença respiratória, síndrome de Down ou síndrome da rubéola congênita. A hemodinâmica e muitos achados clínicos assemelham-se aos do defeito do septo interventricular, porque ambas as lesões colocam uma carga de volume excessiva no ventrículo esquerdo e podem elevar pressão arterial pulmonar. O achado característico é um sopro contínuo, combinado com achados que refletem o fluxo e a pressão característicos. O fechamento do ducto é indicado em quase todos os pacientes e está associado a baixo risco.

DEFEITO DO SEPTO ATRIAL

Defeito do septo atrial (ASD) (Figura 4.13) costuma estar localizado na área da fossa oval e é denominado defeito do tipo *ostium secundum*.

Menos frequentemente, defeito do septo atrial é do tipo seio venoso quando está localizado logo abaixo da entrada da veia cava superior, no átrio direito. Esse tipo pode estar associado à conexão venosa pulmonar anômala parcial das veias pulmonares superiores direitas com o átrio direito ou veia cava superior.

Defeito do septo atrial distingue-se do forame oval permeável, uma pequena abertura, ou potencial abertura, entre os átrios na área da fossa oval. Em muitos lactentes, e em um quarto dos pacientes mais velhos, o forame oval não é anatomicamente selado e continua a ser uma potencial comunicação. Em condições que elevam a pressão atrial esquerda ou aumentam o volume do átrio esquerdo, o forame oval pode esticar ao ponto da incapacidade, resultando em uma comunicação que permite um desvio da esquerda para a direita por causa da pressão atrial esquerda maior. Um desvio da direita para a esquerda pode ocorrer através de um forame oval permeável, se a pressão atrial direita estiver elevada.

Defeito do septo atrial costuma ser grande e permite equalização das pressões atriais. Durante a diástole, a pressão é igual nos átrios e nos ventrículos, de modo que a direção e a magnitude do desvio dependem apenas da flexibilidade relativa dos ventrículos.

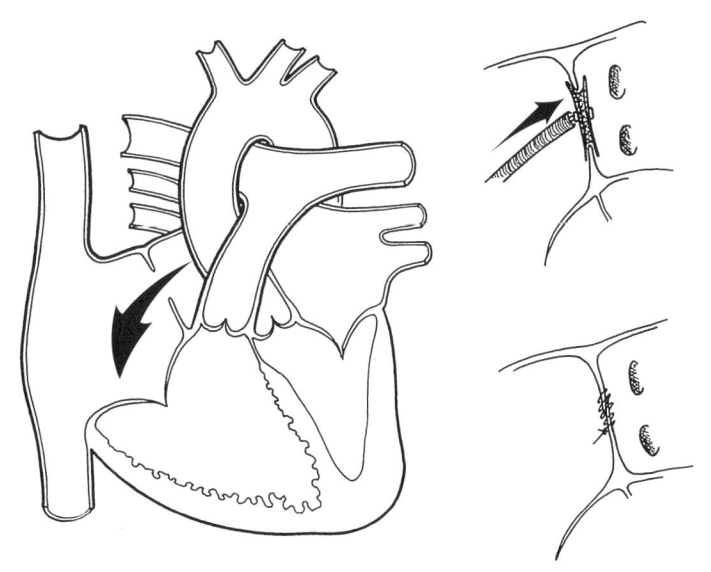

Figura 4.13 Defeito do septo atrial. Circulação central e opções de fechamento.

4. Anomalias com desvio da esquerda para a direita em crianças 129

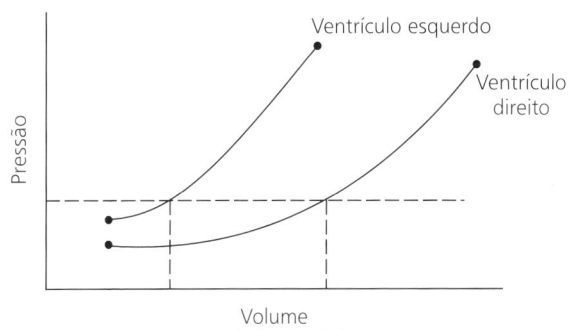

Figura 4.14 Ilustração esquemática da flexibilidade ventricular direita e esquerda.

A flexibilidade ventricular é determinada pela espessura e rigidez da parede ventricular. Normalmente, o ventrículo direito é mais flexível (ou seja, mais distensível do que o ventrículo esquerdo), já que é muito mais fino do que o ventrículo esquerdo. A qualquer pressão de preenchimento, o ventrículo direito aceita maior volume de sangue do que o ventrículo esquerdo (Figura 4.14).

Na maioria dos pacientes com defeito do septo atrial, a flexibilidade ventricular relativa permite um desvio da esquerda para a direita, de modo que o fluxo sanguíneo pulmonar geralmente é 3 vezes o fluxo sanguíneo sistêmico. Fatores que alteram a flexibilidade ventricular afetam a magnitude e a direção do desvio. Por exemplo, fibrose miocárdica do ventrículo esquerdo, desenvolvendo-se a partir de doença arterial coronariana, aumenta o desvio da esquerda para a direita. Em contraste, hipertrofia ventricular direita, como na estenose pulmonar associada, reduz o volume do desvio da esquerda para a direita e, se for significativa, leva a um desvio da direita para a esquerda.

No defeito do septo atrial, as câmaras cardíacas do lado direito e o tronco pulmonar estão aumentados. As características clínicas do defeito do septo atrial refletem o aumento dessas câmaras e o fluxo sanguíneo aumentado através câmaras cardíacas e pulmonares do lado direito. Em pacientes com defeito do septo atrial, a pressão arterial pulmonar costuma ser normal na infância.

Histórico

Vários fatores obtidos no histórico podem ser úteis para diagnosticar defeito de septo atrial.

Defeito do septo atrial do tipo *ostium secundum* é 2 a 3 vezes mais frequente no sexo feminino do que no masculino.

A maioria das crianças é assintomática e raramente desenvolve insuficiência cardíaca congestiva durante a primeira e segunda infância, porque a principal anormalidade hemodinâmica, sobrecarga de volume do ventrículo direito, é bem tolerada.

> O ventrículo direito tem formato de meia-lua e, portanto, tem uma grande área de superfície para seu volume de repouso. Alterando seu formato, o ventrículo direito pode aumentar seu volume com pouca alteração de comprimento da fibra miocárdica.
>
> De acordo com a lei de Laplace, $T = P \times r$, tensão da parede ventricular (T) varia diretamente com o aumento de pressão (P) e do raio (r).
>
> No ventrículo direito, a pressão sistólica é relativamente baixa, e o raio é relativamente grande. Portanto, embora o volume aumente o raio, em comparação com o raio já grande, esse aumento acrescenta relativamente pouco para o nível de tensão necessária para manter a relação pressão-volume.
>
> Com aumento de volume, o ventrículo direito é mais capaz de manter sua relação pressão-volume do que o ventrículo esquerdo.

De vez em quando, recém-nascidos relativamente assintomáticos com defeitos do septo atrial apresentam cianose leve na primeira semana de vida e, posteriormente, tornam-se acianóticos. A outra condição que geralmente resulta em tal histórico é a malformação de Ebstein da válvula tricúspide. A cianose neonatal transitória indica um desvio da direita para a esquerda no nível atrial. Flexibilidade do ventrículo direito está reduzida em recém-nascidos, porque o ventrículo direito tem paredes grossas; desde antes do nascimento, o ventrículo direito desenvolveu pressão sistêmica. A hipertrofia ventricular direita altera a flexibilidade (Figura 4.14) e leva ao desvio da direita para a esquerda. Conforme a resistência pulmonar cai, a flexibilidade e a arquitetura do ventrículo direito mudam; assim, o desvio se torna da esquerda para a direita.

Defeito do septo atrial pode ser primeiramente reconhecido durante um exame físico pré-escolar ou até mesmo na vida adulta, porque o sopro é suave e é confundido com sopro funcional ou está obscurecido durante o exame de uma criança ativa ou assustada.

Exame físico

Os principais achados cardíacos estão relacionados com o aumento do fluxo sanguíneo através do lado direito do coração. Aumento do ventrículo direito pode causar uma saliência precordial. Em geral, as características auscultatórias do defeito do septo atrial são diagnósticas.

Primeira bulha cardíaca acentuada

Primeira bulha cardíaca acentuada é encontrada na área tricúspide.

Um sopro de ejeção sistólica

Um sopro de ejeção sistólica relacionado com a turbulência a partir do débito aumentado do ventrículo direito está localizado na área pulmonar. O sopro varia de grau 1/6 a 3/6 e raramente está associado a frêmito. O sopro sistólico do defeito do septo atrial se assemelha ao sopro do fluxo pulmonar funcional, mas pode ser diferenciado pelas características clássicas da segunda bulha cardíaca e presença de sopro diastólico.

Anormalidades da segunda bulha cardíaca

Anormalidades da segunda bulha cardíaca são importantes para o diagnóstico de defeito do septo atrial. Classicamente, estão presentes divisões, ampla e fixa, da segunda bulha cardíaca.

Divisão ampla. Divisão ampla resulta de atrasos decorrentes dos componentes pulmonares, porque ejeção do ventrículo direito está prolongada a partir do aumento do volume de sangue que deve ejetar. Qualquer condição em que o ventrículo direito ejete maior quantidade de sangue tem grande divisão.

Divisão fixa. Divisão fixa significa que o grau de divisão não varia entre inspiração e expiração. Divisão fixa indica a presença de um grande desvio da esquerda para a direita através de uma comunicação atrial, independentemente do seu formato anatômico. Como o grau de desvio é determinado pela flexibilidade ventricular relativa, os volumes relativos de sangue que entram em cada ventrículo são constantes, independentemente da quantidade total de sangue entrando nos átrios a partir das veias sistêmica e pulmonares. Durante a inspiração, o retorno venoso sistêmico aumenta o volume total de sangue nos átrios, assim, durante esta fase respiratória, menos sangue flui da esquerda para a direita. Durante a expiração, o retorno venoso sistêmico diminui, de modo que o desvio da esquerda para a direita aumenta. Em cada fase respiratória, o volume relativo de sangue entrando nos ventrículos é constante, portanto, a duração da ejeção para cada ventrículo também é constante.

Sopro mesodiastólico. Um sopro mesodiastólico está presente ao longo da parte inferior esquerda e direita da borda esternal, a partir do aumento do fluxo sanguíneo através da válvula tricúspide.

Eletrocardiograma

Embora o eletrocardiograma possa estar normal em pacientes com defeito do septo atrial do tipo *ostium secundum*, ele costuma revelar anormalidades.

O átrio e o ventrículo direitos estão aumentados em defeitos do septo atrial, e o eletrocardiograma reflete essas alterações anatômicas:

(1) Aumento do átrio direito.
(2) Desvio do eixo direito, geralmente +120° a +150°.
(3) Aumento/hipertrofia ventricular direito.
(4) Um padrão rsR' na derivação V_1.

O padrão do complexo QRS na derivação V_1 é importante no diagnóstico de defeito do septo atrial (Figura 4.15). Em 95% dos pacientes com defeito do septo atrial, um padrão rsR' está presente na derivação V_1, com R' sendo alto e largo. A derivação V_6 mostra um padrão qRs com uma onda S proeminente e larga. É difícil diagnosticar, clinicamente, defeitos do septo atrial sem este achado eletrocardiográfico.

Esse padrão QRS, em particular, também foi chamado de bloqueio incompleto do ramo direito, mas neste caso reflete aumento do volume ventricular direito. Nenhuma anormalidade anatômica do sistema de condução está presente. Um padrão rSr' com um r', que não é alto nem amplo, pode ser encontrado na derivação V_1 de crianças normais e em algumas crianças com formas de anomalias cardíacas congênitas sem aumento do ventrículo direito. Uma regra prática para diagnóstico eletrocardiográfico de aumento do ventrículo direito é que o r' deve ser mais alto do que a onda r e com altura superior a 5 mm. Esse sinal é menos confiável em lactentes com menos de 2 meses de idade.

Radiografia de tórax

A radiografia de tórax mostra aumento da vascularização pulmonar e aumento do lado direito do coração (Figura 4.16). Na incidência posteroanterior, o tronco pulmonar está proeminente, assim como a borda cardíaca direita (átrio direito). Na incidência lateral, o ventrículo direito está ampliado. O átrio esquerdo não está ampliado, uma vez que é facilmente descompactado pela comunicação atrial. Portanto, a ausência de deslocamento do esôfago, ou outros sinais de aumento atrial esquerdo na presença do aumento do fluxo sanguíneo pulmonar, indica uma comunicação atrial.

Resumo dos achados clínicos

No defeito do septo atrial, a divisão fixa da segunda bulha cardíaca indica a presença de uma comunicação atrial. Os outros achados – sopro de ejeção pulmonar, sopro diastólico tricúspide, rsR' no eletrocardiograma, cardiomegalia e aumento do fluxo sanguíneo pulmonar – cada um reflete o aumento do volume de fluxo através do lado direito do coração. Em praticamente todos os pacientes com um defeito do septo atrial, o fluxo através do lado direito do coração costuma ser 3 vezes o normal, e a pressão arterial pulmonar é normal. Assim, a avaliação da gravidade da condição é menos preocupante do que no caso da maioria das outras formas de desvios da esquerda para a direita.

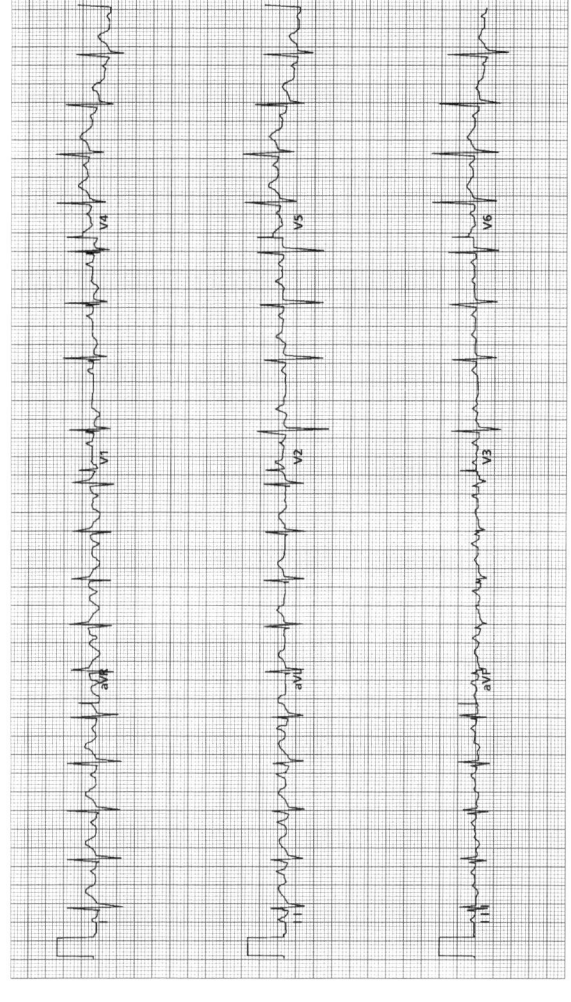

Figura 4.15 Eletrocardiograma de defeito do septo atrial. Aumento do átrio direito indicado por ondas P altas. O padrão rSR' na derivação V_1 indica bloqueio incompleto do ramo direito. Hipertrofia/aumento do ventrículo direito manifestada por onda R' grande na derivação V_1 e onda S profunda na derivação V_6.

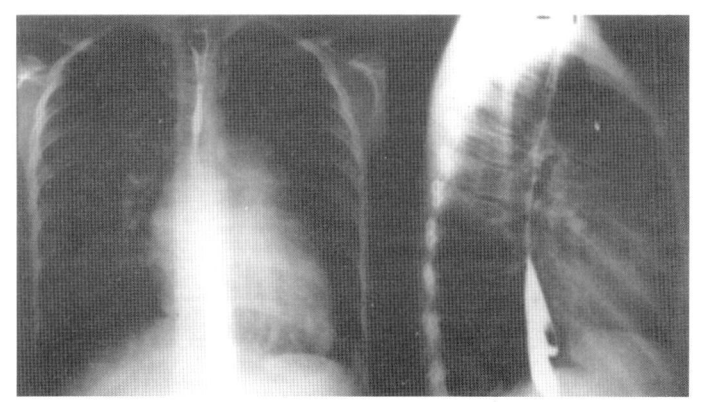

Figura 4.16 Radiografia de tórax no defeito do septo atrial. À esquerda: incidência posteroanterior. Cardiomegalia e aumento do fluxo sanguíneo pulmonar; segmento arterial pulmonar aumentado. À direita: incidência lateral. Aumento do ventrículo direito indicado pela obliteração do espaço retroesternal. Conforme esboçado por bário no esôfago, aumento do átrio esquerdo não está presente.

Histórico natural

Crianças com defeitos de septo atrial raramente desenvolvem hipertensão arterial pulmonar e, geralmente, permanecem assintomáticas. A ausência de sintomas decorre do fato de que o fluxo sanguíneo pulmonar excessivo que retorna ao átrio esquerdo passa da esquerda para a direita ao longo do defeito atrial. Portanto, já que o ventrículo esquerdo não recebe excesso de fluxo sanguíneo, insuficiência cardíaca congestiva não se desenvolve como no defeito do septo interventricular. O excesso de carga de volume é realizado inteiramente pelo ventrículo direito, que, em razão de sua forma adaptável, tolera sobrecarga de volume muito melhor do que o ventrículo esquerdo. Enquanto a resistência pulmonar permanecer normal, a pressão ventricular direita também é normal. Na idade adulta, a incidência de doença vascular pulmonar aumenta a cada década, embora raramente atinja a extensão encontrada em pacientes com defeito do septo interventricular ou ducto arterioso permeável. Em última análise, a hipertensão pulmonar leva à disfunção ventricular direita, insuficiência cardíaca direita, arritmias atriais e desenvolvimento de desvio da direita para a esquerda. A média de vida das pessoas com defeito não tratado do septo atrial é, em média, 50 e poucos anos de idade. Endocardite infecciosa é rara no defeito do septo atrial, porque não há lesões de jato nem gradiente de pressão significativo entre os átrios.

Ecocardiograma

Uma área de "abandono" pode ser vista no septo atrial pela ecocardiografia 2D. Ela é visualizada melhor quando o transdutor é colocado sobre o epigástrio, fornecendo uma incidência subcostal que traça o perfil do septo atrial e mostra a fossa oval. Desvio de baixa velocidade do átrio esquerdo para o átrio direito é demonstrado por Doppler, refletindo a presença de pressões atriais semelhantes.

Conexões venosas pulmonares anômalas parciais de vários tipos podem estar associadas ao defeito do septo atrial do tipo *ostium secundum* e devem ser excluídas com Doppler colorido. Defeitos do septo atrial do tipo seio venoso são de localização caudal e diferenciam-se da fossa oval; o defeito aparece próximo da entrada da veia cava superior, no átrio direito. Conexão venosa pulmonar anômala parcial está frequentemente associada ao defeito do septo atrial do tipo seio venoso. A veia pulmonar superior direita se une à veia cava superior em sua junção atrial direita e pode ser visualizada pelo Doppler colorido.

O átrio direito, o ventrículo direito e as artérias pulmonares estão dilatados com um grande defeito do septo atrial, ainda assim, o lado esquerdo do coração permanece de tamanho normal.

Quando regurgitação tricúspide "fisiológica" e insuficiência da válvula pulmonar estão presentes, as pressões do ventrículo direito e da artéria pulmonar são medidas como normal.

A ecocardiografia é útil para excluir possíveis anomalias associadas, como veia cava superior esquerda persistente.

Cateterização cardíaca

Na maioria dos pacientes, a cateterização cardíaca não é realizada, já que o diagnóstico é facilmente feito por outros meios. Cateterização cardíaca é reservada para responder a questões hemodinâmicas ou anatômicas específicas, ou para realizar fechamento de intervenção desse defeito. Na maioria das crianças com defeito *ostium secundum,* o cateterismo cardíaco não é indicado, a menos que fechamento por dispositivo seja planejado. Pacientes com suspeita de conexão venosa pulmonar anômala parcial, especialmente aqueles com um defeito do seio venoso, podem se beneficiar com a cateterização cardíaca.

Cateterização cardíaca revela um grande aumento na saturação de oxigênio no nível atrial, a partir do desvio da esquerda para a direita; o oxigênio elevado é mantido em todo o lado direito do coração. Em crianças, a pressão arterial pulmonar geralmente é normal. Um gradiente de pressão de 10-20 mmHg de aumento do fluxo sanguíneo, não obstrução do trato do fluxo de saída de ventrículo direito, pode aparecer entre o ventrículo direito e a artéria pulmonar. As pressões atriais são iguais, com pressão atrial esquerda menor que o normal.

Se material de contraste é injetado na artéria pulmonar, as veias pulmonares ficam preenchidas após 2-3 segundos. Isso pode identificar conexão venosa pulmonar anômala coexistente, embora a determinação do local exato da ligação possa ser difícil, uma vez que a sobrecirculação pulmonar dilui o material de contraste nas veias pulmonares.

Considerações cirúrgicas

Na maioria das crianças com defeito do septo atrial clinicamente identificável, o defeito deve ser fechado cirurgicamente ou por técnicas percutâneas (dispositivo).

Pacientes com defeito menor do septo atrial e fluxo sanguíneo pulmonar inferior a 2 vezes o normal podem não precisar de fechamento. A idade ideal para fechamento é aproximadamente 3 a 5 anos, já que, nessa idade, muitos defeitos do tipo *ostium secundum* estão fechados ou suficientemente estreitos para evitar intervenção. Fechamento espontâneo é pouco provável após essa idade.

Fechamento cirúrgico

Embora a cirurgia precise de desvio cardiopulmonar, o risco cirúrgico é muito baixo e, normalmente, o período de internação é curto. A complicação mais comum a curto prazo é síndrome pós-pericardiotomia. Poucos pacientes têm complicações a longo prazo.

Dispositivos liberados por cateter

Os dispositivos utilizados para fechar um defeito são feitos a partir de tecido com um suporte de metal e, geralmente, parecem guarda-chuvas ligados em uma configuração tipo haltere. Dispositivos liberados por cateter tornaram-se uma opção padrão para muitas crianças com defeitos do septo atrial do tipo *ostium secundum*.

Os dispositivos atuais podem ser implantados por um cateter relativamente pequeno. O risco de lesão vascular pode ser minimizado, se o fechamento for planejado para depois da infância, no entanto, poucos lactentes têm indicação ao fechamento, especialmente porque, na mais tenra idade, o defeito pode diminuir.

Defeitos múltiplos ou aqueles que não estão cercados por um aro completo do septo atrial são inadequados para fechamento com dispositivos padrão. Crianças com retorno venoso pulmonar anômalo parcial não são candidatas ao fechamento por dispositivo e devem fazer cirurgia. Ecocardiografia transesofágica no momento da cateterização é útil para identificar crianças com essas barreiras anatômicas para fechamento por dispositivo.

Dados de segurança e eficácia a longo prazo, para dispositivos do tipo cateter, são comparáveis as de fechamento cirúrgico.

Resumo

Defeito do septo atrial ocorre mais frequentemente em indivíduos do sexo feminino, pode ficar escondido por mais tempo do que a maioria das formas de doença cardíaca congênita e raramente resulta em insuficiência cardíaca na infância. Exame físico, eletrocardiograma, radiografia de tórax e ecocardiografia costumam ser suficientes para diagnosticar a condição, na preparação para o fechamento. Defeitos grandes de septo atrial devem ser fechados por cirurgia ou cateterização intervencionista durante a infância, para prevenir complicações na vida adulta.

DEFEITO DO SEPTO ATRIOVENTRICULAR

Defeito do septo atrioventricular (defeito do coxim endocárdico ou defeito do canal AV) (Figura 4.17) é um termo que abrange um espectro de malformações cardíacas com uma variedade de anomalias na formação do coxim endocárdico. Em termos de desenvolvimento, os coxins endocárdicos contribuem para a porção inferior do septo atrial, a porção superior do septo ventricular e os folhetos septais das válvulas mitral e tricúspide. Portanto, desenvolvimento defeituoso de várias porções dos coxins endocárdicos resulta em vários tipos de malformações.

As anomalias classificadas neste grupo representam um espectro de malformações. A malformação mais simples, defeito incompleto do septo atrioventricular (defeito do tipo *ostium primum* ou canal AV incompleto), é composta por um defeito do septo atrial localizado inferiormente no septo atrial, adjacente ao anel da válvula mitral, que é frequentemente associado a uma fenda no folheto anterior da válvula mitral, que leva à regurgitação mitral.

Em outros casos, o defeito do tipo *ostium primum* é contínuo com um defeito maior do septo ventricular adjacente. Nesses casos, o defeito resultante atravessa os anéis das válvulas mitral e tricúspide, causando deficiências de ambos os folhetos da válvula septal. Isso forma um defeito completo do septo atrioventricular.

Em algumas formas de defeito completo do septo atrioventricular, um dos ventrículos e sua porção dos folhetos da válvula atrioventricular são hipoplásicos, levando a uma condição denominada canal AV desequilibrado. Em sua forma extrema, deve ser tratado de forma semelhante aos defeitos de ventrículo único.

Três grandes anormalidades hemodinâmicas são encontradas no defeito do septo atrioventricular.

A primeira anormalidade é a sobrecarga de volume do átrio e ventrículo direitos e hiperfluxo pulmonar, como no desvio da esquerda para a direita. Mesmo se o defeito do septo atrioventricular envolver porções do septo interventricular, ocorre um desvio considerável acima do nível das válvulas AV no nível atrial.

A segunda anormalidade é a regurgitação mitral. Isso aumenta o volume do ventrículo esquerdo, porque ele lida não apenas com o débito cardíaco normal, mas, também, com o volume regurgitado. Em contraste com a regurgitação mitral isolada, aumento atrial esquerdo está ausente porque é descompactado através do defeito do septo atrial.

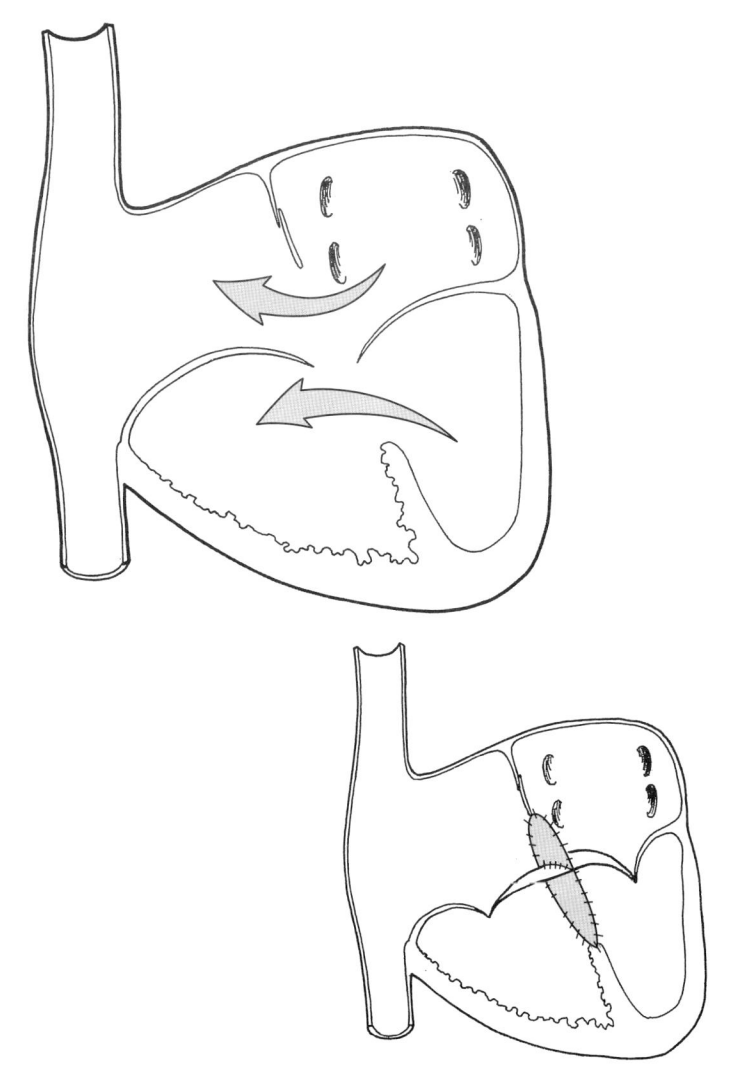

Figura 4.17 Defeito do septo atrioventricular (defeito do coxim endocárdico ou defeito do septo AV). Circulação central e correção cirúrgica.

A terceira anomalia se relaciona com os diferentes graus de hipertensão pulmonar. Em geral, o nível de pressão arterial pulmonar é maior com mais deficiência do septo interventricular, embora pouco desvio interventricular possa ser encontrado. A hipertensão pulmonar está relacionada com diversas contribuições da resistência vascular pulmonar e do fluxo sanguíneo.

Histórico

O histórico clínico dos pacientes com defeito do septo atrioventricular varia consideravelmente. Em geral, os sintomas aparecem mais cedo em pacientes com defeitos septais mais extensos e anormalidades da válvula mitral. Lactentes com defeito completo do septo atrioventricular costumam desenvolver insuficiência cardíaca congestiva nas primeiras semanas ou meses de vida. Pacientes com defeito do tipo *ostium primum*, com pouca regurgitação mitral, podem ser assintomáticos, como no defeito do tipo *ostium secundum*.

Os sintomas geralmente são os de insuficiência cardíaca congestiva: crescimento ruim e infecções respiratórias frequentes. Cianose leve pode ser encontrada relacionada com desvio da direita para a esquerda, a partir de sobrecirculação pulmonar considerável com desvio intrapulmonar da direita para a esquerda, fluxo de sangue da veia cava inferior através do defeito ou desenvolvimento de doença vascular pulmonar. Frequentemente, o sopro é ouvido nos primeiros anos de vida, mesmo se o paciente encontra-se assintomático.

Defeitos do septo atrioventricular costumam estar associados à síndrome de Down (trissomia do cromossomo 21). Portanto, em uma criança com essa trissomia e com doença cardíaca, a primeira consideração diagnóstica é defeito do septo atrioventricular.

Exame físico

O aspecto geral da criança pode ser normal, mas lactentes com insuficiência cardíaca congestiva podem ser extremamente magros, dispneicos e taquipneicos. Em pacientes com aumento cardíaco, o precórdio incha, e o ápice cardíaco é deslocado para a esquerda e inferiormente.

Os achados auscultatórios variam, mas, caracteristicamente, refletem regurgitação mitral e desvio atrial da esquerda para a direita. Em pacientes com defeito do tipo *ostium primum* e fenda da válvula mitral, cinco achados podem estar presentes.

Sopro pansistólico apical da regurgitação valvar mitral

Este sopro pansistólico apical irradia para a axila e pode ser associado a um frêmito. A ausência de um sopro na regurgitação mitral não se opõe a fenda da válvula mitral.

Sopro apical mesodiastólico
Este sopro apical mesodiastólico e de tom baixo está presente em pacientes com maiores quantidades de regurgitação mitral e reflete o fluxo anterógrado aumentado através da válvula mitral.

Sopro de ejeção sistólica pulmonar
Este sopro é semelhante, em termos de características e origem, ao sopro do fluxo pulmonar de um defeito do tipo *ostium secundum*. Está relacionado com o aumento do fluxo sanguíneo e não com a obstrução pela área de saída do ventrículo direito.

Divisão ampla e fixa de S_2
A segunda bulha cardíaca revela esses achados característicos de uma comunicação atrial. O componente pulmonar da segunda bulha cardíaca pode estar acentuado e a divisão mais estreita, se hipertensão pulmonar coexistir.

Sopro diastólico tricúspide
Por causa do desvio da esquerda para a direita no nível atrial, um grande fluxo de sangue atravessa a válvula tricúspide.

Embora esses cinco sejam achados esperados, um sopro de defeito do septo interventricular é encontrado em alguns pacientes.

Surpreendentemente, poucos pacientes com doença vascular pulmonar têm um sopro suave, mas a segunda bulha cardíaca pulmonar está mais acentuada.

Eletrocardiograma
O eletrocardiograma no defeito do septo atrioventricular é diagnóstico (Figura 4.18).

Cinco características são comumente observadas:

(1) Desvio do eixo para a esquerda. Desvio do eixo para a esquerda ocorre a partir da posição anormal do sistema de condução no ventrículo. O feixe de His desloca-se inferiormente pela entrada do defeito septal ao longo do aspecto posterior do septo interventricular. Despolarização interventricular segue no sentido inferior para superior e, geralmente, para a esquerda. Isso resulta em desvio do eixo para a esquerda. O eixo QRS varia de 0° a -150°; graus maiores de desvio do eixo para a esquerda ocorrem em pacientes com graus crescentes de hipertrofia ventricular direita secundária à pressão arterial pulmonar elevada.
(2) Intervalo PR prolongado. Intervalo PR prolongado provavelmente está relacionado com o trajeto longo do feixe de His e do nodo AV de desenvolvimento anormal.
(3) Aumento atrial.

(4) Aumento/hipertrofia ventricular. Muitas vezes, aumento/hipertrofia biventricular está presente; a hipertrofia ventricular esquerda indica excesso de volume no ventrículo esquerdo, e aumento/hipertrofia do ventrículo direito resulta de combinações de excesso de volume ventricular direito e aumento da pressão arterial pulmonar. Apesar da sequência de condução ventricular anormal, as derivações precordiais predizem, com precisão, hipertrofia ventricular.
(5) Padrão rSR'. Um padrão rSR' é encontrado na derivação V_1 por causa do aumento do volume ventricular direito. A altura de R', reflete o nível de pressões do ventrículo direito.

As três últimas características refletem a hemodinâmica cardíaca e variam de acordo com o volume relativo e a carga de pressão sobre os respectivos ventrículos. Portanto, são úteis para avaliar as características hemodinâmicas da anomalia em particular.

Radiografia de tórax

Além do aumento da vascularidade pulmonar são observados graus variados de cardiomegalia. O tamanho cardíaco aumenta, porque causa do desvio da esquerda para a direita e da regurgitação mitral, levando a aumento do ventrículo esquerdo. Por causa da regurgitação mitral, o tamanho cardíaco pode ser maior do que o esperado dos marcadores vasculares pulmonares aumentados (Figura 4.19). Aumento do átrio esquerdo pode estar presente, embora não seja tão proeminente como o observado em um defeito do septo interventricular com um desvio de tamanho comparável. As câmaras cardíacas do lado direito estão aumentadas.

Resumo dos achados clínicos

Embora os achados clínicos e laboratoriais variem consideravelmente, as características eletrocardiográficas são mais diagnósticas para o defeito do coxim endocárdico. Os achados auscultatório, eletrocardiográfico e da radiografia de tórax refletem as três potenciais anomalias hemodinâmicas: regurgitação mitral, hipertensão pulmonar e desvio atrial da esquerda para a direita.

Histórico natural

Pacientes com defeito completo do septo atrioventricular desenvolvem insuficiência cardíaca intratável na infância, o que induz tratamento médico em preparação para uma cirurgia. Eles também desenvolvem doença vascular pulmonar na infância. Pacientes com um defeito do tipo *ostium primum* e regurgitação mitral leve são assintomáticos na idade adulta, embora possa se desenvolver doença vascular pulmonar, ou a regurgitação mitral piorar progressivamente.

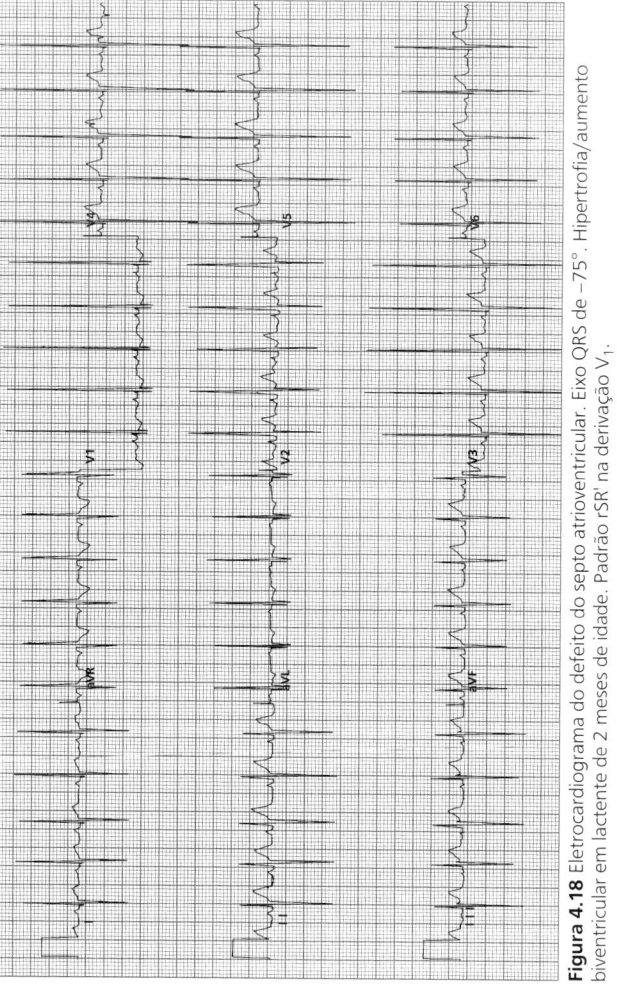

Figura 4.18 Eletrocardiograma do defeito do septo atrioventricular. Eixo QRS de −75°. Hipertrofia/aumento biventricular em lactente de 2 meses de idade. Padrão rSR' na derivação V_1.

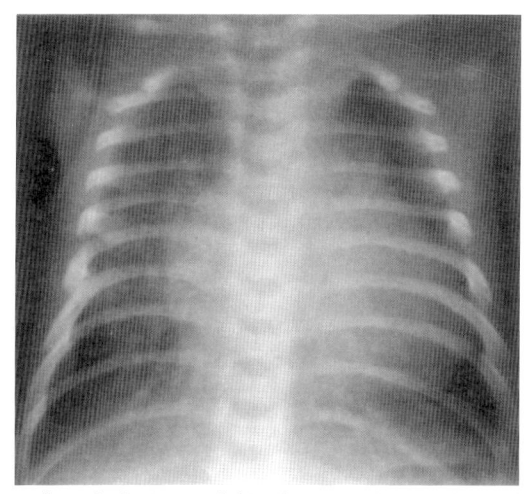

Figura 4.19 Radiografia de tórax no defeito do septo atrioventricular. Cardiomegalia e aumento da vascularidade pulmonar.

Ecocardiograma

O ecocardiograma 2D é facilmente interpretado no defeito completo do septo atrioventricular: uma incidência de quatro câmaras ou apical demonstra que ambas as válvulas AV têm um grande folheto central em comum, que abrange uma grande área de "abandono" nos septos atrial e ventricular. Tamanho ventricular desequilibrado costuma ser evidente. O grau de regurgitação da válvula AV pode ser avaliado com Doppler colorido. Lesões associadas, como veia cava superior esquerda persistente ou ducto arterioso permeável, podem ser descartadas desta incidência.

Formas parciais de defeito do septo atrioventricular podem mostrar dois anéis das válvulas AV aparentemente discretos. O "desvio" normal dos folhetos septais, criado por uma posição um pouco mais apical do anel tricúspide, não está presente. Defeitos parciais do septo atrioventricular podem variar em gravidade desde um grande defeito do tipo *primum* para uma fissura solitária do folheto anterior da válvula mitral, que pode produzir regurgitação mitral.

No defeito do septo atrioventricular e no fluxo sanguíneo pulmonar excessivo, o átrio e o ventrículo esquerdos não parecem dilatados, a menos que regurgitação mitral considerável coexista. O átrio e o ventrículo direitos estão dilatados. O ventrículo direito está hipertrofiado por causa da hipertensão pulmonar.

Cateterização cardíaca

Cateterização cardíaca nem sempre é feita se a anatomia e a fisiologia podem ser claramente ilustradas pelo ecocardiograma. Um grande aumento na saturação de oxigênio é encontrado no nível atrial. Ocasionalmente, um aumento adicional é encontrado no nível ventricular, mas o aumento atrial é, muitas vezes, tão grande que ofusca o componente ventricular do desvio. Um leve desvio da direita para a esquerda pode ser detectável, seja no nível atrial ou no nível intrapulmonar (por cauda do hiperfluxo e edema pulmonar). Um grande desvio da direita para a esquerda sugere resistência pulmonar superior à resistência sistêmica ou uma anomalia associada (p. ex., comunicação entre o seio coronário e o átrio esquerdo). A pressão arterial pulmonar varia entre os níveis normal e sistêmico, este último sugere um defeito completo do septo atrioventricular.

Ventriculografia esquerda revela uma anormalidade característica do ventrículo esquerdo, chamada "deformidade em pescoço de cisne". A borda medial do ventrículo esquerdo, quando vista em um filme anteroposterior, aparece em formato de concha por causa da margem inferior do defeito do coxim endocárdico e da presença de cordas anormais de fixação ao septo. Regurgitação mitral também é demonstrada pelo estudo. Em uma projeção oblíqua anterior esquerda ou incidência de quatro câmaras de uma ventriculografia esquerda, a válvula atrioventricular comum pode ser destacada.

Considerações cirúrgicas

Em pacientes com um defeito do tipo *ostium primum* e uma fenda da válvula mitral, que são assintomáticos ou têm poucos sintomas, a cirurgia pode ser adiada para além da infância e pode ser realizada com baixo risco. O defeito é fechado; e a fenda da válvula mitral é suturada, o que reduz consideravelmente o grau de regurgitação mitral.

Em pacientes com defeito completo do septo atrioventricular, cirurgia corretiva pode ser indicada a lactentes muito jovens e sintomáticos que costumam responder mal ao tratamento médico. Os autores costumam encaminhar os lactentes para uma cirurgia corretiva aos 2-3 meses de idade. O risco de doença vascular pulmonar desenvolver-se nos primeiros 6-9 meses de vida é alto, especialmente em pacientes com síndrome de Down.

Os resultados cirúrgicos são bons em quase todos os casos, embora alguns lactentes tenham uma válvula mitral de anatomia tão deficiente que é necessária substituição protética. Bloqueio AV induzido cirurgicamente é raro, mas é mais provável que com fechamento do defeito perimembranoso do septo interventricular. Ligadura da artéria pulmonar é benéfica em alguns casos, principalmente para pacientes com válvula AV ou ventricular de tamanho muito desequilibrado.

Tabela 4.1 Resumo dos defeitos com ausência de cianose e aumento do fluxo sanguíneo pulmonar (desvio da esquerda para a direita)

Malformação	Histórico					Exame físico		
	Preva-lência de gênero	Grande síndrome associada	Insuficiên-cia cardíaca congestiva	Idade em que o sopro foi ouvido pela primeira vez	Pressão de pulso	Frêmito	Sopro	Grau de divisão em S_2
Defeito do septo atrial	F > M	Holt-Oram	Raro	5 anos	Normal	Raro	Sopro de ejeção sistólica grau I-III, área pulmonar; ruído tricúspide diastólico médio	Divisão fixa, ampla
Defeito do septo interventri= cular	M > F	Trissomia do cromossomo 21, 13, 18	± Início 1-2 meses	6 semanas	Normal	Precordial	Grau IV holossistólico, borda esternal esquerda; ruído mitral diastólico médio	Normal
Ducto arterioso permeável	F > M	Baixo peso ao nascer, rubéola	± Início 1-2 meses	Infância	Ampla	Precordial superior (±); SSN (±)	Contínuo (mais velho) ou ejeção sistólica (neonato); ruído apical diastólico médio	Normal
Defeito do coxim endocárdico	F = M	Trissomia do cromossomo 21	± Início 1-2 meses	Infância	Normal	Apical (±)	Sopro holossistólico apical de grau I-IV; sopro de ejeção sistólica, área pulmonar; ruído diastólico médio	Divisão fixa, ampla

(Continua)

Tabela 4.1 (Cont.)

Malformação	Eletrocardiograma					Radiografia de tórax	
	Eixo (QRS)	Aumento atrial	Hipertrofia/aumento ventricular	Outros	Aumento do átrio esquerdo	Aumento aórtico
Defeito do septo atrial	Normal ou direito	Nenhum ou direito	Direito	RBBB incompleto (RSR' em V_1)	Ausente	Ausente
Defeito do septo interventricular	Normal ou direito	Nenhum ou esquerdo	Nenhum (defeito pequeno); esquerdo (defeito médio); biventricular (defeito grande); direito (R_p alto)		Presente	Ausente
Ducto arterioso permeável	Normal	Nenhum ou esquerdo	Nenhum (defeito pequeno); esquerdo (defeito médio); biventricular (defeito grande); direito (R_p alto)		Presente	Presente
Defeito do coxim endocárdico	Esquerdo	Direito, esquerdo ou ambos	Biventricular	RBBB incompleto (RSR' em V_1)	Presente	Ausente

F, feminino; M, masculino; RBBB, bloqueio do feixe do ramo direito; R_p, resistência vascular pulmonar; S_2, segunda bulha cardíaca; SSN, incisura supraesternal; ±, pode estar presente ou ausente.

4. Anomalias com desvio da esquerda para a direita em crianças

> *Resumo*
>
> Defeito do septo atrioventricular engloba um grupo de anomalias envolvendo partes específicas dos septos, atrial e ventricular, e válvulas AV adjacentes. Os achados clínicos e laboratoriais refletem o desvio atrial da esquerda para a direita e a regurgitação mitral. O eletrocardiograma, mostrando desvio do eixo para a esquerda, hipertrofia atrial e ventricular e bloqueio incompleto do feixe do ramo direito, é bastante diagnóstico. Estudos de radiografias revelam o aumento de cada câmara cardíaca. Os detalhes anatômicos da anomalia são claramente identificados pela ecocardiografia. As características anatômicas do defeito complicam a correção cirúrgica.

> *Resumo dos desvios da esquerda para a direita*
>
> Certas generalizações podem ser feitas, com relação às condições cardíacas com um desvio da esquerda para a direita, que ajudam a compreender sua hemodinâmica e que podem ser aplicadas a outras lesões, como aquelas com misturas, discutidas em um capítulo posterior.
>
> Desvios que ocorrem distal à válvula mitral (VSD, PDA) têm certas características gerais. O fluxo através do defeito depende do tamanho do defeito ou das resistências relativas dos sistemas vasculares, pulmonar e sistêmico. Portanto, eventos sistólicos influenciam, principalmente, no desvio. Carga de volume é colocada no lado esquerdo do coração e pode levar à insuficiência cardíaca congestiva. Aumento do átrio esquerdo, sopro diastólico apical e hipertrofia ventricular esquerda são outras manifestações do excesso de volume no lado esquerdo do coração.
>
> Desvios que ocorrem proximal à válvula mitral (ASD) têm outras características. O desvio depende da flexibilidade relativa dos ventrículos e, portanto, é influenciado, predominantemente, por eventos diastólicos. Insuficiência cardíaca congestiva é incomum em anomalias cardíacas sem complicações, porque a carga de volume é colocada sobre o ventrículo direito. Aumento do átrio esquerdo está ausente. O eletrocardiograma mostra um padrão de sobrecarga de volume ventricular direito, e sopro diastólico tricúspide pode estar presente.

As características e os achados clássicos das quatro principais condições acianóticas associadas ao aumento do fluxo sanguíneo pulmonar são apresentados na Tabela 4.1.

Capítulo 5
Condições que obstruem o fluxo sanguíneo em crianças

Coarctação da aorta	150
Histórico	151
Exame físico	152
Eletrocardiograma	153
Radiografia de tórax	154
Ecocardiograma	156
Cateterização cardíaca e angiografia	156
Tratamento	156
Histórico natural	158
Estenose aórtica	159
Estenose valvar aórtica	161
Estenose subaórtica membranosa discreta	168
Estenose aórtica supravalvar	170
Estenose pulmonar	173
Estenose pulmonar valvar	174
Estenose pulmonar secundária à válvula pulmonar displásica	179
Estenose de artéria pulmonar periférica	181

Embora as doenças que levam à obstrução do fluxo sanguíneo a partir do coração sejam comuns em crianças, aquelas que causam obstrução do fluxo de entrada, como estenose mitral, são raras. Neste capítulo, portanto, a ênfase é colocada na coarctação e estenose aórtica e estenose pulmonar.

Cardiologia pediátrica: Guia Essencial de Bolso, Terceira Edição.
Walter H. Johnson, Jr. e James H. Moller.
© 2014 John Wiley & Sons, Ltd. Publicado em 2014 by John Wiley & Sons, Ltd.

> Cada um desses quadros obstrutivos tem dois grandes efeitos sobre a circulação:
>
> (1) Fluxo de sangue através da obstrução é turbulento, levando a um sopro de ejeção sistólica e dilatação do grande vaso, além da obstrução.
> (2) A pressão sistólica está elevada proximal à obstrução, levando à hipertrofia miocárdica proporcional ao grau de obstrução.

A gravidade da obstrução varia consideravelmente entre os pacientes. Quanto menor for o orifício da obstrução, maior é o nível de pressão sistólica necessária para ejetar o débito cardíaco através da obstrução. Esse princípio é representado pela equação a seguir:

$$\text{Tamanho do orifício} = \text{Constante} \times \frac{\text{Débito cardíaco}}{\sqrt{\text{Diferença de pressão através da obstrução}}}$$

> A principal resposta à obstrução é a hipertrofia do miocárdio, não dilatação ventricular.

Durante a infância, o coração geralmente mantém a pressão sistólica ventricular elevada, sem dilatação. Por fim, aumento ventricular pode aparecer porque se desenvolve fibrose miocárdica. As mudanças fibróticas ventriculares ocorrem de um desequilíbrio entre a demanda e a oferta de oxigênio ao miocárdio. Na maioria das crianças, o fluxo sanguíneo arterial coronariano é normal, mas com hipertrofia ventricular, a demanda de oxigênio do miocárdio aumenta.

As exigências de oxigênio do miocárdio estão, em grande parte, dedicadas ao desenvolvimento da tensão miocárdica e, portanto, estão diretamente relacionadas com o nível de pressão sistólica ventricular e o número de vezes por minuto em que o coração deve desenvolver esse nível de pressão. Assim, pressão sistólica ventricular elevada e taquicardia aumentam, consideravelmente, o consumo de oxigênio pelo miocárdio.

Com o exercício, as exigências de oxigênio do miocárdio aumentam ainda mais em uma lesão obstrutiva por dois motivos: (1) aumento do débito cardíaco; assim, de acordo com a relação mostrada anteriormente, pressão sistólica ventricular também aumenta; (2) com o exercício, a frequência cardíaca aumenta.

Se as crescentes exigências de oxigênio do miocárdico não podem ser atendidas, ocorre isquemia miocárdica e, por fim, leva à fibrose miocárdica. Essas alterações do miocárdio ocorrem com o passar do tempo e levam a sinais e sintomas. Com o desenvolvimento de fibrose suficiente, as propriedades contráteis do ventrículo são afetadas, de modo que se desenvolvem dilatação ventricular e aumento cardíaco.

Como um grupo, os quadros obstrutivos estão associados à vascularidade pulmonar normal, porque o débito cardíaco é igual e normal em ambos os lados do coração e não há desvio.

Crianças com lesões obstrutivas geralmente apresentam poucos sintomas, mas grau severo de obstrução leva à insuficiência cardíaca congestiva em recém-nascidos e crianças novas.

COARCTAÇÃO DA AORTA

Coarctação da aorta (Figura 5.1) é um estreitamento da aorta descendente, que ocorre do lado oposto ao local do ducto arterioso.

Tradicionalmente, coarctação da aorta tem sido definida por sua relação com o ducto arterioso, seja permeável ou ligamentoso. Essa relação tem sido descrita como pré-ductal ou pós-ductal. No entanto, praticamente todas as coarctações da aorta estão localizadas justaductal (ou seja, ocorrem na parede da aorta oposta ao ducto arterioso).

Coarctação pode ocorrer como constrição localizada da aorta ou como hipoplasia tubular do arco aórtico e aorta proximal descendente. Em geral, pacientes com hipoplasia tubular do arco aórtico desenvolvem insuficiência cardíaca no período neonatal ou início da infância. A coartação em crianças mais velhas geralmente é discreta e está localizada distal à origem da artéria subclávia esquerda. Correção e tratamento pré-operatório dependem mais das lesões associadas, como hipoplasia do arco, do que da relação precisa da coarctação com o ducto.

A aorta descendo além da coarctação geralmente mostra dilatação pós-estenótica. Pelo menos 50% dos pacientes têm uma válvula aórtica bicúspide coexistente.

A coarctação da aorta apresenta obstrução mecânica ao débito do ventrículo esquerdo. A pressão proximal à coarctação é elevada, enquanto aquela além da obstrução é normal ou inferior ao normal; essa diferença de pressão arterial é a principal característica diagnóstica da coarctação. Em resposta à diferença de pressão entre os compartimentos proximal e distal da aorta, artérias colaterais desenvolvem-se entre a aorta ascendente de alta pressão e a descendente de baixa pressão.

Vasos colaterais desenvolvem-se em qualquer sistema vascular quando existe uma diferença de pressão. Esses vasos representam aumento das pequenas artérias que ocorre naturalmente, conectando os componentes de alta e baixa pressão. O sangue flui através desses vasos conectantes, e o volume do fluxo aumenta lentamente, levando a uma eventual dilatação dos vasos. As artérias mamária interna e intercostal são os vasos colaterais que ocorrem com mais frequência na coarctação da aorta.

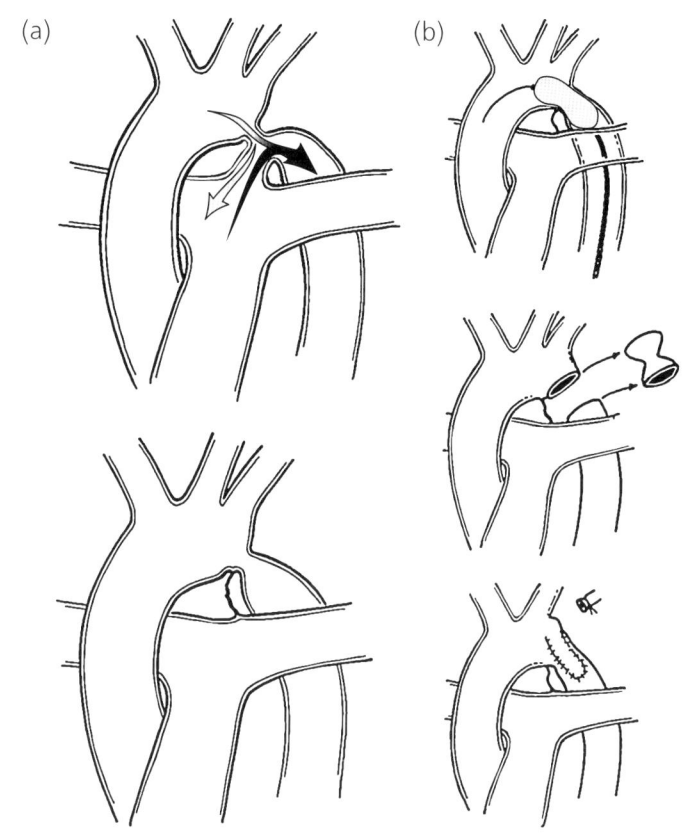

Figura 5.1 Coarctação da aorta. (a) Circulação central antes e depois do fechamento ductal; (b) opções de reparo.

Hipertrofia ventricular esquerda desenvolve-se em resposta à pressão sistólica elevada proximal à coarctação.

Histórico

Embora a maioria das crianças com coarctação da aorta seja assintomática durante a infância, 10% desenvolve insuficiência cardíaca congestiva durante o período neonatal ou início da infância. Neste último grupo, é importante reconhecer a lesão, porque um tratamento adequado pode salvar vidas.

Crianças mais velhas raramente desenvolvem insuficiência cardíaca congestiva; em vez disso, elas apresentam queixas, como dores de cabeça, relacionadas com a hipertensão sistólica na parte superior do corpo. O sintoma bastante comum de dor torácica na infância e adolescência, benigno na maioria dos jovens, ocorre ocasionalmente em pacientes com coarctação e pode ser um péssimo sinal de isquemia miocárdica secundária à hipertrofia ventricular esquerda grave.

Coarctação da aorta predomina no sexo masculino com uma proporção de 1.5:1. Quando a coarctação da aorta ocorre no sexo feminino, síndrome de Turner deve ser considerada e análise cromossômica realizada, quando necessário. Alguns pacientes com síndrome de Turner apresentam achados sutis e, muitas vezes, escapam à detecção clínica.

Se a coarctação da aorta não leva à insuficiência cardíaca congestiva, a condição pode passar despercebida até a idade pré-escolar, quando um sopro é ouvido, ou mais tarde, com a detecção da hipertensão.

Exame físico

A maioria dos pacientes apresenta crescimento e desenvolvimento normais; muitos têm um porte atlético. Em recém-nascidos ou lactentes, os sintomas da insuficiência cardíaca congestiva podem estar presentes e serem profundos. Graus leves de acrocianose e manchas da pele podem estar presentes por causa do edema pulmonar e da perfusão ruim, mas esses sinais são comuns em lactentes saudáveis quando é frio.

Diagnóstico clínico da coarctação da aorta está apoiado na identificação de uma diferença de pressão arterial entre as extremidades superior e inferior. Essa informação pode ser obtida por meio de palpação das artérias radial e femoral. Se for encontrada uma diferença substancial entre as duas, deve-se suspeitar de coarctação da aorta.

Além disso, encontrar pulsos radiais muito nítidos e bruscos em lactentes leva à consideração de coarctação da aorta; pulsos radiais costumam ser difíceis de palpar nesta faixa etária.

Independentemente de os pulsos femorais parecerem diminuídos ou não, a pressão arterial deve ser medida em ambos os braços e uma perna, em cada criança com sopro. Coarctação da aorta passou despercebida em muitos pacientes, porque as "artérias femorais eram palpáveis".

A pressão arterial deve ser obtida por meio auscultatório direto ou com dispositivos automatizados (Capítulo 1). Devem ser usados manguitos de pressão arterial de largura adequada. Deve ser usado o maior manguito que se encaixa na extremidade. Em um paciente sem doença cardíaca, a pressão arterial deve ser a mesma nas extremidades superior e inferior. Se a pressão arterial estiver mais elevada nos braços do que nas pernas por 20 mmHg ou mais, a diferença é considerada significativa e indica coarctação da aorta. Usar um manguito de tamanho inadequado na perna pode aumentar artificialmente as pressões da perna, levando à falha para detectar uma diferença de pressão sistólica significativa, quando existente.

Em lactentes com insuficiência cardíaca congestiva secundária à coarctação grave da aorta, os valores da pressão arterial podem ser semelhantes nos braços e nas pernas, mas em níveis baixos em ambos os locais, porque o débito cardíaco está bastante reduzido. Contudo, após a estabilização desses lactentes, a diferença de pressão entre as extremidades superior e inferior costuma se tornar aparente.

Um ducto aberto, seja nativo ou por administração de prostaglandina, mascara um recém-nascido com coarctação e iguala os pulsos das extremidades superior e inferior, porque a extremidade aórtica do ducto fornece um desvio em torno da obstrução.

O exame do coração pode revelar aumento cardíaco. Palpação da incisura supraesternal revela uma pulsação aórtica notável e, talvez, um frêmito em pacientes com válvula aórtica bicúspide coexistentes. Um sopro de ejeção está presente ao longo da borda esternal, no ápice, e sobre a parte de trás, entre a escápula esquerda e a coluna vertebral no quarto interespaço. O sopro geralmente é de grau 2/6-3/6.

> É raro para um paciente com coarctação não ter um sopro sobre a parte posterior esquerda ao longo da coluna vertebral. Esta é uma valiosa pista diagnóstica.

Um clique de ejeção sistólica aórtica muitas vezes é ouvido, indicando dilatação da aorta ascendente a partir de uma válvula aórtica bicúspide coexistente. A intensidade do componente aórtico da segunda bulha cardíaca pode estar aumentada. Em um lactente com insuficiência cardíaca congestiva, achados auscultatórios podem estar atenuados até que o desempenho cardíaco melhore.

Eletrocardiograma

Os achados eletrocardiográficos variam de acordo com a idade do paciente.

Recém-nascido

No neonato e na primeira infância, o eletrocardiograma geralmente revela hipertrofia ventricular direita.

Foram dadas várias explicações para este achado aparentemente paradoxal. Se o ducto arterioso permanecer permeável, o ventrículo direito, em virtude da sua comunicação através da artéria pulmonar e do ducto arterioso, continua a trabalhar contra a resistência imposta pela circulação sistêmica. Em outros pacientes com coarctação da aorta e ducto arterioso permeável, o ventrículo esquerdo é hipoplásico; portanto, o eletrocardiograma mostra um padrão de hipertrofia do ventrículo direito. Hipertrofia ventricular direita também foi explicada pelo desenvolvimento de hipertensão pulmonar secundária à insuficiência ventricular esquerda. A carga depositada no ventrículo direito do feto, normalmente cerca de 60% do débito combinado de ambos os ventrículos fetais, pode aumentar porque menos sangue consegue atravessar o ventrículo esquerdo e passar através do istmo aórtico estreito.

> Independentemente de sua origem, o padrão típico de coarctação da aorta em um lactente sintomático é a hipertrofia ventricular direita e ondas T invertidas nas derivações precordiais esquerdas.

Posteriormente, o eletrocardiograma muda para um padrão de hipertrofia ventricular esquerda.

Lactentes mais velhos

Em lactentes mais velhos com coarctação grave da aorta ou com obstrução coexistente do fluxo de saída da aorta e fibroelastose endocárdica (representando cicatriz subendocárdica) do ventrículo esquerdo, está presente um padrão de hipertrofia ventricular esquerda, ondas T invertidas e depressão ST do segmento nas derivações precordiais esquerdas. Essas anormalidades da repolarização ventricular costumam ser sinais de prognóstico ruim.

Pacientes mais velhos

Em pacientes mais velhos com coarctação da aorta, as derivações precordiais mostram hipertrofia ventricular esquerda ou padrão normal.

Radiografia de tórax

Em lactentes sintomáticos, aumento cardíaco significativo está presente, com cardiomegalia consistindo, principalmente, de aumento do ventrículo e do átrio esquerdos. Os campos pulmonares mostram um padrão reticular difuso do edema pulmonar e de congestão venosa pulmonar.

Em crianças mais velhas, tamanho cardíaco e vasculatura pulmonar geralmente são normais. Muitas vezes, a aparência da aorta descendente é diagnóstico de coarctação da aorta, mostrando dilatação pós-estenótica. A suspensão de bário mostra um sinal E. A parte superior de E é formada pelo segmento da aorta proximal até a coarctação, e a porção inferior de E é formada pelo desvio do bário a partir da dilatação pós-estenótica. Na radiografia simples de tórax, muitas vezes o lado esquerdo da aorta torácica apresenta densidades de tecidos moles na forma do número três, espelhando o sinal de bário. A parte superior do sinal do três representa o botão aórtico, e a parte inferior representa a dilatação pós-estenótica. Esses achados ajudam a identificar a extensão da coarctação.

A aorta ascendente pode estar saliente com válvula aórtica bicúspide coexistente. Corrosão da costela (Figura 5.2) pode ser aparente em crianças mais velhas e adolescentes, mas sua ausência descarta o diagnóstico de coarctação. As margens inferiores das costelas superiores mostram um recorte causado pela pressão das artérias intercostais grandes e tortuosas servindo como colaterais.

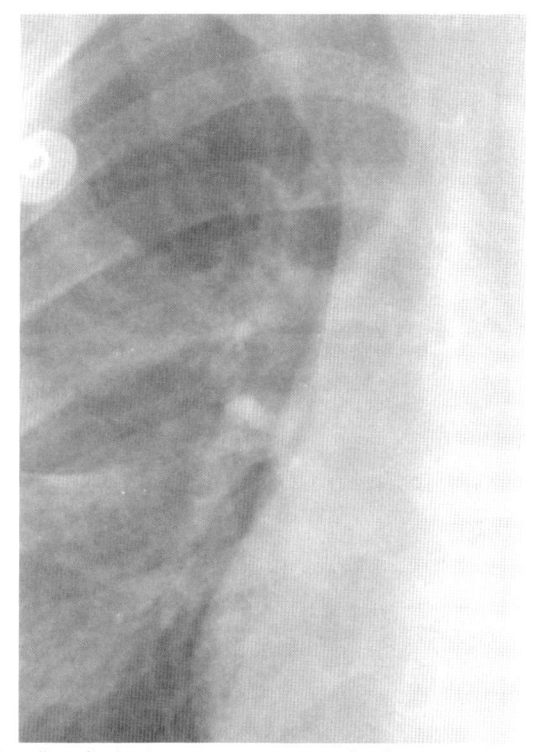

5. Condições que obstruem o fluxo sanguíneo em crianças   **155**

Figura 5.2 Radiografia de tórax em coarctação. Detalhe da corrosão da costela.

Resumo dos achados clínicos

Se o paciente é um lactente com insuficiência cardíaca congestiva ou está assintomático, o diagnóstico clínico baseia-se na demonstração da diferença de pressão arterial entre os braços e uma perna. Outros achados, como aqueles do eletrocardiograma e radiografia de tórax, refletem a gravidade da condição. Destaque da aorta ascendente na radiografia de tórax e clique de ejeção sistólica apical indicam uma válvula aórtica bicúspide coexistente.

Ecocardiograma

Imagens de corte transversal do arco aórtico, geralmene mais bem obtidas com o transdutor posicionado perto da incisura supraesternal, revelam estreitamento no local da coarctação. Em alguns pacientes, hipoplasia do segmento transverso do arco aórtico se estende até a coarctação. A aorta descendente torácica proximal, distal à coarctação, pode ter tamanho normal ou pode estar um pouco dilatada, representando dilatação pós-estenótica.

Doppler colorido mostra uma perturbação (turbulência) do sinal na estenose, e o Doppler espectral mostra um fluxo de alta velocidade do arco aórtico transverso para a aorta descendente com um padrão contínuo (estendendo-se da sístole para a diástole).

Em recém-nascidos, o diagnóstico pode ser difícil enquanto o ducto arterioso permanecer grande. O fluxo através do ducto neonatal na coarctação é bidirecional, muitas vezes é, predominantemente, da direita para a esquerda (da artéria pulmonar para aorta). Esta é uma pista ecocardiográfica importante para o diagnóstico.

O ecocardiograma fornece uma rápida avaliação do tamanho e da função da hipertrofia ventricular esquerda, e também possibilita o diagnóstico de possíveis lesões associadas, como válvula aórtica bicúspide, malformações da válvula mitral e defeito do septo interventricular.

Cateterização cardíaca e angiografia

Em geral, os achados clínicos e o ecocardiograma são suficientes para diagnosticar coarctação da aorta. Cateterização e a angiografia diagnósticas são desnecessárias, a menos que sejam realizadas em conjunto com dilatação por balão.

Dados de oximetria costumam ser normais, exceto em recém-nascidos com um grande ducto. Medidas de pressão demonstram hipertensão sistólica proximal à coarctação e um gradiente no local da coarctação, muitas vezes, drasticamente demonstrado pelo retrocesso do cateter através da lesão durante registro de pressão.

Tratamento
Tratamento clínico antes do alívio do gradiente

Lactentes com coarctação da aorta que desenvolvem insuficiência cardíaca congestiva costumam responder ao tratamento médico após algumas horas e, em seguida, são submetidos a um reparo bem-sucedido. Lactentes que não respondem, prontamente, ao tratamento médico, ou à reabertura do ducto com prostaglandina, podem exigir reparo de emergência. O risco cirúrgico é maior nesses pacientes.

Avaliação na preparação para alívio do gradiente

Para tornar as decisões cirúrgicas apropriadas, o local exato da coarctação da aorta deve ser conhecido. Isso é feito através da integração das informações do exame físico e por imagens diretas da lesão por ecocardiografia, angiografia, MRI/MRA ou CTA.

A extensão distal da coarctação pode ser reconhecida pela identificação da dilatação pós-estenótica, e a extensão proximal, pela pressão arterial nos dois braços. Geralmente, os registros são semelhantes em ambos os braços, indicando que a coartação está localizada distalmente na artéria subclávia esquerda. Ocasionalmente, a pressão arterial do braço esquerdo é menor que a do braço direito, indicando que a coartação da aorta envolve a origem da artéria subclávia esquerda e, portanto, um segmento mais longo da aorta.

Muitas vezes, as imagens ecocardiográficas são limitadas pelo tamanho dos pacientes mais velhos. MRI/MRA e CTA são técnicas particularmente úteis de imagem em adolescentes e adultos com coarctação, uma vez que o segmento coarctado da aorta tem pouco movimento durante o ciclo cardíaco.

Em um lactente com insuficiência cardíaca, o diagnóstico pode ser difícil, caso em que aortografia, MRI/MRA ou CTA podem ser úteis.

Cirurgia

Dois tipos principais de cirurgia para coarctação são amplamente utilizados.

Excisão e anastomose de uma ponta a outra. Uma coarctação discreta é excisada, e as duas extremidades da aorta são reanastomosadas. Uma incisão elíptica é feita para minimizar o estreitamento que pode acompanhar o crescimento do paciente e/ou encolhimento da cicatriz anastomótica.

Reparo do retalho subclávio. Em pacientes com uma aorta muito hipoplásica ou estenose de segmento longo, o local de reparo pode ser aumentado por meio de um corte distal na artéria subclávia esquerda, abrindo-a, linearmente, para criar um retalho de tecido vivo. As tentativas iniciais para aumentar o reparo do arco, com retalho pericárdico ou sintético, muitas vezes resultaram na formação tardia de aneurismas.

Embora os resultados cirúrgicos a longo prazo sejam muito bons, nenhuma técnica cirúrgica está livre do risco de reestenose tardia.

A cirurgia deve ser realizada na maioria dos pacientes com coarctação da aorta, quando o defeito é diagnosticado, exceto, talvez, em um lactente pequeno e prematuro, que pode ser aliviado com infusão de prostaglandina até atingir o peso ideal. Isso melhora a eficácia do reparo e minimiza o risco de reestenose tardia. O risco de mortalidade cirúrgica é baixo (inferior a 1 em 400) em pacientes com coarctação sem complicações.

Lactentes com graves anomalias associadas, como um defeito do septo interventricular muito grande, trato pequeno do fluxo de saída do ventrículo esquerdo e insuficiência ventricular esquerda associada, a partir de volume e sobrecarga de pressão, podem se beneficiar de um reparo em estágios. Fazer, primeiro, reparo da coarctação e ligadura da artéria pulmonar, muitas vezes, leva a uma melhora rápida na disfunção ventricular esquerda e eventual crescimento do trato de fluxo de saída. Várias semanas ou meses mais tarde, são feitos remoção da ligadura e o fechamento do defeito do septo interventricular. A mortalidade cirúrgica para reparo neonatal de estágio único de tais lactentes pode ser maior do que a de uma abordagem em vários estágios.

Cateterização intervencionista

Dilatação por balão da coarctação no momento da cateterização cardíaca tem sido bem-sucedida para coarctação nativa (anteriormente não operada) e reestenose pós-operatória.

Na reestenose pós-operatória, os resultados do gradiente de alívio são bons, e o risco de dilatação por balão é baixo, possivelmente devido ao suporte externo da região dilatada pela antiga cicatriz cirúrgica. Reoperação para reestenose tem risco aumentado em comparação com a dilatação por balão, em parte por causa da cicatriz cirúrgica, que deve ser dissecada para alcançar exposição.

Dilatação por balão da coarctação nativa evita algumas desvantagens cirúrgicas, mas em comparação com reparo cirúrgico, ela envolve uma maior chance de complicações imediatas, como extravasamento e complicações tardias de formação do aneurisma ou reestenose. A idade e o tamanho do paciente no momento da dilatação por balão influenciam os riscos e os resultados a longo prazo: pacientes mais jovens e menores têm maior risco.

Implantação de um *stent* metálico no momento da dilatação por balão pode diminuir o risco de formação de aneurisma, mas, em pacientes pequenos, os *stents* não permitem crescimento, consequentemente, repetir a dilatação por balão na região com *stent* geralmente é necessário.

Histórico natural

O local anastomótico após o reparo da coarctação pode não crescer na proporção do diâmetro de crescimento aórtico. Portanto, recoarctação pode se desenvolver, muitas vezes necessitando de uma segunda cirurgia quando o paciente for mais velho. Esta necessidade ocorre, mais frequentemente, entre crianças com uma aorta muito hipoplásica que foram operadas na infância. Acompanhamento de todos os pacientes operados inclui determinação periódica da pressão arterial nas extremidades superior e inferior.

Uma vez que metade dos pacientes com coarctação da aorta tem válvula aórtica bicúspide, eles estão em risco aumentado de desenvolvimento de endocardite em comparação com as pessoas com uma válvula aórtica normal; no entanto, profilaxia com antibióticos já não é mais recomendada para a maioria dos pacientes (Capítulo 12). O ciclo a longo prazo de pacientes com válvula aórtica bicúspide é variável, já que a válvula pode tornar-se lentamente regurgitante ou estenótica com a idade e, eventualmente, necessita de cirurgia valvar.

Após a cirurgia, alguns pacientes têm hipertensão persistente nos braços e nas pernas. Os motivos não são bem compreendidos, mas não parecem estar relacionados com os níveis elevados de renina e angiotensina. Reatividade vascular anormal tem sido demonstrada em pacientes com coarctação bem reparada. Após o reparo, alguns pacientes com pressão arterial de repouso normal têm uma resposta hipertensiva exagerada ao exercício. Essa hipertensão exige tratamento. Atraso no diagnóstico e na cirurgia corretiva até uma idade mais avançada na infância aumenta o risco de hipertensão sistêmica permanente.

> *Resumo*
>
> Coartação da aorta costuma ser uma condição facilmente diagnosticada. Na maioria dos pacientes ela requer tratamento, já que pode levar a vários problemas: insuficiência cardíaca congestiva, hipertensão e disfunção ventricular esquerda. Na maioria dos pacientes, cirurgia ou dilatação por balão é usada para aliviar a obstrução. Apesar do aparente sucesso anatômico da intervenção, recoarctação, hipertensão persistente e uma válvula aórtica bicúspide coexistente são problemas a longo prazo após alívio bem-sucedido do gradiente.

ESTENOSE AÓRTICA

Estenose aórtica pode ocorrer em uma das três localizações anatômicas (Figura 5.3). Em geral, estenose aórtica é causada por uma válvula estenótica congênita bicúspide ou unicúspide. Obstrução do fluxo de saída do ventrículo esquerdo também pode ocorrer abaixo da válvula aórtica, como um anel fibroso isolado (discreta estenose subaórtica membranosa) ou como hipertrofia septal [estenose subaórtica hipertrófica idiopática (ou seja, cardiomiopatia hipertrófica)] (Capítulo 9). Raramente, estenose aórtica está localizada na porção proximal da aorta ascendente (estenose aórtica supravalvar).

Independentemente do local da obstrução, o efeito sobre o ventrículo esquerdo é semelhante. Por causa da estenose, a pressão sistólica do ventrículo esquerdo aumenta para manter um débito cardíaco normal.

Em pacientes com estenose aórtica mais grave (menor área da válvula aórtica) para determinado débito cardíaco (CO), a pressão sistólica do ventrículo esquerdo é maior. Da mesma forma, quando o paciente se exercita, uma vez

> Essa relação pode ser ilustrada pela seguinte equação utilizada para calcular a gravidade da estenose aórtica valvar:
>
> $$AVA = \frac{AVF}{K\sqrt{LV - AO}},$$
>
> onde *AVA* é área da válvula aórtica (área do orifício estenótico; cm^2), *AVF* é o fluxo da válvula aórtica (fluxo de sangue que ocorre durante o período de ejeção sistólica, mL/s), *LV* é a pressão média do ventrículo esquerdo durante a ejeção (mmHg), *AO* a é pressão aórtica média durante a ejeção (mmHg) e *K* é uma constante.
>
> Essa equação utiliza dados obtidos na cateterização, especificamente a diferença média de pressão entre o ventrículo esquerdo e a aorta, essencialmente para obter velocidades.

> A área da válvula aórtica também pode ser calculada pela ecocardiografia com Doppler de forma mais direta, uma vez que a velocidade é diretamente medida.
> As velocidades médias, tanto proximal quanto distal, para a válvula aórtica são medidas por meio da integração da área sob as respectivas curvas Doppler (o tempo integral de velocidade ou *VTI*).
> Ao medir o diâmetro do trato de fluxo de saída do ventrículo esquerdo, a área de corte transversal proximal à estenose pode ser facilmente calculada.
> Volume *(V)* (cm³) pode ser encontrado quando o *VTI* (cm) é multiplicado pela área (cm²).
> Como o fluxo (volume/tempo) é o mesmo através do trato normal de fluxo de saída do ventrículo esquerdo através da válvula aórtica estenótica, na mesma quantidade de tempo, um período de ejeção sistólica, a seguinte equação pode ser derivada:
>
> $$AVA = \frac{(\pi d^2/4) \times VTI_{LVOT}}{VTI_{Ao}}$$
>
> onde *AVA* é a área da válvula aórtica (cm²), *d* é o diâmetro do trato de saída do ventrículo esquerdo (cm), VTI_{LVOT} é o tempo de velocidade integral do trato de fluxo de saída do ventrículo esquerdo, velocidade média (cm), e VTI_{Ao} é tempo integral de velocidade do fluxo da válvula aórtica, velocidade média (cm).
> Na prática, as velocidades máximas do Doppler no trato de fluxo de saída do ventrículo esquerdo e na aorta são, por vezes, substituídas pelas velocidades médias.

que a área da válvula aórtica está fixa, conforme o débito cardíaco aumenta, a pressão sistólica do ventrículo esquerdo aumenta como uma função ao quadrado (Figura 5.4).

O principal efeito de cada tipo de estenose aórtica sobre o coração é a elevação da pressão sistólica do ventrículo esquerdo, resultando em hipertrofia ventricular esquerda. Muitas características clínicas e laboratoriais da estenose aórtica estão relacionadas com a hipertrofia ventricular esquerda e seus efeitos. Devido à elevada pressão sistólica do ventrículo esquerdo, as demandas miocárdicas de oxigênio estão aumentadas. Durante o exercício, as demandas de oxigênio são ainda maiores, porque a frequência cardíaca e a pressão sistólica do ventrículo esquerdo aumentam. Se as necessidades de oxigênio não são atendidas, pode ocorrer isquemia do miocárdio, levando a síncope, dor torácica ou alterações no eletrocardiograma. Episódios recorrentes de isquêmica miocárdica podem levar à fibrose ventricular esquerda, que pode acabar evoluindo para insuficiência cardíaca e cardiomegalia.

Outras características clínicas da estenose aórtica estão relacionadas com a turbulência do fluxo sanguíneo através da área estenótica, manifestada por

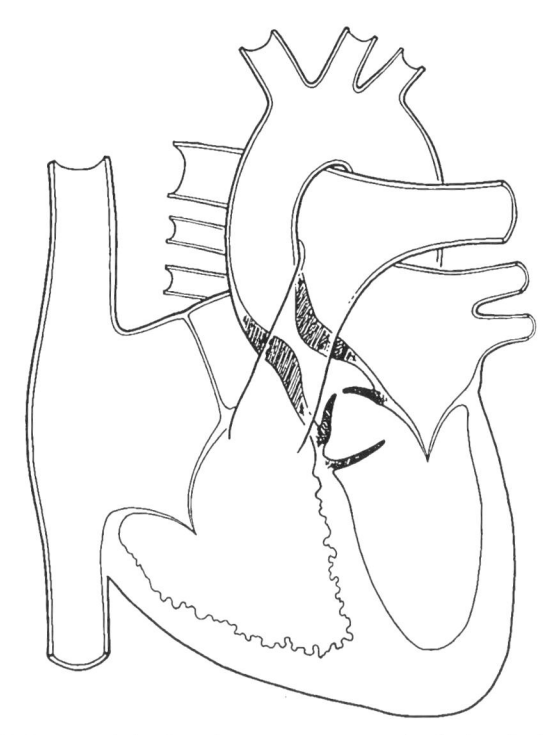

Figura 5.3 Estenose aórtica. Desenho composto mostrando três tipos de obstrução do fluxo de saída do ventrículo esquerdo: subvalvar (crista ou membrana fibromuscular), valvar e estenose aórtica supravalvar.

um sopro de ejeção sistólica, e na estenose aórtica valvar, manifesta-se por dilatação pós-estenótica da aorta ascendente.

Estenose valvar aórtica

Estenose valvar aórtica está relacionada com uma válvula unicúspide (de apresentação mais frequente em lactentes) ou válvula bicúspide congênita (geralmente aparece em crianças mais velhas e adultos) (Figura 5.3). Os orifícios das válvulas anormais são estreitos, acompanhados de vários graus de regurgitação em alguns pacientes.

Histórico

Estenose aórtica geralmente está associada ao sopro significativo ao nascimento. Na maioria das anomalias cardíacas, o sopro é, muitas vezes, reconhecido

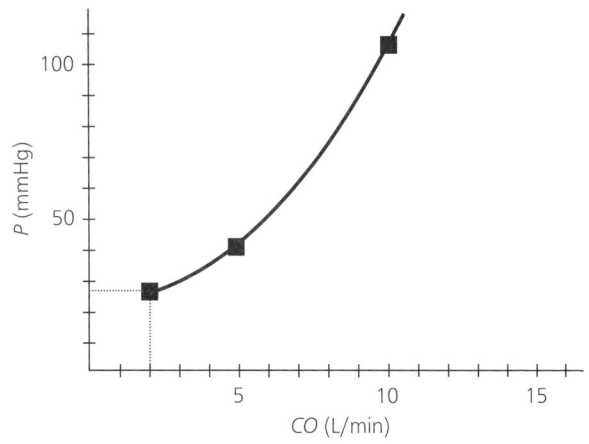

Figura 5.4 Efeito do exercício físico sobre o gradiente na estenose aórtica. Valores hipotéticos são mostrados. Em repouso, o débito cardíaco é de 2 L/min, e o gradiente sistólico é de 25 mmHg. São mostrados dois níveis de exercício. No exercício moderado, o débito cardíaco é de 5 L/min, e o gradiente é de 40 mmHg, mas no exercício máximo, o débito cardíaco é de 10 L/min, e o gradiente excede 100 mmHg. P, pressão; CO, débito cardíaco.

pela primeira vez mais tarde na infância. Estenose aórtica ocorre de 2 a 3 vezes mais frequentemente no sexo masculino.

Pacientes com estenose aórtica geralmente são assintomáticos durante toda a infância, mesmo quando a estenose é grave. Apenas 5% das crianças com estenose aórtica desenvolvem insuficiência cardíaca congestiva no período neonatal, mas pode se desenvolver mais tarde em crianças cuja estenose grave não foi aliviada. Pode ocorrer intolerância ao exercício, tão gradualmente, que não é percebida pelos pais e professores. Algumas crianças assintomáticas, conforme se aproximam da adolescência, podem desenvolver episódios de dor torácica anginosa. Esses episódios significam isquemia miocárdica e podem preceder morte súbita.

Síncope, outro sintoma grave da estenose aórtica, pode ocorrer durante o exercício. Esse sintoma também tem sido associado à morte súbita.

Exame físico

Vários achados clínicos sugerem o diagnóstico de estenose aórtica valvar. Com lesões estenóticas graves, a pressão de pulso fica estreita e os pulsos periféricos parecem fracos, mas, na maioria dos pacientes, os pulsos são normais. Um frêmito pode estar presente na área aórtica ao longo da borda esternal direita superior e na incisura supraesternal.

Um sopro de ejeção sistólica aórtica começa logo após a primeira bulha cardíaca e se estende para o componente aórtico da segunda bulha. Em crianças mais velhas, o sopro está localizado na área aórtica, mas, na infância, é mais proeminente ao longo da borda esternal esquerda; devido a essa localização, pode ser confundida com sopro do defeito do septo interventricular. O sopro de estenose aórtica transmite, caracteristicamente, para as artérias carótidas. No entanto, em crianças normais um ruído arterial carotídeo sistólico funcional pode ser ouvido; portanto, um sopro no pescoço não é, por si só, prova de diagnóstico de estenose aórtica valvar.

Geralmente, um sopro acompanha um clique de ejeção sistólica em que reflete a dilatação pós-estenótica da aorta. Cliques de ejeção aórtica são ouvidos melhor no ápice cardíaco, quando o paciente está reclinado, e também podem ser ouvidos sobre a parte inferior esquerda das costas. Em geral, o clique está presente na estenose aórtica leve e pode estar ausente na estenose grave.

Em cerca de 30% das crianças com estenose aórtica, sopro diastólico precoce e suave de insuficiência aórtica é ouvido ao longo da borda esternal esquerda.

Eletrocardiograma

O eletrocardiograma (Figura 5.5) costuma revelar um eixo QRS normal, mas, em alguns poucos pacientes, é observado desvio do eixo para a esquerda, sugerindo hipertrofia ventricular esquerda grave. O achado proeminente é hipertrofia ventricular esquerda, que geralmente se manifesta por ondas S profundas na derivação V_1, e as ondas R normais ou altas na derivação V_6.

A atenção deve ser direcionada para as alterações no segmento ST e para as ondas T na derivação precordial V_5 e V_6. O desenvolvimento de inversão da onda T e a depressão do segmento ST indicam hipertrofia e tensão ventricular esquerda cada vez mais significativas. Tensão ventricular esquerda é um aviso; as poucas crianças com estenose aórtica que morrem subitamente costumam manifestar essas alterações eletrocardiográficas de repolarização ventricular anormal.

Ocasionalmente, em lactentes e, em menor frequência, em crianças mais velhas, ocorre aumento atrial esquerdo.

Radiografia de tórax

O tamanho cardíaco é normal na maioria das crianças com estenose aórtica, porque o volume de sangue no coração é normal. Cardiomegalia ocorre em lactentes com estenose grave e insuficiência cardíaca congestiva. Raramente ocorre em crianças mais velhas; quando presente, indica fibrose miocárdica do ventrículo esquerdo. Estenose grave pode apresentar-se com tamanho cardíaco normal. A aorta ascendente está saliente por causa da dilatação pós-estenótica. A vasculatura pulmonar é normal, a menos que tenha ocorrido disfunção ventricular esquerda evidente, ponto em que as marcações venosas pulmonares estão aumentadas.

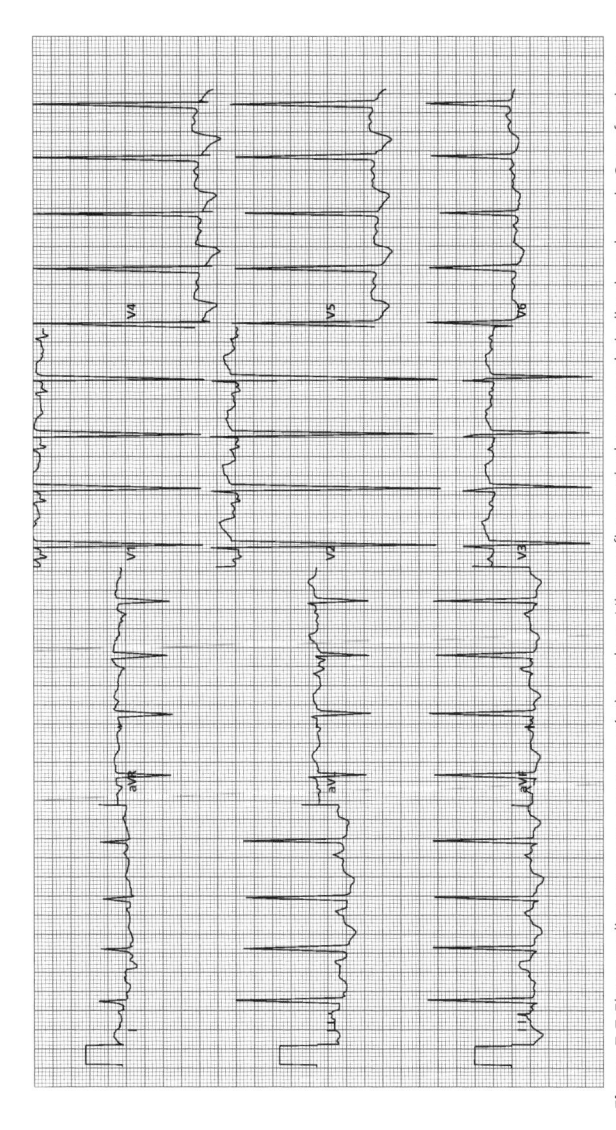

Figura 5.5 Eletrocardiograma em estenose aórtica valvar. Hipertrofia ventricular esquerda indicada pela onda S profunda na derivação V_1 e onda R alta na derivação V_5. Ondas T invertidas nas derivações precordiais esquerdas. Ondas P bifásicas em V_1 indicam aumento do átrio esquerdo.

> *Resumo dos achados clínicos*
> Um sopro de ejeção aórtica, frequentemente associado a frêmito na incisura supraesternal, indica que o local da obstrução está na área de fluxo de saída do ventrículo esquerdo. Aorta ascendente proeminente na radiografia de tórax e presença de um clique de ejeção sistólica refletem dilatação pós-estenótica da aorta ascendente. O eletrocardiograma mostra hipertrofia ventricular esquerda. Dor no tórax, síncope, alterações nas ondas ST e T e cardiomegalia são achados graves, indicando suprimento insuficiente de oxigênio ao miocárdio, e deve haver alívio da estenose.

Histórico natural

Estenose valvar aórtica progride. Dois processos são responsáveis pelo desenvolvimento de fibrose miocárdica e pela diminuição absoluta ou relativa (por causa do crescimento diferencial) do tamanho do orifício valvar aórtico estenótico por mudanças cartilaginosas e, em última análise, calcificação valvar.

Pacientes com estenose aórtica congênita leve podem viver 50 anos ou mais antes do aparecimento dos sintomas, representando uma síndrome da estenose aórtica calcificada na idade adulta.

Ecocardiograma

A arquitetura da válvula aórtica pode ser determinada com grande precisão por ecocardiografia transversal. Uma válvula aórtica normal possui três folhetos que parecem finos, completamente abertos na sístole, e completamente fechados (coaptados), sem prolapso, na diástole. Em contraste, válvulas aórticas estenóticas costumam ser unicúspides ou bicúspides com folhetos de aparência grossa, altamente ecorreflexivos que não abrem totalmente na sístole, produzindo a aparência de uma cúpula em sua excursão máxima. Essas válvulas estenóticas raramente apresentam prolapso.

Doppler colorido proporciona um meio altamente sensível para detectar regurgitação aórtica, muitas vezes quando não pode ser detectada pelo método auscultatório.

Doppler espectral permite uma estimativa precisa do gradiente de pressão através da válvula estenótica. O gradiente estimado usando a velocidade máxima representa um gradiente de pico sistólico instantâneo, que geralmente é de 25-30% mais do que gradiente sistólico pico a pico obtido na cateterização cardíaca. Um gradiente Doppler médio pode aproximar mais os valores obtidos pela cateterização.

A área da válvula aórtica pode ser estimada com Doppler e medidas 2D da superfície do trato de fluxo de saída normal proximal à válvula obstruída.

A ecocardiografia permite a medição precisa da função, do aumento e da hipertrofia ventricular esquerda. A presença de regurgitação da válvula mitral, mesmo na ausência de um sopro pansistólico, sugere disfunção ventricular esquerda.

Recém-nascidos com grave obstrução aórtica podem ter um endocárdio altamente eco-reflexivo (fibroelastose endocárdica) que representa cicatrizes da isquemia subendocárdica intrauterina.

Cateterização cardíaca

Cateterização cardíaca pode ser indicada quando as crianças se tornam sintomáticas ou desenvolvem alterações eletrocardiográficas ou ecocardiográficas. Ela é usada para dilatação por balão da estenose aórtica valvar.

Os dados de oxigênio geralmente são normais. O achado importante é uma diferença de pressão sistólica através da válvula aórtica (Figura 5.6a). Esse gradiente reflete o grau de obstrução. Para avaliar adequadamente a gravidade, o débito cardíaco deve ser medido, já que o gradiente depende dele também.

Durante a cateterização cardíaca, as medidas de ambas as pressões e do débito cardíaco podem ser feitas simultaneamente; com essa informação, o tamanho do orifício estenótico pode ser calculado de acordo com a equação mostrada anteriormente.

Aortografia ou ventriculografia esquerda é realizada rotineiramente para mostrar os detalhes da válvula aórtica e as estruturas vasculares e cardíacas circundantes. O aortograma pode ser utilizado para avaliar regurgitação aórtica valvar coexistente.

Dilatação por balão é comumente realizada para reduzir o gradiente. Um balão montado no cateter, cheio de fluido e inflado com diâmetro semelhante ao diâmetro do anel da válvula aórtica é posicionado por meio da válvula aórtica e rapidamente inflado e desinflado. A dilatação por balão pode resultar em regurgitação valvar, já que regurgitação na pré-dilatação aórtica não foi grave, qualquer aumento é bem tolerado.

Considerações cirúrgicas

Alívio do gradiente de estenose aórtica, por dilatação por balão ou cirurgia cardíaca, é indicado para pacientes com sintomas significativos ou para aqueles cujos dados de cateterização ou ecocardiograma indicam estenose moderada ou grave.

Gradiente de estenose aórtica – indicações para intervenção
Ecocardiograma – Doppler
    Gradiente de pico sistólico instantâneo (PISG) = 70-80 mmHg
    Gradiente médio = 45-50 mmHg
Cateterização
    Gradiente de pressão sistólica pico a pico = 50-60 mmHg
Cateterização ou ecocardiograma – Doppler
    Área da válvula aórtica (AVA) ≤ 0,5-0,7 cm^2/m^2

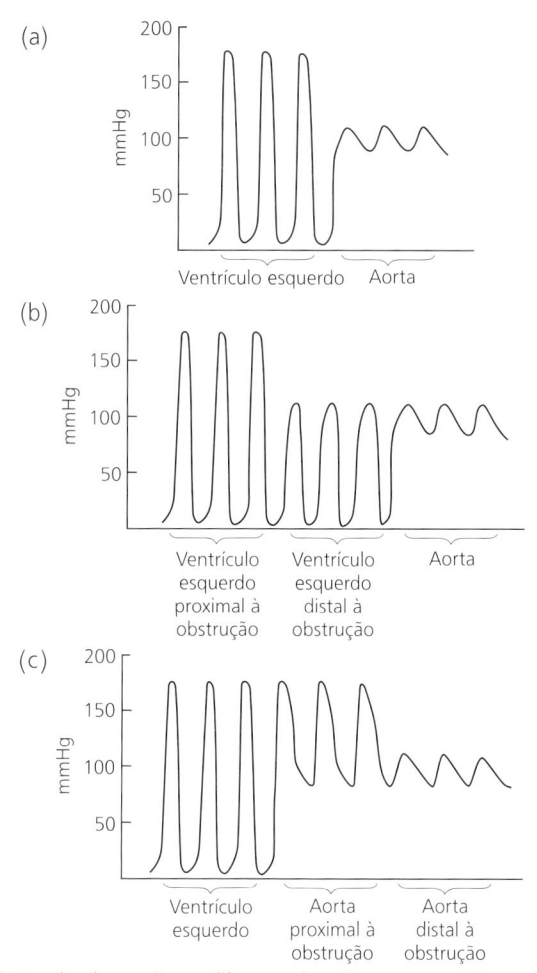

Figura 5.6 Traçados de pressão em diferentes tipos de estenose aórtica conforme o cateter é retirado do ventrículo esquerdo para a aorta. (a) Estenose aórtica valvar; (b) estenose aórtica subvalvar; (c) estenose aórtica supravalvar.

Esses critérios não são absolutos; a decisão de intervir varia entre centros cardíacos e com a modalidade diagnóstica utilizada, e depende da idade e da condição do paciente.

Em crianças, a válvula estenótica costuma ser maleável o suficiente para valvotomia ou valvoplastia, de modo que a substituição da válvula aórtica por prótese ou homoenxerto (válvula cadavérica humana) não é necessária. Por fim, crianças que sofreram de valvotomia aórtica podem precisar de uma prótese ou homoenxerto na idade adulta, se a válvula ficar calcificada ou rígida, ou mais cedo, se a válvula desenvolver regurgitação importante.

Nenhuma válvula de substituição atualmente disponível é perfeita: as próteses mecânicas são de longa duração, porém trombogênicas, portanto, anticoagulação é necessária; as válvulas de homoenxerto, embora livres de complicações trombogênicas, são de duração mais curta por causa da destruição por calcificação em uma taxa imprevisível.

Uma alternativa é o procedimento de autoenxerto de Ross, no qual a válvula pulmonar normal do paciente é excisada e colocada em posição aórtica. A válvula de homoenxerto é colocada em posição pulmonar, onde a dilatação com balão ou revisão cirúrgica futura é menos arriscada por causa de sua localização e presença anterior mais acessível, no lado pulmonar da circulação. Maior risco cirúrgico e longevidade da válvula pulmonar nativa do paciente, funcionando na posição aórtica têm tido limitações com a cirurgia de Ross.

> *Resumo*
> Na estenose valvar aórtica está presente um frêmito na incisura supraesternal associado a um sopro de ejeção sistólica na área aórtica e com um clique de ejeção sistólica aórtica. A radiografia de tórax pode apresentar cardiomegalia, mas, geralmente, aparece normal. O eletrocardiograma pode apresentar hipertrofia ventricular esquerda e anormalidades de repolarização. O ecocardiograma é o exame laboratorial mais importante para acompanhar o ciclo do paciente. A estimativa ecocardiográfica do grau de obstrução ou sintomas, como dor torácica ou síncope, alerta o prestador de serviços que são necessários estudos diagnósticos e intervenção adicionais. Alívio da obstrução por valvotomia ou valvoplastia pode ser feito com baixo risco em crianças com estenose moderada ou grave.

Estenose subaórtica membranosa discreta

Esta é a segunda forma mais comum de obstrução do fluxo de saída do ventrículo esquerdo, mas muito menos frequente que a estenose valvar aórtica. Essa obstrução é uma membrana fibromuscular com pequeno orifício central, localizado no ventrículo esquerdo, geralmente a 1 cm da válvula aórtica (Figura 5.3). Um jato de sangue passa através do orifício e atinge a válvula aórtica. Como o jato atinge a válvula aórtica, a energia do mesmo é dissipada, de modo que a dilatação pós-estenótica da aorta ascendente raramente ocorre; no entanto, problemas com regurgitação valvar aórtica frequentemente resultam de alterações na válvula aórtica.

Histórico

Um sopro geralmente é reconhecido na infância. Insuficiência cardíaca congestiva é rara. Os sintomas de dor torácica e síncope podem ocorrer em pacientes com obstrução grave, mas a maioria dos pacientes é assintomática.

Exame físico

O achado físico proeminente é um sopro de ejeção sistólica aórtica ouvido melhor ao longo da borda esternal esquerda, muitas vezes mais reduzido que em pacientes com estenose aórtica valvar. Uma incisura supraesternal é incomum. Cliques de ejeção sistólica raramente ocorrem porque a aorta ascendente costuma ter tamanho normal.

Um sopro diastólico aórtico precoce de regurgitação aórtica está presente em cerca de 70% dos pacientes.

Eletrocardiograma

O eletrocardiograma mostra achados semelhantes aos de estenose aórtica valvar: hipertrofia ventricular esquerda e alterações nas ondas ST e T que podem indicar isquemia. Alguns pacientes têm um padrão rSr' na derivação V_1 e um Rs na derivação V_6. A razão para esses achados é desconhecida.

Radiografia de tórax

Tamanho do coração é normal sem aumento da aorta ascendente. A vasculatura pulmonar é normal.

Histórico natural

Estenose subaórtica membranosa discreta progride, geralmente não ocasionada pelo aumento da estenose subaórtica, mas por causa da regurgitação valvar aórtica. A regurgitação aórtica se desenvolve e progride do trauma do jato na válvula aórtica.

Ecocardiograma

Uma discreta crista subaórtica pode ser vista se projetando a partir do septo para o trato do fluxo de saída do ventrículo esquerdo. Em contraste com a estenose aórtica valvar, o Doppler com cores perturbadas sinaliza, indicando fluxo turbulento começando no local da membrana, proximal à válvula em si. A velocidade máxima do fluxo pelo trato do fluxo de saída é usada para estimar o gradiente. Alguns pacientes com um gradiente relativamente insignificante, inferior a 40 mmHg, têm importante regurgitação aórtica valvar.

Cateterização cardíaca

Cateterização cardíaca não é necessária na tomada de decisão para tratamento cirúrgico, se a ecocardiografia indica obstrução e/ou regurgitação progressivas importantes.

Dados de oxigênio são normais. Um gradiente de pressão sistólica é encontrado abaixo do nível da válvula aórtica no ventrículo esquerdo (Figura 5.6b). Regurgitação aórtica, se grave, provoca uma grande pressão de pulso aórtico e uma elevada pressão diastólica final no ventrículo esquerdo. Ventriculografia esquerda pode identificar a localização da membrana, mas é menos útil que o ecocardiografia. Se a regurgitação aórtica está presente, é mais bem demonstrada por aortografia.

Considerações cirúrgicas

Excisão da membrana é indicada na maioria dos pacientes, a menos que o gradiente seja pequeno. Dilatação por balão da membrana subaórtica tem sido bem sucedida na redução do gradiente. O propósito da cirurgia é o alívio da pressão sistólica elevada do ventrículo esquerdo e a redução do trauma à válvula aórtica.

O risco cirúrgico, que é mínimo, aproxima-se do risco de cirurgia de estenose aórtica valvar. O grande risco da cirurgia é dano ao folheto septal da válvula mitral, uma vez que a membrana está frequentemente ligada a esse folheto. Os resultados são, em geral, muito bons, com pressão sistólica quase normal do ventrículo esquerdo no pós-operatório. O grau de regurgitação da válvula aorta está diminuído e, geralmente, a progressão é interrompida. A restauração de membrana subaórtica pode ocorrer, mas esse risco é eliminado pela remoção de uma camada superficial de miocárdio que forma a base da fixação da membrana às paredes do ventrículo esquerdo.

> *Resumo*
> Estenose subaórtica membranosa discreta se assemelha, clinicamente, à estenose aórtica em muitos aspectos, mas carece dos achados clínicos e radiográficos de dilatação pós-estenótica da aorta.

Estenose aórtica supravalvar

Obstrução do fluxo de saída do ventrículo esquerdo também pode resultar da estenose supravalvar. Na maioria dos pacientes, a aorta ascendente afunila-se em uma deformidade em ampulheta (Figura 5.3). Embora geralmente limitadas à aorta ascendente, outras artérias, como a braquiocefálica e as artérias renais, também podem estar estreitadas. Estenose arterial pulmonar periférica e hipoplasia podem coexistir e representam o problema cardiovascular mais importante.

A pressão sistólica está elevada na aorta ascendente proximal à obstrução; por conseguinte, as artérias coronárias estão sujeitas a essa pressão elevada. A elevação pode levar à tortuosidade das artérias coronárias e à aterosclerose prematura. Os óstios das artérias coronárias podem estar estreitados pelo mesmo processo obstrutivo, agindo na aorta e em outros vasos grandes, e têm prognóstico ruim.

Dois fatores têm sido implicados na etiologia desta condição. O primeiro é a síndrome de Williams, em que um defeito no gene da elastina está presente. O segundo é a estenose aórtica supravalvar familiar, que ocorre em pacientes que não têm síndrome de Williams; eles provavelmente carregam uma mutação do gene da elastina (Capítulo 2).

Histórico

A maioria dos pacientes é assintomática; a doença cardíaca é identificada pela presença de um sopro ou pelas características faciais da síndrome de Williams. Insuficiência cardíaca congestiva ou retardo do crescimento é raro, como em outras formas de estenose aórtica, mas morte súbita pode ocorrer. O risco pode ser ainda maior por causa das anormalidades adquiridas das artérias coronárias.

Exame físico

As características físicas gerais da criança, sobretudo a face, sugerem o diagnóstico de estenose aórtica supravalvar (Capítulo 2). No entanto, muitas crianças parecem normais.

Registro cuidadoso da pressão arterial em ambos os braços e pernas pode levar à suspeita de estenose aórtica supravalvar, se for encontrada uma diferença na pressão arterial de 20 mmHg ou mais entre os braços (efeito Coanda). Esse efeito está relacionado com estreitamento de uma artéria subclávia ou o efeito de pressão do jato da estenose aórtica supravalvar direcionada para a artéria subclávia direita. Nesse último caso, a pressão arterial está mais elevada no braço direito.

Um sopro de ejeção sistólica aórtica é o achado cardíaco proeminente e, em contraste com a estenose valvar, está localizado no máximo abaixo da clavícula direita, e não ao longo da borda esternal esquerda. Um clique de ejeção sistólica não está presente, porque dilatação pós-estenótica não ocorre. A diástole é silenciosa, já que a regurgitação valvar não ocorre.

Eletrocardiograma

O eletrocardiograma geralmente apresenta características semelhantes às da estenose aórtica valvar, incluindo hipertrofia ventricular esquerda. Alguns pacientes, por motivos desconhecidos, mostram um padrão rSr' na derivação V_1 e um Rs na derivação V_6, sem critérios de hipertrofia ventricular esquerda. Podem estar presentes alterações no segmento ST e na onda T, refletindo isquemia miocárdica que, possivelmente, está acentuada por anormalidades arteriais coronarianas.

Radiografia de tórax

O tamanho cardíaco é normal, com ausência de dilatação pós-estenótica.

Histórico natural

O estreitamento nas artérias afetadas pode progredir. A principal alteração sobre o curso desta doença é o desenvolvimento de isquemia e fibrose miocárdica e suas consequências, embora os achados de hipertensão cardíaca direita predomine na estenose da artéria pulmonar periférica. Ao acompanhar o paciente, a atenção deve ser direcionada para um histórico de síncope ou dor torácica e alterações eletrocardiográficas no segmento ST e nas ondas T.

Ecocardiograma

Incidências transversais da aorta ascendente, paralelas ao seu eixo longo, mostram estreitamento discreto e, muitas vezes grave na junção sinotubular e, às vezes, estreitamento mais difuso na aorta ascendente distal. Ao contrário da estenose aórtica valvar, aceleração e turbulência do fluxo começam a partir do estreitamento supravalvar. O gradiente é estimado usando Doppler espectral. Lesões associadas, como hipoplasia arterial pulmonar e estenose, são prontamente detectadas por eco transversal; a presença de regurgitação das válvulas pulmonar e tricúspide permite uma estimativa das pressões cardíacas do lado direito.

Cateterização cardíaca

Os dados de oxigênio sao normais. O diagnóstico é estabelecido por intermédio da medida da diferença de pressão sistólica no interior da aorta ascendente (Figura 5.6c) e/ou artérias pulmonares. A angiografia mostra detalhes anatômicos da obstrução e, mais importante, identifica lesões associadas – envolvimento das artérias pulmonares coronária, braquiocefálica e periférica – que geralmente é difícil por ecocardiografia. Como existe risco maior de comprometimento da artéria coronariana, injeção de contraste nas artérias coronárias individuais costuma ser evitada em favor da aortografia.

Considerações cirúrgicas

Alívio cirúrgico da obstrução pode ser indicado para um gradiente menor, 30-40 mmHg, comparado com estenose aórtica valvar, ou se os sintomas relacionados com a isquemia do miocárdio estiverem presentes. Uma incisão longitudinal é feita em toda a área estenótica, que é ampliada por meio da colocação de um remendo em forma de diamante. Durante a cirurgia, os óstios coronarianos são inspecionados, mas raramente é indicado desvio arterial coronariano. O risco cirúrgico para estenose aórtica supravalvar é maior do que para estenose aórtica valvar. A longo prazo, reobstrução pode ocorrer por causa do espessamento medial progressivo dos vasos afetados.

> *Resumo*
> Estenose aórtica supravalvar difere da estenose aórtica valvar, já que os achados de dilatação pós-estenótica estão ausentes. A lesão pode progredir e envolver várias artérias. Face característica e sondas cromossômicas anormais são observadas na síndrome de Williams, que ocorre esporadicamente, enquanto outros pacientes parecem normais e têm uma sonda cromossômica normal, mas, geralmente, têm vários membros da família afetados. Alívio da obstrução da aorta ascendente pode ser realizado pela ampliação cirúrgica do estreitamento com um remendo.

ESTENOSE PULMONAR

Estenose pulmonar (Figura 5.7) ocorre em três locais na área de fluxo de saída do ventrículo direito: abaixo da válvula pulmonar (infundibular), no nível da válvula (valvar) ou acima da válvula (supravalvar). Estenose pulmonar infundibular raramente ocorre como uma lesão isolada. Estenose supravalvar ou estenose das artérias pulmonares individuais é incomum após o início da infância. Na maioria dos pacientes, a obstrução ocorre no nível da válvula pulmonar.

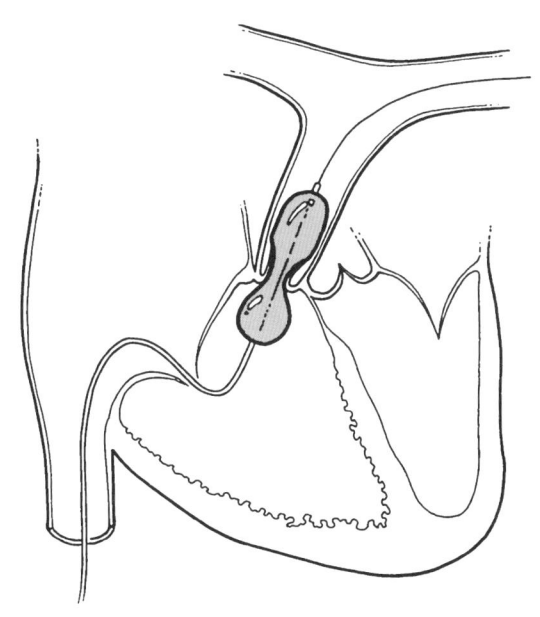

Figura 5.7 Estenose pulmonar valvar. Dilatação com balão via cateter.

Independentemente do tipo de estenose anatômica, os resultados são semelhantes. Fluxo de sangue através da área estenosada é turbulento e leva a sopro. Outro efeito importante é o aumento da pressão sistólica do ventrículo direito. Esse efeito é ilustrado pela equação para calcular a área do orifício da válvula pulmonar estenótica:

$$PVA = \frac{PVF}{K\sqrt{RV - PA}}$$

onde *PVA* é a área da válvula pulmonar (área do orifício estenótico; cm^2), *PVF* é o fluxo da válvula pulmonar (fluxo de sangue que ocorre durante o período de ejeção sistólica; mL/s), *RV* é a pressão média do ventrículo direito durante a ejeção (mmHg), *PA* é pressão pulmonar média durante a ejeção (mmHg) e *K* é uma constante.

Por causa do orifício obstruído, o nível de pressão sistólica no ventrículo direito aumenta para manter um débito cardíaco normal. Com a elevação da pressão sistólica do ventrículo direito, desenvolve-se hipertrofia ventricular direita, cujo grau fica paralelo ao nível da elevação da pressão. Com hipertrofia significativa, a flexibilidade do ventrículo direito fica reduzida, aumentando a pressão atrial direita e causando aumento do átrio direito. Devido às mudanças do átrio direito, o forame oval pode ser aberto, levando a um desvio da direita para a esquerda no nível atrial. Flexibilidade ventricular direita pode estar reduzida pela fibrose miocárdica, secundária à incapacidade de atender às necessidades de oxigênio do miocárdio aumentado.

Uma segunda complicação de hipertrofia ventricular direita é o desenvolvimento de estenose infundibular, que pode tornar-se significativa o suficiente para representar uma área secundária de obstrução.

As manifestações clínicas e laboratoriais de hipertrofia ventricular direita servem como indicadores da gravidade da estenose pulmonar.

Estenose pulmonar valvar

Na forma usual de estenose pulmonar, as cúspides das válvulas estão fundidas, e a válvula parece com globo na sístole. São encontrados um pequeno orifício central e dilatação pós-estenótica.

Histórico

Não há predileção por gênero na estenose pulmonar. A maioria dos pacientes é assintomática durante a infância, mas aqueles com graus mais severos de estenose pulmonar queixam-se de fadiga no exercício. O sopro da estenose pulmonar frequentemente é ouvido no período neonatal; estenose pulmonar crítica pode apresentar-se com cianose. Raramente, pacientes mais velhos apresentam cianose e insuficiência cardíaca. Essa combinação da cianose e insuficiência na estenose pulmonar com septo ventricular intacto geralmente ocorre no início do primeiro ano de vida, embora possa ocorrer em qualquer idade, e indica estenose grave e descompensação do ventrículo direito.

Exame físico

A maioria das crianças parece normal, embora cianose e baqueteamento digital exista em poucos com desvio da direita para a esquerda. Geralmente, o ápice cardíaco não está deslocado. Muitas vezes, um frêmito sistólico está presente abaixo da clavícula esquerda e da borda esternal esquerda superior e, ocasionalmente, na incisura supraesternal.

Um sopro de ejeção sistólica, ouvido ao longo da borda esternal esquerda superior e abaixo da clavícula, transmite para a parte superior esquerda das costas. Em geral, os sopros são altos (grau 4/6) porque o volume de fluxo através da válvula é normal, mas em pacientes com estenose grave, particularmente com cianose ou insuficiência cardíaca, o sopro é mais suave por causa da redução do débito cardíaco.

A qualidade e as características da segunda bulha cardíaca dão uma indicação da gravidade da estenose. Na estenose grave, o som do fechamento da válvula pulmonar está atrasado e suave (ou seja, pode ser tão suave que a segunda bulha cardíaca parece única).

Se um clique de ejeção sistólica pulmonar está presente, ele indica dilatação pós-estenótica da artéria pulmonar. Esse achado está presente na estenose pulmonar leve a moderada, mas pode estar ausente na estenose pulmonar grave.

Eletrocardiograma

O eletrocardiograma (Figura 5.8) é útil para estimar a gravidade da estenose pulmonar. Na estenose pulmonar leve, o eletrocardiograma pode parecer normal. Com graus mais graves de estenose, são encontrados desvio do eixo para a direita e hipertrofia ventricular para a direita, com uma onda R alta na derivação V_1 e uma onda S proeminente na derivação V_6. A altura da onda R mal se correlaciona com o nível de pressão sistólica do ventrículo direito.

Aumento do átrio direito ocorre comumente, refletindo a pressão elevada de preenchimento do ventrículo.

Em pacientes com estenose grave, desenvolve-se um padrão de sobrecarga ventricular direita, manifestada pela depressão do segmento ST e uma profunda inversão das ondas T nas derivações precordiais direitas. Ondas T invertidas nas derivações V_1-V_4 não indicam sobrecarga, porque esse padrão é normal em crianças mais jovens.

Radiografia de tórax

Geralmente, o tamanho cardíaco é normal, porque o volume do coração direito é normal. Aumento cardíaco é encontrado com insuficiência cardíaca congestiva ou cianose, devido ao aumento do volume das câmaras cardíacas direitas. Exce-

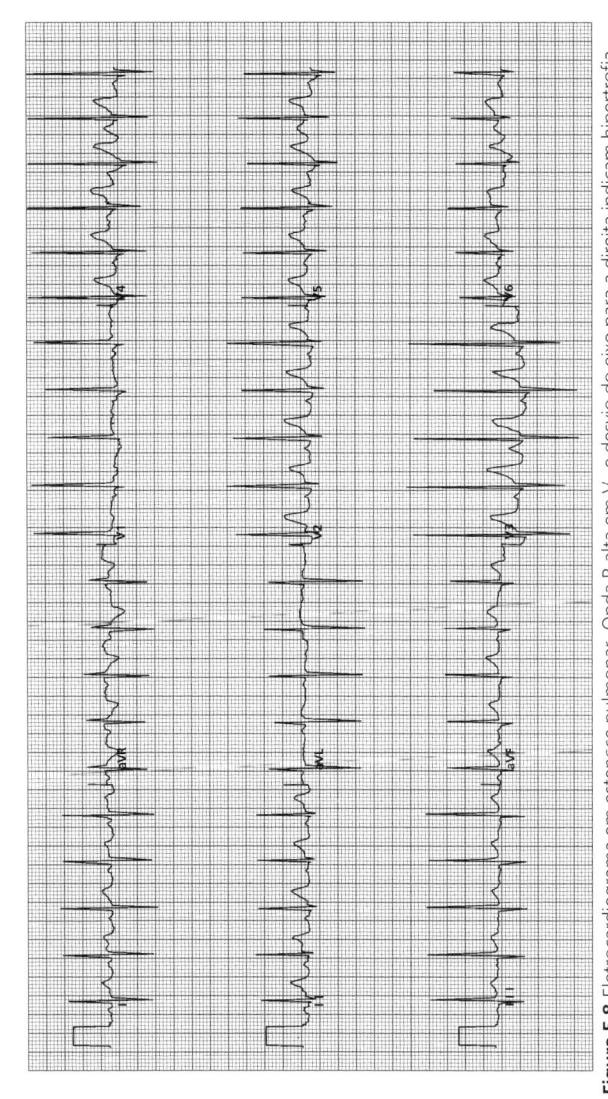

Figura 5.8 Eletrocardiograma em estenose pulmonar. Onda R alta em V_1 e desvio do eixo para a direita indicam hipertrofia ventricular direita.

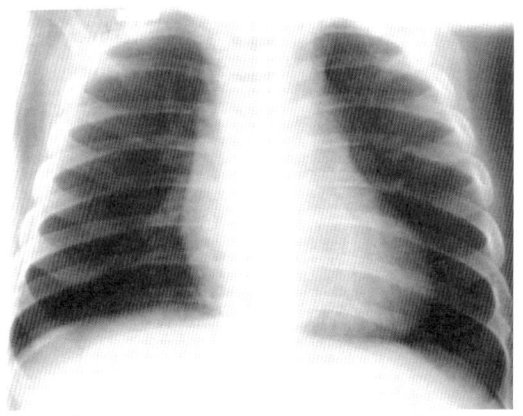

Figura 5.9 Radiografia de tórax na estenose pulmonar. Tamanho do coração e vasculatura pulmonar normais. Dilatação pós-estenótica da artéria pulmonar.

to em pacientes com cianose, a vascularidade pulmonar parece normal, não diminuída, pois os pacientes com estenose pulmonar têm débito sistêmico normal e uma quantidade normal de sangue passa através da válvula pulmonar.

Uma característica distinta da estenose pulmonar valvar é dilatação pós-estenótica do tronco da artéria pulmonar e artéria pulmonar esquerda (Figura 5.9). Isso aparece como uma saliência ao longo da borda cardíaca esquerda superior. Em pacientes com estenose grave, este achado pode estar ausente.

Resumo dos achados clínicos

O sopro de ejeção sistólica indica turbulência de fluxo através da válvula pulmonar estenótica. Dilatação pós-estenótica é indicada pelo clique de ejeção sistólica pulmonar e os achados radiográficos de tronco pulmonar aumentado. O eletrocardiograma é o melhor indicador do grau de hipertrofia do ventrículo direito. Aumento do átrio direito, cianose e insuficiência cardíaca congestiva são indicadores de flexibilidade ventricular direita alterada resultando da hipertrofia e/ou fibrose ventricular direita grave.

Histórico natural

O orifício da estenose da válvula pulmonar aumenta à medida que a criança cresce, o que significa que o grau de obstrução não costuma aumentar com a idade. A deterioração do estado clínico, em alguns pacientes, resulta do desempenho alterado do miocárdio ventricular direito relacionado com fibrose. Esta complicação ocorre na infância e na vida adulta, mas raramente na metade da infância. Ocasionalmente, um lactente ou criança tem progressão da estenose infundibular sem aparente mudança no grau de estenose valvar.

Ecocardiografia

A ecocardiografia transversal mostra folhetos da válvula pulmonar espessos e arqueados. Dilatação pós-estenótica da artéria pulmonar principal e do ducto "divertículo" podem ser graves. Gravação Doppler revela fluxo turbulento de alta velocidade através da válvula pulmonar; a velocidade máxima permite a estimativa do gradiente de pressão entre o ventrículo direito e a artéria pulmonar. Hipertrofia ventricular direita pode ocorrer, mas quantificação é mais difícil do que hipertrofia ventricular esquerda, por causa da geometria do ventrículo direito e da oposição entre a parede do ventrículo direito e a parede torácica. A distinção da fronteira entre as duas estruturas é problemática. A hipertrofia do infundíbulo, o trato tubular do fluxo de saída do ventrículo direito, pode tornar-se grave, sendo facilmente demonstrado pela ecocardiografia bidimensional conforme as paredes musculares apertam a via praticamente fechada até o final de cada sístole.

Cateterização cardíaca

Dados de oximetria são normais, exceto em um paciente ocasional com um desvio da direita para a esquerda no nível atrial. A pressão sistólica do ventrículo direito está elevada, enquanto a pressão arterial pulmonar está normal ou baixa. Os dados de pressão e débito cardíaco são necessários para avaliar a gravidade da estenose. Isso é feito pelo cálculo da área da válvula pulmonar. Angiografia do ventrículo direito apresenta os detalhes da válvula pulmonar e estreitamento infundibular associado.

Dilatação com balão é o procedimento de escolha para reduzir o gradiente. Qualquer paciente com estenose valvar pulmonar em formato de cúpula e um gradiente de pressão sistólica do ventrículo direito para a artéria pulmonar maior que 35 mmHg deve considerar valvotomia com balão. Esse procedimento de baixo risco quase sempre resulta em um resultado favorável e reduz a pressão sistólica do ventrículo direito para normal ou próximo do normal. Embora regurgitação pulmonar valvar regularmente resulte da valvoplastia, é bem tolerada porque a pressão arterial pulmonar é baixa.

Em pacientes com um componente infundibular significativo, esse procedimento pode não produzir uma queda imediata na pressão do ventrículo direito; a estenose infundibular geralmente desaparece ao longo de várias semanas.

Considerações cirúrgicas

Desde o desenvolvimento do cateter de dilatação por balão, a valvotomia cirúrgica é indicada para aqueles pacientes que não têm dilatação (p. ex., pacientes com síndrome de Noonan com válvulas displásicas) ou que não são candidatos à dilatação por balão (p. ex., neonato com estenose grave e anel pulmonar extremamente hipoplásico requer aumento do trato do fluxo de saída por meio de um retalho). Estreitamento infundibular pode requerer excisão em alguns pacientes.

> *Resumo*
>
> Em geral, a estenose pulmonar pode ser diagnosticada com base nos achados clínicos e laboratoriais. Cateterização cardíaca é necessária para determinar a gravidade com precisão e para a realização da valvotomia por balão em pacientes com estenose moderada ou grave; ela pode ser realizada com baixo risco e excelentes resultados.

Estenose pulmonar secundária à válvula pulmonar displásica

Esta peculiar forma de estenose pulmonar representa menos de 10% das estenoses pulmonares valvares. Anatomicamente, as comissuras dos folhetos da válvula pulmonar não estão fundidas como na maioria dos exemplos de válvulas estenóticas. Em vez disso, as comissuras estão abertas, mas cada folheto está muito espessado e redundante. A obstrução valvar é causada pelo crescimento do tecido valvar dentro do anel pulmonar. O anel pulmonar também pode estar com o diâmetro reduzido. Dilatação pós-estenótica normalmente não ocorre.

Histórico

O histórico é semelhante ao dos pacientes com estenose pulmonar com uma válvula pulmonar em formato de cúpula.

Exame físico

Em muitos pacientes, válvula pulmonar displásica está associada a várias síndromes, como síndrome de Noonan (Capítulo 2). A auscultação revela um sopro de ejeção sistólica pulmonar, geralmente graus 2/6-4/6. Dilatação pós-estenótica e clique de ejeção sistólica não são encontrados. O P_2 é suave e atrasado.

Eletrocardiograma

O eletrocardiograma é distinto. O eixo QRS é quase sempre superiormente direcionado (−60° a −150°) e diferencia a displasia da estenose pulmonar em formato de cúpula, na qual o eixo QRS raramente excede +180°. A razão para essa alteração do eixo QRS é desconhecida, mas pode representar uma localização anormal do sistema de condução.

Hipertrofia do ventrículo direito está presente, seu grau reflete o nível da pressão sistólica do ventrículo direito. Pode aparecer aumento do átrio direito.

Radiografia de tórax

O tamanho do coração é normal, bem como a vascularização. O segmento arterial pulmonar é de tamanho normal em comparação com a estenose pulmonar valvar em formato de cúpula.

Histórico natural

Nesta forma de estenose pulmonar, o orifício da válvula estenótica provavelmente cresce com relação ao crescimento da criança. As mudanças que ocorrem com o avanço da idade estão relacionadas com os efeitos da pressão sistólica elevada do ventrículo direito e da hipertrofia ventricular direita sobre o ventrículo direito, para o frequente desenvolvimento de grave estenose infundibular e, talvez, mudanças na maleabilidade dos folhetos da válvula espessa.

Ecocardiograma

Em pacientes com a chamada válvula displásica, os folhetos podem ser tão espessos que parecerão globulares, com muito pouco movimento ou abertura durante a sístole. Alguns pacientes têm hipertrofia biventricular desproporcional ao grau de obstrução do fluxo de saída. Embora esse achado possa representar uma forma de miocardiopatia hipertrófica para pacientes com síndrome de Noonan, ele tem um histórico natural mais benigno que em formas idiopáticas.

Cateterização cardíaca

Os dados assemelham-se aos obtidos na estenose pulmonar em formato de cúpula. A angiografia confirma a natureza displásica da válvula, conforme os folhetos parecem espessados e imóveis. A artéria pulmonar está apenas ligeiramente aumentada. Dilatação por balão não é eficaz na maioria dos pacientes.

Considerações cirúrgicas

As indicações para cirurgia são semelhantes às de estenose pulmonar em formato de cúpula; no entanto, a abordagem cirúrgica é diferente. A valvotomia não pode ser realizada porque a fusão comissural não está presente. Um ou dois folhetos devem ser excisados e, em alguns pacientes, um retalho deve ser colocado através do anel para aumentar esse espaço de fluxo de saída do ventrículo direito. Ressecção do músculo infundibular muitas vezes acompanha a valvotomia.

Estenose de artéria pulmonar periférica

Estenose também ocorre nos ramos da artéria pulmonar. Um ou mais ramos principais podem estar envolvidos, geralmente apresentando uma longa área de estreitamento, ou toda a árvore arterial pulmonar pode ser hipoplásica.

O tipo mais comum é estenose da artéria pulmonar neonatal. As ramificações das artérias pulmonares são pequenas com relação ao tronco pulmonar, por isso, há obstrução leve com discrepância de tamanho. Durante os primeiros 3-6 meses de vida, os ramos aumentam de tamanho, e as evidências da obstrução (sopro) desaparecem.

Estenose de artéria pulmonar periférica ocorre em outras condições, incluindo síndrome da rubéola congênita e estenose aórtica supravalvar, particularmente em pacientes com síndrome de Williams e síndrome de Alagille (com uma apresentação clínica semelhante à atresia biliar). Artérias pulmonares hipoplásicas frequentemente acompanham tetralogia de Fallot com atresia da válvula pulmonar; os pacientes afetados costumam ter síndrome de DiGeorge.

Histórico

A maioria dos pacientes com esta condição é assintomática, a menos que outras condições, como síndrome de Williams, estejam presentes.

Exame físico

Características de uma das síndromes mencionadas anteriormente podem ser descobertas. Em recém-nascidos normais com achados auscultatórios de "estenose" da artéria pulmonar periférica, o sopro desaparece com o passar do tempo (Capítulo 1), e as artérias pulmonares são, de fato, normais.

O achado clássico é um sopro de ejeção sistólica presente sob as clavículas, que é bem ouvido em todo os campos pulmonares e nas axilas. Normalmente, nenhum sopro, ou apenas um sopro leve é ouvido sobre o precórdio. A segunda bulha cardíaca é normal e um clique de ejeção sistólica não é ouvido porque a artéria pulmonar não está dilatada.

Eletrocardiograma

Nenhuma característica diferencia estenose da artéria pulmonar periférica de estenose pulmonar valvar. Existe hipertrofia ventricular direita proporcional ao grau de estenose.

Radiografia de tórax

Normalmente, tem aparência normal. O fluxo sanguíneo pulmonar parece simétrico, porque a maioria das crianças tem estenose simétrica.

Histórico natural

O prognóstico é extremamente variável. Como o grau de estenose geralmente é leve e não aumenta com o avanço da idade na maioria dos pacientes, tem sido considerada uma condição benigna. Crescimento aparente das artérias pulmonares ocorre em alguns pacientes e resulta em características clínicas e laboratoriais cada vez mais normais com o avanço da idade. Raramente, em especial nos pacientes com síndrome de Williams, a estenose pode progredir em termos de gravidade, podendo causar pressão ventricular direita suprassistêmica e consequente insuficiência cardíaca direita.

Ecocardiograma

Os poucos centímetros proximais de cada ramo arterial pulmonar são facilmente vistos no ecocardiograma transversal, particularmente em lactentes jovens, e medidas precisas de diâmetro podem ser feitas. O Doppler é utilizado para estimar os gradientes de pressão dentro do ramo das artérias pulmonares; contudo, a equação de Bernoulli é mais aplicável à estenose discreta, assim, o gradiente estimado de estenose tubular longa (ou em série) é, muitas vezes, impreciso.

Cateterização cardíaca

Dados de oxigênio são normais. Os traçados de pressão mostram um gradiente de pressão sistólica dentro das artérias pulmonares. Pressões diastólicas são idênticas, proximal e distal, à obstrução. Os detalhes anatômicos são mostrados pela arteriografia pulmonar.

Cateter de dilatação por balão, às vezes com colocação de *stent* endovascular de metal, é amplamente utilizado, embora apresente resultados variáveis que dependem, em larga escala, da etiologia e da gravidade da estenose.

Considerações cirúrgicas

A maioria dos pacientes não requer cirurgia, já que o grau de estenose não é grave. Em pacientes com obstrução grave, muitas vezes a cirurgia não pode ser realizada, pois as características anatômicas, como hipoplasia difusa das artérias pulmonares ou múltiplas áreas de estenose, impedem uma abordagem cirúrgica e são mais bem servidas por cateter de dilatação por balão.

Resumo das lesões obstrutivas

Em cada uma das condições discutidas, turbulência ocorre por meio de um orifício estreitado, causando um sopro de ejeção sistólica. Além da obstrução, ocorre dilatação pós-estenótica; isso é comprovado por achados da radiografia de tórax ou por um clique de ejeção. O orifício obstruído leva à ele-

Tabela 5.1 Resumo das lesões obstrutivas

Malformação	Histórico					Exame físico			
	Gênero	Síndrome principal	Idade Sopro	Insuficiência cardíaca congestiva	Sintomas	Pressão arterial	Frêmito	Sopro	Clique de ejeção sistólica
Coarctação da aorta	M > F	Turner	Infância	±	Nenhum, ou cefaleia	Diminuída nas pernas	Incisura supraesternal	Sistólico, precórdio e costas	Aórtico (se válvula bicúspide estiver presente)
Estenose aórtica	M > F	Williams (AS supravalvar)	Nascimento	±	Nenhum, ou dor torácica, síncope e morte súbita	Normal, ou diminuição da pressão de pulso	Pulso da incisura supraesternal e/ou área aórtica	Ejeção sistólica, área aórtica e borda esternal esquerda	Aórtico
Estenose pulmonar	M = F	Noonan	Nascimento	±	Nenhum, ou intolerância ao exercício, cianose variável (recém-nascidos)	Normal	Área pulmonar	Ejeção sistólica, área pulmonar e costa esquerda	Pulmonar

(Continua)

Tabela 5.1 (Cont.)

Malformação	Eixo (QRS)	Aumento atrial	Eletrocardiograma – Hipertrofia/aumento ventricular	Outros	Aumento aórtico	Aumento da artéria pulmonar	Radiografia de tórax – Aumento da câmara	Outros
Coarctação da aorta	Normal	Nenhum ou esquerdo	Direito (neonato e lactente), esquerdo (crianças mais velhas)	Padrão de tensão, caso grave	Ausente a menos que haja válvula bicúspide	Ausente	± Ventrículo esquerdo	Dilatação pós-estenótica da aorta descendente
Estenose aórtica	Normal	Nenhum ou esquerdo	Esquerdo	Padrão de tensão, caso grave	Presente	Ausente	± Ventrículo esquerdo	Nenhuma
Estenose pulmonar	Normal ou direito	Normal ou direito	Direito	Padrão de tensão, caso grave	Ausente	Presente	± Ventrículo direito	Nenhuma

F, sexo feminino; M, sexo masculino; htn, hipertensão ±, pode estar presente ou ausente.

vação das pressões sistólicas, proximalmente, e à hipertrofia ventricular. Os achados clínicos e laboratoriais refletem essa hipertrofia, permitindo uma avaliação da gravidade da condição (Tabela 5.1). Em pacientes com gradiente de obstrução moderado ou grave, o alívio pode ser realizado com sucesso por meios cirúrgicos e de cateterização.

Capítulo 6
Doença cardíaca congênita com desvio da direita para a esquerda em crianças

Lesões mistas	187
Transposição completa das grandes artérias (d-TGA ou d-TGV)	188
Conexão venosa pulmonar anômala total (TAPVC ou TAPVR)	196
Tronco arterial comum (tronco arterioso)	204
Cianose e fluxo sanguíneo pulmonar diminuído	209
Tetralogia de Fallot	209
"Variantes" da tetralogia	219
Atresia tricúspide	219
Atresia pulmonar com septo ventricular intacto	225
Malformação de Ebstein da válvula tricúspide	228

Na maioria dos pacientes com cianose relacionada com anormalidades cardíacas congênitas, uma anormalidade permite que uma parte do retorno venoso sistêmico desvie dos pulmões e entre diretamente na circulação sistêmica. Portanto, isso cria um desvio da direita para a esquerda e resulta dos dois tipos gerais de malformações cardíacas: (a) mistura dos retornos venosos sistêmico e pulmonar ou (b) uma combinação de um defeito intracardíaco e obstrução ao fluxo sanguíneo pulmonar. O primeiro grupo apresenta aumento da vascularização pulmonar, mas o segundo mostra diminuição da vascularização pulmonar. Portanto, as condições mais comuns que resultam em cianose são divididas entre essas duas categorias (Tabela 6.1).

Independentemente do tipo de malformação cardíaca que leva à cianose, existe risco de policitemia, baqueteamento digital, crescimento lento e abscesso cerebral. Os três primeiros achados relacionados com hipóxia tecidual foram discutidos anteriormente. Abscesso cerebral resulta do acesso direto de bactérias ao circuito sistêmico, a partir do desvio de sangue venoso da direita para a esquerda.

Essas condições cianóticas apresentam-se, geralmente, no início do período neonatal e precisam de reconhecimento e tratamento imediatos. A maioria pode ser aliviada pela administração de prostaglandina até que o paciente pos-

---

Cardiologia pediátrica: Guia Essencial de Bolso, Terceira Edição.
Walter H. Johnson, Jr. e James H. Moller.
© 2014 John Wiley & Sons, Ltd. Publicado em 2014 by John Wiley & Sons, Ltd.

6. Doença cardíaca congênita com desvio da direita para a esquerda... **187**

Tabela 6.1 Classificação fisiológica das malformações cianóticas

Lesões mistas (aumento da vascularização pulmonar):
  Transposição completa das grandes artérias
  Conexão venosa pulmonar anômala total
  Persistência do canal arterial
Obstrução ao fluxo sanguíneo pulmonar e um defeito intracardíaco (vascularização pulmonar diminuída):
  Tetralogia de Fallot
  Atresia tricúspide
  Atresia pulmonar com septo ventricular intacto
  Malformação de Ebstein da válvula tricúspide

sa ser transferido para um centro ou estabilizado no centro em preparação para uma cirurgia.

Reconhecimento precoce, estabilização cuidadosa e operação oportuna são importantes para um resultado excelente.

LESÕES MISTAS

A combinação da cianose e aumento do fluxo sanguíneo pulmonar indica uma lesão mista. Na maioria das malformações cardíacas classificadas neste grupo, uma única câmara cardíaca recebe todo o fluxo sanguíneo venoso pulmonar e sistêmico conforme ele retorna ao coração. Esses dois fluxos sanguíneos se misturam e, em seguida, a mistura deixa o coração em ambos, a aorta e a artéria pulmonar. A mistura de sangue pode ocorrer em qualquer nível cardíaco: venoso (p. ex., conexão venosa pulmonar anômala total), atrial (p. ex., átrio único), ventricular (p. ex., ventrículo único) ou grandes vasos (p. ex., persistência do canal arterial).

Ocorre mistura quase uniforme dos dois retornos venosos. Transposição completa das grandes artérias está incluída no grupo misto, porque os pacientes são cianóticos com aumento do fluxo sanguíneo pulmonar. Eles têm, no entanto, apenas mistura parcial dos dois retornos venosos; essa mistura incompleta leva a sintomas de hipóxia grave.

A hemodinâmica das lesões mistas assemelha-se à do desvio da esquerda para a direita que ocorre no mesmo nível. A direção e a magnitude do fluxo sanguíneo na conexão venosa pulmonar anômala total e átrio único são governadas, como no defeito isolado do septo atrial, pela flexibilidade ventricular relativa. As resistências relativas aos fluxos sistêmico e pulmonar determinam a distribuição do sangue em pacientes com ventrículo único e persistência do canal arterial, semelhante ao defeito do septo interventricular. Assim, o histórico natural e muitos achados clínicos e laboratoriais das lesões mistas assemelham-se aos de desvios da esquerda para a direita, incluindo o desenvolvimento de doença vascular pulmonar.

Em uma lesão mista, a saturação de oxigênio arterial sistêmico é um indicador valioso do volume de fluxo sanguíneo pulmonar, uma vez que o grau de cianose está inversamente relacionado com o volume de fluxo sanguíneo pulmonar.

Em pacientes com grande fluxo sanguíneo pulmonar, o grau de cianose é leve, pois grandes quantidades de sangue totalmente saturado retornam dos pulmões e se misturam com um volume relativamente menor de retorno venoso sistêmico (Figura 6.1). Se o paciente desenvolver doença vascular pulmonar ou estenose pulmonar que limita o fluxo sanguíneo pulmonar, fica reduzida a quantidade de sangue totalmente oxigenado retornando dos pulmões e se misturando com o retorno venoso sistêmico, de forma que o paciente fica mais cianótico e os valores de hemoglobina e o hematócrito aumentam.

Transposição completa das grandes artérias (d-TGA ou d-TGV)

Esta é a condição que ocorre com mais frequência com cianose e aumento do fluxo sanguíneo pulmonar.

O termo *transposição* indica uma inversão anatômica nas relações anteroposterior, não da esquerda para a direita. Normalmente, a artéria pulmonar encontra-se anterior e ligeiramente à esquerda da aorta. Na transposição completa das grandes artérias (Figura 6.2a), a aorta está anterior à artéria pulmonar. Normalmente, os vasos sanguíneos anteriores surgem a partir do infundíbulo, que é a porção em cone do ventrículo direito. A aorta, na transposição completa, surge a partir do infundíbulo do ventrículo direito. O tronco pulmonar, por outro lado, tem origem posterior a partir do ventrículo esquerdo.

Por causa da transposição das grandes artérias e sua relação anômala com os ventrículos, existem duas circulações independentes. O sangue venoso sistêmico retorna para o átrio direito, entra no ventrículo direito, e é ejetado na aorta, enquanto o sangue venoso pulmonar flui através do lado esquerdo do coração até a artéria pulmonar e retorna para os pulmões.

A comunicação deve existir entre os lados direito e esquerdo do coração para permitir um desvio bidirecional entre esses dois retornos venosos. A comunicação existe em um ou mais dos seguintes: forame oval permeável, defeito do septo atrial, defeito do septo interventricular ou persistência do canal arterial. Em cerca de 60% dos pacientes, o septo interventricular está intacto e o desvio ocorre no nível atrial.

6. Doença cardíaca congênita com desvio da direita para a esquerda...   **189**

| PS grave | PS leve | Sem PS |

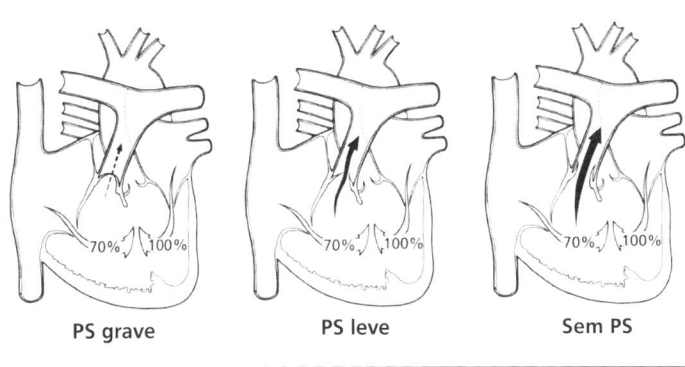

	PS grave	PS leve	Sem PS
	$\dfrac{Q_P}{Q_S} = \dfrac{0,5}{1} = 0,5$	$\dfrac{Q_P}{Q_S} = \dfrac{1}{1} = 1$	$\dfrac{Q_P}{Q_S} = \dfrac{4}{1} = 4$
Sangue venoso pulmonar (100% de saturação)	0,5 parte	1 parte	4 partes
Mais			
Sangue venoso sistêmico (70% de saturação)	1 parte	1 parte	1 parte
Igual			
Saturação arterial sistêmica	80%	85%	94%

PS, estenose pulmonar; Q_P/Q_S, proporção do fluxo sanguíneo pulmonar ao fluxo sanguíneo sistêmico.

Figura 6.1 Estimativa do fluxo sanguíneo pulmonar em lesões mistas. Usando um ventrículo único, três exemplos clínicos são apresentados, cada um com diferentes graus de estenose pulmonar e fluxo sanguíneo pulmonar. Cianose está inversamente relacionada com o fluxo sanguíneo pulmonar. Supondo pulmões saudáveis e mistura completa dos retornos venosos sistêmico e pulmonar, a saturação do oxigênio arterial sistêmico representa a média de contribuição do fluxo sanguíneo pulmonar (Q_p), representado pelo retorno venoso pulmonar e o fluxo sanguíneo sistêmico (Q_s), representado pelo retorno venoso sistêmico. Q_p/Q_s pode ser estimada a partir do valor da oximetria de pulso.

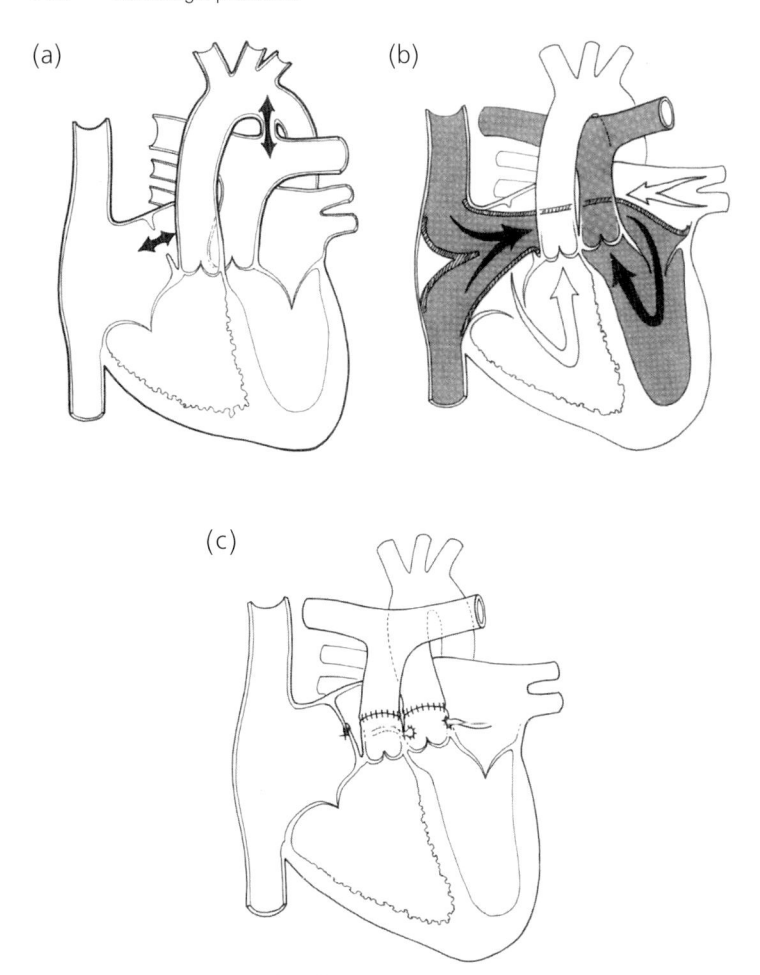

Figura 6.2 Transposição completa dos grandes vasos (d-TGV). (a) Circulação central. Opções cirúrgicas: (b) mudança venosa; (c) mudança arterial.

Nos outros 40%, um defeito do septo interventricular está presente. Estenose pulmonar, muitas vezes valvar e subpulmonar, podem coexistir.

Em pacientes com um septo ventricular intacto, a comunicação (um forame oval permeável ou um ducto arterioso permeável) entre os dois lados da circulação está, muitas vezes, reduzida. Conforme essas comunicações seguem o curso neonatal normal e fecham, recém-nascidos com transposição e um septo intacto desenvolvem cianose profunda. Como um grau maior de mistura geralmente ocorre em pacientes com um defeito coexistente do septo interventricular, a cianose é leve nesses lactentes, com a transposição e o diagnóstico, muitas vezes, adiados.

Histórico

Transposição completa das grandes artérias ocorre mais frequentemente no sexo masculino. Cianose torna-se evidente logo após o nascimento. Sem intervenção, quase todos os lactentes apresentam dispneia e outros sinais de insuficiência cardíaca no primeiro mês de vida; lactentes com septo ventricular intacto desenvolvem sintomas cardíacos nos primeiros dois dias de vida e são mais intensamente cianóticos do que aqueles com defeito coexistente do septo interventricular. Na ausência de cirurgia, ocorre morte, normalmente em recém-nascidos, e em quase todos os pacientes até os 6 meses de idade. Pacientes com defeito do septo interventricular e estenose pulmonar geralmente são menos sintomáticos porque a estenose pulmonar impede o fluxo sanguíneo pulmonar excessivo e melhora o fluxo de sangue totalmente saturado através do defeito do septo interventricular para a aorta; esses pacientes se assemelham aos com tetralogia de Fallot.

Exame físico

Lactentes podem ser grandes para a idade gestacional. Deixando de lado a cianose e a insuficiência cardíaca congestiva, os achados físicos variam de acordo com o defeito coexistente com uma transposição completa. Recém-nascidos, no primeiro dia de vida, costumam ser assintomáticos, com exceção da cianose, mas, rapidamente, desenvolvem taquipneia.

Com septo ventricular intacto e desvio atrial, ausência de sopro ou um sopro suave e não específico está presente. Com um defeito do septo interventricular associado, um sopro mais alto está presente. A segunda bulha cardíaca é única e forte ao longo da borda esternal esquerda superior, representando o fechamento da válvula aórtica anteriormente posicionada. Embora o sopro não diagnostique transposição completa, ele pode indicar o tipo de defeito associado. Caso estenose pulmonar coexista, muitas vezes o sopro irradia para o lado direito das costas.

Eletrocardiograma

Uma vez que a aorta é proveniente do ventrículo direito, sua pressão está elevada a níveis sistêmicos e está associada a um ventrículo direito de paredes espessas. O eletrocardiograma reflete isso por meio de um padrão de desvio do eixo para a direita e hipertrofia do ventrículo direito.

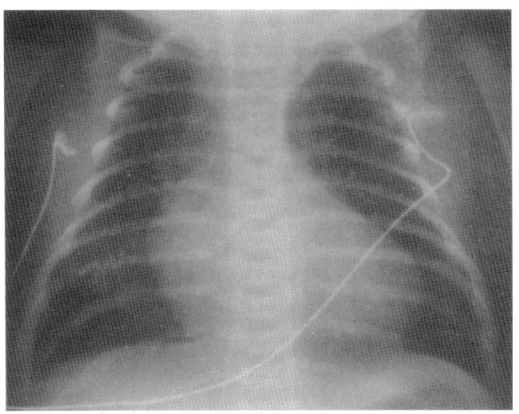

Figura 6.3 Radiografia de tórax na transposição completa dos grandes vasos: cardiomegalia, mediastino estreito e aumento da vascularidade pulmonar.

Este último se manifesta por ondas R altas nas derivações precordiais direitas. Aumento do átrio direito também é possível. Em recém-nascidos pode ser indistinguível do normal para a idade.

Pacientes com um grande volume de fluxo sanguíneo pulmonar, como com defeito do septo interventricular coexistente, também podem ter hipertrofia/aumento do ventrículo esquerdo em razão da carga de volume do ventrículo esquerdo.

Radiografia de tórax

Cardiomegalia geralmente está presente. A silhueta cardíaca tem uma aparência característica em formato de ovo (Figura 6.3); o mediastino superior é estreito porque os grandes vasos estão um na frente do outro; o timo geralmente é pequeno. Existe aumento atrial esquerdo no paciente não operado.

Resumo dos achados clínicos
O diagnóstico de transposição completa geralmente é indicado por uma combinação de cianose bastante intensa no período neonatal, achados radiográficos de aumento da vasculatura pulmonar e contorno cardíaco característico.

Ecocardiograma

A chave para o diagnóstico ecocardiográfico de transposição completa é o reconhecimento de uma aorta surgindo anteriormente e de uma artéria pulmonar surgindo posteriormente. Em incidências paralelas ao eixo longo do ventrículo esquerdo, ambas as artérias seguem paralelas entre si por uma curta distância. Esse aspecto não é visto em um coração normal, no qual as grandes artérias cruzam umas com as outras em um ângulo agudo. Nas incidências de perfil do eixo curto do ventrículo esquerdo, a aorta é vista anterior e à direita da artéria pulmonar central e posterior (por isso, o termo d-transposição ou dextrotransposição). Uma incidência transversal da raiz da aorta permite demonstração das origens, ramificação e cursos proximais das artérias coronárias.

Em recém-nascidos com transposição, o septo interventricular normalmente tem um contorno plano, quando visualizado no corte transversal; no entanto, conforme o lactente envelhece, o septo inclina-se gradualmente para longe do ventrículo direito (sistêmico) e fica saliente no ventrículo esquerdo (pulmonar).

Defeito do septo interventricular representa a lesão associada mais importante diagnosticada pelo ecocardiograma; o desvio através dele e qualquer defeito do septo atrial ou ducto é bidirecional, consistente com a fisiologia da transposição descrita anteriormente. O defeito do septo atrial pode ser pequeno e restritivo (sinais de Doppler são de alta velocidade) antes da septostomia com balão; depois, fica grande e sem restrições, com um retalho móvel da fossa oval rasgada, balançando para frente e para trás através do defeito. Septostomia com balão pode ser realizada sob orientação ecocardiográfica.

Cateterização cardíaca

Uma vez que a ecocardiografia mostra o diagnóstico, o objetivo principal da cateterização cardíaca é o desempenho da criação de defeito do septo atrial de intervenção (procedimento de Rashkind). Em pacientes com um septo intacto, dados de oximetria mostram pouco aumento nos valores de saturação de oxigênio pelo lado direito do coração e pouca diminuição pelo lado esquerdo. Entre aqueles com defeito coexistente do septo interventricular, são encontradas maiores alterações nos valores de oxigênio. Os valores da saturação do oxigênio na artéria pulmonar são mais elevados do que os da aorta, um achado praticamente diagnóstico de transposição das grandes artérias.

Em todos os pacientes, a pressão sistólica do ventrículo direito está elevada. Quando o septo ventricular está intacto, a pressão do ventrículo esquerdo pode ser baixa; mas, na maioria dos pacientes com defeito coexistente do septo interventricular ou naqueles com um grande ducto arterioso permeável, a pressão do ventrículo esquerdo está elevada e é igual à do ventrículo direito (sistêmico).

A angiografia confirma o diagnóstico, mostrando a aorta surgindo a partir do ventrículo direito, e a artéria pulmonar surgindo a partir do ventrículo esquerdo, e identifica as malformações coexistentes. Injeção da raiz aórtica demonstra a anatomia da artéria coronariana em preparação para a cirurgia. Uma injeção ventricular esquerda é indicada para demonstrar defeito(s) do septo interventricular e estenose pulmonar.

Procedimentos paliativos

Hipóxia, um dos principais sintomas em lactentes com transposição dos grandes vasos, resulta da mistura inadequada dos dois retornos venosos, e a paliação é direcionada para a melhoria da mistura por dois meios. A menos que a hipóxia seja tratada, torna-se grave, levando à acidose metabólica e morte.

Prostaglandina intravenosa. Esta substância abre e/ou mantém a desobstrução do ducto arterioso e melhora o fluxo sanguíneo da aorta para a artéria pulmonar.

Procedimento de septostomia atrial de Rashkind com balão. Pacientes com mistura inadequada beneficiam-se da criação de um defeito do septo atrial (aumento do forame oval). Na cateterização cardíaca ou por orientação ecocardiográfica, um cateter de balão é introduzido através de uma veia sistêmica avança para o átrio esquerdo através do forame oval. O balão é inflado e, em seguida, rápida e forçosamente retirado através do septo, criando um defeito maior e, muitas vezes, melhorando a hipóxia.

São raros os lactentes que não apresentam melhora adequada da cianose atrial apesar de um grande defeito atrial e ducto permeável. Fatores responsáveis nesses recém-nascidos incluem flexibilidades ventriculares quase idênticas, o que limita a mistura através do defeito atrial, e resistência vascular pulmonar elevada, o que limita o desvio ductal e o fluxo sanguíneo pulmonar. Aumento dos fluidos intravenosos pode beneficiar o paciente, aumentando o volume sanguíneo.

Raramente, um defeito atrial é criado cirurgicamente por septectomia atrial, um procedimento de coração aberto. Uma técnica de coração fechado, o procedimento de Blalock-Hanlon, já foi utilizada anteriormente, mas, com frequência, resultou em cicatrização das veias pulmonares.

Cirurgia corretiva

Troca atrial (venosa) (Figura 6.2). O primeiro procedimento corretivo bem-sucedido foi realizado por Senning, na década de 1950, e, posteriormente, foi modificado por Mustard. Esses procedimentos invocam o princípio de que dois negativos fazem um positivo. Uma vez que a transposição da circulação é revertida no nível arterial, essas cirurgias a revertem no nível atrial. Este procedimento envolve a remoção do septo atrial e a criação de um defletor intra-atrial para desviar o retorno venoso sistêmico para o ventrículo esquerdo e, por conseguinte, para os pulmões, enquanto o retorno venoso pulmonar é direcionado para o ventrículo direito e, por conseguinte, para a aorta.

Pode ser realizado com baixo risco em pacientes com um septo ventricular intacto e com maior risco em pacientes com defeito do septo interventricular. Complicações graves, acidente vascular cerebral ou morte podem ocorrer em lactentes antes de um procedimento de troca atrial (venosa), o que, geralmente, é feito após 3 a 6 meses de idade.

Foram identificados os resultados a longo prazo do procedimento da troca atrial. Arritmias, as complicações mais frequentes a longo prazo, muitas vezes são relacionadas com anormalidades do nodo sinoatrial e da cicatriz cirúrgica atrial. Às vezes, estes apresentam risco de vida, embora o mecanismo exato da morte súbita, na criança rara que sucumbe, geralmente não é conhecido. Cicatriz também pode causar obstrução sistêmica ou pulmonar do retorno venoso. A complicação significativa mais comum não é morte súbita, mas disfunção progressiva do ventrículo direito, levando a morte por insuficiência cardíaca crônica na idade adulta. Essa complicação está relacionada com o ventrículo direito funcionando como o ventrículo sistêmico. Não é possível predizer quais pacientes desenvolverão insuficiência e a idade no pós-operatório.

Troca arterial (Jatene) (Figura 6.2c). Esta operação, desenvolvida na década de 1970, evita as complicações inerentes à troca atrial (venosa) e envolve a mudança da aorta e da artéria pulmonar para o ventrículo correto. Os grandes vasos são seccionados e reanastomosados, assim, o sangue flui do ventrículo esquerdo para a aorta e do ventrículo direito para as artérias pulmonares. Uma vez que as artérias coronárias surgem a partir da raiz da aorta, elas são transferidas para a raiz pulmonar (neoaórtica). Algumas variações das origens ou ramificações da artéria coronariana tornam a transferência mais arriscada. A cirurgia de troca arterial deve ocorrer no início da vida (nas primeiras 2 semanas) antes que a resistência pulmonar caia e o ventrículo esquerdo torne-se "descondicionado" para ejetar a carga de pressão sistêmica.

Troca arterial não está livre de complicações: comprometimento da artéria coronariana pode resultar em infarto ou insuficiência ventricular esquerda; estenose de artéria pulmonar pode resultar de estiramento ou torção durante o reposicionamento cirúrgico dos grandes vasos; e a mortalidade cirúrgica pode ser maior, em parte, por causa dos riscos de cirurgia cardíaca aberta neonatal.

Os resultados a curto e a longo prazos favorecem aqueles que recebem o procedimento de troca arterial.

Resumo

Transposição completa das grandes artérias é uma anomalia cardíaca comum que resulta em cianose neonatal e, por fim, em insuficiência cardíaca. Muitos recém-nascidos estão inicialmente assintomáticos, mas rapidamente se tornam cianóticos. Os achados físicos e eletrocardiograma variam com malformações associadas. A radiografia de tórax revela cardiomegalia e aumento da vascularização pulmonar. Procedimentos paliativos e corretivos estão disponíveis.

Conexão venosa pulmonar anômala total (TAPVC ou TAPVR) (Figura 6.4)

As veias pulmonares, em vez de entrarem no átrio esquerdo, conectam-se com um canal venoso sistêmico que fornece sangue venoso pulmonar para o átrio direito. Em termos de desenvolvimento, essa anomalia resulta da falta de integração das veias pulmonares no átrio esquerdo, de modo que o sistema venoso pulmonar mantém comunicações embriológicas mais prematuras para o sistema venoso sistêmico.

No embrião, as veias pulmonares comunicam-se com as veias cardeais anteriores esquerda e direita e com o sistema vitelino umbilical, ambos precursores das veias sistêmicas. Se as veias pulmonares, que se formam com os pulmões como invaginações do intestino anterior, não são incorporadas no átrio esquerdo, o resultado é conexão venosa pulmonar anômala de uma das seguintes estruturas: veia cava superior direita (veia cardinal anterior direita), veia cava superior esquerda (veia cardinal distal anterior esquerda), seio coronário (veia cardinal anterior proximal esquerda) ou local infradiafragmático (sistema umbilical-vitelino), geralmente um afluente do sistema porta.

Portanto, o átrio direito recebe não apenas todo o retorno venoso sistêmico, mas, também, todo o retorno venoso pulmonar. O átrio esquerdo não tem suprimento venoso direto. Obrigatoriamente, existe um desvio da direita para a esquerda no nível atrial através de um forame oval permeável ou, geralmente, um defeito do septo atrial.

O volume de sangue desviado do átrio direito para o esquerdo e o volume de sangue que entra em cada ventrículo dependem de sua flexibilidade relativa. A flexibilidade ventricular é influenciada por pressões ventriculares e resistências vasculares. Flexibilidade ventricular direita normalmente aumenta após o nascimento conforme a resistência vascular pulmonar e a pressão arterial pulmonar caem. Portanto, na maioria dos pacientes com conexão anômala total das veias pulmonares, o fluxo sanguíneo pulmonar torna-se consideravelmente maior do que o normal; o fluxo sanguíneo sistêmico costuma ser normal. Como existe uma disparidade entre o volume de sangue sendo carregado pelos lados direito e esquerdo do coração, o lado direito fica dilatado e hipertrofiado, enquanto o lado esquerdo está relativamente menor, mas com tamanho quase normal.

Em pacientes com conexão venosa pulmonar anômala total, o grau de cianose se relaciona inversamente com o volume de fluxo sanguíneo pulmonar. Conforme o volume de fluxo sanguíneo pulmonar torna-se maior, a proporção do sangue venoso pulmonar para sangue venoso total retornando ao átrio direito torna-se maior. Como resultado, a saturação do sangue desviado para o lado esquerdo do coração é maior, estando um pouco abaixo do normal.

Por outro lado, em situações hemodinâmicas em que a resistência ao fluxo através dos pulmões está aumentada (p. ex., período neonatal), o volume do fluxo sanguíneo através dos pulmões é quase normal (ou seja, igual ao fluxo sanguíneo sistêmico). Portanto, os sistemas venosos pulmonar e sistêmico contribuem com volumes quase iguais de sangue para o átrio direito, e esses recém-nascidos exibem cianose evidente.

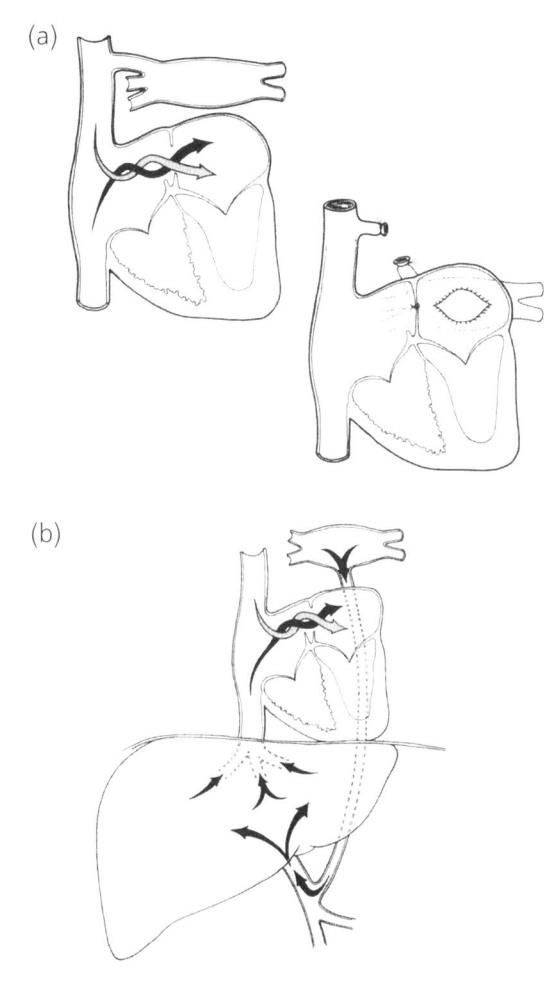

Figura 6.4 Conexão venosa pulmonar anômala total. (a) Circulação central e reparo cirúrgico do tipo desobstrução; (b) circulação central do tipo obstrução.

Conexão venosa pulmonar anômala total é um exemplo de desvio bidirecional: um desvio da esquerda para a direita no nível venoso e um desvio da direita para a esquerda no nível atrial, uma vez que todo sangue venoso pulmonar retorna para o átrio direito.

Conexão venosa pulmonar anômala total apresenta dois quadros clínicos. Um se assemelha ao defeito do septo atrial e não tem obstrução no canal venoso. O outro mostra cianose intensa e um padrão radiográfico de obstrução venosa pulmonar. Desta forma, o canal venoso de conexão está estreito e obstruído. Esses dois são discutidos separadamente, a seguir.

Conexão venosa pulmonar anômala total sem obstrução (Figura 6.4a)

Histórico. As manifestações clínicas variam consideravelmente. Geralmente, a anomalia é reconhecida no período neonatal ou com ecocardiografia fetal. Se não for operada no início da infância, a maioria dos pacientes desenvolverá insuficiência cardíaca congestiva, crescimento lento e terá infecções respiratórias frequentes, mas alguns podem ser assintomáticos no final da infância.

Exame físico. O grau de cianose varia devido a diferenças no volume de fluxo sanguíneo pulmonar. Embora dessaturação arterial sistêmica esteja sempre presente, crianças com grande aumento do fluxo sanguíneo pulmonar parecem acianóticas ou mostram apenas cianose leve.

Os achados físicos imitam defeito isolado do septo atrial. Cardiomegalia, saliência precordial e inchaço do ventrículo direito são encontrados em lactentes mais velhos e não operados. Um sopro de ejeção sistólica pulmonar de grau 2/6-3/6, devido ao excesso de fluxo através da válvula pulmonar, está presente ao longo da borda esternal esquerda superior. Divisão ampla e fixa da segunda bulha cardíaca é ouvida, e o componente pulmonar pode estar acentuado, refletindo elevação da pressão pulmonar. Um sopro diastólico médio causado pelo aumento do fluxo sanguíneo através da válvula tricúspide é encontrado ao longo da borda esternal esquerda inferior e está associado a grande aumento do fluxo sanguíneo pulmonar. Na conexão venosa pulmonar anômala total para a veia cava superior, um zumbido venoso pode existir ao longo da borda esternal superior direita em razão do grande fluxo sanguíneo venoso.

Eletrocardiograma. O eletrocardiograma revela aumento das câmaras cardíacas do lado direito com desvio do eixo para a direita, aumento do átrio direito e aumento/hipertrofia do ventrículo direito. Em geral, o padrão que reflete sobrecarga de volume é um padrão rSR' na derivação V_1.

Radiografia de tórax. Achados da radiografia de tórax também se assemelham ao defeito isolado do septo atrial. São encontrados cardiomegalia, principalmente nas câmaras do lado direito, e aumento do fluxo sanguíneo pulmonar. Ao contrário da maioria das outras lesões mistas, o átrio esquerdo não está aumentado porque o sangue que flui através desta câmara é normal.

Com exceção da conexão venosa pulmonar anômala total para a veia cava superior esquerda ("veia vertical"), o contorno radiográfico não é característico. Desta forma, a silhueta cardíaca pode ser descrita como em formato de oito ou como "coração em formato de boneco de neve" (Figura 6.5a). A porção superior do contorno cardíaco é formada pelo aumento das veias cavas superiores esquerda e direita. A porção inferior do contorno é formada por câmaras cardíacas.

> *Resumo dos achados clínicos*
> Os achados clínicos, eletrocardiográficos e radiográficos assemelham-se aos de defeito do septo atrial porque os efeitos sobre o coração são semelhantes. A cianose distingue as condições; embora possa ser mínima ou não evidente clinicamente, é facilmente detectável pela oximetria de pulso. Ao contrário do defeito do septo atrial sem complicações, insuficiência cardíaca congestiva e pressão arterial pulmonar elevada podem ser encontradas em conexão anômala total das veias pulmonares.

Ecocardiograma

A ecocardiografia transversal revela um defeito do septo atrial e aumento do átrio e do ventrículo direitos e das artérias pulmonares. O átrio e o ventrículo esquerdos parecem menores que o normal. Em contraste com a maioria dos recém-nascidos normais, com um defeito do septo atrial, o desvio é do átrio direito para o átrio esquerdo. O Doppler demonstra um desvio no defeito do septo atrial da direita para a esquerda porque o único sangue entrando no átrio esquerdo é através do defeito do septo atrial. As veias pulmonares individuais são visualizadas conforme se juntam à veia pulmonar comum, que, em seguida, conecta-se com o seio coronário, a veia cava superior, por meio de uma veia vertical (a veia cava superior do lado esquerdo) ou o sistema venoso porta hepático após a descida no abdome.

Cateterização cardíaca

Valores de saturação de oxigênio em cada câmara cardíaca e em ambos os grandes vasos são praticamente idênticos. Um aumento na saturação de oxigênio é encontrado na veia cava, no seio coronário ou outros pontos venosos sistêmicos em que o sangue venoso pulmonar flui. A saturação do sangue no átrio e no ventrículo esquerdos está reduzida, por causa do desvio atrial obrigatório da direita para a esquerda.

Hipertensão pulmonar pode ser encontrada em lactentes, mas alguns pacientes, especialmente os mais velhos, apresentam níveis quase normais de pressão arterial pulmonar.

Angiografia pulmonar é indicada. Durante as fases posteriores do angiograma (a chamada levofase), as veias pulmonares ficam opacas e, posteriormente, preenchem o canal venoso de ligação, delineando o formato anatômico da conexão venosa pulmonar anômala.

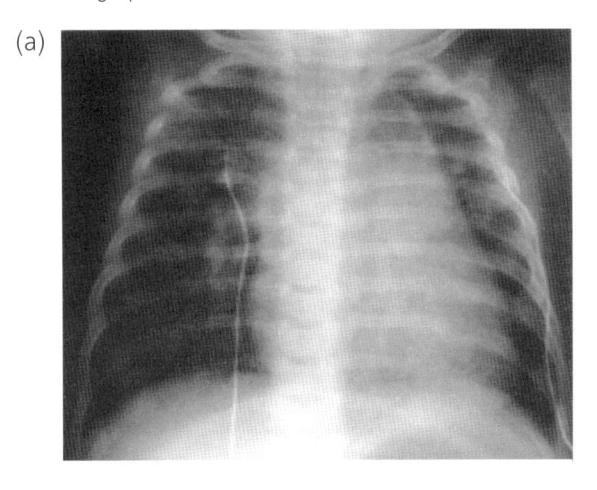

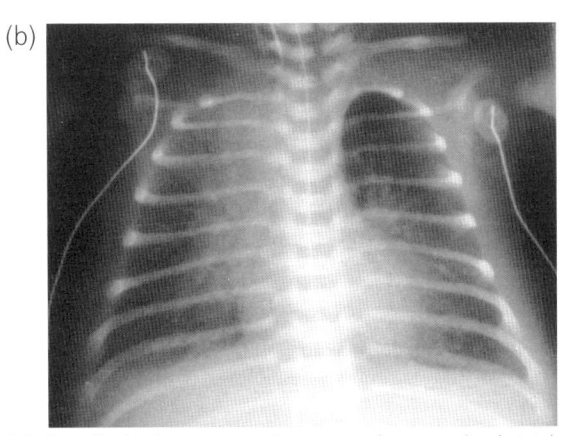

Figura 6.5 Radiografia de tórax em conexão venosa pulmonar anômala total.
(a) Conexão desobstruída (supracardíaca) com a veia cava superior esquerda (coração em "boneco de neve"). Porção superior da silhueta cardíaca formada pelas veias cavas superiores direita e esquerda dilatadas. (b) Tipo obstruído (infradiafragmático). Congestão vascular pulmonar, derrame pleural e pequena sombra no coração.

Considerações cirúrgicas. Sob desvio cardiopulmonar, a confluência das veias pulmonares, que fica diretamente atrás do átrio esquerdo, está aberta e conectada a ele (Figura 6.4a). A comunicação interatrial está fechada, e o vaso de conexão está dividido. Esta operação pode ser realizada com baixo risco, mesmo em recém-nascidos e lactentes jovens.

> *Resumo*
> Cada um dos tipos anatômicos da conexão venosa pulmonar anômala total está associado à cianose de extensão variável. Os achados físicos são aqueles do defeito do septo atrial; hipertensão pulmonar também pode ser encontrada. O eletrocardiograma e a radiografia de tórax revelaram aumento das câmaras cardíacas do lado direito. Cirurgias corretivas podem ser realizadas com sucesso para cada uma das formas de conexão anômala total das veias pulmonares.

Conexão venosa pulmonar anômala total com obstrução (Figura 6.4b)

Na conexão venosa pulmonar anômala total, uma obstrução pode estar presente no canal, retornando sangue venoso pulmonar para o lado direito do coração. Obstrução está sempre presente em pacientes com uma conexão infradiafragmática e, ocasionalmente, em pacientes com uma conexão supradiafragmática. Nesta última, pode ocorrer obstrução, intrinsecamente, a partir do estreitamento do canal ou, extrinsicamente, se o canal passa entre o brônquio e o ramo ipsolateral da artéria pulmonar.

Na conexão infradiafragmática, quatro mecanismos contribuem para a obstrução do fluxo venoso pulmonar: (1) o canal venoso é longo; (2) o canal atravessa o diafragma através do hiato esofágico, e é comprimido pela ação diafragmática ou esofágica; (3) o canal se estreita na junção com o sistema venoso portal; e (4) o sangue venoso pulmonar deve atravessar o sistema capilar hepático, antes de retornar para o átrio direito através das veias hepáticas.

A obstrução eleva a pressão venosa pulmonar. Assim, pressão capilar pulmonar é elevada, levando a edema pulmonar e um sistema linfático pulmonar dilatado. Pressão arterial pulmonar é aumentada por causa da pressão capilar pulmonar elevada e da vasoconstrição pulmonar reflexa. Em razão da hipertensão pulmonar, o ventrículo direito permanece com paredes espessas, não é submetido à sua evolução normal após o nascimento, e permanece relativamente flexível. Como resultado, o volume do fluxo dentro do ventrículo direito é limitado. Devido à redução do fluxo sanguíneo pulmonar, os pacientes apresentam cianose mais intensa que aqueles sem obstrução venosa pulmonar.

As características clínicas da conexão venosa pulmonar anômala total com obstrução referem-se às consequências da obstrução venosa pulmonar e ao fluxo sanguíneo pulmonar limitado.

Histórico. Pacientes com obstrução, quando recém-nascidos, apresentam cianose significativa e desconforto respiratório. Muitas vezes, a cianose é intensa em razão da limitação do volume de fluxo pulmonar. A cianose está acentuada por edema pulmonar que interfere no transporte de oxigênio do alvéolo para o capilar pulmonar. Sintomas respiratórios de taquipneia e dispneia resultam da flexibilidade pulmonar alterada a partir de edema pulmonar e artérias pulmonares hipertensas.

Exame físico. Cianose está presente e aumento do esforço respiratório manifesta-se por retrações intercostais e taquipneia. No exame clínico, o tamanho do coração está normal. Uma vez que o volume de fluxo pelo lado direito do coração é normal, nenhum sopro aparece. O componente pulmonar acentuado da segunda bulha cardíaca reflete a hipertensão pulmonar. A cianose sem achados cardíacos desses neonatos geralmente sugere uma condição pulmonar em vez de uma condição cardíaca.

Além do período neonatal imediato, os lactentes parecem franzinos e desnutridos.

Eletrocardiograma. São encontrados hipertrofia ventricular direita, desvio do eixo para a direita e aumento do átrio direito. Em um recém-nascido normal, contudo, o eixo QRS normalmente é orientado para a direita, as ondas P podem ficar próximas a 3 mm de amplitude, e as ondas R são altas nas derivações precordiais direitas. Portanto, os eletrocardiogramas de recém-nascidos com conexão venosa pulmonar obstruída parecem semelhantes aos de recém-nascidos normais. Tal padrão, no entanto, é compatível com o diagnóstico.

Radiografia de tórax (Figura 6.5b). O tamanho cardíaco é normal, porque o volume de fluxo sanguíneo pulmonar e sistêmico é normal. A vasculatura pulmonar mostra um padrão reticular difuso do edema pulmonar. Mesmo em crianças jovens, estão presentes linhas B de Kerley, que são pequenas linhas horizontais nas margens da pleura, a maioria nos campos pulmonares inferiores. O padrão radiográfico, embora semelhante ao da doença da membrana hialina, difere porque não costuma mostrar broncoaerogramas.

> *Resumo dos achados clínicos*
> Esta forma de conexão venosa pulmonar anômala total é muito difícil de distinguir de doenças pulmonares neonatais, devido aos achados clínicos e laboratoriais semelhantes. Em ambos, os pacientes apresentam desconforto respiratório e cianose no período neonatal. Nenhum sopro está presente. O eletrocardiograma pode ser normal para a idade, e a radiografia de tórax mostra um coração de tamanho normal e padrão difuso e vago. A ecocardiografia pode enganar e, então, assim, a cateterização cardíaca e a angiografia podem ser necessárias para diferenciar doença pulmonar desta forma de doença cardíaca.

Ecocardiograma. Como a anatomia intracardíaca parece normal, e a visualização é, muitas vezes, limitada pela hiperinsuflação pulmonar de ventilação mecânica agressiva utilizada nesses recém-nascidos, a detecção ecocardiográfica desta lesão é um desafio. Existe um defeito do septo atrial com desvio da direita para a esquerda, típico da conexão anômala total das veias pulmonares, mas este achado também é encontrado com doença pulmonar primária grave ou hipertensão pulmonar persistente. O defeito do septo atrial é muito menor do que na forma desobstruída, porque a obstrução venosa pulmonar resulta em fluxo sanguíneo pulmonar muito baixo. O ducto pode ser grande e ter desvio bidirecional ou predominantemente pulmonar da artéria para a aorta por causa da elevada resistência arteriolar pulmonar. O Doppler não mostra retorno pulmonar venoso para o átrio esquerdo; na forma mais comum, as veias pulmonares retornam a uma veia pulmonar comum que segue no sentido caudal para o abdome, em geral, ligeiramente para a esquerda da coluna vertebral.

Cateterização cardíaca. Como na forma desobstruída, as saturações de oxigênio são idênticas em cada câmara cardíaca, mas com esta lesão, saturações de oxigênio são extremamente baixas. Hipertensão pulmonar está presente, e também a pressão de encunhamento pulmonar está elevada. Angiografia mostra a conexão venosa pulmonar anômala, que geralmente está ligada a um local infradiafragmático.

Considerações cirúrgicas. Com frequência, lactentes com conexão venosa pulmonar anômala total para um local infradiafragmático morrem no período neonatal. Assim que o diagnóstico é feito, a cirurgia é indicada, usando a técnica descrita anteriormente. Em alguns lactentes, a hipertensão pulmonar persiste no período pós-operatório durante poucos dias e exige tratamento com ventilação mecânica, criação de um estado alcalótico e administração de óxido nítrico e outros vasodilatadores pulmonares.

> *Resumo*
> Conexão venosa pulmonar anômala total, embora de várias formas anatômicas, apresenta-se com um dos dois quadros clínicos. Em um deles, as pressões arteriais pulmonares e a flexibilidade do ventrículo direito estão normais ou ligeiramente elevadas. As características desses pacientes se assemelham ao defeito do septo atrial, mas mostram cianose discreta. No outro, a pressão arterial pulmonar e a resistência pulmonar estão elevadas por causa das obstruções venosas pulmonares. Portanto, flexibilidade do ventrículo direito está reduzida e o fluxo sanguíneo pulmonar está limitado. Esses pacientes apresentam padrão radiográfico de obstrução venosa pulmonar ou cianose grave e sintomas respiratórios importantes. Os achados clínicos e laboratoriais assemelham-se ao desconforto respiratório neonatal ou a síndromes de hipertensão pulmonar persistente.

Tronco arterial comum (tronco arterioso)

No tronco arterial comum ou persistência do canal arterial (Figura 6.6), um único vaso arterial deixa o coração e dá origem a três grandes circulações, pulmonar:

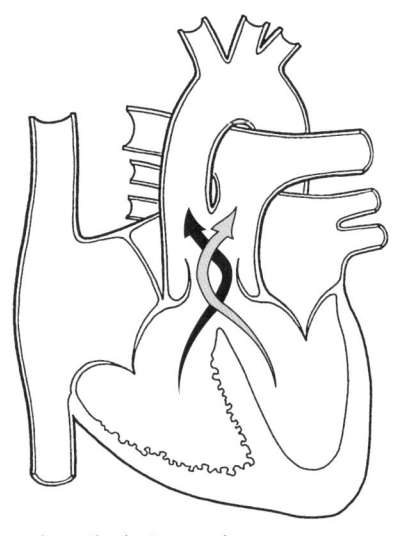

Figura 6.6 Tronco arterioso. Circulação central.

sistêmica e coronariana. Essa malformação está associada a um defeito do septo interventricular por meio do qual ambos os ventrículos ejetam no tronco arterial comum. Como o defeito é grande, e o tronco comum origina-se a partir de ambos os ventrículos, a pressão sistólica do ventrículo direito é idêntica à do ventrículo esquerdo.

A hemodinâmica é semelhante à do defeito do septo interventricular e da persistência do canal arterial. Os volumes de fluxo sanguíneo sistêmico e pulmonar dependem das resistências relativas para fluir para as circulações pulmonar e sistêmicas.

A resistência ao fluxo através dos pulmões é regida por dois fatores: (1) o calibre dos ramos arteriais pulmonares decorrentes do tronco comum e (2) a resistência vascular pulmonar. Embora as diferenças de tamanho dos ramos arteriais pulmonares possam variar à medida que se originam do tronco comum, normalmente seu tamanho não oferece resistência significativa ao fluxo sanguíneo pulmonar; por isso, a pressão arterial pulmonar é igual à da aorta. Portanto, a resistência arteriolar pulmonar é o principal determinante do fluxo sanguíneo pulmonar. No período neonatal, quando a resistência vascular pulmonar está elevada, o volume do fluxo sanguíneo através dos pulmões é semelhante ao fluxo sanguíneo sistêmico. Conforme a vasculatura pulmonar amadurece, o fluxo sanguíneo pulmonar aumenta progressivamente.

Muitos achados clínicos e laboratoriais de tronco arterial dependem do volume do fluxo sanguíneo pulmonar. Aumento do fluxo sanguíneo pulmonar leva a três efeitos: (1) o grau de cianose e o volume do fluxo sanguíneo pulmonar estão inversamente relacionados, e o grau de cianose diminui conforme o fluxo sanguíneo pulmonar aumenta por causa da maior quantidade de retorno venoso pulmonar totalmente saturado misturando com retorno venoso sistêmico relativamente fixo; (2) insuficiência cardíaca congestiva desenvolve-se por causa de sobrecarga de volume ventricular esquerdo; e (3) a pressão de pulso aumenta porque o sangue deixa o tronco comum durante a diástole para entrar nas artérias pulmonares.

Embora a válvula truncal geralmente seja tricúspide, torna-se regurgitante em alguns pacientes. Portanto, a carga de volume adicional de regurgitação é constituída pelos ventrículos. Algumas válvulas truncais têm quatro ou mais cúspides; essas são estenóticas e regurgitantes, adicionando sobrecarga de pressão aos ventrículos já sobrecarregados com volume.

Aproximadamente 40% dos pacientes truncais apresentam exclusão de uma parte do cromossomo 22 e outros achados laboratoriais de síndrome de DiGeorge, como hipocalcemia e linfócitos T reduzidos.

Histórico

Os sintomas variam de acordo com o volume de fluxo sanguíneo pulmonar. No período neonatal, cianose é o principal sintoma pulmonar, porque a elevada resistência vascular pulmonar limita o fluxo sanguíneo pulmonar. Conforme a resistência vascular pulmonar cai, a cianose diminui, mas a insuficiência cardíaca congestiva desenvolve-se, geralmente, depois de várias semanas de idade. Pacientes com tronco comum e insuficiência cardíaca congestiva imitam aqueles com defeito do septo interventricular, neste momento, porque a cianose é discreta ou ausente. Dispneia ao esforço, fadiga fácil e infecções respiratórias frequentes são sintomas comuns.

Os pacientes cujo fluxo sanguíneo pulmonar é limitado, em razão do desenvolvimento de doença vascular pulmonar ou da presença de pequenas artérias pulmonares decorrentes do tronco, mostram sintomas predominantes de cianose em vez de insuficiência cardíaca congestiva, a menos que coexista regurgitação significativa através da válvula truncal.

Exame físico

Cianose pode ou não ser clinicamente evidente, mas é facilmente detectada com oximetria de pulso. As manifestações de uma grande pressão de pulso podem aparecer, se existir aumento do fluxo sanguíneo pulmonar ou regurgitação significativa da válvula truncal. Cardiomegalia e saliências precordiais são comuns. Os achados auscultatórios podem, inicialmente, assemelhar-se ao defeito do septo interventricular. O principal achado auscultatório é um sopro sistólico alto ao longo da borda esternal esquerda. Um ruído apical diastólico médio, presente na maioria dos pacientes, indica grande fluxo de sangue através da válvula mitral, a partir do aumento do fluxo sanguíneo pulmonar.

Tronco arterial comum mostra três achados auscultatórios distintos: (1) a segunda bulha cardíaca é única, uma vez que apenas uma única válvula semilunar está presente; (2) um sopro decrescente diastólico precoce agudo está presente, se houver regurgitação da válvula truncal; e (3) um clique de ejeção sistólica apical, que normalmente é ouvido, indica a presença de dilatação do grande vaso, o tronco comum. O clique, principalmente se ouvido em uma idade precoce, sugere que a válvula truncal é estenótica, de certa forma.

Eletrocardiograma

O eletrocardiograma geralmente mostra um eixo de QRS normal e aumento/hipertrofia biventricular. O aumento do ventrículo esquerdo está relacionado com a sobrecarga de volume ventricular esquerda; a hipertrofia do ventrículo direito está relacionada com a pressão sistólica elevada do ventrículo direito. Se doença vascular pulmonar desenvolver-se e reduzir o fluxo sanguíneo pulmonar, o aumento ventricular esquerdo pode desaparecer. Regurgitação e estenose truncal modificam esses achados, ampliando o volume ventricular e aumentando as pressões ventriculares, respectivamente.

Radiografia de tórax

A vasculatura pulmonar está aumentada. A "aorta ascendente" proeminente, que geralmente é vista, representa o tronco comum ampliado. Como o ramo das artérias pulmonares surge a partir do tronco arterioso, uma silhueta da artéria pulmonar principal está ausente. A maioria dos pacientes apresenta cardiomegalia proporcional ao volume de fluxo sanguíneo pulmonar e à quantidade

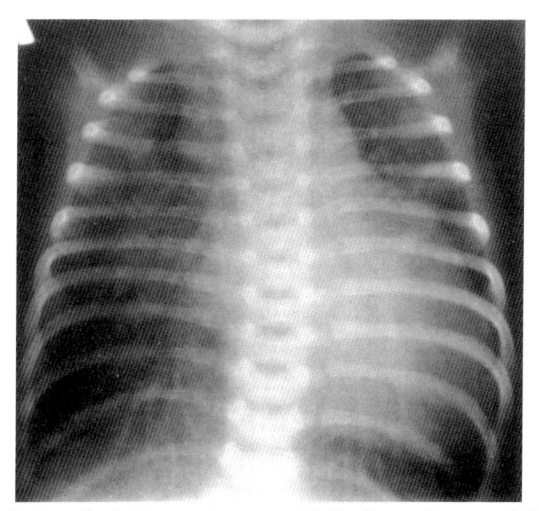

Figura 6.7 Radiografia de tórax no tronco arterial. Cardiomegalia, arco aórtico direito e aumento da vascularização pulmonar.

de regurgitação truncal. Aumento do átrio esquerdo está presente em pacientes com aumento do fluxo sanguíneo pulmonar.

Um arco aórtico direito é encontrado em um quarto dos pacientes; este achado, quando combinado com aumento das marcas vasculares pulmonares e cianose, é praticamente diagnóstico de tronco arterial (Figura 6.7).

Resumo dos achados clínicos

Persistência do canal arterial é suspeita em um paciente cianótico que tem um sopro que sugere defeito do septo interventricular e dois traços característicos: uma única segunda bulha cardíaca e um clique de ejeção sistólica. O volume do fluxo sanguíneo pulmonar é refletido pelo grau de cianose e pela quantidade de aumento atrial esquerdo. O grau de cardiomegalia na radiografia de tórax ou na hipertrofia ventricular esquerda no eletrocardiograma não é o único reflexo do fluxo sanguíneo pulmonar, já que a insuficiência truncal coexistente também pode causar esses resultados. Síndrome de DiGeorge é comum.

Histórico natural

O curso do tronco arterial comum se assemelha ao do defeito do septo interventricular, mas é mais grave, e o desenvolvimento de doença vascular pulmonar, a ameaça final para a longevidade e cirurgia, está muito acelerado. A regurgitação truncal geralmente progride.

Ecocardiograma

Ecocardiografia transversal em incidências paralelas ao longo eixo do fluxo de saída do ventrículo esquerdo mostra um grande vaso principal (o tronco comum) "dominando" um grande defeito do septo interventricular, semelhantes às imagens vistas na tetralogia de Fallot. Uma artéria pulmonar separada não pode ser demonstrada surgindo a partir do coração; as artérias pulmonares surgem a partir do tronco comum, e seu padrão de origem é visto pela ecocardiografia. O ducto arterioso geralmente está ausente, a menos que a interrupção coexistente do arco aórtico esteja presente. A válvula truncal pode ter três folhetos, com movimento aparente semelhante ao de uma válvula aórtica normal, ou pode estar deformada, geralmente como uma válvula quadricúspide ou multicúspide, com estenose e regurgitação. Aumento do átrio esquerdo apresenta semelhanças com o grau de sobrecirculação pulmonar.

Cateterização cardíaca

Geralmente, um cateter venoso é passado através do ventrículo direito para o tronco comum e, em seguida, para as artérias pulmonares. As pressões sistólicas são idênticas em ambos os ventrículos e no tronco comum, a menos que estenose da válvula truncal esteja presente. Nesse caso, as pressões sistólicas ventriculares excedem a pressão sistólica no tronco. Uma ampla pressão de pulso está, muitas vezes, presente no tronco. O aumento na saturação de oxigênio é encontrado no ventrículo direito, com aumento adicional do tronco comum. O sangue não está totalmente saturado no último local. Injeção na raiz truncal demonstra a origem e o curso das artérias pulmonares, mas exige um grande volume de contraste, que deve ser administrado rapidamente para superar a diluição excessiva de fluxo sanguíneo pulmonar elevado.

Considerações cirúrgicas

Para lactentes manifestando insuficiência cardíaca grave, que não respondem ao tratamento médico, ligação da artéria pulmonar é, algumas vezes, realizada. Embora a insuficiência cardíaca seja melhorada e o lactente cresça, a ligação pode complicar e aumentar o risco de reparo. A cirurgia de ligação também pode ser difícil de executar quando os ramos da artéria pulmonar surgem de origens separadas a partir do tronco.

Cirurgia corretiva é quase sempre preferível. Nesse procedimento, o defeito do septo ventricular está fechado, de modo que o sangue ventricular esquerdo passa por dentro do tronco comum. As artérias pulmonares são destacadas a partir da parede truncal e conectadas à extremidade de um canal com válvula;

a outra extremidade está inserida no ventrículo direito. Caso grave, regurgitação truncal pode ser corrigida simultaneamente por valvuloplastia ou inserção de uma válvula prostética. O risco é consideravelmente maior para pacientes com regurgitação truncal, estenose ou qualquer elemento de doença vascular pulmonar. Como o canal do ventrículo direito para a artéria pulmonar tem um diâmetro fixo, reoperação é necessária, conforme a criança cresce.

> *Resumo*
> Tronco arterial comum (persistência do canal arterial) é uma anomalia cardíaca que ocorre com pouca frequência e cujas características clínicas e laboratoriais assemelham-se ao defeito do septo interventricular e ao ducto arterioso permeável, com semelhanças na hemodinâmica e no histórico natural. Cirurgia corretiva precoce é aconselhada, mas riscos cirúrgicos consideráveis permanecem, parcialmente devido à frequente coexistência da síndrome de DiGeorge.

CIANOSE E FLUXO SANGUÍNEO PULMONAR DIMINUÍDO

Pacientes com cianose e evidências radiográficas de fluxo sanguíneo pulmonar diminuído têm uma malformação cardíaca, em que são encontrados obstrução do fluxo sanguíneo pulmonar e um defeito intracardíaco que permite um desvio da direita para a esquerda. O grau de cianose varia inversamente com o volume do fluxo sanguíneo pulmonar. A quantidade de fluxo sanguíneo pulmonar está reduzida da mesma forma que o volume de sangue desviado na direção da direita para a esquerda.

O desvio intracardíaco da direita para a esquerda pode ocorrer no átrio ventricular ou no nível atrial. Em pacientes com um desvio ventricular, o tamanho cardíaco geralmente é normal, como na tetralogia de Fallot, enquanto aqueles com um desvio atrial, geralmente, apresentam cardiomegalia, como na atresia tricúspide ou malformação de Ebstein.

Tetralogia de Fallot

Esta é, provavelmente, a condição cardíaca mais conhecida, resultando em cianose, e é a anomalia mais comum nesta categoria (Figura 6.8).

Classicamente, a tetralogia de Fallot tem quatro componentes: defeito do septo interventricular; aorta dominando o defeito do septo interventricular; estenose pulmonar, geralmente de localização infundibular; e hipertrofia do ventrículo direito. Devido ao grande defeito do septo interventricular, pressão sistólica do ventrículo direito está em níveis sistêmicos.

Hemodinamicamente, a tetralogia de Fallot pode ser considerada uma combinação de duas lesões: um grande defeito do septo interventricular, permitindo equalização das pressões sistólicas ventriculares, e estenose pulmonar grave.

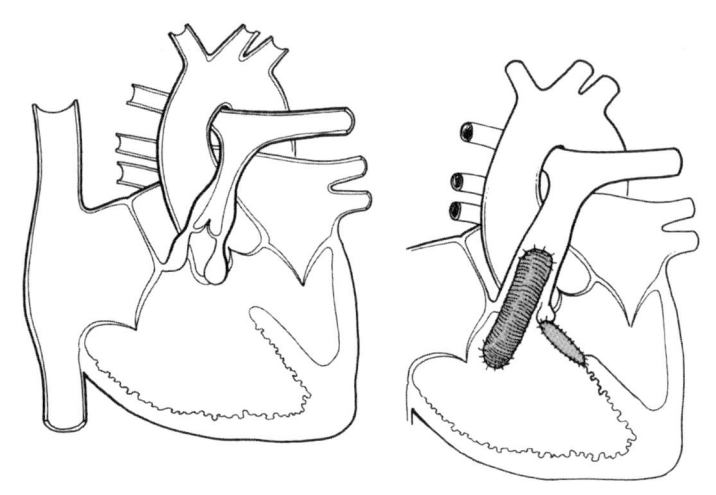

Figura 6.8 Tetralogia de Fallot. Circulação central e reparo cirúrgico.

A magnitude do desvio através da comunicação interventricular depende das resistências relativas da estenose pulmonar e da circulação sistêmica. Como a estenose pulmonar está frequentemente relacionada com um infundíbulo estreito, ela responde às catecolaminas e outros estímulos. Portanto, a quantidade de desvio da direita para a esquerda e o grau de cianose variam consideravelmente de acordo com fatores, como emoção ou exercício. Muitos sintomas da tetralogia de Fallot estão relacionados com alterações bruscas em um desses fatores de resistência.

A tetralogia de Fallot com atresia da válvula pulmonar (Figura 6.9) também tem sido chamada pseudotronco arterial. Nesta anomalia, o sangue não pode fluir diretamente a partir do ventrículo direito para a artéria pulmonar, assim, todo débito de ambos os ventrículos passa para a aorta. A circulação pulmonar é alimentada por várias artérias colaterais aortopulmonares principais (MAPCAs) e/ou através de um ducto arterioso permeável. Sintomas de hipóxia grave podem se desenvolver no período neonatal, se o ducto arterioso permeável fechar ou se as MAPCAs estiverem estreitas.

Histórico

As crianças, muitas vezes, tornam-se cianóticas no primeiro ano de vida, muitas vezes, no período neonatal. O tempo de aparecimento e a gravidade da cianose estão diretamente relacionados com a gravidade da estenose pulmonar e o grau de fluxo sanguíneo pulmonar está reduzido.

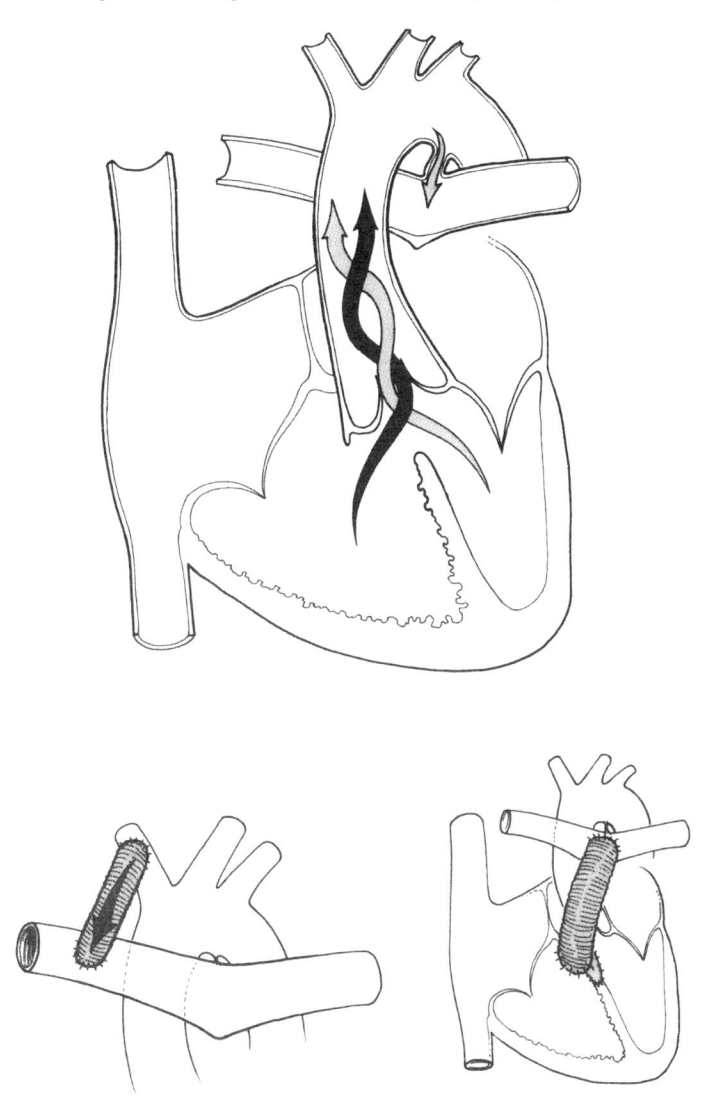

Figura 6.9 Tetralogia de Fallot com atresia pulmonar. Circulação central demonstrando ducto permeável. Cirurgia paliativa e reparo.

Pacientes com tetralogia de Fallot têm três complexos de sintomas característicos:

(1) O grau de cianose e os sintomas são variáveis; qualquer evento que reduza a resistência vascular sistêmica aumenta o desvio da direita para a esquerda e leva a sintomas associados à hipoxemia. Exercícios, refeições e clima quente, por exemplo, diminuem a resistência vascular sistêmica, aumentam o desvio da direita para a esquerda e levam ao aumento da cianose.

(2) Hipercianótico ou defeito tétrade são incomuns na atual era de correção cirúrgica precoce ou paliação com desvio, mas em pacientes não operados os defeitos consistem de episódios em que a criança torna-se subitamente dispneica e intensamente cianótica. Pode resultar em morte causada por hipóxia, a menos que o defeito seja adequadamente tratado. O mecanismo de produção do defeito de tétrade é, provavelmente, multifatorial. Alguns acreditam que eles resultam da contração do infundíbulo ventricular direito, aumentando, assim, o grau de estenose pulmonar. Essa teoria é apoiada por observações de que bloqueadores beta-adrenérgicos, como propranolol, que reduzem a contratilidade miocárdica, aliviam os sintomas. Outras evidências sugerem que uma queda na resistência vascular sistêmica desempenha um papel importante na produção de defeitos; outros, no entanto, os atribuem a hiperpneia.

(3) Agachamento é praticamente diagnóstico de tetralogia de Fallot, mas, felizmente, agora é raramente visto devido ao diagnóstico precoce e à cirurgia. Durante o exercício ou esforço físico, a criança não operada se abaixa para descansar. O agachamento aumenta a resistência vascular sistêmica, reduzindo, assim, o desvio da direita para a esquerda. Também aumenta brevemente o retorno venoso sistêmico; portanto, volume sistólico do ventrículo direito e fluxo sanguíneo pulmonar melhoram.

Insuficiência cardíaca congestiva não ocorre em pacientes com tetralogia de Fallot. O ventrículo esquerdo lida com um volume normal de sangue. Embora o ventrículo direito desenvolva um nível de pressão sistêmica, ele tolera bem a pressão sistólica elevada, uma vez que tem desenvolvido este nível de pressão desde o nascimento. Além disso, não importa o quão grave seja a estenose pulmonar, a pressão sistólica do ventrículo direito não pode subir acima dos níveis sistêmicos, porque o ventrículo direito comunica-se livremente com o ventrículo esquerdo através do defeito do septo interventricular. Somente quando ocorrer outra anormalidade, como anemia ou endocardite bacteriana, a insuficiência cardíaca congestiva pode se desenvolver.

Crianças com tetralogia de Fallot não operada sentem fadiga com facilidade e, como em todos os tipos de doença cardíaca cianótica, cianose grave pode estar associada a acidente vascular cerebral ou abscesso cerebral.

Exame físico

O exame revela cianose e, nas crianças mais velhas, baqueteamento digital. O tamanho cardíaco é normal. O achado auscultatório mais importante é um sopro de ejeção sistólica localizado ao longo da borda esternal esquerda superior e média. Ocasionalmente, um frêmito pode estar presente. O sopro é causado pela estenose pulmonar e não pelo defeito do septo interventricular. Embora o sopro não seja diagnóstico de tetralogia de Fallot, sua intensidade está inversamente relacionada com a gravidade da estenose. O sopro é mais suave em pacientes que apresentam estenose mais grave, porque o volume de fluxo através da área estenosada está reduzido. Esse fato clínico útil permite a avaliação da gravidade da condição e a verificação de que o sopro origina-se do fluxo da saída do ventrículo direito e não do defeito do septo interventricular.

> Durante um defeito "tétrade", o sopro fica suave e pode desaparecer.

Pacientes com tetralogia de Fallot com atresia valvar pulmonar têm um sopro contínuo a partir de um ducto arterioso permeável, MAPCAs ou desvio cirúrgico; um sopro de ejeção não é ouvido.

Eletrocardiograma
O eletrocardiograma revela desvio do eixo para a direita e, em casos mais graves, aumento do átrio direito (Figura 6.10). Hipertrofia do ventrículo direito está sempre presente e geralmente está associada a ondas T positivas na derivação V_1.

Radiografia de tórax
O tamanho cardíaco é normal (Figura 6.11). O contorno cardíaco é característico. O coração tem formato de bota (*coeur en sabot*: literalmente, "coração como sapato de madeira"). O ápice está virado para cima, e o segmento da artéria pulmonar é côncavo porque a artéria pulmonar é pequena. Hipertrofia do ventrículo direito e aumento do átrio direito são evidentes. A aorta ascendente frequentemente está aumentada e, em pelo menos 25% dos pacientes, um arco aórtico direito está presente.

> *Resumo dos achados clínicos*
> O histórico e os achados radiográficos normalmente são claramente diagnósticos da tetralogia de Fallot. Uma vez que o diagnóstico é feito, a intensidade do sopro, o caráter, a gravidade e a frequência dos sintomas, a oximetria de pulso e o nível de hemoglobina e hematócrito fornecem indicações mais confiáveis da evolução do paciente.

Histórico natural
Os sintomas progridem devido à crescente estenose infundibular. O aumento da frequência ou da gravidade dos sintomas, aumento da hemoglobina e diminuição da intensidade do sopro são sinais de progressão. Contudo, eletrocardiograma e radiografia de tórax não mostram nenhuma mudança.

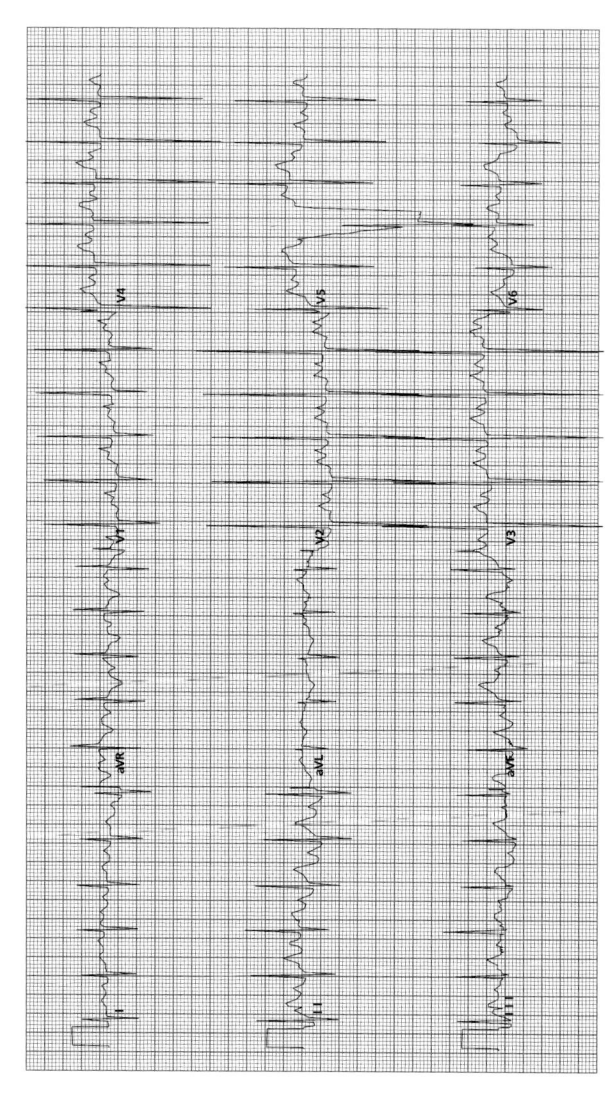

Figura 6.10 Eletrocardiograma na tetralogia de Fallot. Desvio do eixo direito. Hipertrofia do ventrículo direito indicada por onda R alta em V_1 e onda S profunda em V_6. Ondas P altas indicam aumento do átrio direito.

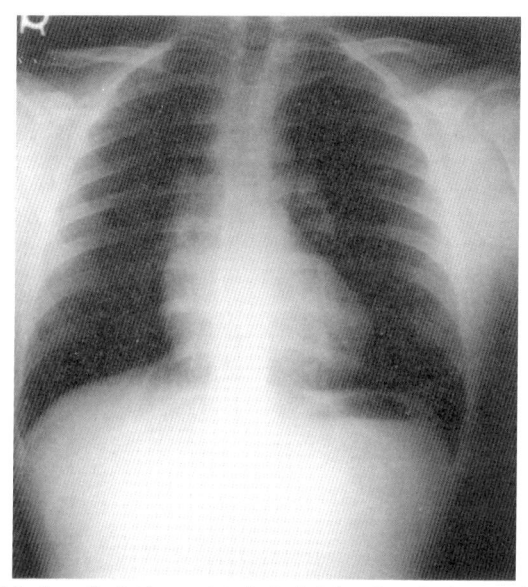

6. Doença cardíaca congênita com desvio da direita para a esquerda... **215**

Figura 6.11 Radiografia de tórax na tetralogia de Fallot. Coração de tamanho normal e ápice virado para cima. Vasculatura pulmonar diminuída e segmento côncavo da artéria pulmonar.

Ecocardiograma

Ecocardiograma transversal em incidências paralelas ao longo do eixo do fluxo de saída do ventrículo esquerdo mostra uma grande raiz aórtica "dominando" um grande defeito do septo interventricular, semelhante às imagens vistas no tronco comum ou ventrículo direito de saída dupla. A artéria pulmonar surge a partir do ventrículo direito, mas o infundíbulo, o anel da válvula pulmonar e as artérias pulmonares parecem pequenos.

O Doppler colorido mostra um fluxo acelerado e turbulento através do trato do fluxo de saída do ventrículo direito; uma transição de sinais de cor laminares para perturbados começa no local de obstrução mais proximal, geralmente o infundíbulo.

Ecocardiografia transversal pode definir o lado do arco aórtico e a anatomia e o tamanho dos ramos da artéria pulmonar proximal. Em recém-nascidos com tetralogia de Fallot, um ducto permeável, muitas vezes aparece uma estrutura longa e enrolada, em contraste com curso ductal normal do neonato, que é mais curto e mais direto.

Cateterização cardíaca

Os valores de oxigênio do lado direito do coração não mostram evidências de um desvio da esquerda para a direita. É encontrada dessaturação do sangue da aorta. A queda de pressão está presente em toda a área do fluxo de saída do ventrículo direito; o corpo do ventrículo direito tem a mesma pressão que o ventrículo esquerdo, e a pressão arterial pulmonar é inferior ao normal; no entanto, a colocação do cateter através do fluxo de saída do ventrículo direito é evitada para minimizar o risco de espasmo infundibular e defeitos hipercianóticos (defeitos "tétrade").

Angiografia ventricular direita define os detalhes anatômicos da área do fluxo de saída do ventrículo direito. Tais estudos demonstram o local da estenose no ventrículo direito, o contorno da árvore arterial pulmonar, e mostram opacificação da aorta pelo defeito do septo interventricular. Injeção da raiz da aorta pode ser indicada para definir anomalias dos ramos das artérias coronárias que ocorrem ocasionalmente e que podem resultar em catástrofe cirúrgica, se não forem reconhecidas.

Tratamento médico

A maioria dos lactentes com tetralogia de Fallot e anatomia favorável para reparo não necessita de tratamento médico antes da cirurgia corretiva.

Como em todos os pacientes com malformação cardíaca cianóticas, o desenvolvimento de anemia por deficiência de ferro deve ser prevenido ou imediatamente tratado quando se desenvolve, porque ocorre um aumento dos sintomas em pacientes anêmicos.

> Lembre-se de que um paciente cianótico com uma concentração "normal" de hemoglobina (p. ex., 12 g/dL) está funcionalmente anêmico: ele pode não ter hemoglobina suficiente para neutralizar seu nível de hipoxemia.

Lactentes e crianças com defeitos tétrades devem ser tratados com a administração de oxigênio a 100% (o que aumenta a resistência sistêmica, enquanto diminui a resistência pulmonar), colocando a criança em uma posição de joelho/peito, e fazendo com que os pais consolem e acalmem a criança. Pode ser indicado morfina ou betabloqueadores de ação ultracurta. A resistência vascular sistêmica aumenta com alfa-agonistas, como fenilefrina. A administração de fluidos por via intravenosa por injeção de *bolus* pode melhorar o desempenho do ventrículo direito; diuréticos são contraindicados. Defeitos tétrades intratáveis podem melhorar com intubação, paralisia e ventilação para diminuir o consumo de oxigênio, em preparo para o desempenho de uma cirurgia de emergência.

Tratamento de defeito hipercianótico (TET) de menos para mais invasivo

- Fazer com que um dos pais segure e acalme a criança.
- Posição joelho/peito.
- EVITAR AGITAÇÃO IATROGÊNICA.

  Limitar exame, punção venosa etc.
  SEM INOTRÓPICOS (p. ex., sem digoxina, dopamina ou dobutamina) e SEM DIURÉTICOS.

- Oxigênio (aumento R_s, diminuição R_p) – Usar o método menos agravante de entrega.
- Morfina subcutânea 0,1-0,2 mg/kg (diminui o tônus simpático, diminui o consumo de oxigênio) ou ketamina 1-3 mg/kg IM (acalma e aumenta R_s).
- *Bolus* de fluido (aquecido)/corrigir anemia/reverter taquiarritmia.
- Fenilefrina (Neo-Sinefrina®; ação: aumenta R_s).

  Bolus: 0.1 mg/kg IM ou SC ou IV.
  Iniciar infusão: 0,1-0,5 µg/kg/min IV, titular efeito (bradicardia reflexa indicando BP elevada; saturação do oxímetro de pulso aumentada).

- *Ou* metoxamina 0,1 mg/kg IV (ação: aumenta R_s).
- β-bloqueadores (ação: diminui o consumo de oxigênio, pode diminuir o "espasmo" infundibular).

  Esmolol (Brevibloc®), ataque de 500 µg/kg × 1 min, depois, infusão de 50-950 µg/kg/min (titulação em 25-50 µg por etapa).
  Ou propranolol (Inderal®) 0,05-0,25 mg/kg IV durante 5 min.

- Bicarbonato de sódio 1-2 mEq/kg/dose IV.
- Intubar/paralisar/anestesiar (reduzir o consumo de oxigênio para o mínimo).
- Desvio cirúrgico, em caráter de urgência.

Considerações cirúrgicas

Paliativo. Em lactentes muito pequenos, aqueles com artérias pulmonares muito pequenas ou, dependendo da capacidade do centro cardíaco, uma cirurgia paliativa pode ser a abordagem cirúrgica inicial.

Vários procedimentos paliativos têm sido usados desde o primeiro desvio de Blalock-Taussig (anastomose de uma artéria subclávia em um ramo da artéria pulmonar), realizado em 1945. Em decorrência das dificuldades iniciais na anastomose de pequenas artérias subclávias, foram desenvolvidos o desvio de Waterston (criando uma comunicação entre a artéria pulmonar direita e a aorta ascendente) e o procedimento de Potts (criando uma comunicação entre a artéria pulmonar esquerda e a aorta descendente). Nem o método de Potts nem o de Waterston são utilizados atualmente por causa da tendência a criar uma comunicação grande, resultando em doença vascular pulmonar.

Em um desvio de Blalock-Taussig modificado, um tubo sintético (politetrafluoretileno ou Gore-Tex®), geralmente de 4 mm de diâmetro, é colocado entre a artéria subclávia e o ramo da artéria pulmonar. Isso é comumente usado para paliação em lactentes com cianose significativa. Esses procedimentos também são indicados para crianças mais velhas com tetralogia de Fallot, cujas artérias pulmonares são pequenas demais para cirurgia corretiva. Cada uma destas operações permite um aumento do volume de fluxo sanguíneo pulmonar e melhora a saturação arterial.

Reparo corretivo. A tetralogia de Fallot é corrigida pelo fechamento do defeito do septo interventricular, ressecção da estenose pulmonar e, muitas vezes, pela inserção de um retalho no trato do fluxo de saída do ventrículo direito. Em geral, cirurgias corretivas são realizadas em lactentes, em lugar de se realizar um procedimento paliativo. Sem anatomia complicada, como artérias pulmonares pequenas, a mortalidade cirúrgica em lactentes de vários meses de idade é inferior a 1%. Os resultados cirúrgicos iniciais são bons; poucos pacientes têm insuficiência cardíaca congestiva, como consequência da ventriculotomia direita ou exigem reoperação por causa de anomalias cardíacas residuais, como obstrução persistente do fluxo de saída ou defeito do septo interventricular.

Os pacientes com tetralogia de Fallot com atresia pulmonar podem necessitar de várias cirurgias para reabilitar segmentos estenóticos ou desconectados da artéria pulmonar, e podem, por fim, vir ter um canal colocado do ventrículo direito até a artéria pulmonar. Reoperação frequentemente é necessária, já que esses pacientes ficam maiores e/ou sofrem estenose do canal.

Os pacientes que têm um diâmetro normal do anel pulmonar podem ter ressecção da estenose infundibular sem ventriculotomia direita e tem uma boa função da válvula pulmonar no pós-operatório. As complicações a longo prazo em pacientes com esta forma de reparo são menores do que com reparo clássico com a cicatriz transmural do ventrículo direito que acompanha, regurgitação evidente da válvula pulmonar a partir da remoção da válvula e do aumento do anel usando um retalho para o trato do fluxo de saída.

Apesar das cirurgias corretivas altamente bem-sucedidas para tetralogia de Fallot, que têm sido realizadas há muitos anos, os riscos a longo prazo ainda incluem disfunção ventricular direita e esquerda, arritmias e morte súbita.

Resumo

Tetralogia de Fallot é uma forma frequente de doença cardíaca congênita cianótica. Sintomas, exame físico e achados laboratoriais são característicos. Vários sinais e sintomas possibilitam a avaliação da progressão natural da estenose pulmonar. Vários tipos de cirurgias estão disponíveis com o objetivo de correção completa. Riscos a longo prazo persistem, mesmo para pacientes bem reparados.

"Variantes" da tetralogia

Qualquer condição cardíaca com uma comunicação interventricular e estenose pulmonar significativa, que não é tetralogia de Fallot, pode ser considerada uma variante da tetralogia. Exemplos são estenose pulmonar e de ventrículo único, ventrículo direito de saída dupla e estenose pulmonar, e outros. Os achados hemodinâmicos e clínicos e muitos achados laboratoriais são semelhantes. Portanto, quando confrontado por tal paciente, aplique o que você conhece sobre a tetralogia de Fallot e vai compreender muito sobre o paciente. Obviamente, o ecocardiograma e as considerações cirúrgicas serão diferentes.

Atresia tricúspide

Nesta malformação (Figura 6.12), a válvula tricúspide e a porção de fluxo de entrada do ventrículo direito não se desenvolvem, por isso, não existe uma comunicação direta entre o átrio e o ventrículo direitos. Assim, a circulação está bastante alterada. O retorno venoso sistêmico entrando no átrio direito flui inteiramente na direção da direita para a esquerda para o átrio esquerdo, através de um defeito do septo atrial ou de um forame oval permeável.

No átrio esquerdo, o retorno venoso sistêmico mistura-se com o sangue venoso pulmonar e é enviado para o ventrículo esquerdo. O ventrículo esquerdo ejeta sangue para a aorta e, na maioria dos casos, através de um defeito do septo interventricular, para um ventrículo direito rudimentar e, em seguida, para a artéria pulmonar. Normalmente, o defeito do septo interventricular é pequeno, o ventrículo direito é hipoplásico e, frequentemente, coexiste estenose pulmonar. Portanto, está presente elevado grau de resistência ao fluxo sanguíneo nos pulmões. Na maioria dos pacientes com atresia tricúspide, o fluxo sanguíneo pulmonar está reduzido.

Em um quarto dos pacientes com atresia tricúspide, coexiste transposição dos grandes vasos; portanto, a artéria pulmonar surge a partir do ventrículo esquerdo, e a aorta surge a partir do ventrículo direito hipoplásico. Nesses pacientes, o fluxo sanguíneo pulmonar está muito maior por causa da resistência vascular pulmonar relativamente baixa e da resistência aumentada ao fluxo sanguíneo sistêmico, a partir da resistência vascular sistêmica, o pequeno defeito do septo interventricular e a hipoplasia do ventrículo direito.

Em todas as formas de atresia tricúspide, os retornos venosos sistêmico e pulmonar misturam-se no átrio esquerdo; atresia tricúspide é uma lesão mista, e o grau de cianose está inversamente relacionado com o volume de fluxo sanguíneo pulmonar. Portanto, o paciente com atresia tricúspide e grandes vasos normalmente relacionados é mais cianótico que o paciente com atresia tricúspide e transposição dos grandes vasos. O grau de cianose é útil para acompanhar o curso do paciente.

Dois aspectos da circulação influenciam o curso clínico dos pacientes e a direção da terapia. Primeiro está o tamanho da comunicação atrial. Na maioria dos pacientes está presente um defeito amplo do septo atrial, mas poucos têm apenas um forame oval permeável, o que provoca grave obstrução.

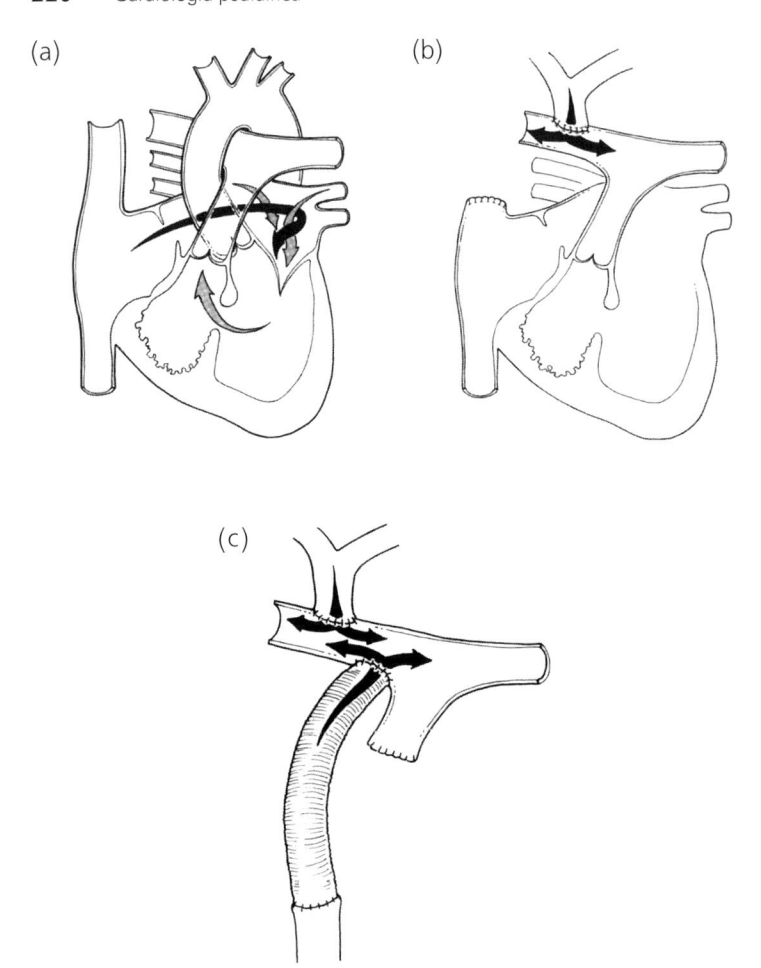

Figura 6.12 Atresia tricúspide e grandes vasos normalmente relacionados.
(a) Circulação central. Opções cirúrgicas: (b) Glenn bidirecional; (c) Fontan.

O segundo aspecto refere-se ao volume de fluxo sanguíneo pulmonar. Geralmente, o fluxo sanguíneo pulmonar está reduzido, por isso, a hipóxia resultante e os sintomas relacionados requerem tratamento paliativo. No entanto, pacientes com aumento acentuado do fluxo sanguíneo pulmonar, geralmente a partir de transposição coexistente das grandes artérias, desenvolvem insuficiência cardíaca congestiva, a partir de sobrecarga de volume ventricular esquerda.

Histórico

Crianças com atresia tricúspide geralmente são sintomáticas na infância e apresentam cianose. Defeito hipóxico pode estar presente, mas agachamento é raro. No paciente com aumento do fluxo sanguíneo pulmonar, a cianose pode ser leve; e as características clínicas dominantes referem-se à insuficiência cardíaca congestiva. Um paciente incomum com a quantidade "adequada" de estenose pulmonar pode ficar relativamente assintomático por anos.

Exame físico

Os achados físicos não são diagnósticos. Cianose geralmente é evidente e, frequentemente, intensa. O fígado está aumentado com insuficiência cardíaca congestiva ou uma comunicação atrial obstruída. Em um terço dos pacientes, ausência de sopro ou um sopro muito suave está presente, indicando redução acentuada do fluxo sanguíneo pulmonar. Em pacientes com um grande defeito do septo interventricular ou com transposição coexistente dos grandes vasos, um sopro de grau 3/6-4/6 está presente ao longo da borda esternal esquerda; nesses pacientes, um sopro diastólico apical também pode ser encontrado. A segunda bulha cardíaca é única.

Eletrocardiograma

Geralmente, o eletrocardiograma é diagnóstico de atresia tricúspide (Figura 6.13). Desvio do eixo para a esquerda está quase uniformemente presente e normalmente fica entre 0 e -60°. Ondas P altas e em picos de aumento do átrio direito e um intervalo PR curto são comuns. Como o ventrículo direito é rudimentar, contribui pouco para as forças elétricas totais que formam o complexo QRS. Portanto, as derivações precordiais mostram um padrão de hipertrofia ventricular esquerda com um complexo rS na derivação V_1 e uma onda R alta em V_6. Esse padrão precordial é particularmente impressionante na infância devido à acentuada diferença no padrão infantil normal de ondas R altas nas derivações precordiais direitas. Em pacientes mais velhos, as ondas T tornam-se invertidas nas derivações precordiais esquerdas.

Radiografia de tórax

A vasculatura pulmonar está diminuída na maioria dos pacientes; mas, naqueles com transposição dos grandes vasos ou grande defeito do septo interventricular está, naturalmente, maior. O tamanho cardíaco está aumentado. O contorno cardíaco é altamente sugestivo de atresia tricúspide devido a proeminente borda cardíaca direita (aumento de átrio direito) e a proeminente borda cardíaca esquerda (aumento do ventrículo esquerdo).

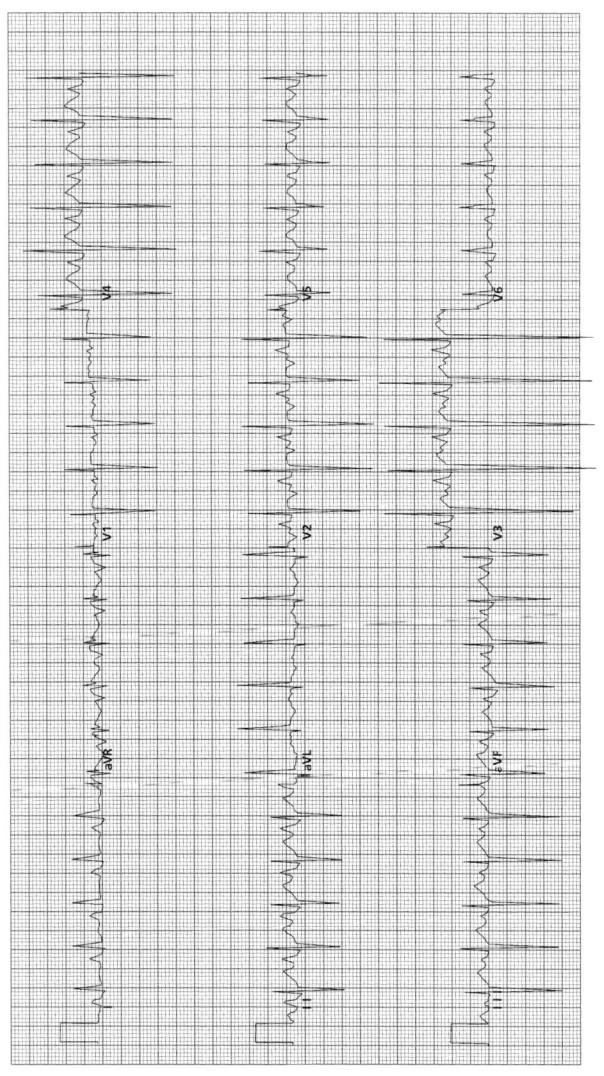

Figura 6.13 Eletrocardiograma na atresia tricúspide. Desvio do eixo para a esquerda (−45°). Aumento do átrio direito.

> *Resumo dos achados clínicos*
> Em pacientes com cianose, o eletrocardiograma apresenta a pista diagnóstica mais importante. A combinação do desvio do eixo para a esquerda e do padrão de aumento/hipertrofia do ventrículo esquerdo é altamente sugestiva de atresia tricúspide. Os achados da radiografia de tórax também ajudam, se a vasculatura pulmonar estiver diminuída. Os achados auscultatórios e o histórico não são diagnósticos, mas são úteis para fornecer pistas sobre a gravidade da condição.

Ecocardiograma

O diagnóstico é facilmente confirmado pela demonstração de que a válvula tricúspide está ausente, usando uma incidência transversal de quatro câmaras obtida a partir do ápice. Um defeito do septo atrial é visto, e um desvio atrial obrigatório da direita para a esquerda é demonstrado por Doppler. Se os grandes vasos estiverem normalmente relacionados, o Doppler é utilizado para definir o grau de obstrução ao fluxo sanguíneo pulmonar (no defeito do septo interventricular, no infundíbulo ventricular direito e/ou na válvula pulmonar). Se os grandes vasos estiverem mal posicionados, o Doppler é utilizado para estimar o grau de obstrução ao fluxo aórtico. As estimativas de obstrução do Doppler, realizadas em recém-nascidos com atresia tricúspide, podem induzir o médico ao erro, porque o gradiente é mínimo na presença de um grande ducto permeável, e porque a resistência vascular pulmonar relativamente elevada, nesta fase da vida, e o estreitamento das porções musculares da via do fluxo de saída (defeito do septo interventricular e infundíbulo) aumentam com a idade e a hipertrofia.

Cateterização cardíaca

Dados de oximetria revelam um desvio da direita para a esquerda no nível atrial. Os valores de oxigênio no ventrículo esquerdo, na aorta e na artéria pulmonar são semelhantes; eles estão inversamente relacionados com o fluxo sanguíneo pulmonar. Em alguns pacientes, a pressão atrial direita está elevada, indicando comunicação interatrial limitada. Pacientes que são candidatos a uma ligação cavopulmonar devem ter pressão diastólica final do ventrículo esquerdo e resistência vascular pulmonar normais.

Ventriculografia esquerda mostra opacificação simultânea de ambos os grandes vasos e permite a identificação do nível de obstrução ao fluxo sanguíneo pulmonar.

Se a cateterização cardíaca for realizada na infância, uma septostomia atrial com balão pode ser feita para reduzir a obstrução ao fluxo para o átrio esquerdo.

Considerações cirúrgicas

Vários procedimentos paliativos estão disponíveis para pacientes com atresia tricúspide.

Ligadura da artéria pulmonar. Este procedimento é indicado para lactentes com aumento do fluxo sanguíneo pulmonar, e é frequentemente realizado aos 1-3 meses de idade. Trata-se de um passo essencial para proteger o leito vascular pulmonar do alto fluxo e pressão, em consideração à futura cirurgia paliativa.

Desvio modificado de Blalock-Taussig (interposição de Gore-Tex®). Este, ou outro desvio semelhante, é realizado em recém-nascidos com fluxo sanguíneo pulmonar acentuadamente reduzido.

Depois de várias semanas a meses de idade, quando a resistência pulmonar caiu o suficiente, é considerada uma anastomose cavopulmonar (ligando o retorno venoso sistêmico diretamente nas artérias pulmonares sem uma bomba de intervenção).

Procedimento "bidirecional" de Glenn ou "Semi-Fontan". (Figura 6.12b) Neste procedimento, a veia cava superior é anastomosada ao teto da artéria pulmonar direita, permitindo que o sangue venoso sistêmico passe em ambas as artérias pulmonares. É a primeira parte de uma anastomose cavopulmonar em etapas.

Anastomose cavopulmonar completa (procedimento de Fontan). (Figura 6.12c) Está disponível para pacientes mais velhos com atresia tricúspide e grandes vasos normalmente relacionados depois de um procedimento bidirecional de Glenn prévio. Com esta cirurgia, o retorno da veia cava inferior é conduzido para as artérias pulmonares, geralmente por meio de um canal passando através, ou no interior, do átrio direito. Isso separa, efetivamente, os retornos venoso pulmonar e venoso sistêmico, como em um coração normal; mas, ao contrário do normal, um ventrículo não bombeia o sangue a partir das veias sistêmicas para as artérias pulmonares. Portanto, o procedimento de Fontan é considerado paliativo, mas não corretivo.

Os resultados a longo prazo do procedimento de Fontan variam. Alguns pacientes desenvolvem complicações a partir da pressão venosa sistêmica cronicamente elevada, incluindo efusões pleural, pericardial e ascética, disfunção hepática e enteropatia com perda de proteínas. Acidente vascular cerebral e arritmia cardíaca são riscos a longo prazo. Muitos pacientes que aparecem bem aliviados durante vários anos após o procedimento de Fontan desenvolvem disfunção ventricular esquerda de causa desconhecida e insuficiência cardíaca. Provavelmente, é independente do tipo de tratamento paliativo, uma vez que a disfunção ventricular se desenvolve em pacientes com desvio de Blalock-Taussig e outros desvios aorticopulmonares. Alguns especulam que o miocárdio é congenitamente miopático em pacientes com atresia tricúspide.

Resumo

Crianças com atresia tricúspide apresentam cianose e insuficiência cardíaca. Um sopro pode ou não estar presente. O eletrocardiograma revela desvio do eixo para a esquerda, aumento do átrio direito e aumento/hipertrofia do ventrículo esquerdo. A radiografia de tórax mostra aumento do átrio direito e do ventrículo esquerdo. Cirurgias paliativas, mas não corretivas, estão disponíveis.

Atresia pulmonar com septo interventricular intacto

Nesta malformação (Figura 6.14), a válvula pulmonar está atrésica, nenhum sangue flui diretamente a partir do ventrículo direito para a artéria pulmonar, e o ventrículo direito costuma ser hipoplásico. Em alguns recém-nascidos, está presente regurgitação tricúspide significativa; nesses pacientes, o ventrículo direito está aumentado. Uma comunicação atrial, forame oval ou defeito do septo atrial, permite um desvio da direita para a esquerda. O fluxo sanguíneo pulmonar depende inteiramente de um ducto arterioso permeável. Conforme o ducto arterioso fecha no período neonatal, a hipóxia do lactente progride.

O ventrículo direito frequentemente se comunica com o sistema arterial coronariano, por meio dos sinusoides miocárdicos. Durante a sístole, o sangue flui a partir do ventrículo direito de alta pressão para os principais ramos da artéria coronária e até mesmo para a raiz da aorta. Durante o primeiro ano de vida, estes aumentam progressivamente e formam uma via para descomprimir o ventrículo direito.

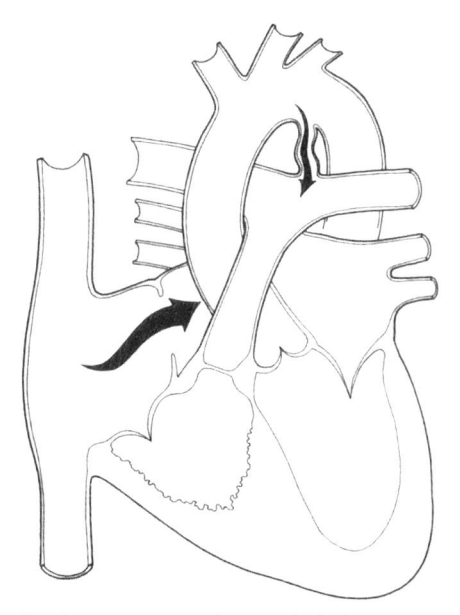

Figura 6.14 Atresia pulmonar com septo interventricular intacto.

Histórico

Os pacientes apresentam, no período neonatal, cianose progressiva e suas complicações. Características de insuficiência cardíaca congestiva podem aparecer, se a comunicação atrial for pequena ou se a disfunção ventricular esquerda estiver presente.

Exame físico

O lactente apresenta cianose intensa e dispneia. Em geral, sopro não está presente; no entanto, em alguns, é encontrado um sopro suave e contínuo do ducto arterioso permeável. Em recém-nascidos com regurgitação tricúspide, um sopro pansistólico é ouvido ao longo da parte inferior esquerda e direita da borda esternal. A segunda bulha cardíaca é única. Hepatomegalia está presente, se o defeito do septo atrial é restritivo.

Eletrocardiograma

O eletrocardiograma geralmente mostra um eixo QRS normal. Ondas P em pico de aumento do átrio direito costumam aparecer. Como o ventrículo direito é hipoplásico, as derivações precordiais mostram um complexo rS na derivação V_1 e uma onda R na derivação V_6. Esse padrão se assemelha à hipertrofia ventricular esquerda e contrasta fortemente com o padrão normal de um recém-nascido. As ondas T geralmente são normais. Se regurgitação tricúspide e um ventrículo direito aumentado estiverem presentes, um padrão de hipertrofia ventricular direita é encontrado.

Radiografia de tórax

A vasculatura pulmonar está reduzida. O contorno cardíaco se assemelha à atresia tricúspide, mostrando bordas atrial direita e ventricular esquerda salientes. O tamanho cardíaco está aumentado.

> *Resumo dos achados clínicos*
> Em um lactente cianótico, a combinação dos achados radiográficos de cardiomegalia, marcas vasculares pulmonares diminuídas e aumento/hipertrofia do ventrículo esquerdo no eletrocardiograma sugerem diagnóstico de atresia pulmonar. Esta condição pode ser diferenciada da atresia tricúspide pela diferença no eixo QRS, mas essa distinção nem sempre é confiável.

Ecocardiograma

Ecocardiografia transversal mostra um ventrículo direito pequeno, hipertrofiado e pouco contraído, e nenhum movimento no local da válvula pulmonar, que aparece com uma placa. O movimento da válvula tricúspide pode parecer tão limitado pelo fluxo deficiente no ventrículo direito terminando cegamente que, na ecocardiografia, o diagnóstico pode ser confundido com atresia tricúspide. Em contraste com a atresia tricúspide, o Doppler geralmente demonstra alguma regurgitação tricúspide. Se regurgitação marcada da válvula tricúspide estiver presente, o ventrículo direito estará aumentado. A pressão sistólica do ventrículo direito (que pode ser estimada a partir da velocidade da regurgitação tricúspide) é, muitas vezes, suprassistêmica (ou seja, maior que a do ventrículo esquerdo).

Um defeito do septo atrial com desvio da direita para a esquerda está presente.

Um ducto permeável, que mostra um desvio contínuo da aorta para a artéria pulmonar, parece longo e enrolado, semelhante ao da atresia tricúspide e tetralogia de Fallot com atresia pulmonar.

Função ventricular esquerda pode ser subnormal, especialmente se ligações arteriais anormais do ventrículo direito para a artéria coronária (sinusoides) estiverem presentes. Estas ligações são, muitas vezes, demonstradas com Doppler colorido.

Cateterização cardíaca

A saturação de oxigênio mostra um desvio atrial da direita para a esquerda e dessaturação marcada de oxigênio arterial sistêmico por causa da limitação grave do fluxo sanguíneo pulmonar. A pressão atrial direita está frequentemente elevada por uma comunicação atrial estreita. O ventrículo direito hipoplásico entra com um cateter através da válvula tricúspide, revelando uma pressão alta (muitas vezes suprassistêmica).

Angiografia atrial direita mostra um desvio da direita para a esquerda no nível atrial e se assemelha à atresia tricúspide. Ventriculografia esquerda geralmente diferencia esta anomalia, porque o defeito do septo interventricular e as áreas de fluxo de saída do ventrículo direito não são visualizados na atresia pulmonar; em vez disso, a aorta está opaca e, posteriormente, a artéria pulmonar fica opaca pelo ducto arterioso permeável. O ventrículo direito pode ser muito cuidadosamente injetado, manualmente, com um pequeno volume. Isso permite a determinação da distância entre a cavidade do ventrículo direito e a artéria pulmonar principal (preenchida a partir do ducto com uma injeção separada). Ligações anormais, chamadas sinusoides, entre a cavidade ventricular direita e as artérias coronárias, podem preencher a partir do ventrículo direito. Elas representam um prognóstico ruim, uma vez que a função miocárdica pode depender da perfusão retrógrada, e limitar os esforços cirúrgicos para retornar a pressão ventricular direita ao normal.

Considerações cirúrgicas

Recém-nascidos requerem tratamento paliativo de emergência com prostaglandina para manter a desobstrução ductal. Uma valvotomia pulmonar, geralmente cirúrgica (ou utilizando diferentes métodos de punção e, em seguida, um balão dilata a válvula), é realizada de forma que o ventrículo direito hipoplásico crescerá em tamanho e conformidade. Mesmo se uma valvotomia pulmonar adequada for realizada, um grande desvio atrial da direita para a esquerda persiste por causa do ventrículo direito pequeno e pouco flexível. O desvio modificado de Blalock-Taussig é, então, realizado para tomar o lugar do ducto. Valvotomia pulmonar pode ser contraindicada em lactentes com fluxo retrógrado da artéria coronariana através dos sinusoides, a chamada circulação coronariana RV-dependente.

> *Resumo*
> A atresia pulmonar assemelha-se à atresia tricúspide com grandes vasos normalmente relacionados com a hemodinâmica, achados clínicos e laboratoriais e considerações cirúrgicas. Em ambas as condições, a gravidade dos sintomas está relacionada com a adequação da comunicação entre os átrios e o volume do fluxo sanguíneo pulmonar. As condições são distinguidas pela diferença no eixo QRS.

Malformação de Ebstein da válvula tricúspide

Na malformação de Ebstein (Figura 6.15), os folhetos da válvula tricúspide se fixam à parede do ventrículo direito em vez de ao anel da válvula tricúspide. A válvula tricúspide é deslocada para o ventrículo direito, de maneira que parte do ventrículo direito entre o anel tricúspide e a válvula tricúspide deslocada (a porção "atrializada") seja, funcionalmente, parte da câmara atrial direita. Um defeito do septo atrial normalmente está presente.

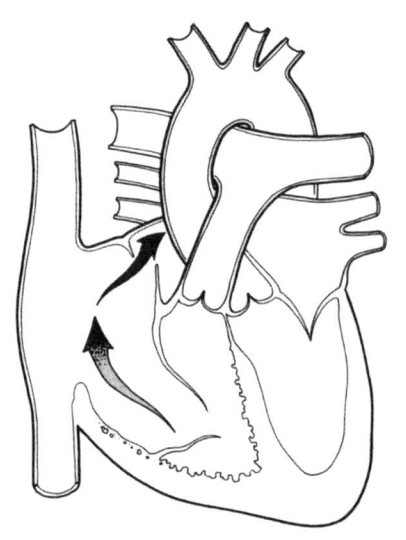

Figura 6.15 Malformação de Ebstein. Circulação central.

A malformação tem duas consequências hemodinâmicas. Primeiro, a válvula tricúspide frequentemente permite regurgitação tricúspide. Em segundo lugar, a porção do ventrículo direito entre as válvulas tricúspide e pulmonar é pequena e não flexível. Como resultado, fluxo de entrada no ventrículo direito fica impedido, de modo que existe um desvio da direita para a esquerda no nível atrial, de maneira que o fluxo sanguíneo pulmonar está diminuído.

Histórico

Frequentemente os pacientes têm um histórico de cianose variável, sendo cianóticos na primeira semana de vida, em seguida, acianóticos ou minimamente cianóticos durante um período de tempo variável, apenas para se tornarem cada vez mais cianóticos mais tarde. Conforme a resistência vascular pulmonar diminui no período neonatal, um recém-nascido sintomático melhora conforme o fluxo sanguíneo pulmonar aumenta. Naqueles com uma válvula mais deformada e significativamente deslocada, a cianose é maior e a sobrevivência é menos provável. Insuficiência cardíaca congestiva está presente naqueles com formas mais graves, porém, transitórias, em recém-nascidos com menos anormalidades anatômicas. Taquicardia supraventricular ou taquicardia atrial, relacionada com a dilatação atrial direita, e em alguns, com a pré-excitação (síndrome de Wolff-Parkinson-White), pode coexistir.

Exame físico

Cianose é mínima ou ausente. Saliência precordial pode ser encontrada. Os achados auscultatórios são característicos. Muitas vezes, um ritmo quádruplo está presente. A primeira e a segunda bulhas cardíacas estão divididas, e uma quarta bulha cardíaca pode estar presente. Geralmente, é encontrado um sopro pansistólico de intensidade variável, que indica insuficiência tricúspide. Além disso, um sopro diastólico médio é, muitas vezes, ouvido na área tricúspide.

Eletrocardiograma

Os traços eletrocardiográficos são característicos (Figura 6.16). Aumento do átrio direito é evidente, e a onda P pode ter 8-9 mm de altura. A duração do QRS é prolongada por causa do bloqueio completo do feixe do ramo direito ou da síndrome de Wolff-Parkinson-White, que está presente em 20% dos pacientes. As derivações precordiais mostram um padrão de hipertrofia ventricular, e onda R na derivação V_1 raramente ultrapassa 10 mm de altura.

Radiografia de tórax

O coração está aumentado, possivelmente tendo uma configuração semelhante a uma caixa. O átrio direito está aumentado. Em recém-nascidos com grave aumento do átrio direito, cardiomegalia pode ser grande (Figura 6.17). As marcas vasculares pulmonares estão diminuídas.

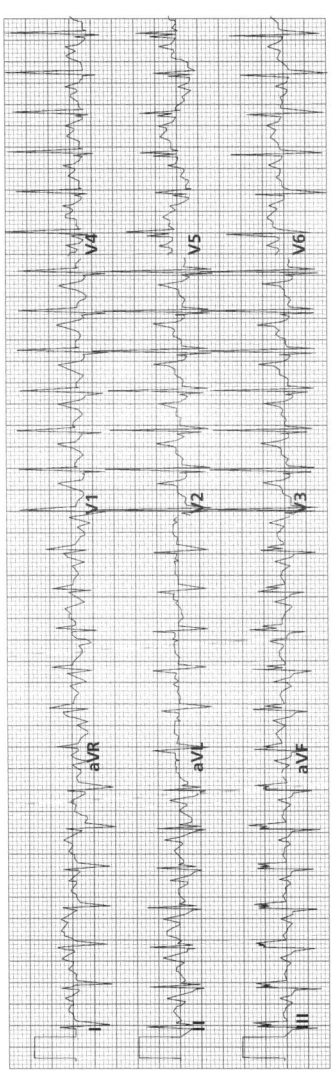

Figura 6.16 Eletrocardiograma na malformação de Ebstein. Plano frontal indeterminado do eixo QRS. Ondas P altas indicam aumento do átrio direito. Bloqueio do feixe do ramo direito com um padrão rSR' em V_1.

6. Doença cardíaca congênita com desvio da direita para a esquerda...

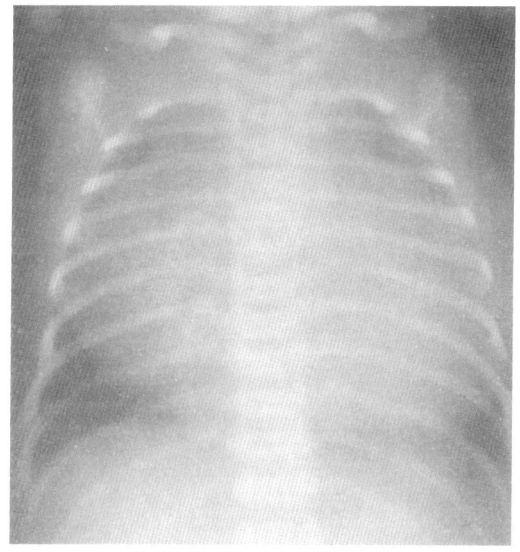

Figura 6.17 Radiografia de tórax na malformação de Ebstein. Grande cardiomegalia (chamada "coração de parede a parede") e vascularidade pulmonar diminuída.

Ecocardiograma

Incidências transversais de quatro câmaras demonstram deslocamento apical da válvula tricúspide no ventrículo direito. O átrio direito está acentuadamente dilatado. A área de corte transversal do átrio direito e a porção atrializada do ventrículo direito, quando comparadas com a área do ventrículo direito, do átrio esquerdo e do ventrículo esquerdo restantes, correlaciona-se com sobrevida. Pacientes com válvulas tricúspides mais deslocadas e átrio direito maior não vão tão bem. O Doppler mostra regurgitação tricúspide que varia em gravidade entre os pacientes. Em geral, um desvio atrial da direita para a esquerda está presente.

Cateterização cardíaca

Dados de oximetria mostram um desvio da direita para a esquerda no nível atrial. Pressão sistólica do ventrículo direito está normal, enquanto a pressão atrial direita está elevada. A angiografia pode ser diagnóstica, mostrando a posição anormal da válvula tricúspide, o tamanho reduzido do ventrículo direito, o átrio direito aumentado e o desvio atrial da direita para a esquerda. Arritmias são comuns durante a cateterização, assim, o paciente deve ser cuidadosamente monitorado e prontamente tratado.

Considerações cirúrgicas

A abordagem preferida é evitar a cirurgia. Os procedimentos de desvio devem ser evitados, uma vez que, nos primeiros dias de vida, a cianose melhora conforme a resistência vascular pulmonar cai e a flexibilidade ventricular direita melhora um pouco. Um procedimento de desvio é indicado apenas para pacientes com fluxo sanguíneo pulmonar persistente e acentuadamente reduzido. Em alguns pacientes mais velhos, especialmente aqueles com insuficiência congestiva, uma cirurgia para reconstruir a válvula tricúspide pode ser possível, caso contrário, uma válvula protética é colocada no anel tricúspide; o enorme átrio direito é reduzido em tamanho por ressecção de parte de sua parede.

Resumo

O diagnóstico de malformação de Ebstein em geral pode ser feito clinicamente, por causa do histórico e pelos achados auscultatórios e eletrocardiográficos. Procedimentos paliativos estão disponíveis.

Resumo das lesões cianóticas

Condições cardíacas com cianose geralmente se apresentam no período neonatal ou são reconhecidas antes do nascimento por intermédio de ecocardiografia fetal. Embora muitas sejam condições complexas, na maioria, um procedimento corretivo ou paliativo pode ser realizado. Com reconhecimento imediato do recém-nascido, diagnóstico correto e tratamento médico (geralmente incluindo prostaglandina), a cirurgia pode ser realizada com risco relativamente baixo e bons resultados, levando-se em conta o tamanho e o estado do recém-nascido.

Capítulo 7
Formas incomuns de doença cardíaca congênita em crianças

Transposição congenitamente corrigida das grandes artérias (I-TGV, I-TGA)	233
Tratamento cirúrgico	236
Histórico natural	236
Malposicionamento do coração	236
Situs solitus	237
Dextrocardia	237
Levocardia	239
Síndromes de heterotaxia	239
Síndrome de asplenia (direitos bilaterais, isomerismo atrial direito, isomerismo do apêndice atrial direito)	240
Síndrome de poliesplenia (esquerdos bilaterais, isomerismo atrial esquerdo, isomerismo do apêndice atrial esquerdo)	240
Anel vascular	241
Arco aórtico direito	241
Duplo arco aórtico	241
Artéria subclávia aberrante	241
Alça vascular (artéria pulmonar)	243

TRANSPOSIÇÃO CONGENITAMENTE CORRIGIDA DAS GRANDES ARTÉRIAS (I-TGV, I-TGA)

Como mencionado anteriormente, o termo *transposição* significa uma reversão das relações anatômicas anteroposteriores. Portanto, na transposição das grandes aortas, a aorta origina-se anteriormente, e a artéria pulmonar origina-se posteriormente. Normalmente, o vaso sanguíneo anterior origina-se do infundíbulo, que é a porção de fluxo do ventrículo direito morfológico.

    Na transposição congenitamente corrigida das grandes artérias, essas relações anatômicas estão presentes e a circulação é fisiologicamente correta (i.e. o retorno do sistema venoso chega às artérias pulmonares; o retorno venoso pulmonar chega à aorta).

Pediatric Cardiology: The Essential Pocket Guide, Third Edition.
Walter H. Johnson, Jr. and James H. Moller.
© 2014 John Wiley & Sons, Ltd. Publicado em 2014 by John Wiley & Sons, Ltd.

A anatomia da transposição congenitamente corrigida das grandes artérias difere da transposição completa das grandes artérias (d-TGV) por causa da inversão ventricular existente. O termo *inversão* indica uma mudança anatômica nas relações direita-esquerda. Dessa forma, a inversão dos ventrículos indica que o ventrículo morfologicamente direito encontra-se no lado esquerdo e que o ventrículo morfologicamente esquerdo encontra-se no lado direito. A inversão dos ventrículos na correção da transposição das grandes artérias permite que a circulação flua de maneira normal (Figura 7.1).

O retorno do sistema venoso das veias cavas superior e inferior passa pelo átrio direito posicionado normalmente. O sangue então flui através da válvula *mitral* até um ventrículo que tem as características morfológicas de um ventrículo esquerdo: é uma fina câmera trabeculada, e continuidades fibrosas existem entre as válvulas átrioventricular (mitral) e semilunar (pulmonar). Esse ventrículo é localizado ao lado direito do outro ventrículo. Esse ventrículo esquerdo anatômico ejeta sangue em uma artéria pulmonar situada posteriormente e medialmente.

O sangue venoso pulmonar retorna ao átrio esquerdo normalmente situado. O fluxo então atravessa a válvula *tricúspide* em um ventrículo com as características morfológicas de um ventrículo direito: é grosseiramente trabeculado, e as válvulas átrioventricular (tricúspide) e semilunares (aórticas) estão separa-

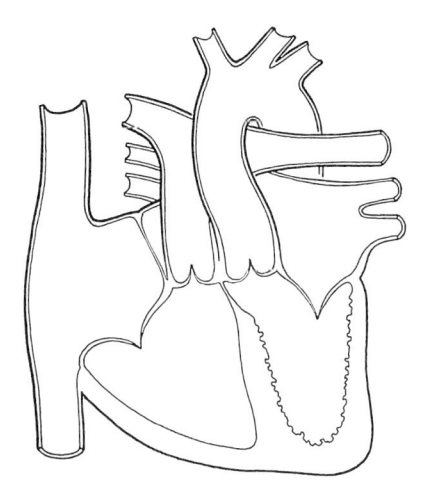

Figura 7.1 Transposição congenitamente corrigida das grandes artérias (l-TGV, l-TGA). Além da levotransportação dos grandes vasos, a inversão ventricular é encontrada. O ventrículo morfologicamente direito (trabeculado) encontra-se no lado esquerdo e está posicionado entre o átrio esquerdo (sangue ricamente oxigenado) e a aorta. O ventrículo morfologicamente esquerdo encontra-se do lado direito e está posicionado entre o átrio direito (sangue pobre em oxigênio) e a artéria pulmonar. Portanto, a circulação está fisiologicamente correta.

das por um infundíbulo. A aorta origina-se do infundíbulo e posiciona-se anteriormente e à esquerda da artéria pulmonar.

O fluxo sanguíneo, entretanto, é normal, e a relação anatômica dos grandes vasos cumpre com a definição de transposição das grandes artérias. Esse tipo de transposição também recebe a denominação levotransposição em razão da localização da aorta à esquerda da artéria pulmonar.

Somente essa condição não levaria a sintomas cardiovasculares ou sopros (embora haja preocupação da habilidade do sistema ventricular sustentar a circulação sistêmica). No entanto, praticamente todos os pacientes com transposição congenitamente corrigida apresentam outras anomalias cardíacas coexistentes. As anomalias cardíacas associadas mais comuns são o defeito septal ventricular, a estenose pulmonar e a insuficiência da válvula atrioventricular do lado esquerdo.

Essas anomalias coexistentes levam a achados clínicos e laboratoriais similares àqueles encontrados em pacientes com a mesma anomalia, mas com relações normais entre os ventrículos e os grandes vasos.

Três achados clínicos, entretanto, permitem a detecção da transposição congenitamente corrigida das grandes artérias como malformação cardíaca fundamental:

(1) O segundo som cardíaco é alto, único, e mais bem ouvido ao longo da borda esternal superior esquerda (na chamada área pulmonar). Pelo fato de a aorta ser localizada anteriormente e para a esquerda, a válvula aórtica situa-se imediatamente abaixo dessa área. O segundo som parece único porque a válvula pulmonária está distante (posicionada posteriormente), então seu componente é inaudível.

(2) Nas radiografias do tórax, a borda esquerda cardíaca é reta ou mostra somente dois contornos arredondados (o superior, sendo a aorta ascendente posicionada para a esquerda e o inferior, o ventrículo direito invertido). Isso está em contraste com pacientes com os grandes vasos normalmente relacionados que apresentam três contornos – botão aórtico, tronco pulmonar, e borda ventricular esquerda.

(3) Achados eletrocardiográficos são distintos e relacionados com a inversão ventricular. Os feixes de His também estão invertidos, então o septo ventricular despolariza da direita para a esquerda, o oposto do normal. Isso leva uma onda Q na derivação V_1 e uma deflexão positiva inicial na derivação V_6 (o oposto do padrão normal de uma onda R inicial na derivação V_1 e uma onda Q em derivação V_6). Tal padrão está presente em quase todos os pacientes com transposição congenitamente corrigida das grandes artérias. Advertência: pacientes com grave hipertrofia ventricular direita podem também apresentar este padrão; portanto, não é diagnóstico ter somente este achado eletrocardiográfico.

Pacientes com transposição congenitamente corrigida das grandes artérias, geralmente, desenvolvem, de modo espontâneo bloqueio cardíaco parcial ou completo.

Enquanto a anatomia básica da anomalia na transposição congenitamente corrigida das grandes artérias não requer tratamento, condições coexistentes que são significativas hemodinamicamente requerem tratamento, geralmente por meio de cirurgia.

Tratamento cirúrgico

As anomalias associadas são corrigidas usando as mesmas técnicas gerais como naquelas usadas em ventrículos e grandes artérias normalmente relacionadas. O tratamento da anomalia de Ebstein é desafiador, pois a abordagem básica para a cirurgia varia de acordo com a condição valvar. E mais, assim como em qualquer paciente com regurgitação da válvula esquerda AV, é crucial que a cirurgia reduza o grau de regurgitação. Devido ao interesse da habilidade do funcionamento adequado do ventrículo direito invertido por um longo período a níveis sistêmicos de pressão, centros selecionados sentiram-se incitados a realizar um procedimento de *double switch*. Envolve realizar uma troca arterial para que a aorta seja conectada ao ventrículo esquerdo, e a artéria pulmonar seja conectada ao ventrículo direito. Cria-se um padrão circulatório de transposição completa. Para resolver isso, uma troca atrial é efetuada durante a mesma operação para que o sistema venoso sanguíneo flua para o ventrículo direito e então para a artéria pulmonar. O sangue venoso pulmonar é direcionado para o ventrículo esquerdo e, então, para a aorta. Essa abordagem está em estágio de desenvolvimento; por isso, seu uso amplo é limitado.

Histórico natural

O histórico natural é afetado por três questões. A primeira questão determinada é a natureza e severidade da condição cardíaca coexistente. Se a condição for significativa, requererá correção ou paliação na primeira infância. Segunda, há um desenvolvimento anual de 2% de bloqueio cardíaco que requer tratamento. Finalmente, a disfunção sistêmica ventricular direita geralmente se desenvolve por volta da terceira década e requer medidas anticongestivas.

MALPOSICIONAMENTO DO CORAÇÃO

O coração pode assumir uma posição anormal, tanto no lado esquerdo quanto no lado direito do peito. Várias classificações do malposicionamento cardíaco têm sido desenvolvidas, mas os autores favorecem a que é apresentada aqui, embora a terminologia possa diferir daquela de outros autores.

Certas características anatômicas são importantes para entender os malposicionamentos cardíacos. Em pacientes normais e praticamente em todos aqueles com malposicionamento cardíaco, certas relações anatômicas fundamentais são constantes.

A veia cava inferior (no diafragma), o átrio direito anatômico e o lobo maior do fígado estão localizados em um lado do corpo, enquanto a aorta (no diafragma), o átrio esquerdo anatômico e o estômago estão localizados na parte oposta do corpo.

A veia cava inferior é crucial em nossas considerações, assim como um importante elo entre os conteúdos abdominal e torácico.

Situs solitus

O *situs solitus* (Figura 7.2) descreve as relações anatômicas em um indivíduo normal, cujos fígado, veia cava inferior e átrio direito estão presentes no lado direito do corpo; e o estômago, a aorta e o átrio esquerdo estão presentes no lado esquerdo.

Dextrocardia

Esse termo geral indica que o ápex cardíaco está localizado no lado direito do peito.

Três variações anatômicas associadas à dextrocardia são apresentadas aqui.

Situs inversus totalis (dextrocardia com imagem em espelho)

Essa condição é oposta ao usual *situs solitus* (Figura 7.2). A veia cava inferior, o lobo maior do fígado e o átrio direito anatômico estão localizados no lado esquerdo do corpo; e o estômago, o átrio esquerdo anatômico e a aorta (no diafragma) no lado direito. Tem sido também chamada de dextrocardia com imagem em espelho, pois as relações anatômicas estão exatamente inversas do normal. Outros achados anatômicos incluem a presença de dois lóbulos no pulmão direito, de três lobos no pulmão esquerdo e do apêndice no quadrante inferior esquerdo.

O *situs inversus* está provavelmente associado a um crescimento da incidência de anomalias cardíacas, mas o tipo e a distribuição de anomalias correspondem aos pacientes com *situs solitus*.

Cerca de 40% dos pacientes têm discinesia ciliar, geralmente síndrome de Kartagener, caracterizada por sinusite crônica, bronquite/bronquiectasia e esterilidade.

Dextroversão com situs solitus

Nesta condição, as relações anatômicas fundamentais do *situs solitus* estão presentes, mas o ápex cardíaco está direcionado à direita (Figura 7.2). Os átrios estão ancorados pelas veias cavas, mas os ventrículos podem girar pelo longo do eixo do coração e posicionarem-se na linha média ou peito direito.

Na dextroversão, o coração pode ter uma ou duas formas anatômicas. Em uma, os ventrículos e as grandes artérias estão relacionadas normalmente; e o defeito ventricular septal e a estenose pulmonar são comuns. Na outra forma, a transposição corrigida das grandes artérias e inversão dos ventrículos estão pre-

238 Cardiologia pediátrica

Dextrocardia / Levocardia

Dextroposição
(situs solitus)

Levoposição
(situs solitus)

Situs inversus

Situs solitus

Dextroversão
(situs solitus)

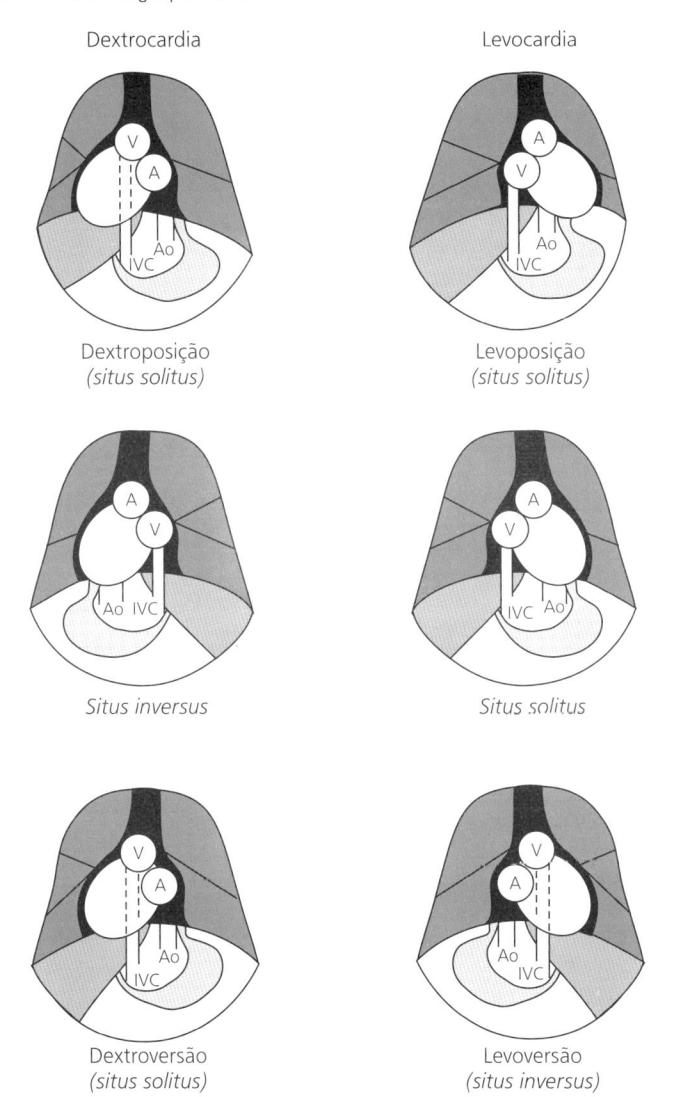

Levoversão
(situs inversus)

Figura 7.2 Diagrama do malposicionamento cardíaco. Ao, aorta; IVC, veia cava inferior; V, átrio venoso; A, átrio arterial.

sentes. Esses pacientes apresentam o tipo de anomalias cardíacas comumente encontradas com a transposição corrigida das grandes artérias.

Dextroposição do coração

Essa é outra condição da relação com o *situs solitus* e o ápex cardíaco do lado direito do peito (Figura 7.2). Nesse caso, o deslocamento cardíaco para a direita é causado por fatores extrínsecos, como a hipoplasia do pulmão direito. As anomalias cardíacas coexistem, em muitos pacientes com dextroposição do coração. As anomalias geralmente são associadas a um desvio da esquerda para a direita; os pacientes geralmente desenvolvem doença vascular pulmonar. Uma causa comum da dextroposição em neonatos com coração estruturalmente normal é a hérnia diafragmática congênita esquerda, na qual o intestino distendido do lado esquerdo do peito força o coração e as estruturas mediastinais à direita.

Levocardia

Levocardia é um termo geral que indica que o ápex cardíaco está localizado no lado esquerdo do peito. *Situs solitus* é uma forma de levocardia; em outras condições, o ápex cardíaco pode estar localizado anormalmente do lado esquerdo do peito.

Levoversão do situs inversus

Essa relação anatômica é oposta da dextroversão do *situs solitus* (Figura 7.2). A relação básica anatômica é situs in*versus*, mas o ápex cardíaco está localizado no lado esquerdo do peito. Como esperado, muitos desses pacientes têm a transposição corrigida das grandes artérias.

Levoposição

Em pacientes com *situs solitus*, o pulmão esquerdo pode ser hipoplásico, então o coração é deslocado mais profundamente no hemitórax esquerdo que o normal. Quando essa condição existe em um paciente com anomalia cardíaca, existe a tendência para desenvolver doença vascular pulmonar.

SÍNDROMES DE HETEROTAXIA

Nas condições discutidas acima, as relações anatômicas fundamentais estão presentes entre a veia cava inferior, o fígado e o átrio direito; e entre a aorta descendente, o estômago e o átrio esquerdo. Condições incomuns do malposicionamento cardíaco existem quando essas condições anatômicas não estão presentes, e o baço é geralmente anormal. Geralmente, há simetria das estruturas dos órgãos. Muitos nomes foram dados a essas condições, como síndromes de heterotaxia e síndromes de isomerismo, ou nomeadas a partir do tipo de anomalia esplênica ou padrão de simetria. Mais recentemente, elas têm sido classificadas como isomerismo do apêndice atrial direito ou esquerdo.

Síndrome de asplenia (direitos bilaterais, isomerismo atrial direito, isomerismo do apêndice atrial direito)

Nessa síndrome, o coração pode estar localizado tanto no lado esquerdo quanto no lado direito do peito, o baço é ausente e são encontradas muitas anomalias viscerais e cardíacas. Cada apêndice atrial aparece como aqueles de um átrio direito, sendo largos e piramidais. As anomalias viscerais refletem a tendência a desenvolverem órgãos simétricos, com órgãos pares e cada um com a forma de um órgão de lado direito; estruturas do lado esquerdo estão ausentes. Assim, cada pulmão tem três lobos (como o de um pulmão direito); o baço, uma estrutura localizada no lado esquerdo, é ausente; e o fígado é simétrico. A má rotação intestinal geralmente está presente.

Anomalias cardíacas são complexas, incluindo defeitos septais atriais e ventriculares, geralmente na forma de defeito septal atrioventricular, severa estenose pulmonar ou atresia, transposição das grandes artérias e, em cerca de 75% dos casos, conexão venosa pulmonar anômala total. Essa combinação de anomalias leva a características clínicas e radiográficas que se assemelham à severa tetratologia de Fallot. Apesar de procedimentos paliativos, a perspectiva para esses pacientes geralmente é desoladora.

Por causa da simetria do fígado, a má rotação intestinal e a posição da linha média da veia cava inferior, as importantes relações anatômicas que permitem a definição do *situs* estão interrompidas; por isso, a classificação do tipo de malposicionamento cardíaco em pacientes com asplenia é difícil.

Síndrome de poliesplenia (esquerdos bilaterais, isomerismo atrial esquerdo, isomerismo do apêndice atrial esquerdo)

Nessa síndrome, como na asplenia, o coração pode estar localizado tanto do lado esquerdo quanto do lado direito do peito. Ambos os apêndices atriais são longos e em formato de dedo como em um átrio esquerdo. O baço é presente, mas está dividido em múltiplos pedaços. A tendência para o desenvolvimento de órgãos simétricos também existe, nesse caso, como esquerdos bilaterais, em que ambos os pulmões se parecem com o pulmão esquerdo, a vesícula biliar pode estar ausente e há múltiplos baços. A má rotação intestinal geralmente ocorre.

Anomalias cardíacas incluem defeitos nos septos atrial e/ou ventricular, conexão venosa pulmonar anômala parcial e interrupção da continuação ázigos da veia cava inferior.

O quadro clínico se assemelha ao desvio da esquerda para a direita. O prognóstico é bom, e muitos pacientes submetem-se à cirurgia corretiva.

Como na asplenia, são encontradas dificuldades na determinação do *situs* devido à má rotação intestinal e também pelo fato de que cerca de 2/3 dos pacientes apresentam a interrupção da veia cava inferior no nível do diafragma.

ANEL VASCULAR

Normalmente, nenhuma estrutura vascular passa atrás do esôfago, mas em um anel vascular, o arco aórtico ou a veia arco maior encontram-se atrás do esôfago. A ingestão de bário radiográfico e ecocardiografia são os meios não invasivos mais usados para a confirmação do diagnóstico. CTA, MRI/MRA, ou cateterização com aortografia são geralmente usados para providenciar informações anatômicas detalhadas antes da intervenção cirúrgica.

Um entendimento das variações anatômicas do anel vascular é obtido ao estudar o desenvolvimento dos quarto e sexto arcos aórticos (Figura 7.3). Logo no início do desenvolvimento embrionário, a aorta ascendente origina o quarto arco aórtico de ambos os lados, direito e esquerdo. Esses pares de arcos rodeiam a traqueia e o esôfago e se juntam para formar a aorta descendente. Além disso, ambos os canais arteriais direito e esquerdo (sexto arco aórtico) são encontrados.

No desenvolvimento normal do quarto arco, o arco direito é interrompido acima da artéria subclávia direita, e o canal arterial direito regressa. Isso leva ao arco aórtico esquerdo normal (quarto arco). A porção proximal do arco direito primitivo torna-se a artéria inominada, na qual origina a carótida direita e as artérias subclávias direitas. O arco aórtico esquerdo embarca na carótida esquerda e as artérias subclávias esquerdas emergem. O sexto arco esquerdo persiste como o canal arterial esquerdo e se conecta à artéria pulmonar esquerda à aorta descendente proximal acima da artéria subclávia esquerda.

Arco aórtico direito

Se o arco aórtico esquerdo é interrompido acima da artéria subclávia esquerda, um arco aórtico direito com ramificação de imagem espelhada é formado (Figura 7.3). A aorta ascendente emerge; o primeiro ramo é uma artéria inominada representando a porção proximal do arco aórtico esquerdo. A partir disso, originam-se as artérias subclávia esquerda e carótida esquerda. O arco aórtico passa em direção à direita e origina a carótida direita e a artéria subclávia direita. Os canais arteriais podem estar tanto no lado esquerdo quanto direito. A aorta descende pelo tórax e cruza no abdome para a esquerda da espinha.

Duplo arco aórtico

Raramente, nenhum arco aórtico é interrompido durante o desenvolvimento embrionário. A anomalia resultante é uma forma de anel vascular – duplo arco aórtico. A aorta descendente divide-se em dois arcos aórticos. Um dos arcos aórticos passa anteriormente à traqueia e o outro passa posteriormente ao esôfago. Eles se juntam para formar a aorta descendente que então percorre o lado esquerdo ou o direito do tórax. Deste modo, a traqueia e o esôfago estão rodeados por estruturas vasculares e podem ser comprimidos, levando a sintomas respiratórios e dificuldade na deglutição.

Artéria subclávia aberrante

Se o arco aórtico direito está interrompido entre a carótida direita e as artérias subclávias direitas em vez do local usual, o arco aórtico está do lado esquerdo, mas a artéria subclávia direita emerge aberrante. Não há artéria inominada; o

Arco aórtico duplo

Arco aórtico esquerdo

Arco aórtico esquerdo
com artéria subclávia
direita aberrante

Arco aórtico direito

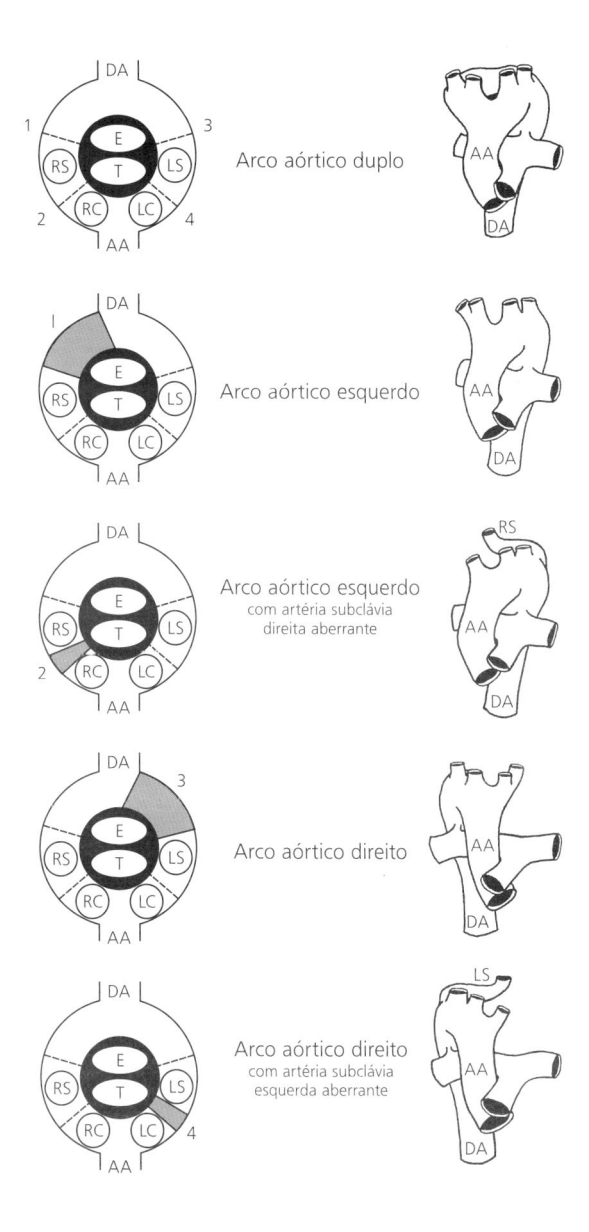

Arco aórtico direito
com artéria subclávia
esquerda aberrante

primeiro ramo emergindo da aorta descendente é a artéria carótida direita. Os vasos do arco remanescente são, respectivamente, a artéria carótida esquerda, a artéria subclávia esquerda e, finalmente, a artéria subclávia direita. A artéria subclávia direita emerge da aorta descendente e passa atrás do esôfago para o braço direito.

A situação oposta se desenvolve se o arco aórtico esquerdo é interrompido entre as artérias subclávia esquerda e carótida esquerda. Isso forma um arco aórtico direito e uma artéria subclávia esquerda aberrante.

O anel vascular é geralmente completo por um canal arterial, tanto ligamentoso quanto aberto, que passa da artéria subclávia aberrante para a artéria pulmonar ipsolateral. Esses anéis vasculares formados por uma artéria subclávia aberrante podem também causar sintomas que são normalmente aliviados ao dividir os canais arteriais, que é geralmente ligamentoso. Muitos pacientes com arco aórtico direito e artéria subclávia esquerda aberrantes requerem divisão do canal, pois são geralmente sintomáticos.

Em resumo, um número de variações na anatomia do arco aórtico existe, dependendo do local (ou dos locais) de interrupção do desenvolvimento dos arcos aórticos. Se não forem interrompidos, um arco aórtico duplo é formado. Se os arcos aórticos são interrompidos em um local, um arco aórtico normal, um arco aórtico direito ou um arco aórtico com artéria subclávia aberrante podem ser formados. Raramente, os arcos aórticos são interrompidos em dois locais, produzindo a condição denominada interrupção do arco aórtico (Capítulo 8).

Em muitos pacientes com anel vascular, sintomas como chiado ou estridor sugerem infecção respiratória, bronquiolite ou doença das vias respiratórias, e traqueobroncomalacia podem, certamente, acompanhar anel vascular. Após a liberação cirúrgica do anel, sintomas respiratórios e/ou das vias respiratórias podem persistir por semanas ou meses.

ALÇA VASCULAR (ARTÉRIA PULMONAR)

Essa condição não é uma anomalia do complexo arco aórtico, mas uma origem anômala da artéria pulmonar esquerda da artéria pulmonar direita (Figura 7.4). A artéria pulmonar esquerda passa acima dos brônquios principais direitos e percorre entre a traqueia e o esôfago, em direção ao pulmão esquerdo, criando tensão e compressão da árvore traqueobronquial próximo à carina. Normalmente,

Figura 7.3 Diagrama do desenvolvimento das anomalias do arco aórtico a partir do conceito de arco aórtico duplo primitivo e os resultantes padrões arco aórticos. O arco aórtico duplo primitivo pode ser ininterrupto durante o desenvolvimento, resultando um arco duplo. Também pode ser interrompido em uma das quatro localizações (1-4). Resultam, respectivamente, em um arco aórtico esquerdo normal, um arco aórtico esquerdo com artéria subclávia direita, um arco aórtico direito e um arco aórtico direito com artéria subclávia esquerda aberrante. AA, artéria ascendente; DA, artéria descendente; LC, artéria carótida esquerda; I.S, artéria subclávia esquerda; RC, artéria carótida direita; RS, artéria subclávia direita; E, esôfago; T, traqueia.

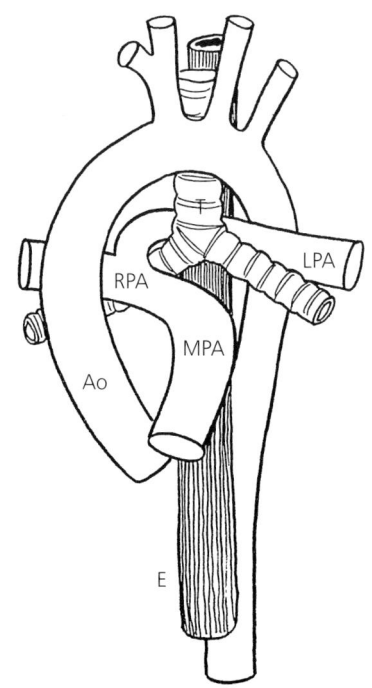

Figura 7.4 Alça da artéria pulmonar. A artéria pulmonar esquerda (LPA) emerge de maneira anômala à artéria pulmonar direita (RPA) e percorre entre a traqueia (T) e o esôfago (E). MPA, artéria pulmonar principal; Ao, aorta. Ilustração de cortesia do Dr. David C. Meyer.

um pulmão está superinflado e o outro está desinflado, o que resulta em sintomas respiratórios.

É a única anomalia vascular que cria um recuo anterior no esôfago quando este está cheio de bário. Às vezes, radiografias laterais do peito irão sugerir uma massa (a artéria pulmonar esquerda) entre a traqueia e o esôfago, particularmente se a posição do esôfago estiver contornada por um tubo alimentar.

Reimplantação cirúrgica da artéria pulmonar esquerda anômala para a artéria pulmonar principal pode aliviar o efeito estilingue, mas a traqueobroncomalacia e os sintomas geralmente persistem.

Capítulo 8
Condições cardíacas exclusivas em bebês recém-nascidos

Fisiologia neonatal	245
Circulação fetal normal	245
Transição para fisiologia circulatória pós-natal	247
Hipertensão pulmonar persistente do recém-nascido	248
Doença cardíaca em neonatos	248
Hipóxia	251
Falência cardíaca congestiva	252

Como indicado anteriormente, diversas condições se apresentam em neonatos, mas elas não são exclusivamente vistas nesse período etário. Neste capítulo apresentamos condições que são sintomáticas em neonatos.

FISIOLOGIA NEONATAL

As características distintivas e transitórias da circulação neonatal podem levar a anormalidades cardiopulmonares não somente em bebês recém-nascidos com malformações cardíacas, mas, também, entre aqueles com doença pulmonar ou outras doenças sérias.

Entender as características anatômicas e fisiológicas da transição da circulação fetal a adulta auxilia o médico no cuidado com neonatos criticamente doentes.

Circulação fetal normal

A circulação fetal normal difere daquela do estado pós-natal. No feto, as circulações pulmonar e sistêmica são paralelas, em vez de ocorrer em série como na circulação normal. Na circulação fetal, ambos os ventrículos ejetam sangue para dentro da aorta e recebem retorno venoso sistêmico. O ventrículo direito ejeta um volume maior do que o ventrículo esquerdo. No período pós-natal, a circulação difere porque os ventrículos e a circulação estão em série. O ventrículo direito recebe o retorno venoso sistêmico e o ejeta na artéria pulmonar. O retorno venoso pulmonar passa através do átrio esquerdo, e o ventrículo esquerdo sozi-

Pediatric Cardiology: The Essential Pocket Guide, Third Edition.
Walter H. Johnson, Jr. and James H. Moller.
© 2014 John Wiley & Sons, Ltd. Publicado em 2014 by John Wiley & Sons, Ltd.

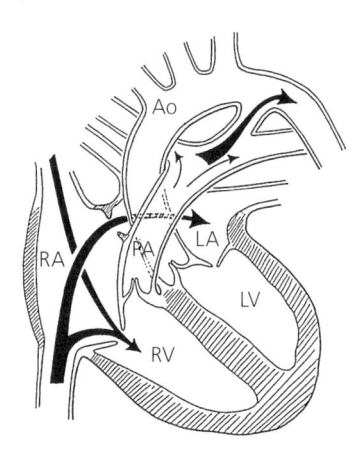

Figura 8.1 Circulação central no feto. Fluxo predominante da veia cava inferior ocorre através do forame oval patente dentro do átrio esquerdo. A porção maior do fluxo ventricular direito se dá através do ducto arterioso patente. Ao, aorta; LA, átrio esquerdo; LV, ventrículo esquerdo; PA, artéria pulmonar; RA, átrio direito; RV, ventrículo direito.

nho ejeta sangue dentro da aorta. Os débitos ventricular esquerdo e direito são iguais. A transição de uma circulação paralela para uma circulação em série geralmente ocorre logo após o nascimento; no entanto, em um neonato doente, a circulação paralela pode persistir, retardando a evolução para circulação em série.

A circulação fetal também tem três estruturas anatômicas distintas: a placenta, o ducto arterioso patente, e o forame oval patente. O sangue retornando para feto da placenta entra no átrio direito e flui predominantemente do átrio direito para o átrio esquerdo através do forame oval patente (Figura 8.1). Esse fluxo passa para o ventrículo esquerdo e pela aorta ascendente, suprindo a cabeça com o nível adequado de sangue oxigenado. O sangue que deixa a cabeça retorna ao coração na veia cava superior e flui primeiramente dentro do ventrículo direito. O débito ventricular direito passa dentro da artéria pulmonar, e a porção maior (90%) flui através do ducto para dentro da aorta descendente, enquanto uma quantidade menor (10%) flui para dentro dos pulmões.

O maior fator que influencia o padrão e a distribuição do fluxo de sangue fetal é a resistência vascular relativa dos circuitos pulmonar e sistêmico. Em contraste com a circulação adulta, a resistência vascular pulmonar no feto é muito elevada, e a resistência vascular sistêmica é baixa. Na fase pré-natal, os pulmões estão sem ar, e as arteríolas pulmonares possuem meios espessos e um lúmen estreitado. Essas características anatômicas das arteríolas pulmonares são acentuadas pelo ambiente hipóxico relativo do feto, considerando que a hipóxia é um estímulo potente para a vasoconstrição pulmonar. A resistência vascular sistêmica é geralmente baixa, principalmente por causa do grande fluxo através da placenta, que tem baixa resistência. No feto, a resistência vascular pulmonar talvez seja 5 vezes maior do que a resistência vascular sistêmica, o reverso da circulação adulta.

Pelo fato de as pressões sistólicas tanto nos ventrículos quanto nos grandes vasos serem idênticas, a distribuição do fluxo sanguíneo depende da resistência vascular relativa. Como resultado, um volume pequeno relativamente de fluxo sanguíneo através dos pulmões e um grande volume passa através dos ductos da direita para a esquerda dentro da aorta descendente. Uma proporção considerável (cerca de 40%) do débito ventricular combinado flui através da placenta.

O desvio direita-para-esquerda no nível atrial no feto depende em parte do efeito de *streaming* causado pela posição da válvula do forame oval. Essas cristas tendem a desviar sangue da veia cava inferior para dentro do átrio esquerdo através do defeito. Visto que as pressões atriais são idênticas, o desvio também depende das complacências relativas dos ventrículos. Aproximadamente 1/3 do fluxo total que retorna ao átrio direito cruza o forame oval.

Transição para fisiologia circulatória pós-natal

No nascimento, as características distintivas da circulação fetal e as resistências vasculares são modificadas subitamente. Uma grande reversão de resistência ocorre por causa da separação da placenta e o início da respiração. A perda da placenta, que agiu essencialmente como uma fístula arteriovenosa, está associada a uma duplicação da resistência vascular sistêmica. A expansão dos pulmões está associada a uma queda de 7 vezes na resistência vascular pulmonar, principalmente de vasodilatação de arteríolas pulmonares secundárias a um aumento no nível de inspiração de oxigênio para normal.

Coincidindo com a queda na resistência vascular pulmonar, o volume de fluxo de sangue pulmonar aumenta e assim o volume de sangue retornando para o átrio esquerdo aumenta proporcionalmente. A pressão atrial esquerda sobe, excede a pressão atrial direita e fecha o forame oval funcionalmente. Na maioria dos bebês de até vários meses, um pequeno desvio da esquerda-para-direita ocorre por meio do retalho incompetente do forame oval. Anatomicamente, o septo atrial em última instância sela em 75% das crianças e permanece "sonda-patente" em 25%.

O ducto se estreita por contração muscular até 24 horas após o nascimento, embora o fechamento anatômico possa levar vários dias. O fechamento do ducto está associado a uma redução na pressão arterial pulmonar para níveis normais. Quando o ducto e o forame oval fecham, o fluxo de sangue pulmonar se iguala ao fluxo de sangue sistêmico, e as circulações ocorrem em série. No período neonatal, as mudanças que ocorrem no ducto, no forame oval e nas arteríolas pulmonares são reversíveis. As arteríolas pulmonares e o ducto arterioso são responsáveis pelos níveis de oxigênio e acidose. Um aumento na resistência vascular ocorre em condições associadas à hipóxia. Embora ocorram pequenas mudanças a um PaO_2 de 50 mmHg, grandes aumentos na resistência vascular pulmonar ocorrem a níveis PaO_2 menores do que 25 mmHg. Se existir coexistência de acidose e hipóxia, o aumento na resistência pulmonar é muito maior do que em níveis comparáveis de PaO_2 que ocorrem com pH normal.

Hipertensão pulmonar persistente do recém-nascido

Neonatos com doença pulmonar parenquimatosa, como síndrome de doença respiratória, desenvolvem resistência vascular pulmonar aumentada e pressão arterial pulmonar aumentada por causa da hipóxia. Se acidose complica a doença, as mudanças são até maiores. Essa condição é com frequência chamada de circulação fetal persistente (PFC), ou pelo termo mais fisiologicamente descritivo hipertensão pulmonar persistente do recém-nascido (PPHN).

Por causa da elevação da pressão sistólica ventricular direita, a pressão atrial direita aumenta, causando um desvio da direita-para-esquerda no forame oval. De forma semelhante, o ducto arterioso de um neonato também responde ao oxigênio. Com a hipóxia, o ducto pode reabrir, caso a resistência pulmonar seja simultaneamente elevada, um desvio da direita-para-esquerda pode ocorrer através do ducto arterioso. Clinicamente, isso é reconhecido por um PaO_2 mais baixo (ou saturação de oximetria de pulso) nas pernas do que nos braços.

Assim, a cianose no neonato com doença pulmonar parenquimatosa pode resultar em desvio da direita-para-esquerda do sangue, assim como de desvio intrapulmonar e defeitos de difusão. Administração de 100% de oxigênio melhora ambas as anormalidades, mas com frequência a melhoria não é grande o suficiente para excluir malformações cianóticas cardíacas. A administração de oxigênio em pacientes com anomalia cardíaca geralmente também diminui o grau de cianose. Com o desenvolvimento da ecocardiografia, a capacidade de distingui-las foi bastante aumentada.

DOENÇA CARDÍACA EM NEONATOS

A maioria das malformações cardíacas não causa problemas in utero ou no estado pós-natal imediato. No entanto, durante a transição para o padrão circulatório normal, particularmente conforme o ducto arterioso vai se fechando e então se fecha, certas malformações se tornam evidentes. Essas malformações têm um de três padrões circulatórios nos quais o ducto desempenhava um papel importante durante a vida fetal, e conforme ele se fecha pós-natal o padrão circulatório neonatal é rompido.

Os três tipos de malformações dependentes do fluxo de sangue ductal em seguida ao nascimento são os seguintes:

(1) Transposição das grandes artérias. Nessa condição, o fluxo de sangue da aorta através do ducto dentro da artéria pulmonar fornece um caminho importante para a mistura do sangue.

(2) Anomalias com atresia pulmonar ou estenose grave e um desvio intracardíaco. Nessas condições, o ducto fornece o único ou a maior parte do fluxo para dentro do pulmão e assim para a circulação pulmonar. Conforme o ducto fecha, nos primeiros 2 dias de vida, o neonato se torna cada vez mais cianótico.
(3) Anomalias com grandes lesões aórticas obstrutivas. Na síndrome do coração esquerdo hipoplásico, o fluxo de sangue através do ducto da direita para a esquerda fornece toda a circulação sistêmica, e na interrupção do arco aórtico fornece todo o fluxo de sangue para a aorta descendente. Assim, o fechamento do ducto é uma grande interrupção na circulação. Em neonatos com coarctação, a obstrução aórtica não se torna evidente até que o ducto feche completamente. Antes do fechamento, o sangue pode passar da aorta ascendente para a descendente através do orifício aórtico do ducto conforme ele se fecha, da artéria pulmonar em direção à aorta descendente.

Por causa de problemas cardiovasculares que resultam de fechamento do ducto, a gravidade da condição neonatal e o potencial para correção de paliação nos primeiros dias de vida, diretrizes para triagem de todos os neonatos por oximetria periférica estão sendo incorporadas em enfermarias neonatais como método de identificar esses neonatos.

As diretrizes são apresentadas na forma de um algoritmo (Figura 8.2), oximetria de pulso é usada para mensurar saturações de oxigênio da mão direita e uma extremidade inferior para detectar a presença de hipóxia ou uma diferença clinicamente importante entre as saturações de extremidades superior e inferior. Quando feita após 24 horas de vida, a especificidade do teste é maximizada (leituras falso-positivas são minimizadas). O teste é altamente sensível para detectar a maioria das malformações cianóticas e algumas lesões obstrutivas do coração esquerdo com um desvio ductal da direita-para-esquerda. No entanto, o teste tem limitações, visto que muitas lesões obstrutivas podem não exibir níveis detectáveis de desvio ductal da direita-para-esquerda, e algumas lesões cianóticas (como tronco arterioso, ou TAPVR não obstruído) podem ter níveis de saturação relativamente altos de oxigênio. Também, lesões da esquerda-para-direita não são detectadas.

Malformações cardíacas podem levar a sintomas cardíacos graves e morte no período neonatal. Os tipos de malformações cardíacas que causam sintomas nesse grupo etário geralmente diferem dos que levam a sintomas mais tarde na primeira infância. Entre o último grupo, os sintomas geralmente derivam de um grande volume de fluxo sanguíneo pulmonar, como no defeito do septo ventricular (VSD), no qual se desenvolve falência congestiva por volta das 6 semanas de idade. Outras condições, como tetralogia de Fallot, aguardam o desenvolvimento de estenose suficiente antes de se tornarem sintomáticas. No neonato, hipóxia e falência cardíaca congestiva são os maiores complexos de sintomas cardíacos.

Algoritmo de Triagem de Oximetria de Pulso

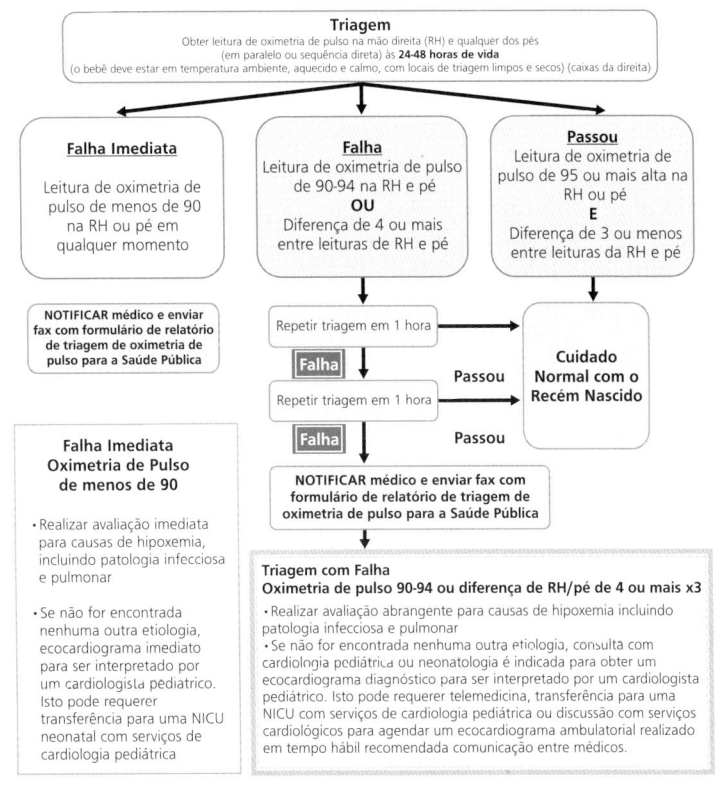

Triagem
Obter leitura de oximetria de pulso na mão direita (RH) e qualquer dos pés
(em paralelo ou sequência direta) às **24-48 horas de vida**
(o bebê deve estar em temperatura ambiente, aquecido e calmo, com locais de triagem limpos e secos) (caixas da direita)

Falha Imediata
Leitura de oximetria de pulso de menos de 90 na RH ou pé em qualquer momento

Falha
Leitura de oximetria de pulso de 90-94 na RH e pé
OU
Diferença de 4 ou mais entre leituras de RH e pé

Passou
Leitura de oximetria de pulso de 95 ou mais alta na RH ou pé
E
Diferença de 3 ou menos entre leituras da RH e pé

NOTIFICAR médico e enviar fax com formulário de relatório de triagem de oximetria de pulso para a Saúde Pública

Repetir triagem em 1 hora → Falha ↓ Passou →
Repetir triagem em 1 hora → Falha ↓ Passou →

Cuidado Normal com o Recém Nascido

NOTIFICAR médico e enviar fax com formulário de relatório de triagem de oximetria de pulso para a Saúde Pública

Falha Imediata
Oximetria de Pulso de menos de 90

- Realizar avaliação imediata para causas de hipoxemia, incluindo patologia infecciosa e pulmonar

- Se não for encontrada nenhuma outra etiologia, ecocardiograma imediato para ser interpretado por um cardiologista pediátrico. Isto pode requerer transferência para uma NICU neonatal com serviços de cardiologia pediátrica

Triagem com Falha
Oximetria de pulso 90-94 ou diferença de RH/pé de 4 ou mais x3

- Realizar avaliação abrangente para causas de hipoxemia incluindo patologia infecciosa e pulmonar
- Se não for encontrada nenhuma outra etiologia, consulta com cardiologia pediátrica ou neonatologia é indicada para obter um ecocardiograma diagnóstico para ser interpretado por um cardiologista pediátrico. Isto pode requerer telemedicina, transferência para uma NICU com serviços de cardiologia pediátrica ou discussão com serviços cardiológicos para agendar um ecocardiograma ambulatorial realizado em tempo hábil recomendada comunicação entre médicos.

> Este algoritmo de triagem não deve tomar o lugar de julgamento clínico ou prática clínica habitual.
> Uma triagem negativa não exclui doença cardíaca.
> Resultados ideais são obtidos usando uma oximetria de pulso com tolerância motora que relata saturação de oxigênio funcional, foi validada em condições de baixa perfusão, foi liberada pela FDA para uso em recém-nascidos, tem uma precisão de 2% de erro médico quadrático, e é calibrada regularmente.

> Para mais informações: Kemper, AR, Mahle, WT, Martin, GR et al; Strategies for Implementing Screening for Congenital Heart Disease. Pediatrics. 2011. Disponível em http://pediatrics.aapublications.org/content/eraly/2011/10/06/peds.2011-1317

Revisado em 13/06/2012

ADPH — Alabama Department of Public Health

Figura 8.2 Algoritmo de triagem de oximetria de pulso. Reimpresso com permissão do Alabama Department of Public Health (ww.adph.org).
RH, mão direita; NICU, unidade de terapia intensiva neonatal.

Um diagnóstico e uma abordagem terapêutica agressivos são justificados em neonatos. A abordagem começa com o imediato reconhecimento da doença cardíaca na enfermaria de recém-nascidos. O tratamento, geralmente envolvendo prostaglandina, deve ser iniciado, e o bebê imediatamente encaminhado a um centro cardíaco para diagnóstico definitivo e terapia.

> *Manejo do neonato cianótico com doença cardíaca congênita*
>
> (1) Avaliar e administrar os ABCs (Vias Aéreas/Respiração/Circulação) *primeiro*.
> (2) Prostaglandina (PGE, alprostadil) 0,025-0,1 µg/kg/min IV. Efeitos colaterais comuns: apneia, hipotensão, febre, erupções na pele. Monitorar *status* respiratório continuamente.
> (3) Considerar intubação endotraqueal, especialmente antes do transporte.
> (4) Se PGE não estiver imediatamente disponível: intubar, ventilar, iniciar bloqueio neuromuscular e sedar ou anestesiar para minimizar consumo de oxigênio.
> (5) Organizar transferência imediata para um centro em cardiologia congênita para diagnóstico definitivo e terapia.

Hipóxia

Sintomas cardíacos graves também ocorrem em neonatos por causa das condições de hipóxia discutidas no Capítulo 6. Dois padrões circulatórios podem ser a causa: mistura inadequada, como na transposição completa das grandes artérias, ou obstrução grave do fluxo sanguíneo pulmonar coexistindo com um desvio intracardíaco. Em neonatos, a tetralogia de Fallot, com frequência com atresia pulmonar, atresia pulmonar com septo ventricular intacto (ventrículo direito hipoplásico) e atresia tricúspide são as condições mais comuns dessa categoria. Estenose pulmonar crítica é estenose pulmonar valvar com grande desvio da direita-para-esquerda através de um forame oval e com vários graus de hipoplasia ventricular direita e complacência anormal; a fisiologia é semelhante à da atresia pulmonar com septo ventricular intacto.

Neonatos com hipóxia mostram cianose extrema. Respiração rápida e difícil ocorre em razão de acidose metabólica, que pode se desenvolver rapidamente por causa de hipóxia; falência cardíaca geralmente não é um grande problema. Administração de oxigênio é geralmente pouco benéfica. Malformações com fluxo de sangue inadequado são melhoradas por administração de prostaglandina seguida por uma operação corretiva, se possível, um desvio aórtico-pulmonar para melhorar a oxigenação, ou intervenção por cateter. Neonatos com transposição completa das grandes artérias requerem prostaglandina para manter o ducto patente e uma septostomia de Rashkind para melhorar a mistura intracardíaca.

Assim, um grupo diverso de condições cardíacas causa sintomas no período neonatal. Por causa do potencial para correção ou paliação, qualquer neonato com sintomas cardíacos graves deve ser estabilizado. Então, ecocardiografia e, em muitos neonatos, cateterismo cardíaco e angiografia são usados para definir os detalhes anatômicos e fisiológicos da malformação cardíaca. Embora haja algum risco (1% de mortalidade) ao realizar um cateterismo cardíaco em neonatos, esse é compensado pelos benefícios dos dados obtidos ou pelas intervenções terapêuticas realizadas. Em seguida à definição da malformação, decisões adequadas são tomadas em relação a uma operação; e em algumas malformações (p. ex., estenose aórtica crítica, estenose pulmonar crítica), dilatação com balão da obstrução é bem-sucedida.

Falência cardíaca congestiva

No período neonatal, falência cardíaca congestiva resulta mais comumente de (1) anomalias que causam obstrução grave no fluxo de saída, particularmente para o lado esquerdo do coração, e com frequência associadas a um ventrículo esquerdo hipoplásico, (2) sobrecarga de volume de uma válvula cardíaca insuficiente ou fístula arteriovenosa sistêmica e (3) cardiomiopatia ou miocardite.

Condições cardíacas com desvio da esquerda-para-direita (p. ex., VSD) quase nunca colocam grandes cargas de volume sobre o ventrículo e causam sintomas no período neonatal. Ocasionalmente, em bebês nascidos prematuramente, o ducto arterioso de um paciente pode levar a sinais de falência cardíaca. Presumivelmente, a vasculatura pulmonar se aproxima de níveis normais mais rapidamente do que em bebês a termo. O grande volume resultante do fluxo de sangue pulmonar causa sobrecarga do ventrículo esquerdo.

Obstrução cardíaca esquerda

Síndrome do coração esquerdo hipolásico (HLHS). HLHS é a causa mais frequente de falência cardíaca em neonatos (Figura 8.3a). O termo abrange diversas malformações cardíacas, cada uma associada a ventrículo esquerdo diminutivo e características clínicas e fisiológicas semelhantes, e incluem atresia aórtica, atresia mitral e estenose aórtica grave ("crítica"). Em cada uma, obstrução grave tanto do fluxo de entrada quanto do fluxo de saída do ventrículo esquerdo está presente.

Quer de uma válvula mitral atrésica ou de um ventrículo esquerdo pequeno, o preenchimento do ventrículo esquerdo é impedido ou impossível. O forame oval é com frequência pequeno e restritivo, permitindo somente que uma pequena quantidade de sangue flua do átrio esquerdo para o direito. O volume de desvio não é suficiente para descomprimir o átrio esquerdo, então sua pressão sobe, elevando a pressão capilar pulmonar e, por fim, causando edema pulmonar. O fluxo de saída ventricular esquerdo ou é gravemente ou totalmente obstruído.

Ducto arterioso patente é um grande componente de todas as formas de síndrome do coração esquerdo hipoplásico. O fluxo através do ducto é da direita para a esquerda e representa a única ou maior fonte de fluxo de sangue arterial sistêmico. O débito ventricular esquerdo pode estar ausente ou ser tão pequeno que o fluxo na aorta ascendente e para as artérias coronárias seja retrógrado ao redor do arco a partir do ducto arterioso. Coarctação da aorta pode complicar as características anatômicas.

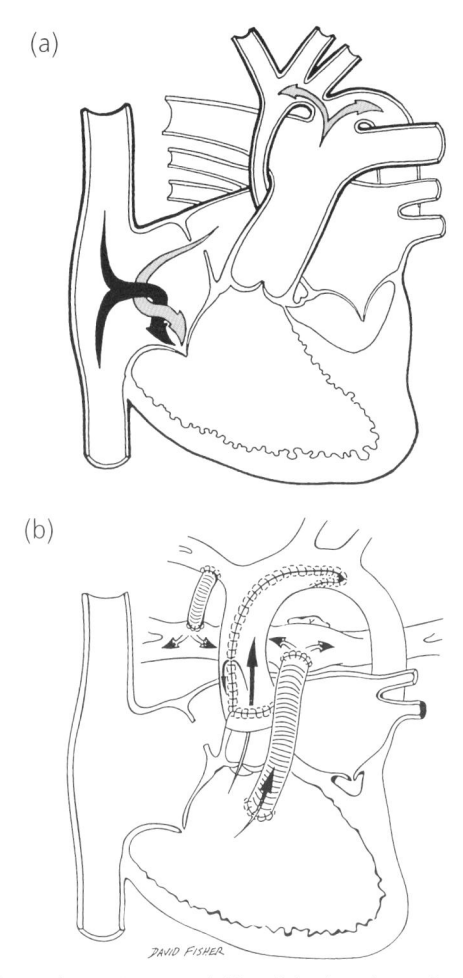

Figura 8.3 Síndrome de coração esquerdo hipoplásico (HLHS). Atresia aórtica. (a) Circulação central; (b) procedimento de Norwood (Estágio 1). Tanto um desvio de Blalock-Taussig quanto um desvio de Sano são mostrados.

Histórico. Esses pacientes mostram falência cardíaca congestiva grave e/ou baixo débito cardíaco, geralmente na primeira semana de vida, com uma apresentação clínica semelhante a uma coarctação da aorta.

Exame físico. Os pulsos periféricos são fracos, e a pele está mosqueada por causa da baixa perfusão de tecido. Um sopro suave e não específico pode ser ouvido, mas com frequência não é encontrado nenhum sopro. Raramente, podem ser ouvidos cliques sistólicos; eles provavelmente resultam de uma artéria pulmonar principal dilatada.

Eletrocardiograma. O eletrocardiograma pode parecer normal para a idade. A ausência de uma onda Q em V_6 é comum, mas bebês normais podem não ter essa, se o eletrodo para V_6 não estiver colocado adequadamente.

Radiografias de tórax. Radiografias de tórax mostram um coração aumentado e marcas pulmonares arteriais e venosas acentuadas. Diz-se que a condição causa o maior coração nas primeiras.

Histórico natural. A morte geralmente ocorre na primeira semana de vida conforme o ducto fecha, embora raramente bebês não sejam reconhecidos com essa condição até mais tarde no primeiro mês de vida.

Ecocardiograma. O ecocardiograma demonstra uma aorta ascendente hipoplásica e ventrículo esquerdo diminuído, embora em alguns pacientes a cavidade do ventrículo esquerdo não seja vista. O Doppler exibe o padrão típico de fluxo da artéria pulmonar para a aorta e fluxo de sangue retrógrado no arco aórtico e na aorta ascendente.

Cateterismo cardíaco. Cateterismo cardíaco é geralmente desnecessário, a menos que seja encontrado um septo atrial restritivo que requeira septectomia atrial com lâmina ou septostomia de balão. Alguns bebês que estão aguardando transplante cardíaco requerem dilatação por balão do ducto ou um *stent* ductal para manter o tamanho adequado do ducto.

Administração médica. Prostaglandina deve ser administrada para manter a perviedade ductal e, assim, o fluxo de sangue sistêmico. Pelo fato de as circulações sistêmica e pulmonar estarem conectadas no nível dos grandes vasos, o fluxo de sangue sistêmico pode cair com uma diminuição na resistência vascular pulmonar; portanto, administração de oxigênio é evitada, uma vez que o diagnóstico tenha sido feito, por causa de seu efeito na diminuição da resistência vascular pulmonar.

Considerações operatórias. Operações corretivas não estão disponíveis para bebês com síndrome de coração esquerdo hipoplásico. Operações paliativas incluem o procedimento de Norwood, que essencialmente converte a fisiologia da atresia aórtica para a atresia pulmonar, usando o tronco pulmonar nativo como uma neoaorta (Figura 8.3b). Fluxo de sangue pulmonar controlado é fornecido para o ramo desconectado das artérias pulmonares nativas de uma artéria sistêmica por meio de um desvio protético, geralmente Gore-Tex®. Uma alternativa (desvio de Sano) insere um tubo protético sem válvula no ventrículo direito e na artéria pulmonar para manter o fluxo de sangue pulmonar.

Bebês que tiveram os sintomas reduzidos com um procedimento de Norwood têm um coração univentricular e mais tarde podem ser candidatos a operações de anastomose cavopulmonar (Glenn e Fontan).

Pelo fato de os resultados dessa paliação variarem, muitos bebês com HLHS podem se tornar candidatos a transplante cardíaco. O prognóstico a longo prazo para crianças que sobreviveram a uma dessas duas abordagens operatórias é desconhecido. Neonatos não considerados para intervenção morrem no início da primeira infância; existe controvérsia sobre qual a administração mais adequada para HLHS.

> *Resumo*
> Síndrome do coração esquerdo hipoplásico é uma causa comum de choque e falência cardíaca congestiva no neonato. Embora existam opções paliativas, incluindo operação de Norwood e transplante, a mortalidade é mais alta do que para a maioria das outras malformações cardíacas.

Coarctação da aorta. Coarctação da aorta (Capítulo 5), isolada ou coexistindo com outras malformações cardíacas, é outra causa comum de falência cardíaca congestiva em neonatos.

O diagnóstico clínico é difícil porque o baixo débito cardíaco da falência congestiva minimiza a diferença de pressão sanguínea entre os braços e as pernas. Em seguida ao tratamento com inotrópicos, um diferencial de pressão sanguínea pode se desenvolver, conforme o débito cardíaco aumenta. Prostaglandina também ajuda a ampliar a área justaductal da aorta descendente. Cardiomegalia e padrão eletrocardiográfico de hipertrofia ventricular direita e segmento ST invertido e ondas T nas derivações precordiais direitas são encontradas. Com muito menos frequência, estenose aórtica e pulmonar podem levar à falência cardíaca congestiva no início da vida.

Arco aórtico interrompido. Arco aórtico interrompido (Figura 8.4), uma anomalia complexa resultante da ausência de um segmento do arco aórtico, associada a vários graus de hipoplasia do trato do fluxo de saída do ventrículo esquerdo e da válvula aórtica; um VSD está quase sempre presente. O arco aórtico pode ser interrompido distal à origem da artéria subclávia esquerda (tipo A) ou entre a artéria carótida direita e a artéria subclávia esquerda (tipo B). Muitos pacientes, particularmente aqueles com tipo B, têm síndrome de DiGeorge. O fluxo de sangue da aorta descendente é somente por meio do ducto arterioso. Conforme o

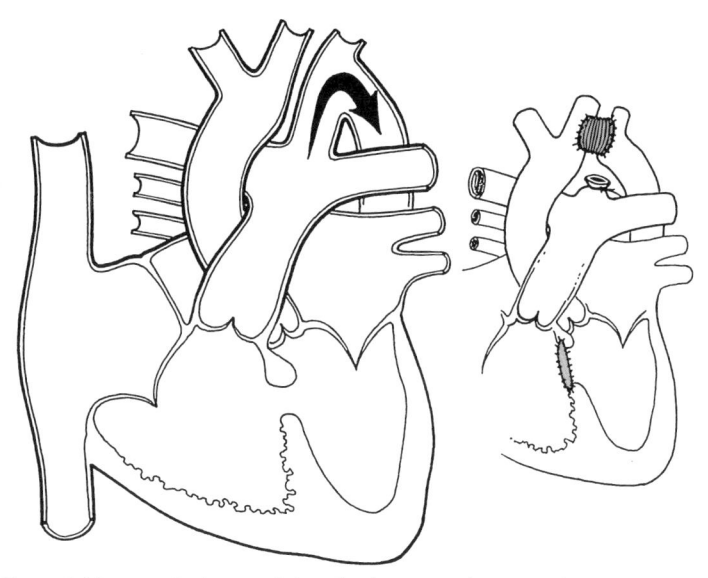

Figura 8.4 Interrupção do arco aórtico. Circulação central e reparo cirúrgico.

ducto sofre fechamento normal, o fluxo para a parte inferior do corpo é marcadamente reduzido.

Histórico. Todos os pacientes com arcos aórticos interrompidos, quando neonatos, têm apresentação clínica semelhante para coarctação de aorta, caracterizada por sinais e sintomas de baixo débito cardíaco e choque.

Exame físico. Neonatos têm uma diferença na saturação de oxigênio entre as extremidades superiores (saturação normal) e inferiores (saturação baixa) porque o ventrículo direito supre todo o débito cardíaco através do ducto.

Conforme o ducto arterioso se estreita, pulsos diminuídos na extremidade inferior se tornam aparentes, uma descoberta semelhante à dos neonatos com coarctação. Com interrupção ocorrendo entre a origem da artéria carótida esquerda e a artéria subclávia esquerda (tipo B), somente os pulsos da extremidade superior direita podem ser palpáveis, enquanto nos neonatos com interrupção distal à artéria subclávia esquerda (tipo A), os pulsos em ambas as extremidades superiores podem ser sentidos igualmente.

A função ventricular torna-se reduzida, e todos os pulsos podem ser difíceis de palpar. Esse estágio é caracterizado por sinais não específicos de choque, incluindo perfusão ruim, cianose, apatia e taquipneia importante. Um sopro e clique sistólico não são geralmente aparentes.

Eletrocardiograma. O eletrocardiograma mostra descobertas semelhantes às da coarctação, incluindo aumento/hipertrofia ventricular direita.

Radiografia de tórax. A silhueta cardíaca é alargada, e a vasculatura pulmonar é aumentada.

Histórico natural. Se não tratado, o arco aórtico interrompido é fatal em neonatos. Como com a coarctação, é obtida paliação temporária mantendo a perviedade ductal com prostaglandina.

Ecocardiograma. Todos os neonatos com arco aórtico interrompido têm VSD grande, com frequência 1,5 vezes maior do que o diâmetro do trato do fluxo de saída ventricular esquerdo, porque esse e o anel da válvula aórtica são geralmente menores do que o normal. Uma ramificação de septo infundibular, que forma parte da borda do VSD, pode invadir o trato do fluxo de saída ventricular esquerdo e causar obstrução. Por causa disso, o VSD é algumas vezes chamado de VSD por mau alinhamento. A aorta ascendente, que é pequena, tem seu curso em sentido cefálico e não se curva posteriormente para se tornar o arco aórtico, como um neonato normal.

O ducto arterioso, que é grande, curva-se, posteriormente, para se unir à aorta descendente torácica de forma tão homogênea que o ducto em si pode ser confundido com o arco aórtico. Ao contrário de um arco aórtico normal, as artérias braquiocefálicas não podem ser vistas surgindo do ducto. Como na coarctação, o desvio ductal é predominantemente da direita para a esquerda (da artéria pulmonar para a aorta descendente), porque o ventrículo direito é a única fonte de fluxo sanguíneo para a parte inferior do corpo.

Cateterismo cardíaco. Os dados de oxigênio mostram um desvio da esquerda-para-direita no nível ventricular e um desvio da direita-para-esquerda por meio do ducto arterioso, com saturação normal na aorta ascendente e seus ramos e saturação diminuída na aorta descendente, correspondendo ao nível de saturação ventricular direita.

Ventriculografia esquerda demonstra a localização da interrupção do arco, a origem e o curso dos ramos aórticos, e o grau de hipoplasia no trato do fluxo de saída ventricular esquerdo; o último efeito é mais bem demonstrado por ecocardiografia.

Considerações operatórias. A operação é planejada para criar uma conexão não obstruída da aorta ascendente para a descendente e para fechar ou limitar o fluxo pelo VSD.

Existem duas opções: (1) reparo primário do arco e fechamento do VSD, ou (2) reparo do arco e ligadura da artéria pulmonar, com posterior desligamento e fechamento do VSD.

A última abordagem pode ter menor risco de mortalidade geral, especialmente em neonatos que têm um trato do fluxo de saída ventricular esquerdo hipoplásico que pode crescer no intervalo entre a ligadura da artéria pulmonar e o fechamento operatório do VSD. Se o trato do fluxo de saída ventricular esquerdo for de tamanho inadequado ou estiver gravemente obstruído, uma operação paliativa, semelhante à operação de Norwood, pode ser feita.

Resumo

Arco aórtico interrompido é uma forma de obstrução que se apresenta em neonatos de forma semelhante à coactação da aorta; é altamente associado à síndrome de DiGeorge. O sucesso do reparo operatório depende do grau de hipoplasia no trato do fluxo de saída ventricular esquerdo e de se anomalias não cardíacas associadas estão presentes.

Sobrecarga de volume

Sobrecarga de volume colocada em qualquer dos ventrículos pode levar à falência cardíaca neonatal, e pode resultar de lesões raras, como insuficiência valvar, ou malformações arteriovenosas.

Fístula ou malformação arteriovenosa sistêmica (AVM). AVM (p. ex., na grande veia de Galeno ou no fígado) resulta em alta falha de débito cardíaco, e é a causa não cardíaca mais comum. A fístula arteriovenosa está associada à resistência arterial sistêmica baixa e um volume aumentado de fluxo de sangue através do desvio. O fluxo aumentando do lado direito do coração leva a sintomas cardíacos profundos no início da vida.

Antes do nascimento, está ausente falência cardíaca por causa da resistência vascular sistêmica baixa no período pré-natal. Com a perda da placenta, a resistência sistêmica aumenta, e também o volume desviado através da fístula. No entanto, a resistência sistêmica não sobe a níveis pós-nascimento normais por causa da malformação, uma circunstância que contribui para descobertas clínicas de "circulação fetal persistente".

Uma fístula arteriovenosa pode ser reconhecida pela ausculta para verificar se há sopro contínuo sobre a cabeça, o fígado ou outros locais periféricos, e por pressão aumentada no pulso, semelhante à vista em grande ducto arterioso patente. Obliteração operatória ou percutânea da fístula, se possível, é curativa.

Capítulo 9
Condições cardíacas adquiridas durante a infância

Doença de Kawasaki	260
Diagnóstico	261
Tratamento	262
Cuidados no acompanhamento	263
Doença recorrente	263
Aneurisma coronário	263
Febre reumática	264
Diagnóstico	264
Tratamento	267
Profilaxia de febre reumática (profilaxia "secundária")	268
Prevenção de febre reumática aguda (profilaxia "primária")	269
Cuidados a longo prazo	269
Doenças do miocárdio	270
Miocardite	271
Cardiomiopatia dilatada	271
Cardiomiopatia hipertrófica (HCM; estenose subaórtica hipertrófica idiopática, IHSS)	274
Cardiomiopatia restritiva	276
Envolvimento do miocárdio com doença sistêmica	276
Doença de armazenamento de glicogênio, tipo II (doença de Pompe)	276
Síndrome de Hurler, síndrome de Hunter e outras mucopolissacaridoses	277
Doença neuromuscular	277
Esclerose tuberosa	277
Administração de doenças miocárdicas	278
Endocardite infecciosa	279
Histórico	280
Exame físico	280
Achados laboratoriais	281
Tratamento	281

Pediatric Cardiology: The Essential Pocket Guide, Third Edition.
Walter H. Johnson, Jr. and James H. Moller.
© 2014 John Wiley & Sons, Ltd. Publicado em 2014 by John Wiley & Sons, Ltd.

Síndrome de Marfan	282
Exame físico	282
Eletrocardiograma	283
Radiografia de tórax	283
Ecocardiograma	283
Tratamento	284
Prolapso da válvula mitral	284
Exame físico	285
Achados laboratoriais	285
Tratamento	285
Pericardite	285
Histórico e exame físico	286
Eletrocardiograma	287
Radiografia de tórax	287
Ecocardiograma	287
Tratamento	289
Leituras adicionais	289

Na cardiologia pediátrica, doença cardíaca congênita, arritmias e sopros têm sido enfatizados. Um espectro amplo importante de outras condições afeta a estrutura e/ou função do sistema cardiovascular em pacientes em idade pediátrica. Essas incluem doenças genéticas, infecciosas e inflamatórias, e, em muitos casos, a etiologia é desconhecida. Em alguns pacientes, uma condição cardíaca pode ser suspeitada por causa de uma associação conhecida entre a doença primária e uma anormalidade cardiovascular. Em outros casos, o histórico familiar pode indicar a possibilidade de condição genética cardíaca. Finalmente, o paciente pode se apresentar com sintomas ou sinais cardíacos, e a condição cardíaca subjacente pode ser diagnosticada.

DOENÇA DE KAWASAKI

A doença de Kawasaki (síndrome do nódulo linfático mucocutâneo) é uma vasculite sistêmica de etiologia desconhecida. Descrita pela primeira vez no Japão, em 1967, pelo doutor Tomisaku Kawasaki, é uma causa comum de doença cardíaca adquirida entre crianças nos Estados Unidos, afetando pelo menos 2.500 crianças, anualmente. É exclusivamente uma doença da infância, com 80% dos casos ocorrendo até por volta dos 5 anos de idade. Ocasionalmente, adolescentes são diagnosticados com essa doença.

Aneurismas na artéria coronária são as sequelas mais comuns e potencialmente perigosas da doença de Kawasaki, ocorrendo em 1/4 pacientes não tratados. A mortalidade é de 0,5%, geralmente de infarto do miocárdio, embora possam ocorrer diversas miocardites. Outras artérias sistêmicas podem ser afetadas, e existe sobreposição clínica com vasculite disseminada, poliarterite nodosa infantil.

Diagnóstico

Características clínicas

A doença tem as seguintes características: (a) conjuntivite bilateral, sem secreção; (b) boca eritematosa e lábios secos, fissurados; (c) erupção cutânea eritematosa generalizada; (d) incapacidade de cuspir, enrijecimento doloroso das mãos e dos pés, frequente eritema marcado das palmas das mãos e das solas dos pés; e (e) linfadenopatia (Tabela 9.1). Inicialmente, essas características ocorrem com uma febre alta persistente sem origem óbvia. Pacientes com 5 dias ou mais de febre alta e pelo menos quatro dessas cinco características têm doença de Kawasaki, análoga ao uso dos critérios de Jones para o diagnóstico de febre reumática.

A doença de Kawasaki é muito mais pleomórfica do que febre reumática, e ocorrem muitos casos de doença de Kawasaki "atípica". O diagnóstico permanece baseado em descobertas clínicas e laboratoriais, já que não existe teste laboratorial definitivo.

Histórico natural

Se não tratada, a doença de Kawasaki é autolimitada, com uma duração média de 12 dias para a febre, embora irritabilidade e anorexia, ambas proeminentes durante a fase aguda febril, com frequência persistam por 2 a 3 semanas após a febre cessar. Durante a fase subaguda ou convalescente, geralmente de 10 a 20 dias após o início da febre, a maioria dos pacientes tem um padrão altamente específico de descamação das mãos e dos pés que começa periungueal e prossegue em direção proximal até envolver as palmas das mãos e as solas dos pés. Ocasionalmente, a pele perineal descama. O tronco e face não descamam, em contraste com a febre escarlatina.

Estudos laboratoriais

Testes laboratoriais dão apoio, mas não são diagnósticos. As taxas de sedimentação de eritrócitos (ESR), proteína C reativa (CRP) e outros reagentes de fase aguda são com frequência bastante elevadas. A contagem de plaquetas é com frequência normal, durante toda a fase aguda (os primeiros 10 a 14 dias), então não pode ser usada para excluir o diagnóstico. Um ecocardiograma (ou, se disponível, uma radiografia de tórax para fazer a verificação se há cardiomegalia) e

Tabela 9.1 Características Clínicas da Doença de Kawasaki

Febre
Conjuntivite, sem exsudação e bilateral
Mudanças orais eritematosas e fissuradas
Erupções eritematosas na pele
Rigidez dolorosa nas mãos e nos pés
Linfadenopatia

eletrocardiograma de 12 derivações são aconselháveis no momento do diagnóstico. Ecocardiografia durante a fase aguda geralmente não mostra aneurisma; no entanto, artérias coronárias difusamente aumentadas e outros sinais não específicos de cardite leve podem estar presentes. Portanto, ecocardiografia não pode ser usada para "excluir" a doença de Kawasaki. O ecocardiograma deve ser repetido cerca de um mês após o início da doença, visto que podem ter ocorrido mudanças nas artérias coronárias nessa altura. Pacientes com cardite ou aneurismas detectados logo requerem acompanhamento mais frequente.

Tratamento

Aspirina

Aspirina não diminui a incidência de formação de aneurisma, mesmo em doses anti-inflamatórias (100 mg/kg/dia), embora seja indicada em doses baixas (3-5 mg/kg/dia) para inibição de agregação plaquetária.

(Imuno)gamaglobulina intravenosa (IVGG ou IVIG)

IVIG é uma preparação de plasma humano contendo em sua maior parte IgG policlonal não específico de vários milhares de doadores. O tratamento com IVIG (2 g/kg como dose única) dentro dos primeiros 10 dias após o início da febre reduz a incidência de aneurisma da artéria coronária de 25 para ≤ 5%. Muitos pacientes mostram resolução imediata e impressionante de febre e outros sintomas de fase aguda em horas após IVIG. Pacientes ocasionais requerem um segundo tratamento por causa do insucesso na melhora em seguida à dose inicial.

O mecanismo de ação é desconhecido, mas, provavelmente, envolve atenuação de uma resposta autoimune que pode ser o fator fisiopatológico principal na arterite de Kawasaki.

Efeitos adversos do tratamento com IVIG são raros, mas infecção com hepatite C foi associada a algumas preparações há alguns anos. A preocupação contínua com a possibilidade de agentes transmissíveis desconhecidos e o alto custo da IVIG levaram a seu uso demasiadamente conservador nas doenças de Kawasaki atípica. Como resultado, muitos pacientes não tratados em curto espaço de tempo manifestam aneurismas.

Os autores recomendam tratamento em tempo hábil com gamaglobulina sempre que exista uma suspeita razoável de doença de Kawasaki, mesmo se menos de cinco dos critérios clássicos estiverem presentes.

Corticosteroides e outros mediadores imunológicos

Esteroides em altas doses intravenosas por vários dias têm tido sucesso em até 10% dos pacientes que falharam em responder à IVIG. Esteroides orais não são substitutos para IVIG, visto que dados da era pré-IVIG sugerem que o risco de aneurismas não sofreu mudanças, ou era possivelmente mais alto do que somente com aspirina.

Outros agentes, incluindo anticorpos monoclonais, infliximabe e drogas relacionadas, com frequência aliviam sinais de inflamação em crianças que parecem não ter sucesso no tratamento com IVIG, ainda que a prevenção de aneurismas não esteja confirmada.

Cuidados no acompanhamento

Ecocardiografia
Pelo fato de o momento de pico de detecção de um aneurisma por ecocardiografia ou angiografia ser 30 dias após o início e resolução da febre, um ecocardiograma normal durante o período febril não exclui essa complicação vascular. A ecocardiografia deve ser repetida 4 a 6 semanas após o início da doença.

Laboratório
Uma descoberta surpreendente durante a fase de convalescência, a trombocitose (com frequência > $1.000.000/mm^3$) não tem pico até a segunda semana após o início da febre. Portanto, uma contagem normal de plaquetas durante a fase aguda não pode ser usada como evidência contra um diagnóstico de doença de Kawasaki. O ESR lentamente volta ao normal em algumas semanas.

Aspirina de baixa dose
Aspirina de baixa dose deve ser iniciada pelo seu efeito antiplaquetário, embora tenha sido advogado que aspirina em alta dose por um período variável ajuda na resolução da inflamação antes de iniciar aspirina em baixa dose.

Visto que alguns pacientes podem manifestar aneurisma vários meses depois, um ecocardiograma 4 a 6 meses após o início da doença pode ser obtido e, se as artérias coronárias estiverem normais, a aspirina é descontinuada.

Aspirina em baixa dose pode conferir um pequeno risco durante certas doenças virais; deve ser temporariamente suspensa durante varicela aguda ou gripe e, talvez, após vacinação de varicela.

Doença recorrente
Como na febre reumática, doença recorrente pode se desenvolver, requerendo tratamento com IVIG e aspirina, e restabelecimento de acompanhamento com ecocardiografia. O risco é de aproximadamente 1:50, com a maioria dos casos recorrendo nos primeiros 6 meses do episódio inicial.

Aneurisma coronário
O histórico natural de pacientes que desenvolvem aneurismas na artéria coronária varia. Em 90% dos pacientes os aneurismas se resolvem no ecocardiograma, embora alguns tenham estreitamento continuado do lúmen da artéria coronária levando a lesões estenóticas. Estenose na artéria coronária pode ser impossível de ter a imagem revelada na ecocardiografia, e pode ser indicado cateterismo.

Em crianças com sintomas de angina ou anormalidades no eletrocardiograma (ECG) que se recuperaram completamente de doença de Kawasaki aguda e não tiveram lesões ecocardiograficamente aparentes, varreduras de perfusão miocárdica nuclear em repouso e com exercícios podem ajudar a diferenciar entre dor no tórax benigna e isquemia verdadeira e/ou infarto.

O efeito da doença de Kawasaki na infância (sem aneurismas) no risco de aterosclerose coronária na vida adulta é desconhecido.

FEBRE REUMÁTICA

Febre reumática é uma doença sistêmica que afeta diversos sistemas orgânicos, incluindo o coração. É uma sequela de infecções estreptocócicas beta-hemolíticas de grupo A, geralmente tonsilofaringite, e se desenvolve em menos de 1% dos pacientes infectados. Febre reumática geralmente se desenvolve de 10 dias a 2 semanas em seguida a uma faringite estreptocócica, que quase sempre está associada à febre de mais de 38,3°C, garganta inflamada, e adenite cervical. A patogênese das manifestações sistêmicas é desconhecida.

Apesar de um ressurgimento menor nos anos 1980, a incidência de febre reumática na América do Norte diminuiu de forma marcante na última metade do século 20. Em nível mundial, no entanto, a febre reumática permanece a causa mais comum de doença cardíaca adquirida nos jovens.

A febre reumática é diagnosticada pelo uso de critérios de Jones modificados (Tabela 9.2). Esses critérios compreendem as várias combinações de manifestações clínicas e laboratoriais, refletindo os múltiplos locais de envolvimento da doença. Deve haver dois grandes critérios ou um critério grande e dois menores, mais evidências de uma infecção estreptocócica precedente, para diagnosticar a febre reumática aguda.

A prova de infecção estreptocócica pode ser estabelecida por um de dois métodos. O primeiro é a recuperação de estreptococos beta-hemolíticos por cultura na garganta. Essa descoberta deve ser interpretada com cuidado porque existem estados de transmissores estreptocócicos e não são considerados uma infecção estreptocócica. O segundo é a descoberta de um aumento nos anticorpos estreptocócicos. Em seguida a uma infecção estreptocócica, anticorpos para vários componentes estreptocócicos, como antistreptosilina-O (ASO) e antidesoxirribonuclease B (DNase B), sobem significativamente. Titulação para diversos anticorpos deve ser mensurada, porque um indivíduo pode não formar anticorpos para cada produto estreptocócico. Elevação significativa de anticorpos indica uma infecção estreptocócica recente, e é mais significativa do que isolar estreptococos beta-hemolíticos em uma cultura de garganta.

Diagnóstico

Critérios de Jones

Cinco critérios grandes e quatro critérios menores (Tabela 9.2) podem ser usados para preencher os critérios de Jones.

Tabela 9.2 Critérios Jones Modificados para Diagnóstico de Febre Reumática Aguda

Critérios maiores:
 Cardite[a]
 Artrite
 Coreia[a]
 Eritema marginado
 Nódulos subcutâneos
Critérios maiores:
 Artralgia
 Prolongamento do intervalo PR
 Reagentes de fase aguda elevados (p. ex., ESR)
 Febre
Outros:
 Histórico anterior de febre reumática[a]

[a]Ver exceções observadas.
Evidências de infecção anterior por estreptococos são necessárias antes que esses critérios sejam considerados.

Grandes critérios

Cardite. Cardite pode envolver qualquer camada do coração. Pericardite pode ocorrer nessa doença e ser suspeitada pela ocorrência de dor no tórax, que pode se estender para o abdome ou ombros. É diagnosticada pela descoberta de fricção pericárdica, elevação/depressão do segmento ST no eletrocardiograma, o pericárdio espessado ou efusão por ecocardiograma.

Aumento cardíaco ou falência cardíaca sem evidências de anormalidades valvares são evidências de envolvimento miocárdico. Raramente, ocorre falência cardíaca do envolvimento do miocárdio em si. Vários graus de bloqueio cardíaco, ritmo de galope e sons cardíacos abafados são outras manifestações de miocardite. Intervalo PR prolongado em si não é um critério para cardite.

Valvulite é a manifestação mais séria de cardite porque pode levar a sequelas cardíacas permanentes. Tanto as válvulas aórtica quanto mitral podem estar envolvidas de forma aguda. Podem estar presentes três tipos de sopros que sugerem febre reumática aguda. (a) Um sopro pansistólico apical de regurgitação mitral é o sopro que ocorre com mais frequência. (b) Em alguns momentos, um sopro diastólico médio também pode ser ouvido no ápice. A origem desse sopro é desconhecida, mas está talvez relacionada com a turbulência de valvulite ou fluxo sanguíneo em um ventrículo esquerdo dilatado. (c) Um sopro diastólico inicial de regurgitação aórtica pode ser encontrado durante o episódio agudo, mas é com mais frequência uma manifestação tardia. Estenose aórtica não ocorre durante o episódio agudo de febre reumática.

Essas anormalidades valvulares, particularmente regurgitação aórtica e mitral, podem ser demonstradas por ecocardiografia e por Doppler colorido.

O papel da ecocardiografia no diagnóstico de mudanças valvulares subclínicas está sendo estudado. Não foi adotado nos Estados Unidos, mas é usado como critério para diagnóstico de cardite em algumas partes do mundo onde a febre reumática é comum.

Artrite. Tipicamente, a artrite é migratória e diversas juntas podem estar envolvidas, com frequência de forma sequencial, mas em um dado momento pode haver envolvimento de somente uma junta. Geralmente, as grandes juntas estão envolvidas. Diagnóstico de artrite está em descobrir juntas quentes e sensíveis que doem ao se movimentar. As mudanças não são permanentes.

Coreia. A coreia é uma manifestação tardia de febre reumática e com frequência se desenvolve diversos meses após a infecção estreptocócica. Nesse momento, outras manifestações de febre reumática podem não ser encontradas. A presença de coreia apenas é suficiente para o diagnóstico de febre reumática, já que não há praticamente outras causas na infância, embora o lúpus deva ser excluído. A coreia é mais comum em mulheres e antes da puberdade.

A coreia é caracterizada por movimentos involuntários, não repetitivos, sem objetivo, com frequência associados à instabilidade emocional. Os pais podem queixar-se de que sua criança é desastrada, inquieta, chora com facilidade, ou tem dificuldade para escrever ou ler.

Existem descobertas físicas clássicas de coreia. O sinal de leiteira (ou aperto) descreve a natureza fibriladora de um aperto de mão. Outras descobertas estão relacionadas com movimentos musculares exagerados, como a hiperextensão das mãos ou aposição das costas das mãos, quando os braços são estendidos acima da cabeça. Embora dure por meses em algumas crianças, geralmente não é permanente.

Eritema marginado. Eritema marginado é uma descoberta cutânea transitória e característica. É caracterizado por máculas cor de rosa com margens agudas distintas; essas mudam de contorno rapidamente. O calor tende a fazer surgir essas lesões. Com o tempo, o centro esvanece, enquanto a margem persiste como uma borda circular ou serpentina.

Nódulos subcutâneos. Nódulos subcutâneos são uma manifestação rara de febre reumática, ocorrendo tarde no curso da doença. São nódulos não sensíveis, firmes, parecidos com uma ervilha, sobre as superfícies extensoras, particularmente sobre os joelhos, cotovelos e coluna. Têm uma associação forte com cardite crônica.

Critérios menores

Artralgia. O sintomas de juntas doloridas sem evidências subjetivas de artrite pode ser usado como um critério menor, se a artrite não tiver sido usada como um critério maior.

Prolongamento do intervalo PR. Isso pode ser usado como um critério menor, se cardite não tiver sido utilizada como critério maior.

Reagentes de fase aguda. Evidências laboratoriais de inflamação aguda, como ESR ou CRP elevados, atendem os requisitos para um critério menor.

Febre. A temperatura está geralmente em torno de 38,3 a 38,9°C.

Exceções aos critérios de Jones

Um diagnóstico presumível de febre reumática pode ser feito sem aderência estrita aos critérios em pelo menos três circunstâncias:
(1) Coreia, que pode ser a única manifestação.
(2) Cardite e suas sequelas em pacientes se apresentando muito depois de um episódio de febre reumática aguda.
(3) Histórico anterior de febre reumática e uma infecção estreptocócica recente, mas deve ser tomado cuidado para verificar se o diagnóstico de episódio anterior de febre reumática foi feito com cuidado de acordo com os critérios de Jones.

Em qualquer dessas situações, outras etiologias devem ser excluídas por testes adequados. Como com outros critérios diagnósticos, aderência estrita aos critérios de Jones pode levar a diagnóstico de febre reumática aguda. Na era moderna, isso é particularmente pertinente quando consideramos a identificação aumentada de valvulite pela ecocardiografia, que não é evidente pelo exame físico.

Tratamento

Descanso no leito

Isso deve ser prescrito pela duração do período febril agudo da doença. Então devem ser permitidos aumentos graduais na atividade, considerando que não haja recorrência de sinais ou sintomas. Determinação serial de ESR é útil para atingir decisões com relação a níveis de atividade. O retorno à atividade total pode ser alcançado por 6 semanas em pacientes com artrite como o único critério maior; mas naqueles com cardite, 3 meses é o período aconselhável.

Salicilatos

Salicilatos são os preferidos para reduzir a resposta inflamatória, e a artrite melhora imediatamente. A aspirina não melhora o histórico natural de cardite ou valvulite. Temperatura associada à febre reumática volta ao normal em alguns dias. Aspirina é administrada em dose suficiente para atingir nível de salicilato no sangue de aproximadamente 20 mg/dL (1,45 mmol/L); geralmente, essa dosagem é cerca de 75 a 100 mg/kg/dia. Salicilatos são continuados até que o ESR esteja normal e, então, diminuídos gradualmente.

Corticosteroides

Esteroides têm sido usados para tratar febre reumática aguda, mas não há evidências de que são melhores do que aspirina na prevenção de danos valvulares cardíacos. Esteroides podem, no entanto, levar à redução mais imediata nos sintomas do que a aspirina. Visto que os esteroides são mais perigosos, seu uso deve ser reservado para pacientes com pancardite grave.

Um paciente com febre reumática aguda deve ser tratado para infecção estreptocócica, mesmo se as culturas estreptocócicas forem negativas, conforme descrito adiante na seção "prevenção de febre reumática aguda".

Profilaxia de febre reumática (profilaxia "secundária")

Uma vez que os pacientes tenham tido episódios de febre reumática, o risco de desenvolver um segundo episódio é mais alto, particularmente nos primeiros 5 anos. Um risco adicional leve continua por toda a vida. Considerando que a febre reumática se desenvolve em seguida a uma infecção estreptocócica, medidas preventivas são direcionadas para eliminar essas infecções em indivíduos suscetíveis.

A *American Heart Association* recomendou que todos os pacientes com histórico de febre reumática sejam colocados em profilaxia com penicilina a longo prazo. A duração da profilaxia é parcialmente determinada pela presença ou ausência de cardite, mas para crianças é um mínimo de 5 anos ou até os 21 anos de idade, o que for por tempo maior; algumas autoridades recomendam profilaxia por toda a vida para todos os pacientes.

Profilaxia secundária de febre reumática

Penicilina pode ser administrada de duas formas: (i) penicilina V, 250 mg oralmente 2 vezes ao dia; ou (ii) penicilina G, 1,2 milhões de unidades, intramuscular, mensalmente. Alguns advogam uma dosagem reduzida para crianças que pesem 27,3 kg ou menos, e que tenham 5 anos de idade ou menos (ver "Leituras Adicionais"). Se o paciente for alérgico à penicilina, sulfonamidas devem ser dadas. Embora drogas com sulfa não sejam bactericidas e não devam ser usadas para o tratamento de uma infecção estreptocócica, elas são bacteriostáticas para estreptococos e evitam a colonização da nasofaringe. Pacientes alérgicos à penicilina e a sulfonamidas podem receber eritromicina ou outros antibióticos macrolídeos.

Prevenção de febre reumática aguda (profilaxia "primária")

Médicos devem evitar o episódio inicial de febre reumática com reconhecimento e tratamento adequados de infecções estreptocócicas beta-hemolíticas de grupo A. Somente com o tratamento adequado dessas infecções, a febre reumática pode ser evitada. A garganta de qualquer criança com os sintomas e descoberta de tonsilofaringite deve ser testada, porque a diferenciação clínica absoluta de infecção estreptocócica *versus* viral não é possível.

Dois tipos de testes estão disponíveis: testes de cultura e de triagem rápida. Testes estreptocócicos rápidos que detectam antígenos de carboidratos do grupo A são altamente específicos, então os resultados positivos não exigem culturas adicionais. No entanto, os testes rápidos variam em sensibilidade, então um resultado negativo deve ser apoiado por cultura. Se estiverem presentes estreptococos beta-hemolíticos, a cultura de garganta se torna positiva em 24 horas. A criança com cultura positiva pode ser tratada; iniciar o tratamento no momento em que se faz a cultura na criança é desnecessário, visto que o tratamento antibiótico não altera o curso inicial da tonsilofaringite estreptocócica aguda. A meta do tratamento dessa infecção é a erradicação dos estreptococos.

Profilaxia primária de febre reumática

Isso é feito administrando-se:

(1) penicilina V, 250 mg (400.000 U) oralmente 2 ou 3 vezes ao dia por 10 dias para crianças, e 500 mg (800.000 U) para adolescentes e adultos; Ou
(2) penicilina benzatina, 600.000 U para crianças que pesam menos de 27,3 kg e 1,2 milhões de unidades para crianças maiores e adultos, intramuscularmente, em uma única dose.

A rota intramuscular está associada a uma taxa ligeiramente melhor de erradicação, e é melhor para pacientes em que a complacência pode ser um fator. Misturas contendo penicilina procaína são com frequência usadas para minimizar a dor da injeção.

Pacientes alérgicos à penicilina podem receber eritromicina ou outros macrolídeos, mas resistência é um problema em algumas partes do mundo. Cefalosporinas de primeira geração pode ser usadas, mas tetraciclinas e sulfonamidas não são aconselháveis para erradicação estreptocócica aguda.

Cuidado a longo prazo

Após episódio agudo de febre reumática, o paciente deve ser visto periodicamente. Os objetivos dessas visitas são (a) enfatizar a necessidade contínua de profilaxia com penicilina para febre reumática e (b) observar se há desenvolvimento de doença cardíaca reumática valvular.

Em metade dos pacientes com evidências de anormalidades valvulares durante o episódio agudo o sopro desaparece, mas em um período de anos a outra metade pode desenvolver manifestações cardíacas graves, como estenose mitral, regurgitação mitral, ou regurgitação aórtica. Esses pacientes podem, em última instância, requerer uma cirurgia ou intervenção cardíaca.

DOENÇAS DO MIOCÁRDIO

O termo *doença do miocárdio* inclui uma variedade de condições que afetam principalmente o miocárdio, e que levam a estados clínicos e fisiológicos semelhantes. Exclui doença cardíaca valvular óbvia, malformações cardíacas, hipertensão e doença arterial coronariana.

Apesar dos vários fatores etiológicos da doença do miocárdio, os maiores sinais e sintomas são semelhantes. Por causa do envolvimento do miocárdio, há falência do coração em (a) agir como uma bomba, (b) iniciar e manter seu ritmo, e (c) manter sua arquitetura. Cada um desses efeitos de envolvimento do miocárdio tem descobertas clínicas e laboratoriais em comum.

A incapacidade do miocárdio de agir de forma eficiente como uma bomba é mostrada clinicamente por características de congestão e fluxo de sangue para frente inadequado. Sintomas de fadiga, angina, tontura e intolerância a exercício indicam débito sistêmico inadequado. Sinais de falência cardíaca congestiva são encontrados: edema pulmonar, dispneia, hepatomegalia, edema periférico e ritmo de galope.

Arritmias cardíacas são comuns. Dois tipos de arritmias podem estar presentes. Lentidão da condução, particularmente através do nódulo atrioventricular, pode ocorrer, levando a bloqueio cardíaco de primeiro grau, ou mais avançado. Locais de precursores ectópicos podem se desenvolver, levando a taquicardias atriais ou ventriculares. Complexos QRS de baixa voltagem e anormalidades de repolarização também são comuns.

Finalmente, um grupo de sinais e sintomas relaciona-se com a instabilidade do coração para manter sua arquitetura muscular normal. A descoberta mais óbvia no exame clínico é o deslocamento do ápice cardíaco. Cardiomegalia é encontrada no raios X de tórax e pode ser tão extensiva a ponto de interferir com os brônquios do lado esquerdo, resultado em atelectasia do lóbulo inferior esquerdo. Regurgitação mitral pode se desenvolver ou de dilatação do anel mitral ou disfunção muscular papilar. Sons proeminentes no terceiro e quatro corações se desenvolvem e estão relacionados com o aumento na pressão de preenchimento ventricular esquerdo.

Geralmente, bebês apresentam-se com falência cardíaca congestiva, cardiomegalia (particularmente envolvendo o lado esquerdo do coração), ausência de sopro cardíaco e sons cardíacos fracos. Em crianças mais velhas, as características se desenvolvem mais gradualmente.

As doenças do miocárdio podem ser divididas em três categorias amplas: miocardites, doença miocárdica de origem obscura (cardiomiopatias idiopáticas dilatadas, hipertróficas e restritivas) e envolvimento miocárdico com doença sistêmica.

Miocardite

O miocárdio pode estar envolvido em um processo inflamatório relacionado com agentes infecciosos, doença autoimune (colágeno-vascular) ou causas desconhecidas. Embora muitas circunstâncias possam ser consideradas de origem viral, seu relacionamento é com frequência difícil de provar, mesmo utilizando técnicas biológicas moleculares para avaliar a existência de genoma viral. Dentro dos miócitos doentes, vírus de ecovírus, vírus de coxsackie e vírus de rubéola têm sido associados à miocardite na infância. Miocardite geralmente é uma doença do período neonatal ou primeira infância, mas ocorre esporadicamente após essas fases. O início pode ser abrupto, com colapso cardiovascular súbito e morte em horas, ou o desenvolvimento de falência cardíaca congestiva pode ser mais gradual. A falência cardíaca pode responder bem ao tratamento. O bebê está cheio de manchas e tem pulsos periféricos fraco. A evidência de cardiomegalia é encontrada clinicamente, e os sons do coração são abafados. Taquicardia sinusal é uma característica regular, e taquiarritmias episódicas são comuns.

O eletrocardiograma mostra voltagens de QRS reduzidas ou normais. Depressão de segmento ST e inversão de onda T são geralmente encontradas nas derivações pré-cordiais esquerdas. Cardiomegalia e congestão pulmonar são vistas em uma radiografia de tórax. O ecocardiograma mostra átrio esquerdo e ventrículo esquerdo dilatados com uma diminuição global na contratilidade. Regurgitação mitral está quase sempre presente, mesmo sem sopro. Frequentemente, um sopro de regurgitação mitral é observado somente após os resultados do tratamento em débito cardíaco melhorado.

O prognóstico varia. Corticosteroides e outros imunossupressores podem ser indicados quando doença autoimune é a etiologia da disfunção miocárdica, mas não são benéficos em miocardite aparente. Gamaglobulina intravenosa tem sido usada para atenuar a resposta inflamatória na miocardite. Alguns pacientes melhoram espontaneamente para estrutura e função cardíacas normais sem tratamento ou somente com terapia sintomática. O tratamento com drogas para insuficiência cardíaca congestiva (ver Capítulo 11) geralmente melhora o estado do paciente, embora o curso possa ser crônico com evidências duradouras de cardiomegalia. Muitos pacientes progridem lentamente por diversos meses ou anos até disfunção miocárdica irreversível e morte; transplante cardíaco pode ser a única opção para sobrevivência.

Cardiomiopatia dilatada

Esse grupo difuso de doenças, geralmente de etiologia desconhecida, não mostra nenhuma evidência de inflamação miocárdica. A maioria das condições pediátricas nessa categoria é clínica e patologicamente indistinguível com as seguintes exceções notáveis.

Origem anômala da artéria coronária esquerda

No diagnóstico diferencial de bebês com manifestações de doença miocárdica primária, a origem anômala da artéria coronária esquerda a partir da artéria pulmonar leva a descobertas semelhantes, mas difere das outras por ser uma anomalia congênita e que pode ser melhorada com cirurgia.

Nessa condição, a artéria coronária esquerda surge a partir da artéria pulmonar, enquanto a artéria coronária direita surge normalmente da aorta. Como resultado, o miocárdio ventricular esquerdo é mal perfundido por causa da baixa pressão arterial pulmonar, e assim ocorrem infarto e isquemia. Subsequentemente, há o desenvolvimento de efeitos colaterais entre os sistemas arteriais coronários direito de alta pressão e esquerdo de baixa pressão. Nessa situação, o sangue flui do sistema arterial coronário direito para o esquerdo. O miocárdio ventricular esquerdo é mal perfundido porque o sangue flui em direção retrógrada para dentro da artéria pulmonar.

Histórico. Neonatos geralmente são assintomáticos. Por volta de 6 semanas de idade, eles geralmente desenvolvem episódios descritos como angina. O bebê chora subitamente como se tivesse dor, fica pálido e perspira profusamente. Esses episódios são curtos e acredita-se que representem isquemia miocárdica transitória. Outras crianças podem não mostrar nenhum sintoma, mas muitos pacientes desenvolvem sinais e sintomas de insuficiência cardíaca congestiva. A lesão é algumas vezes reconhecida somente no momento do exame *postmortem* (p. ex., no paciente adolescente que morre subitamente durante uma atividade esportiva).

Exame físico. A criança geralmente parece normal. Pode não existir nenhuma descoberta anormal na ausculta, ou um sopro suave, pansistólico apical de regurgitação mitral pode ser encontrado.

Eletrocardiograma. O eletrocardiograma é geralmente diagnóstico, mostrando um padrão de infarto do miocárdio anterolateral, manifestado por ondas Q profundas e ondas T invertidas nas derivações I, aVL, V_5, e V_6). Em alguns poucos pacientes, mostra somente hipertrofia ventricular esquerda e fadiga ou um padrão de bloqueio completo do ramos esquerdos.

Radiografia de tórax. Radiografia de tórax revelam cardiomegalia e um contorno ventricular esquerdo.

Ecocardiografia. A ecocardiografia mostra dilatação cardíaca não específica e disfunção ventricular esquerda. Somente a artéria coronária direita, que está aumentada, pode ser identificada surgindo da aorta. Usando Doppler colorido, a origem da artéria coronária anômala pode ser vista como um jato de fluxo da artéria coronária esquerda para dentro da artéria pulmonar.

Administração. Pacientes com falência cardíaca devem receber terapia anticongestiva e ser submetidos a cateterismo cardíaco. Opções cirúrgicas incluem reimplantação da artéria coronária esquerda até a aorta, ou criação cirúrgica de um túnel dentro da artéria pulmonar para estabelecer a continuidade entre a artéria coronária e a aorta. Transplante cardíaco pode ser indicado em pacientes com dano grave irreversível no ventrículo esquerdo.

Cardiotoxicidade da antraciclina

Agentes quimioterápicos de antraciclina, como doxorrubicina (Adriamycin®), por meio de mecanismos não muito claros, possivelmente envolvendo formação de radicais de oxigênio em excesso, podem causar uma cardiomiopatia. A maioria dos protocolos quimioterápicos limita a dose cumulativa desses agentes para 400 mg/m^2, porque a incidência de disfunção cardíaca aumenta rapidamente com doses maiores. Um pequeno número de pacientes, no entanto, desenvolve falência cardíaca em níveis abaixo do que é considerado o limiar para a toxicidade, sugerindo que o efeito tóxico ocorre em uma dose baixa, mas apenas se manifesta clinicamente em certos pacientes. Pacientes podem desenvolver falência cardíaca congestiva crônica anos após a conclusão da terapia.

O tratamento é não específico, como com outras cardiomiopatias dilatadas. Estão sendo investigadas várias drogas que podem evitar lesão cardíaca durante a quimioterapia.

Fibroelastose endocárdica

Fibroelastose endocárdica (EFE) era uma causa comum de cardiomiopatia dilatada nos anos 1950 e 1960, mas desde então praticamente desapareceu. Alguns acreditam que resultava de uma infecção viral, possivelmente caxumba. O endocárdio podia ter 2 mm de espessura, enquanto no indivíduo normal tem a espessura apenas de algumas células. O miocárdio mostrava mudança mínima.

A doença geralmente se apresentava na primeira infância como uma falência cardíaca congestiva. O eletrocardiograma mostrava hipertrofia ventricular esquerda e ondas T invertidas nas derivações pré-cordiais. Cardiomegalia severa, particularmente no átrio esquerdo e ventrículo esquerdo, foi vista na radiogarfia de tórax.

O ecocardiograma mostrou um endocárdio impressionantemente ecogênico, aumento ventricular esquerdo, função sistólica diminuída, e regurgitação mitral. (Um quadro ecocardiográfico semelhante, de isquemia subendocárdica acompanhando estenose aórtica grave, chamada EFE).

Cardiomiopatia induzida por taquicardia

Cardiomiopatia induzida por taquicardia é um tipo raro, mas curável, de cardiomiopatia dilatada. É causada por uma taquiarritmia incessante, ventricular ou "supraventricular" (Capítulo 10). Certos tipos raros de taquiarritmias supraventriculares, taquicardia atrial automática (ectópica) (AET ou EAT) e a forma de taquicardia reciprocante juncional permanente (PJRT) têm particularmente probabilidade de causar disfunção miocárdica. Embora a PJRT tenha uma aparência eletrocardiográfica distinta – ondas P negativas profundas em derivações II, III, e aVF – outras taquiarritmias crônicas podem ser difíceis de diagnosticar, porque se mascaram como taquicardia sinusal, uma característica comum e não específica de cardiomiopatia dilatada.

Em seguida à eliminação da taquiarritmia, a função cardíaca normal geralmente é recuperada, embora persista algum grau de dilatação ventricular esquerda.

Cardiomiopatia hipertrófica (HCM; estenose subaórtica hipertrófica idiopática, IHSS)

Nessa condição, o miocárdio é muito espessado, mas não em resposta à sobrecarga de pressão. A hipertrofia pode ser concêntrica, envolvendo as paredes ventriculares de forma difusa, ou assimétrica, afetando de forma desigual porções da parede, geralmente o septo ventricular.

Em contraste com a cardiomiopatia dilatada, a cavidade ventricular esquerda tem um tamanho normal ou diminuído. Durante a sístole, o miocárdio hipertrofiado incha para dentro do fluxo de saída do trato ventricular esquerdo e pode resultar em obstrução subaórtica. Outros nomes para essa condição são cardiomiopatia obstrutiva hipertrófica e hipertrofia septal assimétrica.

HCM tem características clínicas e curso pleomórfico, com alguns pacientes progredindo para obstrução, outros para arritmia maligna, e ainda outros para disfunção diastólica. A doença pode ser causada por mutações de códigos genéticos de várias proteínas contráteis. Essa condição com frequência ocorre como uma condição autossômica dominante ou condição ligada a sexo (ocorrendo em homens). Múltiplas gerações podem estar envolvidas. O histórico natural e prognóstico são variáveis; morte súbita não é comum, mesmo em pacientes que não têm obstrução importante ou arritmia sentinela.

Histórico

A síncope pode estar presente, mas falência cardíaca congestiva é rara, a menos que esteja presente disfunção diastólica significativa. Dor no tórax e palpitações, sintomas benignos comuns em crianças, podem resultar de isquemia miocárdica e/ou obstrução e taquicardia ventricular associadas a HCM. O histórico familiar pode revelar outros membros com diagnóstico semelhante ou histórico de morte súbita.

Exame físico

Os pulsos periféricos estão rápidos e a palpitação do ápice pode revelar um impulso duplo. Um longo sopro de ejeção sistólica está presente ao longo da borda esquerda do esterno e se irradia de forma fraca até a base. O sopro varia em intensidade com mudança na posição do corpo do paciente; é geralmente mais alto com o paciente em pé, em contraste com sopros funcionais de fluxo. Terceiro e quarto sons podem estar presentes.

Eletrocardiograma
O eletrocardiograma mostra um eixo QRS normal, hipertrofia ventricular esquerda, e, ocasionalmente, sobrecarga atrial esquerda. Mudanças no segmento ST e ondas T são comuns. Ondas Q profundas podem ser encontradas nas derivações pré-cordiais esquerdas. Anormalidades de condução de natureza não específica podem alterar o complexo QRS.

Radiografias de tórax
Radiografias de tórax geralmente não mostram aumento cardíaco relacionado com o ventrículo esquerdo e átrio esquerdo, porque a hipertrofia sozinha pode não alterar a silhueta externa. Em contraste com outras formas de estenose aórtica, a aorta ascendente geralmente é de tamanho normal.

Ecocardiograma
O ecocardiograma mostra espessamento impressionante das paredes ventriculares, particularmente o septo interventricular, que pode ter de 2 a 3 cm de espessura, comparado com o normal ≤ 1 cm.

Movimento sistólico anterior (SAM) do folheto anterior da válvula mitral é uma descoberta clássica ecocardiográfica em 2D. SAM resulta do fluxo de alta velocidade que ocorre no trato do fluxo de saída ventricular esquerdo. Isso cria baixa pressão que "puxa" a válvula do folheto em direção ao septo interventricular durante a sístole.

Doppler colorido revela fluxo perturbado dentro do trato do fluxo de saída ventricular esquerdo, começando proximal à válvula aórtica. Doppler espectral permite estimativa do gradiente sistólico pela mensuração da velocidade máxima; isso pode ser a mudança de batimento a batimento devido à natureza dinâmica da obstrução muscular.

Administração
Pelo fato de as terapias subsequentes aumentarem o gradiente, o uso de digoxina ou outros inotrópicos é contraindicado nesses pacientes. Betabloqueadores, bloqueadores do canal de cálcio e outros "inotrópicos negativos" foram advogados para esses pacientes, mas não necessariamente evitam morte súbita.

Dispositivos cardioversores/desfibriladores implantáveis (ICD) podem abortar arritmias potencialmente letais em alguns pacientes.

Excisão cirúrgica de porções do miocárdio septal (miomectomia) foi útil para alguns pacientes com obstrução. Álcool injetado por meio de cateter na artéria coronária pode chegar a ser uma forma de miomectomia não cirúrgica ao destruir seletivamente o miocárdio obstrutivo. Estimulação ventricular por meio de eletrodo transvenoso ventricular direito pode reduzir o gradiente em alguns pacientes, presumivelmente alterando a sequência de ativação do miocárdio ventricular esquerdo, mas a resposta varia, e há estudos de longo prazo sobre o procedimento.

Cardiomiopatia restritiva

Esse, o mais raro dos três tipos de cardiomiopatia, é caracterizado por complacência ventricular ruim e preenchimento limitado. Alguns pacientes têm uma mutação de proteínas miocárdicas regulatórias, como troponina, mas a maioria das formas é idiopática.

Os sintomas são não específicos e semelhantes aos de insuficiência cardíaca congestiva, vistos com cardiomiopatia dilatada. Em contraste com a cardiomiopatia dilatada, o ventrículo esquerdo é de tamanho normal e pode ter função sistólica normal. Ao contrário da HCM, as paredes ventriculares esquerdas têm espessura normal. Essa condição altera a função ventricular diastólica, então, as manifestações clínicas são aquelas de pressões atriais esquerda e direita elevadas.

O exame revela aumento hepático e esplênico, e distensão venosa jugular. Anormalidades eletrocardiográficas são geralmente limitadas a alargamento atrial. As radiografias de tórax mostram congestão vascular pulmonar com uma silhueta cardíaca relativamente normal.

O ecocardiograma revela dilatação impressionante dos átrios e grandes veias, mas ventrículos normais ou pequenos. Fisiologicamente, a condição é semelhante à pericardite restritiva; diferenciar as duas pode ser difícil.

O prognóstico é ruim, visto que o declínio clínico é com frequência rápido, e a mortalidade alta. Transplante cardíaco é o único tratamento eficaz.

ENVOLVIMENTO DO MIOCÁRDIO COM DOENÇA SISTÊMICA

O miocárdio de crianças com certas doenças generalizadas pode ser alterado pelo processo particular da doença. Crianças podem se apresentar clinicamente com características de fisiopatologia dilatada, hipertrófica ou restritiva. Mudanças inflamatórias podem ocorrer em condições, como a de lúpus eritematoso. Substâncias anormais podem se acumular no coração, como na doença de armazenamento de glicogênio tipo II (síndrome de Hurler). Fibrose miocárdica pode se desenvolver em doença neuromuscular, como ataxia de Friedreich ou distrofia muscular.

Doença de armazenamento de glicogênio, tipo II (doença de Pompe)

A deficiência de maltase ácida leva à acumulação de glicogênio no miocárdio, que se torna espessado para o dobro do normal.

Os bebês se apresentam dentro dos 3 primeiros meses com doença cardíaca congestiva por causa do envolvimento cardíaco. Fraqueza muscular esquelética generalizada é proeminente, clinicamente, por causa desse envolvimento.

O fígado, que pode conter conteúdo aumentado de glicogênio, é aumentado fora de proporção até o grau de falência cardíaca.

O exame cardíaco é inconclusivo, exceto por evidências de cardiomegalia. O eletrocardiograma é diagnóstico, mostrando voltagens QRS grandemente aumentadas, com frequência um intervalo PR encurtado, e uma onda delta consistente com síndrome de Wolff-Parkinson-White (WPW). Cardiomegalia, particularmente alargamento ventricular esquerdo, é encontrada.

O prognóstico é ruim; ocorre morte no primeiro ano de vida. Transplante de medula óssea e terapia de reposição de enzimas foram realizadas, mas com resultados ruins.

Síndrome de Hurler, síndrome de Hunter e outras mucospolissacaridoses

Essas doenças de armazenamento afetam o coração em graus variáveis, mas menos gravemente do que na doença de Pompe. As válvulas podem se tornar espessas e regurgitantes. Mudanças na artéria coronária ocorrem prematuramente.

Doença neuromuscular

Essas incluem ataxia de Friedreich, uma doença neurodegenerativa, com um eletrocardiograma anormal (mais comumente mudanças ST-T não específicas) e expressão variável tanto de cardiomiopatia hipertrófica quanto dilatada. As descobertas cardíacas podem preceder o início dos sintomas neurológicos.

Distrofia muscular de Duchenne e doenças semelhantes com frequência mostram anormalidades eletrocardiográficas (incluindo mudanças ST-T, bloqueio do ramo direito [RBBB] e anormalidades no eixo QRS), algumas das quais podem se relacionar com a hipoventilação crônica que acompanha a fraqueza muscular esquelética progressiva do paciente.

Ambas as doenças podem manifestar cardiomiopatia do tipo dilatada, hipertrófica e/ou restritiva. A gravidade da disfunção cardíaca pode ser marcada pelas limitações à atividade física imposta pela doença musculoesquelética. Embora falência cardíaca e arritmias possam ocorrer, esses pacientes quase sempre sucumbem para fraqueza muscular excessiva, levando à falência respiratória.

Esclerose tuberosa

Esclerose tuberosa é uma facomatose que se manifesta por convulsões e descobertas cutâneas, como manchas hiperpigmentadas ("pontos de folhas de cinzas), angiomas faciais e uma lesão facial típica, adenoma sebáceo.

O miocárdio com frequência contém tumores benignos, rabdomiomas, que podem ser extremamente grandes, especialmente em neonatos. Esses tendem a diminuir de tamanho com a idade e podem até mesmo desaparecer.

Embora, raramente, possa ocorrer uma obstrução ou uma arritmia de rabdomioma cardíaco, o desempenho do miocárdio é normal na maioria; o diagnóstico é com frequência feito de descobertas incidentais no ecocardiograma em uma criança que está sendo avaliada por causa de outras queixas, como sopro.

> *Considerações sobre diagnóstico diferencial de cardiomiopatia*
> Na primeira infância, a causa subjacente de cardiomiopatia é com frequência indicada pelas descobertas eletrocardiográficas e ecocardiográficas. Embora a maioria das causas de cardiomiopatia esteja associada a mudanças no segmento ST e nas ondas T, os padrões de QRS podem diferir.
> Miocardite mostra voltagens QRS normais ou reduzidas; doença de armazenamento de glicogênio, voltagens grandemente aumentadas, EFE, hipertrofia ventricular esquerda e fadiga, e artéria coronária esquerda anômala, um padrão de infarto do miocárdio anterolateral. Bebês com taquicardia incessante, especialmente com eixo de ondas P anormal ou mudando com frequência, podem ter cardiomiopatia induzida por taquicardia.
> O ecocardiograma pode visualizar o tamanho e a função dos ventrículos, particularmente do esquerdo, se a parede está espessada ou a câmara está dilatada ou de tamanho normal. Anormalidades das artérias coronárias ou a presença de rabdomiomas são exemplos de diagnósticos ecocardiográficos precisos.
> Na criança mais velha, outros sinais e sintomas clínicos estão relacionados com a doença subjacente, como as expressões faciais e o biótipo da síndrome de Hurler ou a presença de febre recorrente e anticorpos antinucleares em um paciente com envolvimento miocárdico em lúpus eritematoso. Com frequência, no entanto, não existe nenhuma descoberta que permita um diagnóstico etiológico porque muitos casos são de origem desconhecida.

Administração de doenças miocárdicas

A administração de doenças miocárdicas está direcionada aos problemas cardiovasculares que se desenvolvem a partir do envolvimento miocárdico. Tratamento específico raramente está disponível para a condição subjacente. Os maiores esforços terapêuticos são destinados à falência cardíaca e ao débito cardíaco diminuídos. Suportes de terapias com drogas incluem inotrópicos (p. ex., digoxina) para melhorar a contração miocárdica; diuréticos, como furosemida, para controlar congestão pulmonar e redução da pós-carga (Capítulo 11).

Cardiomiopatias podem levar à regurgitação mitral, provavelmente não tanto por causa da dilatação do anel mitral quanto de disfunção do músculo papilar. A regurgitação pode ser de infarto do músculo papilar ou da parede ventricular subjacente, ou dilatação ventricular levando à posição anormal dos músculos papilares. A despeito da causa, se resultar grande regurgitação mitral, a carga do volume ventricular esquerdo é aumentada posteriormente, e a falência cardíaca congestiva piora. Anuloplastia (dobra do anel mitral) ou substituição da válvula mitral pode ter um efeito benéfico impressionante, mas a mortalidade cirúrgica é alta.

Arritmias cardíacas, tanto bloqueios cardíacos quanto taquiarritmias, ocorrem e podem requerer tratamento, se o paciente estiver assintomático. Caso ocorra sincope ou falência cardíaca congestiva, pode ser indicado implante de marca-passo.

Taquiarritmias, assim como contrações primárias, geralmente são ventriculares em sua origem e podem ser prenúncios de taquicardia ventricular. Taquiarritmias supraventriculares, como palpitação ou fibrilação atrial, podem se desenvolver secundárias à dilatação atrial e requerem tratamento, já que com frequência pioram o estado cardíaco. Exceto pelo tratamento de taquiarritmias incessantes que causam cardiomiopatia, o tratamento de arritmias secundárias é controverso. Terapia agressiva com drogas para anormalidades de ritmo secundárias pode aumentar a mortalidade, talvez por causa de seu efeito pró-arritmia sobe o miocárdio anormal ou por piorar a função miocárdica, porque a maioria dessas drogas são inotrópicos negativos, Implantação de desfibriladores automáticos pode prolongar levemente a sobrevivência em alguns pacientes, mas pode não melhorar a qualidade de vida.

O prognóstico geral da doença miocárdica primária é desconhecido e variável, considerando que várias doenças causam esse sintoma complexo. Sem diagnóstico etiológico específico, é difícil dar um prognóstico preciso. Algumas condições, como hipertrofia miocárdica idiopática, progridem e levam à morte; enquanto outras, como miocardite, melhoram, mas podem causar anormalidades cárdicas residuais.

Transplante cardíaco (Capítulo 11) é reservado para pacientes que estão gravemente doentes e têm um prognóstico ruim para recuperação, por causa de um curso clínico deteriorante. O transplante é com frequência uma escolha difícil em uma criança gravemente doente próxima da morte, mas que (raramente) poderia recuperar boa função cardíaca sem transplante. Os receptores podem ter resistência pulmonar vascular adequada determinada por cateterismo pré-transplante; de outra forma, o ventrículo direito do coração do doador falha de forma intensa, e o paciente morre. Doadores de órgãos para crianças são raros, então muitos sucumbem à sua doença antes que um órgão adequado esteja disponível. Os efeitos colaterais de medicação antirrejeição podem ser consideráveis e são um grande fator na mortalidade pós-transplante. Crianças que ficaram de cama por meses ou anos com falência cardíaca grave com frequência se tornam assintomáticas e retornam para a atividade normal em dias após transplante cardíaco bem-sucedido. Pelo fato de a rejeição não poder ser controlada completamente, a vigilância para verificar seus efeitos, particularmente disfunção miocárdica e uma forma única de doença oclusiva da artéria coronária, é necessária a longo prazo.

ENDOCARDITE INFECCIOSA

Endocardite infecciosa envolve invasão bacteriana ou de fungos do endocárdio ou endotélio dos grandes vasos.

Essa condição geralmente ocorre em um paciente com doença cardíaca reumática ou congênita, mas ocasionalmente se desenvolve sem doença cardíaca preexistente.

Endocardite infecciosa foi dividida nas formas aguda e subaguda – a última é de duração mais curta, mais comumente causada por estafilococos, e ocorre com mais frequência sem doença cardíaca preexistente. Essa classificação tem uso limitado clinicamente porque existe sobreposição considerável entre tipos agudo e subagudo.

Streptococcus viridans é o agente causador mais comum; *Streptococcus faecalis* e *Staphylococcus aureus* ocorrem com menos frequência. Raramente, outras bactérias ou fungos estão envolvidos. Endocardite fúngica ocorre mais comumente em pacientes imunocomprometidos, e naqueles com uma linha de retenção ou uma válvula protética.

Endocardite infecciosa geralmente ocorre em condições cardíacas com uma diferença maior de pressão. Um jato de alta velocidade resulta e cria uma lesão endocárdica susceptível a bactérias transmitidas pelo sangue. As malformações cardíacas associadas a mais frequência à endocardite são defeito septal ventricular, ducto arterioso patente, estenose aórtica e tetralogia de Fallot. Endocardite também ocorre em pacientes com um desvio aorticopulmonar, como desvio de Blalock-Taussig. Pode envolver as válvulas mitral ou aórtica em pacientes com doença cardíaca reumática. Endocardite é extremamente rara em pacientes com defeito septal atrial.

A lesão da endocardite é uma vegetação que consiste em fibrina, leucócitos, plaquetas e bactérias. Muitas manifestações estão relacionadas com aspectos destrutivos da infecção ou da embolização de porções da vegetação. Endocardite, particularmente de estafilococos, pode causar dano valvular, incluindo perfuração das cúspides aórticas ou cordas tendíneas rompidas da válvula mitral. A embolização pode ocorrer dentro da circulação pulmonar ou da circulação sistêmica e causar infarto, abscesso, ou inflamação de vários tecidos. Coágulos nos pulmões, rins, baço ou cérebro são relatados com mais frequência por causa de suas grandes descobertas clínicas ou laboratoriais.

Devem ser feitos esforços para evitar o desenvolvimento de endocardite bacteriana em crianças com anomalias cardíacas (Capítulo 12).

Histórico

Endocardite raramente ocorre antes da idade de 5 anos. Febre, perda de peso, anemia e elevação da ESR e CRP são descobertas clínicas comuns, mas não específicas de endocardite bacteriana. O diagnóstico deve ser suspeitado em qualquer criança com um sopro cardíaco significativo e febre prolongada. Uma exceção de idade são bebês prematuros com um cateter de retenção que pode se tornar infectado com um fungo.

Exame físico

O aparecimento de um novo sopro pode indicar endocardite. Uma mudança na intensidade do sopro não é, necessariamente, uma indicação de endocardite, visto que o débito cardíaco e a altura do sopro aumentam normalmente com a febre.

Falência cardíaca congestiva pode-se desenvolver, especialmente se for criada regurgitação da válvula aórtica ou mitral pela infecção. Metade dos pacientes com endocardite tem sinais ou sintomas de fenômeno embólico. Sinais de pneumonia recorrente ou um tipo pleurítico de dor podem indicar embolização de material infectado para os pulmões. Sinais de embolização sistêmica, como esplenomegalia, hematúria, hemorragia por estilhaços e sinais no sistema nervoso central, devem ser buscados em qualquer paciente febril com uma anomalia cardíaca.

Achados laboratoriais

O diagnóstico é confirmado obtendo o organismo de uma cultura de sangue. Pelo menos seis culturas de sangue devem ser feita nas primeiras 12 a 24 horas em que houver suspeita de endocardite.

Não é necessário esperar por um pico de febre, visto que a chance de obter uma cultura positiva depende principalmente do volume de sangue retirado.

É importante que as culturas de sangue de amplo volume sejam obtidas antes dos antibióticos; de outra forma, a chance de recuperação de um organismo é reduzida em uma estimativa de 40%.

Reagentes de fase aguda não específicos, como ESR, CRP e fator reumatoide, são geralmente muito elevados; os testes são úteis para acompanhar o progresso da terapia.

Ecocardiografia não é geralmente útil na realização de um diagnóstico, porque a ausência de mudanças ou vegetações nas válvulas não exclui endocardite. A ecocardiografia pode ser útil para confirmar mudanças agudas na função da válvula suspeitadas clinicamente. Quando são vistas vegetações, essas podem persistir muito tempo após o tratamento bem-sucedido com antibiótico ter sido concluído. Endocardite é um diagnóstico clínico e laboratorial, não necessariamente um diagnóstico ecocardiográfico.

Tratamento

Se o paciente estiver muito doente ou se as manifestações clínicas forem típicas, o tratamento com antibiótico pode ser iniciado imediatamente após as culturas terem sido obtidas e antes que os resultados das culturas estejam disponíveis. Se o diagnóstico for questionável, o início da terapia deve aguardar o resultado das culturas de sangue.

Os princípios gerais de tratamento que são antibióticos devem ser parenterais (geralmente administrados intravenosamente), bactericidas, e esse tratamento deve ser prolongado. O tratamento exato depende do organismo isolado e suas sensibilidades a antibióticos.

O tratamento empírico inicial varia de acordo com a situação clínica, por exemplo, se o paciente foi tratado com antibióticos anteriormente às culturas, se estão presentes válvulas, material, ou dispositivos protéticos, como eletrodos de estimulação, e se a apresentação é aguda (e, mais provavelmente, estafilocócica) ou subaguda. Outras considerações são a alergia do paciente a algumas drogas em particular e o conhecimento de padrões de resistência a antibióticos locais. Diversos regimes foram propostos. Geralmente, uma penicilina (p. ex., ampicilina, amoxicilina) ou vancomicina (até que *S. aureus* tenha sido descartado) são os antibióticos iniciais preferidos e são dados em grandes dosagens parenteralmente. Antibióticos podem precisar ser mudados, se as sensibilidades a antibióticos assim o indicarem. Gentamicina de baixa dose, rifampina ou outros antibióticos são com frequência adicionados para efeito sinergético. Terapia intravenosa é continuada por 4 a 6 semanas.

Durante e em seguida à finalização da terapia, culturas de sangue devem ser obtidas para verificar erradicação da infecção.

Apesar da disponibilidade de antimicrobianos, endocardite pode levar a grandes complicações, como dano valvular ou sequelas permanentes, resultando de embolização: ocasionalmente, a doença é fatal.

SÍNDROME DE MARFAN

Síndrome de Marfan é uma doença autossômica dominante que afeta o tecido conectivo e leva a descobertas físicas características e a lesões cardíacas. Uma mutação do gene *FBN1*, no cromossomo 15, codificação para a proteína estrutural fibrilina, geralmente é a causa. Pacientes com síndrome de Marfan são geralmente altos e magros, mostrando uma alta incidência de cifoescoliose, peito carinado ou escavado, aracnodactilia, palato altamente arqueado e hipermobilidade nas articulações. Deslocamento das lentes é comum.

Anomalias cardíacas ocorrem em quase todos os pacientes e levam à morte prematura, embora a morte raramente ocorra na infância. Dilatação aneurismática da aorta ascendente e dos seios aórticos ocorre e leva à regurgitação aórtica, que pode se tornar grave. Aneurismas dissecantes podem se desenvolver na aorta ascendente e levar à morte. Prolapso e regurgitação da válvula mitral são comuns, resultantes de cordas tendíneas alongadas e folhetos valvulares redundantes.

Teste genéticos podem ser úteis, especialmente para os membros da família dos pacientes que sabe-se que têm mutação ou deleção do *FBN1*. O diagnóstico diferencial inclui outras condições por causa quais os pacientes podem estar sob risco de aortopatia, como síndrome de Loeys-Dietz, algumas formas de síndrome de Ehlers-Danlos e doenças associadas a outras raras mutações genéticas que afetam a integridade da aorta e outras artérias.

Os critérios para diagnóstico estão disponíveis, mais recentemente publicados como o artigo The revised Ghent nosology for the Marfan syndrme ("A nosologia revisada de Ghent para a síndrome de Marfan") (ver Leituras Adicionais).

Exame físico

Descobertas físicas gerais foram descritas anteriormente. Auscultação cardíaca pode ser normal ou um clique de ejeção sistólica pode resultar de dilatação da raiz aórtica. Se estiver presente regurgitação aórtica, um sopro diastólico inicial pode ou não estar audível. Prolapso da válvula mitral, se presente, cria sons conforme descritos na próxima seção principal Prolapso da Válvula Mitral.

Eletrocardiograma

O eletrocardiograma geralmente é normal, a menos que o coração esteja deslocado por peito escavado grave, ou a menos que exista aumento da câmara por regurgitação aórtica ou mitral associada.

Radiografia de tórax

A radiografia de tórax pode ser normal ou pode mostrar dilatação da aorta ascendente. Peito escavado, escoliose e outras anormalidades esqueléticas podem ser evidentes.

Ecocardiograma

Um ecocardiograma é útil para triagem e diagnóstico de pacientes com suspeita de síndrome de Marfan (Figura 9.1). Para pacientes diagnosticados com doença no tecido conectivo, ecocardiografia periódica é indicada para detectar dilatação aórtica progressiva e regurgitação valvular.

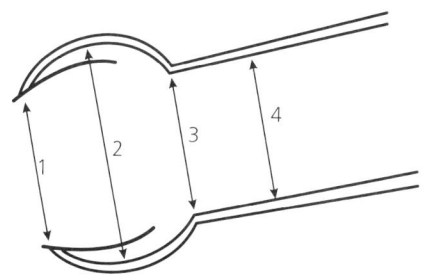

Figura 9.1 Avaliação ecocardiográfica bidimensional da raiz aórtica na síndrome de Marfan. Uma visualização paraesternal do eixo longo da raiz aórtica na sístole é usada para mensurar o diâmetro em quatro níveis (1-4), anel denotado (ANN), seios de Valsalva (SOV), crista sinoaórtica (SAR) e aorta ascendente (AAO), respectivamente. Estas dimensões são geralmente relacionadas com o tamanho do corpo do paciente individual (tradicionalmente, área de superfície corporal, BSA) e comparadas às de pessoas normais de tamanho semelhante. No entanto, há muitas formas de se obter isto e não há um padrão único acordado estabelecido para o cálculo de um escore Z. Referências adicionais para profissionais de saúde e auxílios diagnósticos, incluindo um cálculo de escore Z, estão disponíveis na *National Marfan Foundation* em http://www.marfan.org [acesso em 19 de setembro de 2013].

Tratamento

Muitas crianças com síndrome de Marfan são assintomáticas, mas o tratamento com betabloqueadores (p. ex., atenolol e propranolol) ou outras drogas (bloqueadores de receptores de angiotensina) são recomendados para reduzir ou tornar mais lenta a dilatação aórtica.

> Cirurgia aórtica é realizada profilaticamente para reduzir o risco de morte súbita por dissecção aórtica.
> O momento correto da cirurgia aórtica depende do histórico familiar e das descobertas sobre um paciente individual, como a presença de dissecção aórtica, regurgitação valvular importante, aumento rápido da raiz aórtica e tamanho absoluto da aorta,
> As diretrizes que foram propostas incluem o seguinte:
> - Em crianças, aumento do diâmetro da aorta ascendente > 10 mm por ano.
> - Em adolescentes e adultos, aumento do diâmetro da aorta ascendente > 5 mm/ano ou diâmetro aórtico absoluto de > 45-50 mm.

Regurgitação aórtica ou mitral grave requer substituição da válvula. A substituição da válvula aórtica é com frequência combinada com substituição da aorta ascendente por um enxerto protético ou homoenxerto para evitar aneurisma dissecante. Em alguns pacientes, a raiz aórtica é substituída por material protético, deixando a válvula aórtica nativa no local. O prognóstico a longo prazo em seguida a essas operações é bom, mas outros segmentos da aorta permanecem sob risco de aneurisma e dissecção.

PROLAPSO DA VÁLVULA MITRAL

Prolapso da válvula mitral, que originalmente pensava-se ocorrer apenas em mulheres, pode estar igualmente presente nos homens. Geralmente, reconhecido primeiro em adolescentes, é raro na infância; assim, pode representar uma condição adquirida ou uma condição congênita com apresentação tardia, análoga a doenças do tecido conectivo.

Quando uma criança é diagnosticada com prolapso da válvula mitral, anomalias congênitas sutis, como fenda mitral ou artéria coronária anômala, devem ser excluídas, além de desordens adquiridas, como hipertireoidismo ou doenças cardíacas inflamatórias.

Pode existir um histórico familiar positivo, mas a etiologia e patologia são bastante desconhecidas. Por causa de sua natureza aparentemente onipresente em adultos jovens e da falta de consenso sobre o que constitui prolapso, persiste a controvérsia sobre a verdadeira incidência.

Vários sintomas são com frequência atribuídos a prolapso da válvula mitral, incluindo dor no tórax, palpitações, quase síncope, síncope e "ataques de dor". Estudos controlados não tiveram sucesso em mostrar correlação entre pacientes com esses sintomas e aqueles com prolapso da válvula mitral. Os sintomas podem representar uma forma leve de disfunção autossômica no sistema nervoso, da qual o prolapso mitral é um marcador leve.

Exame físico

As descobertas auscultatórias são diagnósticas. Existe um sopro médio a tardio no ápice, que com frequência começa com um ou múltiplos cliques mediossistólicos a sistólicos tardios. As características do sopro variam. Qualquer manobra que diminua o volume diastólico ventricular esquerdo, como uma manobra de Valsalva, posição vertical, ou inalação de nitrito de amilo, fazem com que o sopro se inicie mais cedo e dure mais. O aumento da intensidade do sopro com o paciente em posição vertical é semelhante ao que ocorre em cardiomiopatia hipertrófica (HCM), e é diferente do fluxo de sopro inocente. O clique ocorre mais cedo, com a posição vertical, e mais tarde, de cócoras ou na posição supinada.

Achados laboratoriais

O eletrocardiograma e a radiografia de tórax são geralmente normais na ausência de regurgitação significativa.

A ecocardiografia pode mostrar qualquer um ou ambos os folhetos da válvula mitral se projetando para dentro do átrio. O prolapso ocorre maximamente na sístole média e pode estar associado à regurgitação mitral, começando na sístole média ou final. A regurgitação mitral é facilmente demonstrada por Doppler colorido. Equipamentos atuais são suficientemente sensíveis para que traços de regurgitação mitral "fisiológica" sejam vistos comumente em indivíduos normais sem prolapso.

Tratamento

O prognóstico é bom para pacientes com prolapso na válvula mitral. Há pouquíssimo risco de morte súbita, desde que a regurgitação mitral não seja grave e que o prolapso mitral não esteja associado a outra condição, como cardiomiopatia intrínseca, doença sistêmica ou problema isquêmico miocárdico. Derrame embólico é tão raro que a associação a prolapso mitral permanece controversa. Endocardite é rara em indivíduos com prolapso da válvula mitral, e as indicações para antibióticos profiláticos são controversas; a *American Heart Association* não recomenda mais profilaxia de rotina. Alguns com regurgitação mitral marcante e/ou folhetos valvulares mixomatosos podem estar sob maior risco, e a decisão de fornecer profilaxia é individualizada.

PERICARDITE

A pericardite pode resultar de uma variedade de doenças. As mais comuns em nossa experiência são: (a) idiopática, presumidamente viral; (b) purulenta; (c) artrite reumatoide juvenil ou lúpus eritematoso sistêmico; (d) uremia; (e) doenças neoplásicas; e (f) pós-operatórias (síndrome pós-pericardiotomia).

Nessas condições, tanto o saco pericárdico quanto o pericárdio visceral estão envolvidos. Como resultado da inflamação, o fluido pode se acumular dentro do saco. Os sintomas que resultam de fluido pericárdico dependem do estado do miocárdio e do volume e da velocidade na qual o fluido se acumula. Uma acumulação lenta de um grande volume é mais bem tolerada do que a acumulação rápida de um volume pequeno.

Tamponamento cardíaco pode se desenvolver por causa de acumulação de fluido dentro do saco pericárdico. O fluido pericárdico pode comprimir o coração e interferir com o preenchimento ventricular. Três mecanismos compensam o tamponamento: (a) elevação da pressão ventricular atrial e diastólica final; (b) taquicardia para compensar o volume diminuído; e (c) pressão sanguínea diastólica aumentada vinda da vasoconstrição periférica para compensar débito cardíaco diminuído. Esses mecanismos compensatórios devem ser considerados ao selecionar o tratamento médico.

Descobertas clínicas e laboratoriais estão relacionadas com: (a) inflamação do pericárdio, (b) tamponamento cardíaco e (c) fatores etiológicos.

Histórico e exame físico

Pericardite é acompanhada de dor em cerca da metade dos pacientes. Essa dor pode ser leve, aguda ou como estocadas. Está localizada no lado esquerdo do tórax, pescoço ou ombro e melhora quando o paciente está sentado.

Uma fricção no pericárdio, um som de arranhado áspero, pode estar presente sobre o precórdio. É mais alto quando o paciente está sentado ou quando o estetoscópio é pressionado firmemente contra a parede do tórax. A fricção é evanescente, então podem ser necessários exames repetidos para identificá-la. Nenhum relacionamento entre a quantidade de fluido pericárdico e a presença de fricção foi encontrado, mas com uma grande efusão, com frequência a fricção não é ouvida.

O tamponamento cardíaco é refletido por diversas descobertas físicas. O paciente pode parecer estar com dor e mais confortável quando está sentado. As veias do pescoço estão distendidas e, em contraste com o normal, aumento na inspiração. Os sons cardíacos podem estar abafados. Hepatomegalia pode estar presente. Taquicardia se desenvolve, e é um meio valioso de acompanhar o paciente. Conforme o volume dos batimentos cai por causa do tamponamento e preenchimento ventricular limitado, a taxa cardíaca aumenta para manter o débito cardíaco. A pressão do pulso também se estreita, e isso pode ser mensurado de forma precisa e serial para acompanhar o curso do paciente. Os pulsos periféricos diminuem conforme a vasoconstrição se eleva e a pressão do pulso se estreita. Pulsos centrais diminuem por causa da pressão estreita do pulso e volume de batimentos diminuído.

Pulso paradoxal excessivo, uma diminuição na pressão do pulso de mais de 20 mmHg com inspiração (normal é menos de 10 mmHg), é também altamente diagnóstico de tamponamento e pode, com frequência, ser identificado por palpitação do pulso radial. Não é absolutamente específico de tamponamento – com frequência ocorre em um episódio de asma grave, por exemplo.

Descobertas históricas e físicas podem sugerir uma etiologia de efusão pericárdica, como histórico de neoplasma ou uremia.

Em muitos pacientes, nenhuma etiologia é encontrada para episódio de pericardite aguda. Certos agentes virais, como coksackie B, foram identificados como agentes causadores de pericardite. Nesses pacientes, com frequência histórico de infecção respiratória precedente é encontrado. Entre pacientes com pericardite purulenta, *Hemophilus influenzae*, pneumococos, e estafilococos são os organismos mais comuns. Pericardite purulenta geralmente ocorre na infância e pode se seguir ou estar associada à infecção em outro local, como pneumonia ou osteomielite. Os bebês com frequência mostram uma contagem de leucócitos alta e aparentam estar bem sépticos. Uma pista importante em alguns bebês e crianças pequenas pode ser respiração com grunhidos na ausência de evidências auscultatórias ou radiográficas de pneumonia.

A pericardite pode se desenvolver secundária à artrite reumatoide juvenil e pode ocorrer antes de outras manifestações dessa doença. Geralmente, as crianças apresentam febre alta, leucocitose e outros sinais sistêmicos. Tamponamento é raro.

Eletrocardiograma

O eletrocardiograma (Figura 9.2) geralmente mostra mudanças nos segmentos ST e ondas T. Inicialmente no curso da doença, o segmento ST é elevado, e a onda T está vertical. Subsequentemente, os segmentos ST retornam à linha isoelétrica, e as ondas T se tornam difusamente invertidas. Mudanças recíprocas ST-T (elevação de um grupo de derivações e depressão nas derivações opostas) são comuns inicialmente. Posteriormente, tanto os segmentos ST quanto as ondas T retornam ao normal. A voltagem QRS pode ser reduzida, particularmente com uma grande acumulação de fluido.

Radiografia de tórax

A radiografia de tórax pode ser normal, mas a silhueta cardíaca aumenta proporcionalmente com acumulação de fluido pericárdico.

Ecocardiograma

Efusão pericárdica pode ser reconhecida com bastante precisão por ecocardiografia, e essa técnica pode ser útil para diagnosticar casos suspeitos. Com frequência o fluido pode ser caracterizado como purulento, em vez de seroso, porque os leucócitos são mais ecogênicos (dando uma aparência nublada ou esfumaçada ecobrilhante) do que o fluido apenas (que aparece preto na ecocardiografia 2D). O diâmetro diastólico ventricular esquerdo pode estar reduzido por causa da incapacidade do ventrículo de preencher adequadamente. A função sistólica do ventrículo esquerdo é normal ou mesmo hiperdinâmica. O tamponamento é acompanhado por dilatação das veias hepáticas, da veia cava, e "colapso" diastólico inicial do átrio direito e ventrículo direito.

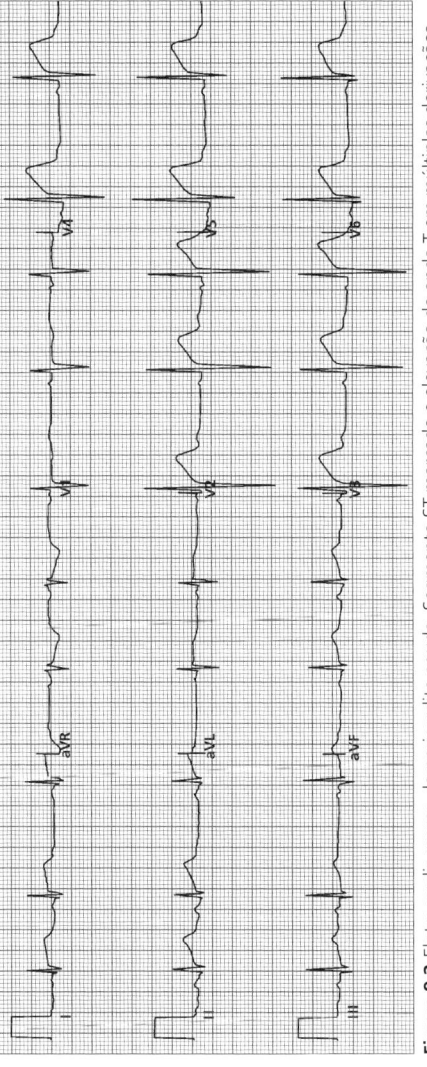

Figura 9.2 Eletrocardiograma de pericardite aguda. Segmento ST marcado e elevação de onda T em múltiplas derivações, que são diferentes das mudanças ST-T vistas com isquemia aguda do miocárdio com anomalias na artéria coronariana.

Tratamento

Pericardiocentese é indicada em muitos pacientes para confirmar o diagnóstico, identificar a etiologia ou tratar tamponamento. Em pacientes com pericardite purulenta, pericardiocentese é indicada, já que conseguir um diagnóstico etiológico é imperativo para que possa ser iniciada terapia antibiótica adequada. Exceto em pacientes com neoplasia e pericardite purulenta, a análise do fluido raramente produz um diagnóstico.

Pericardiocentese é com frequência indicada como um procedimento de emergência para tratar o tamponamento cardíaco significativo, removendo o fluido, permitindo dessa forma preenchimento cardíaco adequado.

Por vezes, particularmente com tamponamento recorrente, uma toracotomia com criação de uma janela pericárdica é indicada para descomprimir o saco pericárdico. Pericardectomia, remoção de um grande painel do pericárdio parietal, é realizada algumas vezes, especialmente em pericardite purulenta, com a esperança de evitar pericardite restritiva posterior conforme o saco cicatriza e se contrai.

É indicado alívio sintomático da dor. Digoxina e diuréticos são contraindicados porque tornam a taxa cardíaca mais lenta e reduzem a pressão de preenchimento, contrário aos mecanismos compensatórios normais para tamponamento.

Altas doses de medicamento são indicadas em pericardite purulenta, o tipo de medicamento a ser determinado pelas sensibilidades a antibióticos, e pode ser necessária drenagem aberta ou fechada. Culturas adequadas para identificar micobactérias e fungos devem ser realizadas, especialmente em pacientes imunocomprometidos. Testes de pele para verificar a presença de infecções micobacterianas e por fungos, com controles adequados, podem ser úteis, especialmente se as culturas provarem negativas.

Em crianças e adolescentes com pericardite não infecciosa, incluindo alguns com efusão pericárdica pós-operatória (síndrome pós-pericarditomia), o uso de aspirinas ou droga anti-inflamatórias não esteroidal (NSAIDs) pode ser útil. Essas são administradas em doses anti-inflamatórias. Em pacientes com uma doença inflamatória primária, com lúpus, o tratamento eficaz da doença subjacente com agentes adequados, como esteroides e outros imunossupressores, geralmente resulta na resolução da pericardite e efusão.

LEITURAS ADICIONAIS

Baddour, LM, Wilson, WR, Bayer, AS, et al. (2005) Infective endocarditis: diagnosis, antimicrobial therapy, and management of complications. Circulation, **111**, e394-e434; http://www.heart.org [accessed 19 September 2013].

Cilliers, A.M. (2006) Rheumatic fever and its management. BMJ, **333**, 1153-1156. Ferrieri, P., Gewitz, M.H., Gerber, M.A, et al. (2002) Unique features of infective endocarditis in childhood. Pediatrics, **109**, 931-943, and Circulation, **105**, 2115-2126, http://ww.heart.org [accessed 19 September 2013].

Gerber, M.A., Baltimore, R.S., Eaton, C.B., et al. (2009) Prevention of rheumatic fever and diagnosis and treatment of acute streptococcal pharyngitisa scientific statement from the American Heart Association. Circulation, **119**, 1541-1551; http://www.heart.org [accessed 19 September 2013].

Habib, G., Hoen, B., Tornos, P., *et al.* (2009) Guidelines on the prevention, diagnosis, and treatment of infective endocarditis (new version 2009). *Eur. Heart J.*, **30**, 2369-2413; http://www.escardio.org [accessed 19 September 2013].

Loeys, B.L., Dietz, H.C., Braverman, A.C., *et al.* (2010) The revised Ghent nosology for the Marfan syndrome. *J. Med. Genet.*, **47**, 476-485. available from http:\\www.marfan.org [accessed 19 September 2013].

Newburger, J.W., Takahashi, M., Gerber, M.A., *et al.* (2004) Diagnosis, treatment, and long-term management of Kawasaki disease. *Pediatrics*, **114**, 1708-1733, and *Circulation*, **110**, 2747-2771; http://www.heart.org [accessed 19 September 2013].

Pickering, L.K. (ed.) (2012) *Red Book: 2012 Report of the Committee on Infectious Diseases*, 29th edn. American Academy of Pediatrics, Elk Grove Village, IL.

Roy, C.L., Minor, M.A., Brookhart, M.A., and Choudhry, N.K. (2007) Does this patient with a pericardial effusion have cardiac tamponade? *JAMA*, **297**, 1810-1818.

Wilson, W., Taubert, K.A., Gewitz, M., *et al.* (2007) Prevention of infective endocarditis: guidelines from the American Heart Association. *Circulation*, **116**, 1736-1754; erratum in *Circulation*, 2007, 116, e376-e377; http://www.heart.org [accessed 19 September 2013].

World Health Organization (2004) *Rheumatic Fever and Rheumatic Heart Disease: Report of a WHO Expert Consultation. WHO Technical Report Series 923*, World Health Organization, Geneva; http:\\www.who.int [accessed 19 September 2013].

Capítulo 10
Anormalidades da frequência cardíaca e da condução em crianças

Alterações na frequência cardíaca	291
Arritmias atriais e atrioventriculares	292
Arritmias juncionais	298
Arritmias ventriculares	299
Perturbações na condução	302
Condução atrioventricular encurtada (síndromes pré-excitação)	302
Condução atrioventricular prolongada	304
Princípios gerais de diagnóstico e tratamento de taquiarritmia	307
Avaliação clínica inicial	307
Diagnóstico diferencial e tratamento em pacientes estáveis	308
Tratamento a longo prazo	313
Leituras adicionais	313

Perturbações de frequência cardíaca e condução ocorrem em crianças sem histórico de doença cardíaca precedente, como manifestação de doença cardíaca congênita ou adquirida, como complicação de terapias com drogas, particularmente terapias com digoxina, ou como manifestação de anormalidades metabólicas, particularmente eletrolíticas.

ALTERAÇÕES NA FREQUÊNCIA CARDÍACA

Arritmias cardíacas resultam de um de dois mecanismos: (a) taquicardias automáticas – alterações na frequência de descarga do marca-passo no nível atrial, juncional ou ventricular; ou (b) mecanismos de re-entrada ocorrendo somente dentro dos átrios (taquiarritmias atriais primárias) ou com os ventrículos (alguns tipos de taquicardia ventricular), ou de circuitos de reentrada incluindo átrios, ventrículos, tecido juncional e conexões atrioventriculares anormais (taquiarritmia atrioventricular).

Pediatric Cardiology: The Essential Pocket Guide, Third Edition.
Walter H. Johnson, Jr. and James H. Moller.
© 2014 John Wiley & Sons, Ltd. Publicado em 2014 by John Wiley & Sons, Ltd.

Arritmias atriais e atrioventriculares

Arritmia sinusal

Arritmia sinusal é uma variação normal do ritmo sinusal (Figura 10.1). Descreve o aumento normal na frequência cardíaca com inspiração e a diminuição com a expiração. Algumas vezes com a expiração ocorre escape nodal.

Sístole atrial prematura

Sístoles atriais prematuras (ou contrações, PACs) (Figura 10.2) ocorrem normalmente no feto e no bebê com menos de 2 meses de idade, mas não em crianças mais velhas; surgem de focos atriais ectópicos (e automáticos). No eletrocardiograma, essa condição é reconhecida por uma onda P com uma forma anormal que difere no contorno dos padrões das ondas P normais do paciente. As ondas P ocorrem mais cedo do que o normal, tão prematuramente, na verdade, que o nódulo atrioventricular é completamente refratário e um complexo QRS não ocorre. PACs que ocorrem durante a refratariedade parcial do nódulo atrioventricular (AV) podem ser conduzidas anormalmente, imitando contrações ventriculares prematuras multiformes (PVC). PACs que ocorrem após o nódulo AV ter cessado de ser refratário são conduzidas normalmente, resultando em um complexo QRS estreito. Nenhum tratamento é necessário.

Taquicardia sinusal

O nódulo sinoatrial normal pode descarregar em uma frequência rápida de até 210 batimentos por minuto (bpm) em resposta a alguns estímulos como febre,

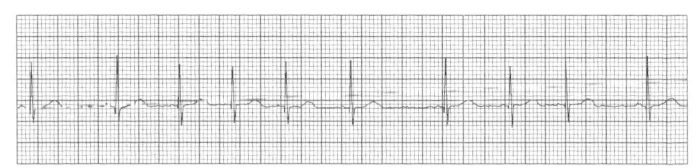

Figura 10.1 Eletrocardiograma de arritmia sinusal. Cada complexo QRS é precedido por uma onda P, mas o intervalo entre cada onda P é variável, geralmente mudando com o ciclo respiratório.

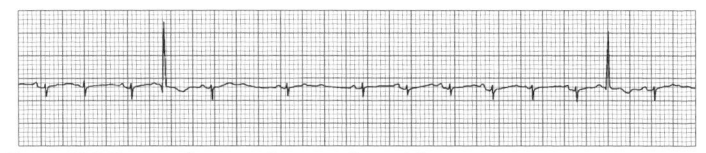

Figura 10.2 Eletrocardiograma de contrações atriais prematuras.

choque, atropina ou epinefrina. A frequência cardíaca aumentada não requer tratamento, mas a taquicardia deve ser considerada uma descoberta clínica que requer diagnóstico e talvez tratamento da causa.

> *Distinguindo taquicardia sinusal de taquiarritmia*
> Em bebês e crianças, a frequência cardíaca varia consideravelmente e pode atingir 210 bpm durante atividade física ou com febre alta. Assim, pode ser difícil distinguir esse fato de vários tipos de arritmia.
> Tanto na taquicardia sinusal quanto na taquiarritmia, o complexo QRS é quase sempre estreito, mas na última a frequência cardíaca geralmente excede 210 bpm.
> Há outras pistas para identificar uma taquicardia ectópica. Uma se relaciona com o eixo da onda P. na taquicardia sinusal, o eixo da onda P é geralmente normal (0-90°), enquanto em uma taquiarritmia um eixo de onda P normal é encontrado em somente 20%, ou as ondas P podem nem estar visíveis.
> Em segundo lugar, a situação clínica deve ser considerada. Taquicardia na presença de sepse, desidratação ou febre é quase sempre de origem sinusal. Melhora em seguida ao tratamento da condição subjacente leva à diminuição da frequência cardíaca em taquicardia sinusal.
> O histórico de início e desaparecimento da taquicardia difere entre as duas. A taquicardia sinusal não aumenta instantaneamente ou desaparece, mas muda gradualmente. Quando é feito um esforço para intervir por uma manobra vagal, se a frequência da taquicardia muda abruptamente, sua origem é taquiarritmia. Em contraste, a frequência cardíaca de um ritmo sinusal diminui gradualmente. No entanto, a frequência pode não mudar em qualquer das situações com essa manobra.

Taquicardia supraventricular paroxística

Taquicardia supraventricular paroxística (SVT, PSVT, PAT), com frequência ocorrendo com sintomas mínimos ou nenhum sintoma, raramente leva à morte se não tratada. De forma típica, um bebê previamente saudável desenvolve dificuldade em se alimentar, sudorese excessiva, irritabilidade e respiração rápida. Se a arritmia não for reconhecida e permanecer não tratada, insuficiência cardíaca congestiva pode progredir para a morte em 24-48 horas. Reconhecimento de arritmia não é difícil ao examinar o coração. A frequência cardíaca mensurada de 250-350 bpm (Figura 10.3) é marcadamente irregular, não mostrando nenhuma variação quando a criança respira, chora ou fica quieta.

O prognóstico é excelente porque muitos bebês não têm malformação cardíaca subjacente, e episódios recorrentes são raros ou não frequentes e são bem tolerados, se forem de curta duração. Alguns poucos bebês com malformação de Ebstein e/ou síndrome de Wolff-Parkinson-White coexistente, no entanto, podem ter episódios repetidos de taquicardia supraventricular.

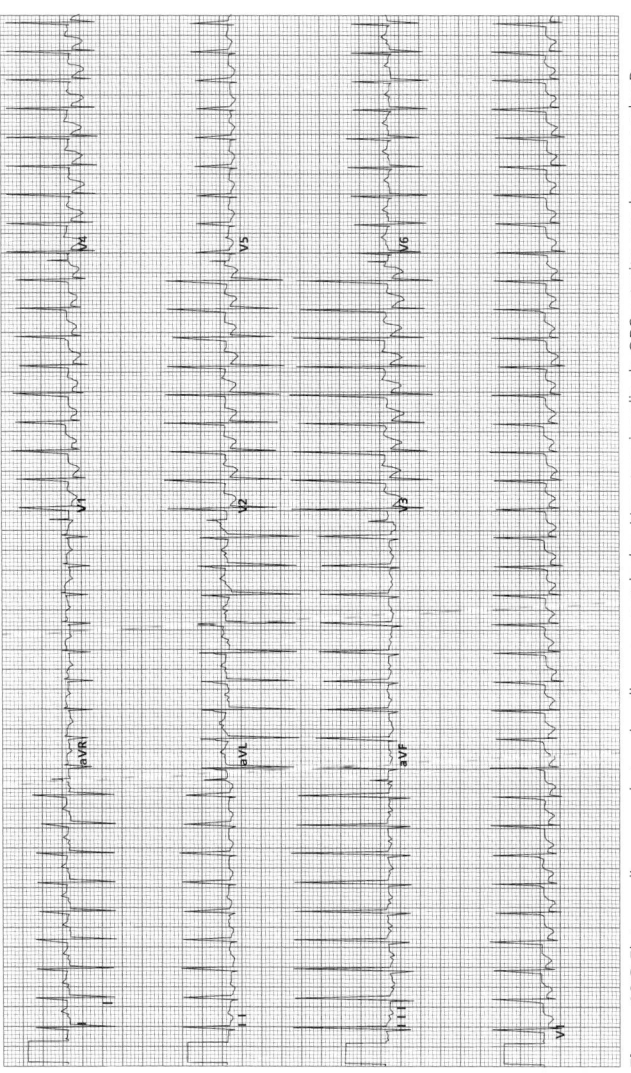

Figura 10.3 Eletrocardiograma de taquicardia supraventricular. Uma taquicardia de QRS estreito regular sem ondas P facilmente visíveis. Frequência cardíaca 220 bpm.

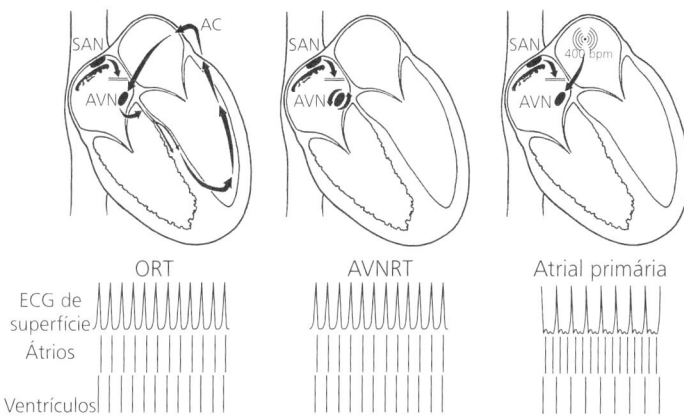

Figura 10.4 Mecanismos de taquicardia supraventricular. Taquicardia recíproca ortodrômica (ORT) é a mais comum em crianças. Uma conexão acessória (AC) anormal com o nódulo atrioventricular (AVN) e os átrios e ventrículos constituem um circuito reentrante. Em taquicardia de reentrada de nódulo atrioventricular (AVNRT), o circuito inclui dois caminhos dentro do AVN e também dos átrios e ventrículos. Ambos os tipos resultam em uma taquicardia de QRS estreito sem ondas P discerníveis. Taquicardia atrial primária (p. ex., palpitação atrial) origina-se nos átrios (SVT verdadeira) e conduz através do AVN até os ventrículos – nesse caso, com uma razão 2:1. Ondas P podem ser vistas ou não. O painel inferior permite comparação simultânea do ECG de superfície com o eletrocardiograma registrado nos átrios e ventrículos. Em cada tipo, o nódulo sinoatrial (SAN) é suprimido por causa da SVT mais rápida.

Taquicardia atrioventricular reciprocante ortodrômica (ORT). O mecanismo desse tipo de taquicardia é quase sempre reentrar por uma via acessória entre os átrios e ventrículos (Figura 10.4). Normalmente, somente um caminho eletricamente condutivo, o feixe penetrante de His, existe entre os átrios e ventrículos. Em mais de 95% dos fetos, bebês e crianças pequenas com SVT, existe uma conexão acessória anormal entre os átrios ou ventrículos, um possível vestígio de conexões múltiplas que existem no tubo cardíaco embrionário antes que sejam formadas câmaras cardíacas separadas.

Essa conexão acessória junto ao nódulo AV, os átrios, e os ventrículos, pode criar um grande circuito reentrante (Figura 10.4). Os impulsos podem conduzir normalmente por meio do nódulo AV (condução ortodrômica), mas passam retrógrados aos átrios por meio da conexão acessória, quando o nódulo AV é refratário. Então, o impulso passa dos átrios através do nódulo AV, até os ventrículos, então para os átrios por meio da conexão acessória, conforme a sequência é repetida. Isso cria taquicardia reciprocante ortodrômica (ORT), o mecanismo mais comum de SVT na infância. Pelo fato de a taquicardia não ser verdadeiramente supraventricular, mas na verdade atrioventricular, e ser dependente de quatro componentes – átrios, nódulo AV, ventrículos e conexão acessória – qualquer desses componentes pode ser levemente alterado para eliminar a taquicardia. Em termos práticos, o nódulo AV é o componente mais receptivo à intervenção por estimulação vagal ou medicação, como adenosina.

Visto que a condução é anterógrada o tempo todo, o complexo QRS parece normal durante a taquicardia. A frequência de taquicardia diminui com a idade, sendo de até 300 bpms em neonatos e 200 bpms em adolescentes. Por causa da extensão do circuito reentrante, a onda P pode ser mais claramente vista em seguida ao complexo QRS com frequência na condução V_1.

Taquicardia de reentrada nodal atrioventricular (AVNRT). O segundo mecanismo de taquicardia mais comum envolve um pequeno circuito reentrante dentro ou próximo ao nódulo AV em si (Figura 10.4). Pode ser pensada como uma forma adquirida de SVT, já que nunca foi relatada em crianças com menos de 4 anos de idade, mas ocorre em metade dos adultos com SVT. Como na ORT, a taquicardia depende dos átrios, ventrículos, um caminho rápido e um lento dentro do nódulo AV. Essa taquicardia atrioventricular é chamada taquicardia de reentrada nodal atrioventricular (AVNRT). O eletrocardiograma mostra uma taquicardia regular e estreita no QRS semelhante em aparência à ORT. A reversão é mais bem obtida alterando a condução do nódulo AV por meio de estimulação vagal ou medicação.

Diferenciação de taquiarritmias AV reentrantes. A ORT deve ser distinguida da AVNRT no momento de ablação por cateter, mas clinicamente e por meios não invasivos significa que isso pode ser desafiador. No sentido prático, os tratamentos médicos de ORT e AVNRT são com frequência os mesmos ou muito semelhantes. A localização da onda P com relação ao complexo QRS é um sinal diagnóstico valioso, sendo próxima da AVNRT e removida para mais longe na ORT. Na maioria das crianças, a visualização da onda P retrógrada é mais difícil, se não impossível, por um ECG padrão de superfície. (Além de cateterismo eletrofisiológico, técnicas, como eletrocardiografia transesofágica, isto é, registrar um eletrograma atrial posicionando um eletrodo de cateter dentro do esôfago atrás do átrio esquerdo, pode permitir boa visualização da onda P e do intervalo R–P). Clinicamente, a AVNRT pode ser mais frequente, ocorrendo diversas vezes por dia, e a frequência de taquicardia varia entre episódios em um grau mais alto do que com a ORT.

Flutter atrial

No *flutter* atrial, a frequência atrial pode variar entre 280 e 400 bpm com um grau de bloqueio AV de 2:1 ou maior, de forma que a frequência ventricular é mais lenta do que a frequência atrial (Figura 10.4). No eletrocardiograma, a atividade atrial não aparece como ondas P distintas; em vez disso, tem uma aparência de dente de serra (Figura 10.5).

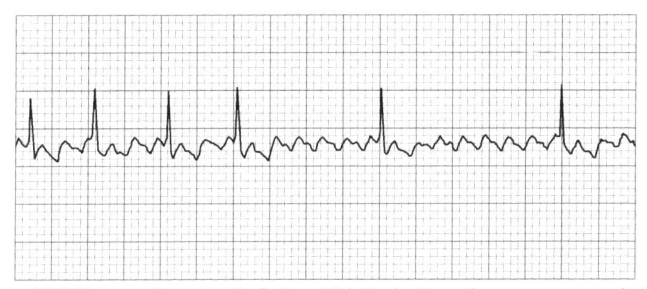

Figura 10.5 Eletrocardiograma de *flutter* atrial. Ondas P regulares com menos de 1:1 de condução atrioventricular. Frequência atrial > 300 bpm.

Essa arritmia pode ocorrer em bebês sem condição subjacente, ou crianças com condições, como cardiomiopatia dilatada, malformação de Ebstein, ou doença valvular mitral reumática que leva ao um átrio esquerdo muito aumentado.

A digitalização geralmente diminui a frequência ventricular, diminuindo o nódulo ventricular, mas raramente isso resulta em conversão. Cardioversão (sincronizada com a onda R para evitar indução de ritmos ventriculares perigosos) com energia muito baixa (geralmente 0,25 Joule/kg) converte o ritmo em um mecanismo sinusal.

Fibrilação atrial

A fibrilação atrial está associada à atividade caótica atrial a uma frequência de mais de 400 bpm. Ondas P distintas não são vistas, mas a atividade atrial é evidente sob forma de ondas pequenas e irregulares no eletrocardiograma (Figura 10.6). A resposta ventricular é irregular. Essa arritmia resulta de condições que cronicamente dilatam os átrios. Hipertiroidismo é uma causa rara na infância. Medicações, como digoxina, beta-bloqueadores ou bloqueadores do canal de

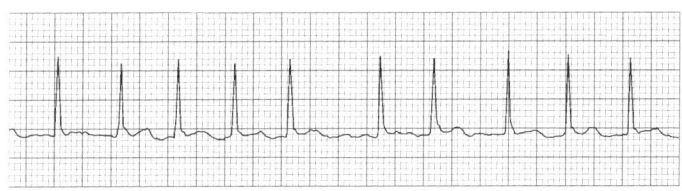

Figura 10.6 Eletrocardiograma de fibrilação atrial. A linha isoelétrica ondulada reflete a atividade atrial rápida e irregular. Geralmente, a taxa ventricular é "irregularmente irregular".

cálcio são indicadas para diminuir a resposta ventricular. Cardioversão pode requerer energia alta (1-2 J/kg), embora choques bifásicos sejam com frequência bem-sucedidos a uma força mais baixa comparados com choques monofásicos.

Reiniciar fibrilação atrial é comum, especialmente com doença cardíaca estrutural subjacente ou cardiomiopatia. Terapia anticoagulante, geralmente com coumadin, é com frequência usada para minimizar o risco de acidente vascular embólico. Em alguns pacientes, particularmente aqueles com problemas pós-operatórios complexos, fibrilação atrial pode ser refratária à medicação antiarritmia. Esses pacientes podem ser candidatos a um procedimento cirúrgico ou por cateter (ablação por radiofrequência) para criar múltiplas cicatrizes lineares dentro dos átrios, a fim de evitar que a fibrilação atrial se sustente (procedimento de Maze). Em outros pacientes, tolerância à fibrilação atrial crônica pode ser atingida por controle da frequência ventricular, usando uma variedade de técnicas, incluindo medicações ou ablação do nódulo AV e implante de marca-passo.

Outras taquiarritmias atriais primárias

Taquiarritmia atrial primária surge de um foco atrial específico automático (não reentrante) e não envolve os nódulos AS ou AV ou ventrículos na manutenção do ritmo anormal. Vários tipos podem envolver um ou mais focos, e foram chamados de taquicardia atrial ectópica, taquicardia ectópica atrial ou taquicardia atrial caótica. Ocorrendo em qualquer idade durante a infância, a taquicardia atrial é uma taquicardia incessante ou que ocorre com frequência e se apresenta frequentemente como cardiomiopatia induzida por taquicardia. A frequência cardíaca varia, sendo tão alta quanto 300 bpm em bebês e variando de 150 a 250 bpm em crianças. A frequência pode variar abruptamente. A morfologia das ondas P é geralmente anormal e depende da localização do foco ectópico. Ondas P são geralmente observadas, e o intervalo PR é normal. Taquicardia sinusal é a maior condição da qual essa taquiarritmia deve ser distinguida.

Por causa do histórico natural, o tratamento depende da idade. Em bebês e crianças pequenas, a taquicardia com frequência se resolve, então esses pacientes são tratados com medicações. Amiodarona ou flecainida são as preferidas. Após alguns anos, as medicações podem ser removidas, se a taquicardia estiver resolvida. Para crianças mais velhas, a ablação do foco ectópico é bem-sucedida e pode precisar ser realizada de forma aguda, se a criança estiver doente e tiver pouca função ventricular.

Arritmias juncionais

Essas arritmias ectópicas (automáticas) surgem do nódulo atrioventricular; são chamadas batimentos nodais ou juncionais prematuras ou taquicardia.

Contrações juncionais prematuras (PJCs)

O complexo QRS é normal porque os impulsos se propagam ao longo do caminho de condução normal. As ondas P podem aparecer com uma forma anormal pouco antes do complexo QRS, podem estar enterradas dentro do complexo QRS, ou podem seguir o complexo QRS.

Taquicardia juncional ectópica (JET)

Taquicardia juncional ectópica ocorre quase exclusivamente em seguida a uma cirurgia cardíaca. Essa taquicardia ectópica (automática) surge da área ao redor do nódulo atrioventricular e do feixe de His por causa de edema, hemorragia ou trauma ao redor do nódulo. A frequência cardíaca máxima da JET varia com a idade, com uma gama de até 300 bpm em bebês para 200 bpm em adolescentes.

Os átrios e os ventrículos estão dissociados, com a frequência ventricular sendo mais rápida do que a taxa atrial. O complexo QRS pode estar normal ou alterado como resultado da operação cardíaca (p. ex., RBBB).

Em um paciente pós-operatório, a taquicardia geralmente se resolve em 2 a 3 dias após a operação, mas a JET pode resultar em comprometimento hemodinâmico grave e pode ser difícil de controlar. O tratamento é direcionado para a estabilização da hemodinâmica do paciente e minimização das medicações inotrópicas pode ser pró-arrítmica. Se a taquicardia persistir, a temperatura do corpo é reduzida, a sedação do paciente é otimizada, e amiodarona é administrada.

Taquicardia juncional reciprocante permanente (PJRT)

Essa forma rara de taquicardia incessante é com frequência associada à disfunção miocárdica reversível (cardiomiopatia induzida por taquicardia), embora a frequência cardíaca geralmente esteja entre 150-200 bpm. O eixo da onda P é sempre anormal, com ondas P negativas em nas derivações II, III, e aVF. PJRT é, na verdade, uma taquicardia atrioventricular causada por uma conexão atrioventricular acessória localizada próxima do seio coronariano. Embora ocasionalmente uma criança possa ter desaparecimento espontâneo da PJRT, medicação ou ablação por radiofrequência geralmente é requerida.

Arritmias ventriculares

Arritmias ventriculares são caracterizadas por complexos QRS e grandes ondas T anormais, geralmente com polaridade oposta ao complexo QRS. Surgem de focos ectópicos nos feixes de His, caminhos reentrantes dentro do miocárdio ventricular, ou focos automáticos no miocárdio.

Contrações ventriculares prematuras (PVCs)

Em crianças, PVCs são geralmente benignas. Elas são reconhecidas por complexos QRS bizarros caindo irregularmente dentro do ritmo cardíaco normal (Figura 10.7). Esse QRS ampliado tem uma configuração diferente do complexo QRS normal, não segue uma onda P, e está associado a uma onda T grande. Em seguida ao batimento ectópico, ocorre uma pausa compensatória. Geralmente, os PVCs são unifocais, significando que cada um dos complexos QRS aberrantes têm uma configuração idêntica. PVCs ocorrem com frequência em ritmos sinusais lentos, acontecendo com tanta frequência quanto qualquer outro batimento (bigeminia), e diminuem em frequência ou desaparecem em frequências sinu-

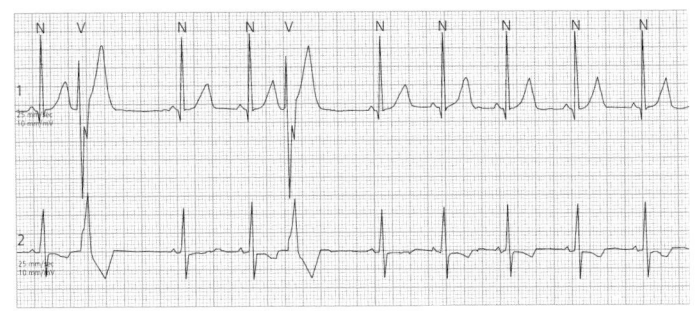

Figura 10.7 Eletrocardiograma de contrações ventriculares prematuras. Estes batimentos ectópicos ocorrem em complexos QRS prematuros longos associados a ondas T anormais.

sais rápidas, como ocorre com o exercício. Não ocorrem geralmente em pares (acopladas).

Uma técnica útil de diagnóstico no consultório é avaliar PVCs da seguinte forma: faça a criança realizar exercícios leves, então determine se a PVC desaparece com frequência cardíaca aumentada. Continue a ouvir ou monitorar com eletrocardiograma em seguida ao exercício, enquanto a frequência cardíaca está voltando ao normal. As PVCs tendem a retornar assim que a frequência cardíaca fica mais lenta.

PVCs em crianças geralmente não requerem tratamento, visto que o prognóstico é excelente. Pacientes com histórico benigno (incluindo histórico familiar) e exame físico normal devem ter realizado um eletrocardiograma para excluir a presença de PVCs multifocais (ver adiante) e de anormalidades, como cardiomiopatia hipertrófica, WPW e síndrome de intervalo QT longo. Pacientes com PVCs que de outra forma têm avaliação normal são considerados como tendo PVCs benignas na infância.

Em alguns pacientes, PVCs com complexos QRS de contornos variados estão presentes. Esses PVCs multifocais estão com frequência relacionados com a doença miocárdica. Eles tendem a aumentar com exercício. Uma causa deve ser buscada no histórico, exame físico, eletrólitos e ecocardiografia, conforme indicado. PVCs podem se desenvolver como sinal de uma anormalidade metabólica (p. ex., hipercalemia) ou toxicidade por droga (especialmente digoxina) e requerem tratamento da anormalidade metabólica ou descontinuação da medicação, seguida por monitorização cuidadosa. Ocasionalmente, PVCs multifocais resultam de uma ponta de cateter venosa central atrial direito intermitentemente entrando no ventrículo direito na diástole.

Taquicardia ventricular (VT)

Taquicardia ventricular surge como um foco ventricular de descarga rápida a uma frequência de 150-250 bpm. Essas arritmias são geralmente sérias e associadas a sintomas de dores no peito, palpitações ou sincope. Esse ritmo pode ocorrer em crianças normais como manifestação de toxicidade por digoxina ou outra droga, na miocardite, ou como evento terminal após uma lesão catastrófica ou desarranjo metabólico.

O eletrocardiograma mostra complexos QRS longos regulares (Figura 10.8a) e com frequência de ondas P, que ocorrem a uma frequência mais lenta (dissociação atrioventricular). Pacientes com toxicidade antiarrítmica por drogas (particularmente procainamida) e aqueles com a síndrome de complexo QT longo podem ter um tipo distinto de VT chamado *torsades de pointes* (literalmente, "torcida das pontas" ou eixo) (Figura 10.8b).

Raros pacientes, geralmente bebês, têm uma VT autolimitada, aparentemente benigna, monomórfica, que geralmente não requer tratamento. Em quase todos os outros pacientes, a VT requer cardioversão, ou por choque de corrente direta externa, estimulação intracardíaca no laboratório de cateterismo, ou terapia com drogas; a urgência e o tipo de cardioversão dependem de se a criança está ou não hemodinamicamente estável e, se estável, dependem do grau dos sintomas.

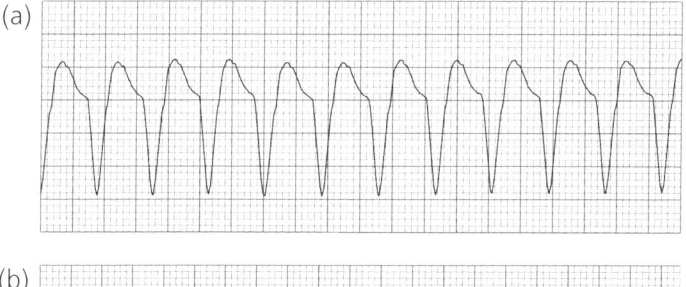

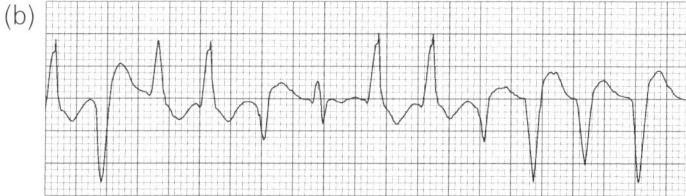

Figura 10.8 Eletrocardiograma de taquicardia ventricular. Complexos QRS longos ocorrem em intervalos regulares sem evidências de atividade atrial. (a) Taquicardia ventricular monomórfica, a mais comumente vista. (b) *Torsades de pointes* (literalmente, "torcida nas pontas").

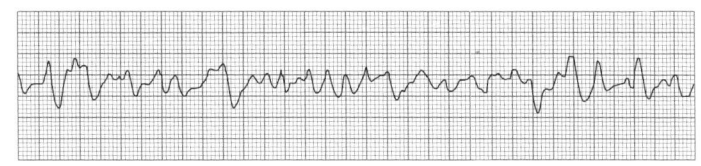

Figura 10.9 Eletrocardiograma de fibrilação ventricular. Atividade ventricular desorganizada irregular.

Fibrilação ventricular

A descoberta eletrocardiográfica de fibrilação ventricular com frequência representa um evento terminal e aparece como formas de ondas largas, bizarras, que ocorrem irregularmente em várias amplitudes (Figura 10.9). O débito cardíaco é diminuído de forma marcante. A VT pode degenerar em fibrilação ventricular. É tratada pelos métodos usados para administração de parada cardiopulmonar e por choque de corrente direta não sincronizada externa.

PERTURBAÇÕES NA CONDUÇÃO

A maioria das grandes perturbações na condução ocorre entre o átrio e os ventrículos no nível do nódulo atrioventricular.

Condução atrioventricular encurtada (síndromes pré-excitação)

Nas síndromes pré-excitação, a condução pelo ou ao redor do nódulo atrioventricular é acelerada; esses pacientes tendem a desenvolver episódios de taquicardia supraventricular paroxística.

Uma dessas condições, a síndrome de Wolff-Parkinson-White (WPW), tem três características eletrocardiográficas: (1) um intervalo PR encurtado; (2) um complexo QRS ampliado; e (3) uma onda delta, uma porção inicial ampliada indistinta do complexo QRS (Figura 10.10).

Síndrome de WPW resulta de uma conexão atrioventricular (AC) acessória microscópica (Figura 10.11), consistindo de miocárdio funcionando (isto é, falta das propriedades elétricas do tecido nodal atrioventricular que permitem atraso normal na transmissão do impulso atrial para ventricular). Tal atraso, chamado de intervalo PR, é necessário para movimento eficiente do sangue dos átrios para os ventrículos antes da sístole ventricular.

Na WPW, a conexão acessória é conduzida de forma anterógrada dos átrios para os ventrículos, muito mais rápido do que o nódulo AV, permitindo que uma porção do ventrículo se despolarize prematuramente, criando assim a onda delta indistinta e intervalo PR curto.

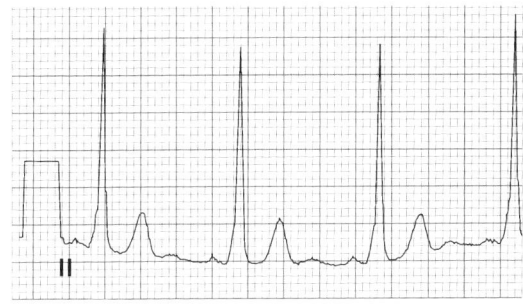

10. Anormalidades da frequência cardíaca e da condução em crianças

Figura 10.10 Eletrocardiograma de síndrome de Wolff-Parkinson-White (WPW). Intervalos PR curtos e complexos QRS longos com uma onda delta, indicada pela porção inicial indistinta do complexo QRS.

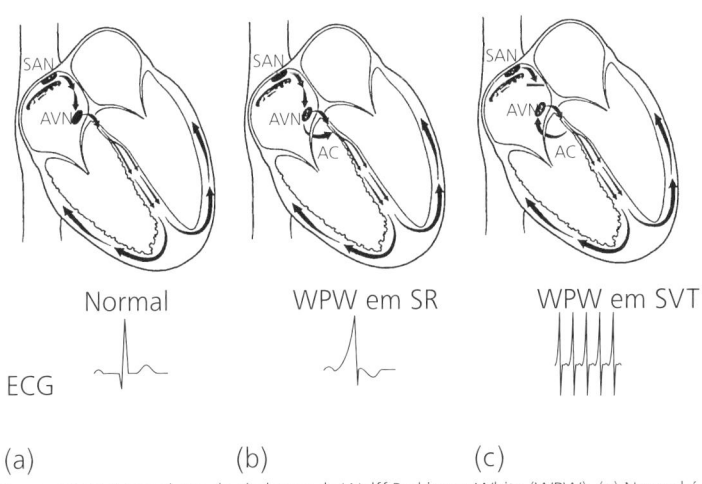

Normal　　　WPW em SR　　　WPW em SVT

ECG

(a)　　　　(b)　　　　(c)

Figura 10.11 Mecanismo de síndrome de Wolff-Parkinson-White (WPW). (a) Normal é mostrado por comparação. (b) Durante o ritmo sinusal (SR), paciente com WPW tem ativação prematura (pré-ativação) de uma porção do miocárdio ventricular por meio de uma conexão acessória anormal (AC) que conduz mais rapidamente do átrio ao ventrículo do que o nódulo atrioventricular (AVN). (c) Se um paciente com WPW tem "taquicardia supraventricular" (SVT), a AC conduz do ventrículo ao átrio; portanto, uma onda delta não está presente, e o QRS é estreito, de forma semelhante a outros pacientes com esse tipo de SVT (taquicardia ortodrômica reciprocante).
SAN, nódulo sinoatrial.

Quando os impulsos são conduzidos de forma retrógrada, dos ventrículos para os átrios por meio de conexão acessória, a SVT pode ocorrer por um mecanismo idêntico ao de pacientes, cuja conexão acessória oculta somente conduz em uma direção.

> Pacientes com WPW têm uma conexão acessória manifesta evidente eletrocardiograficamente somente durante o ritmo sinusal; a SVT parece a mesma para pacientes de WPW e para aqueles com conexões ocultas.

Em raros pacientes com WPW, a condução por meio da conexão acessória é tão rápida – muito mais rápida do que a que ocorre por meio do nódulo AV – que arritmias atriais rápidas, como palpitação atrial, podem resultar em condução atrial-ventricular muito rápida, fibrilação ventricular e morte súbita.

Pacientes com conexões acessórias ocultas não apresentam risco de morte súbita durante taquiarritmias atriais primárias porque a única condução atrial-ventricular é através do nódulo AV normal, limitando a frequência cardíaca a 210 bpm ou menos.

Muitos cardiologistas desencorajam o uso de verapamil ou digoxina em pacientes WPW, visto que essas drogas podem acelerar a condução pela conexão acessória em raros pacientes com WPW e, assim, aumentar o risco de arritmia que ameaça a vida.

Síndrome de WPW pode estar presente sem outras anomalias cardíacas e em pacientes com malformação de Ebstein ou outras malformações estruturais.

Em outras síndromes pré-excitação, o intervalo PR é curto, mas o QRS é de duração normal.

Condução atrioventricular prolongada

Diversas formas de condução atrioventricular prolongada foram descritas.

Bloqueio cardíaco de primeiro grau

Bloqueio cardíaco de primeiro grau (Figura 10.12) é representado por prolongamento do intervalo PR além da gama normal; cada onda P também é seguida por um complexo QRS. Digoxina, febre reumática aguda e infecções agudas podem causar bloqueio cardíaco de primeiro grau. Certas doenças neuromusculares podem também causá-lo, mas, também, é visto em um pequeno número de indivíduos que aparentam ser normais. Não requer tratamento.

Bloqueio cardíaco de segundo grau

Nessa forma de bloqueio cardíaco, cada onda P não é seguida por um complexo QRS. Um bloqueio 2:1, 3:1 ou maior pode existir entre os átrios e os ventrículos.

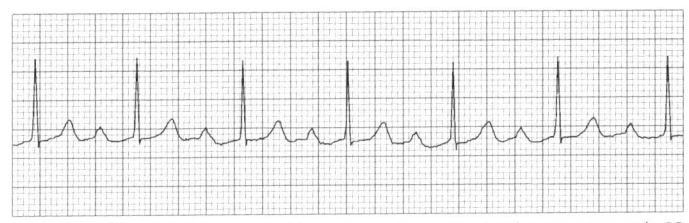

Figura 10.12 Eletrocardiograma de bloqueio cardíaco em primeiro grau. Intervalo PR prolongado e condução atrioventricular 1:1.

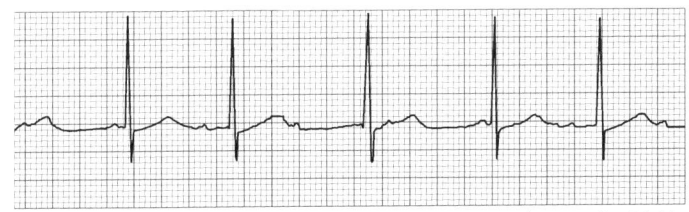

Figura 10.13 Eletrocardiograma de bloqueio cardíaco em segundo grau, tipo Mobitz (Wenckebach). O intervalo PR estende cada batimento até que a condução falhe e um "batimento seja pulado". O QRS é tipicamente "regularmente irregular".

Dois tipos ocorrem, com frequência chamados de tipos Mobitz.

Mobitz Tipo I (Wenckebach) (Figura 10.13). Esse é caracterizado por um intervalo PR progressivamente alongado até que uma onda P falhe na condução até os ventrículos e um batimento ventricular seja "pulado" (ausente). Então, o ciclo é reassumido novamente. Bloqueio de segundo grau do tipo I é geralmente benigno, e é visto com frequência durante a terapia com drogas (especialmente digoxina) ou desarranjos metabólicos menores. Pode ocorrer em indivíduos assintomáticos com um coração estruturalmente normal. O tratamento não é indicado para pacientes assintomáticos.

Mobitz Tipo II (Figura 10.14). Esse é caracterizado por falência súbita da condução do nódulo AV sem quaisquer anormalidades sentinelas dos batimentos precedentes. Bloqueio AV de segundo grau tipo II é com frequência associado à doença nodular AV grave, e a propensão de progressão para completar o bloqueio AV é alta. Os pacientes com frequência têm episódios de síncope. Um marca-passo é geralmente indicado.

Bloqueio cardíaco de terceiro grau

Essa condição é um bloqueio atrioventricular completo com dissociação entre os átrios e os ventrículos, e o impulso atrial não influencia os ventrículos (Figura 10.15). Visto que a frequência ventricular é baixa, o volume de batimento ventricular é aumentado, levando a uma ejeção sistólica suave e um sopro mesodiastólico e cardiomegalia.

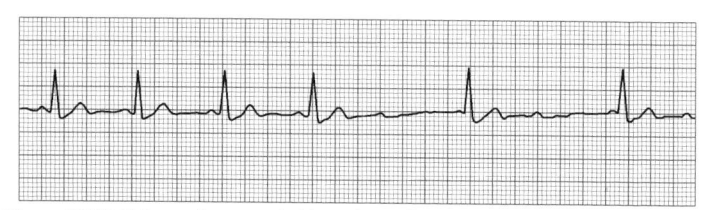

Figura 10.14 Eletrocardiograma de bloqueio cardíaco em segundo grau, Mobitz tipo II. O intervalo PR é normal e constante até que uma falha súbita de condução do átrio aos ventrículos ocorre.

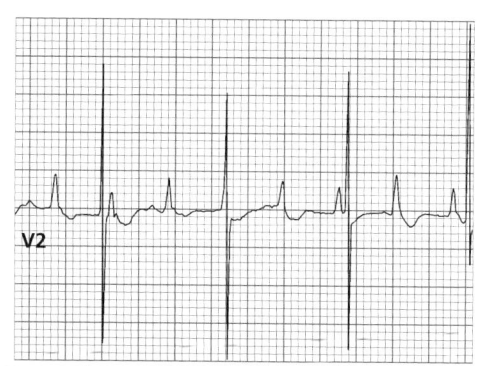

Figura 10.15 Eletrocardiograma de bloqueio cardíaco completo. Ondas P e complexos QRS estão ocorrendo de forma independente, e a frequência ventricular é baixa.

Bloqueio cardíaco de terceiro grau pode ocorrer desde o nascimento, com frequência associado à doença autoimune materna (Capítulo 2). Tem um bom prognóstico, exceto naqueles casos com histórico familiar de bloqueio cardíaco de doença neuromuscular ou miopatia, ou em neonatos com anormalidades estruturais cardíacas grandes. Também pode se desenvolver de toxicidade por digoxina ou em seguida a uma operação cardíaca. O prognóstico para recuperação de bloqueio pós-operatório é ruim. Bloqueio cardíaco completo pode estar associado a episódios de síncope (ataques de Stoke-Adams), mas geralmente não está ligado à falência cardíaca congestiva, a menos que existam anormalidades cardíacas adicionais, particularmente aquelas que colocam cargas de volume nos ventrículos.

Se a frequência cardíaca for persistentemente baixa (menos de 40 bpm), ou se ocorrem episódios de síncope, um marca-passo permanentemente implantado é indicado. Um marca-passo geralmente é indicado em crianças com bloqueio cardíaco pós-operatório por causa da alta incidência de morte súbita. Esperar por 2 semanas após a operação, com monitoramento cuidadoso, antes de implantar um marca-passo permanente é aconselhável, visto que dentro desse período o ritmo sinusal pode retornar.

> *Tratamento agudo da bradiarritmia*
> Avaliar e administrar ABCs (sigla em inglês para Vias Aéreas, Respiração, Circulação) *primeiro.*
> Deve-se diferenciar *bloqueio AV completo congênito* (CCAVB, raro) *vs. bradicardia sinusal* de causas não cardíacas (comum).
> *SE*
> CCAVB e
>
> Paciente estável?
>
> - Obter ECG de 12 derivações e tira de ritmo, e chamar o cardiologista pediátrico
>
> *OU*
> Paciente instável?
>
> - Isoproterenol (Isuprel®) 0,1-0,5 μg/kg/min IV, e/ou
> - **Marca-passo** (transcutâneo/transvenoso/trangástrico)
>
> Ver também: Kleinman, M.E., Chameides, L. Schexnayder, S.M. *et al.* (2010) Pediatric advanced life support: 2010 American Heart Association Guidelines for Cardiopulmonary Resuscitation and Emergency Cardiovascular Care. *Circulation,* **122**, S876-S908, and *Pediatrics,* **126**, e1361-e1399.

PRINCÍPIOS GERAIS DE DIAGNÓSTICO E TRATAMENTO DE TAQUIARRITMIA

Avaliação clínica inicial

Pacientes com taquiarritmia devem ser avaliados imediatamente para verificar estabilidade hemodinâmica. Bebês e crianças estáveis podem não ter sintomas ou queixas mínimas, como palpitações, em uma criança com idade suficiente para articular as queixas. Em uma criança pré-verbal, os pais podem observar atividade pré-cordial rápida forçada.

> Crianças que mostram comprometimento hemodinâmico de suas taquicardias têm frequência respiratória aumentada, resultante de congestão pulmonar e/ou compensação pela acidose metabólica que se segue de débito cardíaco inadequado.

> Débito cardíaco inadequado é refletido por pulsos insuficientemente palpáveis, perfusão diminuída da pele, agitação, apatia ou inconsciência.
> Uma saturação de oxigênio normal por oxímetro de pulso é a regra e, portanto, um meio não confiável de avaliar o efeito hemodinâmico da taquicardia, exceto em pacientes com malformação cardíaca cianótica, como uma tetralogia de Fallot não reparada, ou em seguida a uma fenestração de Fontan ou operação de Fontan parcial. Nesses pacientes cianóticos, a saturação de oxigênio (e também débito cardíaco nos pacientes com anastomose cavopulmonar) cai drasticamente durante a taquicardia.

Pacientes com redução significativa de débito cardíaco durante a taquiarritmia são obviamente instáveis; morrem sem cardioversão imediata (geralmente mais bem obtido por choque de corrente direta externa) e outras medidas ressuscitadoras e de apoio.

> Pacientes estáveis na taquicardia devem ser avaliados durante o eletrocardiograma de 12 derivações (Tabela 10.1) para obter diagnóstico valioso e informação terapêutica que não pode ser reunida por uma tira de ritmo de derivação única ou contando a frequência cardíaca durante o exame físico.

Diagnóstico diferencial e tratamento em pacientes estáveis

A maioria das taquiarritmias em crianças é regular (cada intervalo R-R variando por menos de 10 ms). Taquicardia regular estável com QRS longo é o ritmo sinusal com bloqueio de ramo preexistente, uma variedade de SVT com bloqueio de ramo, ou VT. O último deve ser suspeitado primeiro, mesmo em pacientes assintomáticos. A presença de dissociação atrioventricular (átrios e ventrículos se contraindo em frequências diferentes) durante taquicardia de QRS longo é praticamente patognomônico de VT.

Uma taquicardia regular de QRS estreito é ou um ritmo sinusal (mas não a frequências maiores do que cerca de 210 bpm), uma taquiarritmia atrial primária (p. ex., palpitação atrial), ou, mais comumente, uma das taquiarritmias atrioventriculares reentrantes.

Taquicardia sinusal varia em frequência de minuto a minuto, enquanto as duas últimas taquiarritmias tendem a não ter variação na frequência, apesar das mudanças no nível de atividade do bebê.

Um eletrocardiograma de 12 derivações permite melhor definição das ondas P do que um registro de derivação única. Ondas P são geralmente mais facilmente vistas em taquicardia sinusal, podem aparecer, de forma óbvia ou não, como um padrão de "dente de serra" na palpitação atrial, e geralmente não são vistos bem em taquicardias atrioventriculares.

Tabela 10.1 Diagnóstico diferencial eletrocardiográfico de taquicardias mais comuns de qrs estreito (supraventriculares) em neonatos, crianças e adolescentes

Ritmo	Ondas P	Frequência ventricular (bpm)	Variação de frequência minuto a minuto	Ritmo ventricular	Resposta à dose de adenosina adequada ou estimulação vagal
Taquicardia sinusal	Distintas	≤ 230 neonatos ≤ 210 bebês e crianças ≤ 180-200 adolescentes	Sim	Regular	Redução de velocidade *gradual* de taxa atrial e ventricular ± AVB de segundo grau transiente
Taquicardia AV reentrante					
ORT (qualquer idade)	Indistintas	240-280	Não	Regular	*Súbita* conversão para sinusal
AVNRT (≥ 4 anos)	Indistintas	160-240	Não	Regular	*Súbita* conversão para sinusal
Taquicardia atrial primária					
Flutter atrial	Ondas de palpitação regulares uniformes	120-280	Não	Regular	AVB transiente de segundo grau, sem mudança na frequência atrial, frequência atrial geralmente uma multiplicidade de frequências ventriculares
Fibrilação atrial	Voltagem baixa irregular	120-280	±	Irregular	Redução de ventricular transiente, nenhuma mudança no ritmo atrial
Automática ou "caótica"	Irregular multiforme	160-280	±	Irregular	Redução de velocidade ventricular transiente, nenhuma mudança no ritmo atrial

AVB, bloqueio nodal atrioventricular; AVNRT, taquicardia de reentrada nodal atrioventricular; ORT, taquicardia reciprocante ortodrômica; bpm, batimentos por minuto.

Adenosina ou manobras vagais que tornam mais lenta a condução do nódulo AV podem ser usadas para diferenciar os três tipos principais de taquicardia QRS estreita e podem converter uma taquicardia atrioventricular (Tabela 10.1). Adenosina é uma purina endógena que deve ser rapidamente administrada intravenosamente; suas qualidades incluem uma duração ultracurta (segundos) de ação, risco baixo e eficácia em pacientes, quando a estimulação vagal falha.

A técnica de administração de adenosina é importante para seu uso eficaz. Doses adequadas, geralmente dadas em incrementos crescentes até que o efeito desejado seja obtido, são essenciais. Um cateter venoso central não é necessário, e locais intravenosos periféricos são rotineiramente usados com sucesso. A forma mais rápida de administrar um *bolus* para a circulação venosa central, no entanto, é "perseguindo" a adenosina em sequência rápida com uma injeção de solução salina, para atingir concentrações eficazes no nódulo AV.

Contraindicações incluem pacientes fora de ritmo com disfunção do nódulo sinusal ou bloqueio AV de segundo ou terceiro graus, e em pacientes com hipersensibilidade conhecida. Contraindicações relativas incluem uso em taquicardias de QRS longo, particularmente em pacientes com WPW com taquicardia de QRS longo, e em pacientes com asma. Aminofilina aumenta muito a dose de adenosina necessária para eficácia.

Um eletrocardiograma, preferivelmente usando pelo menos 3 derivações, deve ser registrado continuamente durante administração de adenosina ou manobra vagal, ou informação valiosa será perdida.

(a) Em taquicardia sinusal, adenosina ou manobra vagal transitoriamente reduz a frequência sinusal por causa dos efeitos diretos sobre o nódulo sinoatrial. Bloqueio AV de segundo grau transitório pode ser visto, ainda que a morfologia da onda P permaneça imutável.
(b) na palpitação atrial ou outra taquicardia atrial primária, o nódulo AV falha em conduzir algumas despolarizações atriais (bloqueio AV de segundo grau), tornando o diagnóstico óbvio, mas não produzindo conversão. Assim que a adenosina ou o efeito vagal diminuem, a frequência ventricular rápida é reassumida.
(c) Em taquicardias atrioventriculares, adenosina ou estimulação vagal podem produzir uma conversão duradoura para o ritmo sinusal, ou uma conversão transiente para o ritmo sinusal, seguida por rápida reiniciação da taquicardia.

A falha em registrar um eletrocardiograma adequado continuamente durante essas intervenções podem levar à conclusão errônea de que as manobras não tiveram efeito, visto que a breve diminuição na frequência ventricular pode não ser aparente apenas com o exame.

Tratamento agudo de taquiarritmia

Paciente instável?

- Cardioverter/desfibrilar.

Paciente estável?

- ECG 12 derivações.
- *Manter tira de ritmo contínua (preferivelmente uma derivação 3 ou 12) durante a tentativa de conversão.*
- Manobras vagais
Valsalva/Gag/Gelo na face.

(Evitar massagem na carótida e ocular e drogas que produzem hipertensão).

- Adenosina (Adenocard®, 2 mL/vial × 3 mg/mL = 6 mg/vial) DROGA DE ESCOLHA.
- Começar com dose de 100 µg/kg IV *push* (*bolus* mais rápido possível, segui imediatamente com fluxo salino).
- Aumentar por 100 µg/kg/dose até "máximo" de 300 µg/kg/dose (alguns especialistas consideram o máximo recomendado atualmente de 300 µg/kg/dose como sendo mais baixo do que alguns pacientes podem requerer com segurança para cardioversão; estima-se que > 90% dos bebês e pacientes pediátricos terão cardioversão bem-sucedida na dose de 300 µg/kg/dose; consultar literatura específica sobre drogas ou um especialista). (Teofilina é o antagonista e pode precisar muito mais do que a dose "máxima").
- *Verapamil é absolutamente contraindicado* na idade de ≤ 12 meses e relativamente contraindicado em qualquer idade.
- *Digoxina e verapamil são contraindicados* em WPW.
- Obter ECG de 12 derivações após conversão.

Ver também: Kleinman, M.E., Chameides, L. Schexnayder, S.M. *et al.* (2010) Pediatric advanced life support: 2010 American Heart Association Guidelines for Cardiopulmonary Resuscitation and Emergency Cardiovascular Care. *Circulation,* **122**, S876-S908, and *Pediatrics,* **126**, e1361-e1399.

Choque de corrente direta (DC) externa

CARDIOVERSÃO – eliminação elétrica de qualquer arritmia que não fibrilação ventricular.

DESFIBRILAÇÃO – eliminação elétrica de uma e somente uma arritmia: fibrilação ventricular.

- Usar as maiores pás que entrarão em contato completamente com a pele sobre toda a superfície.
- Sem contatos secos – pá com eletrólitos ou a pasta devem cobrir completamente a área entre as pás e a pele. Não use gel de ultrassom.

Dose:
Cardioversão	SVT	1/4-1/2 J/kg
	VT	1-2 J/kg
Desfibrilação	VF	2-4 J/kg

Evitar "erro piloto":

- *Nunca SYNC* (sincronizar) para desfibrilação ventricular.
- *Sempre SYNC* para cardioversão, mesmo para "fibrilação" atrial, sempre que o QRS estiver distinto.
- Conectar *cabo* de ECG de 3 ou 5 derivações para melhor sincronizar durante a cardioversão.
- *Ligar.*
- *Estabelecer a dose.*
- *Carregar.*
- Chamar "Afastar" e observar se o pessoal não está em contato com o paciente.
- *Pressione com força* para bom contato (resistência elétrica mínima pá-pele).
- Segurar ambos os botões pressionados por pelo menos 3 segundos (sincronizar leva tempo, particularmente com frequências ventriculares relativamente lentas).
- Sempre registre *tira de ritmo* durante o procedimento (algumas máquinas o fazem automaticamente).
- Para tentativas subsequentes de cardioversão, pressionar *SYNC* novamente.

Ver também: Kleinman, M.E., Chameides, L. Schexnayder, S.M. *et al.* (2010) Pediatric advanced life support: 2010 American Heart Association Guidelines for Cardiopulmonary Resuscitation and Emergency Cardiovascular Care. *Circulation*, **122**, S876-S908, *and Pediatrics*, **126**, e1361-e1399.

Tratamento a longo prazo

O tratamento é influenciado pelo histórico natural. Em seguida à conversão para ritmo sinusal, muitos bebês e crianças não têm SVT recorrente e podem não precisar de medicação profilática. O episodio inicial é convertido por adenosina ou manobras vagais e seguidos por administração ou de digoxina (se não houver evidências de WPW) ou um betabloqueador, conforme necessário, para profilaxia de SVT recorrente. Visto que em neonatos e bebês a tendência para taquicardia com frequência se resolve com a idade, geralmente, se não houver recorrência, a medicação pode ser descontinuada após um ano. Em crianças mais velhas com episódios frequentes de taquicardia apesar da medicação, com frequência o tratamento escolhido é ablação.

A necessidade de medicação antiarrítimica profilática é baseada na gravidade hemodinâmica da taquicardia (ou grau de sintomas em crianças mais velhas), a frequência dos episódios de SVT, a dificuldade e/ou risco de conversão de taquicardia, e a possibilidade de se a taquicardia apresenta ou não outros riscos para o paciente (p. ex., o adolescente que tem quase síncope induzida por taquicardia e que deseja dirigir um carro).

Muitos pacientes não requerem terapia profilática, já que podem ser facilmente convertidos com manobras vagais simples durante episódios leves infrequentes.

Pacientes com SVT problemática ou com potencialmente arriscada, que falham na terapia com drogas ou que têm efeitos colaterais inaceitáveis, podem essencialmente ser curados usando ablação por radiofrequência (RF) no momento do estudo eletrofisiológico (EPS) no laboratório de cateterismo.

Ao sondar usando um eletrodo montado no cateter, a localização de uma conexão acessória é mapeada determinando o local da ativação elétrica durante a taquicardia. Uma explosão de energia RF é entregue através do cateter para aquecer a conexão acessória e destruí-la. Em alguns centros, crioablação é usada em forma de cateter para eliminar o caminho aberrante.

Complicações improváveis incluem destruição do nódulo AV (bloqueio AV completo).

Alguns pacientes com focos automáticos podem ser curados por ablação de RF.

Em crianças com formas malignas de VT que não respondem bem a drogas arrítmicas, a implantação de um desfibrilador cadioversor implantável (ICD) pode salvar a vida; no entanto, esses dispositivos têm riscos e limitações importantes.

LEITURAS ADICIONAIS

Deal, B.J., Johnsrude, C.L., and Buck, S.H. (2004) *Pediatric ECG Interpretation: an Illustrative Guide*. Blackwell Futura, Oxford. Kleinman, M.E., Chameides, L., Schexnayder, S.M., *et al.* (2010) Pediatric advanced life support: 2010 American Heart Association Guidelines for Cardiopulmonary Resuscitation and Emergency Cardiovascular Care. *Circulation*, **122**, S876-S908, and *Pediatrics*, **126**, e1361-e1399.

Pflaumer, A., Chard, R., and Davis, A.M. (2012) Perspectives in interventional electrophysiology in children and those with congenital heart disease: electrophysiology in children. *Heart Lung Circ.*, **21**, 413-420.

Tipple, M. (2007) Paediatric ECG of the week; www.paedcard.com [accessed 21 September 2013].

Walsh, E.P. (2007) Interventional electrophysiology in patients with congenital heart disease. *Circulation*, **115**, 3224-3234.

Walsh, E.P., Saul, J.P., and Triedman, J.K. (eds.) (2001) *Cardiac Arrhythmias in Children and Young Adults with Congenital Heart Disease*. Lippincott, Williams, and Wilkins, Philadelphia, PA.

Wren, C. (2012) *Concise Guide to Pediatric Arrhythmias*. Wiley-Blackwell, Oxford.

Wren, C., and Campbell, R.W.F. (eds.) (1996) *Paediatric Cardiac Arrhythmias*. Oxford University Press, Oxford.

Capítulo 11
Insuficiência cardíaca congestiva em bebês e crianças

Fisiopatologia	315
Mecanismos	315
Características clínicas	316
Tratamento clínico	317
Inotrópicos	317
Diuréticos	320
Redução pós-carga	321
Antagonistas dos betarreceptores	322
Medidas de apoio	322
Diagnóstico definitivo e tratamento	325
Suporte circulatório e transplante cardíaco	325
Leituras adicionais	327

Insuficiência cardíaca congestiva é um problema médico urgente frequente em neonatos e bebês com uma malformação cardíaca e podem ocorrer em crianças com doença cardíaca. Demanda um nível de cuidado e atenção semelhante ao do que se tem com bebês e crianças com arritmia.

> Entre crianças que desenvolvem insuficiência cardíaca, 80% o fazem no primeiro ano de vida, mais comumente de anomalias cardíacas congênitas; dos 20% que desenvolvem insuficiência cardíaca após 1 ano de idade, metade está relacionada com anomalias congênitas e a outra metade a condições adquiridas.

FISIOPATOLOGIA

Mecanismos

Dois mecanismos básicos estão envolvidos no desenvolvimento de insuficiência cardíaca congênita. Em cada tipo, certos princípios fisiológicos, como os relacionamentos de Laplace e Starling (Capítulo 4), descrevem os transtornos que ocorrem com dilatação ventricular.

Pediatric Cardiology: The Essential Pocket Guide, Third Edition.
Walter H. Johnson, Jr. and James H. Moller.
© 2014 John Wiley & Sons, Ltd. Publicado em 2014 by John Wiley & Sons, Ltd.

Trabalho cardíaco aumentado

Muitos neonatos e bebês experimentam insuficiência cardíaca de trabalho cardíaco aumentado (p. ex., desvios da esquerda-para-direita e regurgitação valvular) a despeito de contratilidade miocárdica normal ou aumentada. Esse tipo de insuficiência cardíaca é algumas vezes mencionado como "insuficiência de alto débito".

Contração miocárdica reduzida

Contratilidade miocárdica pode estar reduzida em cardiomiopatia dilatada. A maioria dos adultos e alguns bebês têm insuficiência desse tipo. A insuficiência do miocárdio pode resultar de miocardite, quimioterapia, ou cardiomiopatias familiares.

Em neonatos e crianças pequenas, insuficiência grave pode resultar de uma lesão obstrutiva, incluindo estenose aórtica, coarctação, ou hipertensão sistêmica grave. Nesses bebês, a função miocárdica com frequência melhora em seguida ao alívio da obstrução ou tratamento da hipertensão.

Pacientes com ventrículo direito morfológico agindo como a bomba sistêmica (p. ex., paliação de Norwood de síndrome de coração esquerdo hipoplásico e o reparo de switch atrial de transposição completa) com frequência desenvolve insuficiência cardíaca sistólica. Regurgitação pulmonar prolongada em um paciente em seguida a reparo com tetralogia de Fallot pode também levar à insuficiência ventricular direita, mas visto que esses pacientes têm dois ventrículos funcionais, as manifestações clínicas são geralmente menos agudas.

Infelizmente, as anormalidades celulares básicas responsáveis pela contratilidade diminuída dos miócitos são muito mal compreendidas e, geralmente, nenhuma terapia específica está disponível para reparar o problema celular.

A maioria das terapias, seja não específica ou de apoio, é desenvolvida para contra-atacar a elevação da resistência vascular sistêmica e pulmonar que acompanha as anormalidades neuro-humorais (incluído tônus simpático aumentado e ativação do sistema renina-angiotensina) comuns a ambos os tipos de insuficiência.

Características clínicas

> O diagnóstico clínico de insuficiência cardíaca congestiva se baseia na identificação de quatro sinais cardeais: taquicardia, taquipneia, cardiomegalia e hepatomegalia.

Além disso, o paciente com frequência tem histórico de pouco ganho de peso, fadiga ao alimentar-se (dispneia de esforço) e transpiração excessiva. A Tabela 11.1 apresenta as classificações clínicas mais comuns de gravidade da insuficiência cardíaca, que são usadas para decidir sobre a administração e estudar os resultados dos pacientes.

Tabela 11.1 Classificações Clínicas de Insuficiência Cardíaca

Classe	NYHA (Capacidade funcional)[a]	Ross[b]
	Adultos e crianças mais velhas	Bebês e crianças
I	Sem limitação de atividade física; sem sintomas com atividade normal	Sem limitações ou sintomas
II	Leve limitação da atividade física; confortável em repouso; sintomas com atividade normal	Taquipneia leve e/ou diaforese ao alimentar; dispneia no esforço em crianças mais velhas; sem falha no crescimento
III	Limitação marcante da atividade física; confortável em repouso; sintomas com menos de atividade normal	Taquipneia marcada e/ou diaforese ao alimentar ou com esforço/tempos de alimentação prolongada com falha no crescimento
IV	Incapacidade de realizar uma atividade física sem desconforto; sintomas podem estar presentes em repouso; sintomas aumentam com qualquer atividade	Sintomática em repouso com taquipneia, retrações, roncos ou diaforese

[a]Classe funcional da New York Heart Association (NYHA). Adaptada de American Heart Association Medical/Scientific Statement.1994 revisions to classification of functional capacity and objective assessment of patients with diseases of heart. *Circulation*, 1994, **90**, 644-645. The Criteria Committee of the New York Heart Association. *Nomenclature and Criteria for Diagnosis of Diseases of the Heart and Great Vessels*. 9th edn. Little, Brown; Boston, 1994. pp. 253-256.
[b]"Classificação de Ross" dados de Ross, R.D. Daniels, S.R., Schwartz, D.C. *et al.* Plasma norepinephrine levels in infants and children with congestive heart failure. *Am. J. Cardiol.*,1987, **59**, 911-914.

TRATAMENTO CLÍNICO

Uma vez que tenha sido feito diagnóstico de insuficiência cardíaca, o tratamento deve ser iniciado com pelo menos quatro tipos de medicação: um inotrópico, um diurético, um agente para reduzir pós-carga e um beta-bloqueador para doença cardíaca crônica.

Inotrópicos

Inotrópicos incluem agonistas beta-receptores (dopamina e dobutamina), inibidores de fosfodiesterase miocárdica (milrinone e amrinone) e preparações de digoxina (que inibem bombas de sódio-potássio na parede celular).

O efeito final comum desses inotrópicos é um aumento nos íons de cálcio intracelular disponíveis dentro das proteínas contráteis miocárdicas.

Inotrópicos, no entanto, têm graves limitações. Uma criança com insuficiência cardíaca geralmente tem ativação máxima de mecanismos compensatórios, incluindo catecolaminas elevadas, e na insuficiência cardíaca crônica beta-receptores e elementos contráteis mostram uma resposta reduzida à estimulação adrenérgica. Administração de inotrópicos terapêuticos nessas crianças podem ter poucos benefícios adicionais.

Pacientes com certos tipos de insuficiência cardíaca, incluindo cardiomiopatia isquêmica, podem de fato ter menos benefícios com inotrópicos e têm um prognóstico melhor a longo prazo com esses beta-bloqueadores do que beta-estimulantes.

Outros efeitos adversos de inotrópicos incluem frequência cardíaca e trabalho metabólico aumentados com pouco aumento no desempenho miocárdico. Altas doses de algumas drogas inotrópicas, particularmente digoxina ou dopamina, podem aumenta de forma adversa a resistência vascular sistêmica.

Inotrópicos intravenosos

Esses incluem dopamina (1-15 μg/kg/min) e dobutamina (5-20 μg/kg/min). Os efeitos inotrópicos das duas são semelhantes, mas a dopamina pode aumentar o fluxo de sangue renal mais do que a dobutamina. Doses de dopamina em excesso de 15 μg/kg/min estimulam receptores alfa e podem aumentar de forma adversa a resistência vascular sistêmica. Milrinone e amrinone, inotrópicos por inibição da quebra de compostos de "mensageiros" fosforilados dentro da célula, podem exercer o maior efeito benéfico por vasodilatação (ver a seção Redução pós-carga).

Terapia oral

Digoxina é a droga de escolha e a única droga oral para uso pediátrico, embora inibidores da fosfodiesterase oral estejam em desenvolvimento.

Digoxina pode exercer seu maior efeito benéfico pela estimulação vagal e diminuição da condução e frequência cardíaca. Embora possa ser dada por vias oral, intramuscular ou intravenosa, digoxina é mais segura dada por via oral. A digoxina pode ser iniciada na dose de manutenção sem dose de ataque. Esse é um método mais seguro de iniciar terapia ambulatorial, mas requer vários dias para atingir a digitalização total.

Dose de ataque de digoxina

Deve ser exercido grande cuidado no cálculo da dosagem e prescrição da medicação; erros de dose têm um efeito adverso potencialmente maior do que com muitas outras drogas.

Exceto em bebês prematuros, a dosagem é mais fundamentada no peso para bebês do que para crianças mais velhas.

Doses totais de digitalização (TDD) orais recomendadas por quilo de peso corporal de digoxina:

- Bebês prematuros, 20 µg.
- Neonatos a termo, 30-40 µg.
- Crianças de até 2 anos de idade, 40-60 µg.
- Crianças com mais de 2 anos de idade, 30-40 µg.

Se dadas parenteralmente, essas doses devem ser reduzidas em 25%.

Geralmente, metade da dose total de digitalização é dada inicialmente, 1/4 nas 6-8 horas após a primeira dose, e o quarto final 6-8 horas em seguida à segunda dose.

Se necessário, em casos de emergência, 3/4 da dose de digitalização podem ser dados inicialmente.

Dose de manutenção de digoxina. Vinte e quatro horas após a dose inicial de digoxina é iniciada terapia de manutenção. A dose de manutenção recomendada é 25% da dose de digitalização total, em doses divididas, com metade da dose de manutenção dada pela manhã e a outra metade no começo da noite.

Essas recomendações são meramente diretrizes, e a dose pode ser alterada de acordo com a resposta do paciente à terapia ou à presença de toxicidade digital.

Dosagem de manutenção de digoxina
Exceto por bebês prematuros e aqueles com insuficiência renal, geralmente 10 µg/kg/dia são dadas em 2 doses divididas.

Em crianças tomando o elixir (50 µg/mL), uma dose conveniente é 0,1 mL X peso corporal em kg, 2 vezes ao dia. Os autores arredondam a dose para o próximo (geralmente o mais baixo) 0,1 mL. Por exemplo, um bebê de 4,4 kg pode receber 0,4 mL b.i.d. Um bebê de 2,8 kg pode receber com segurança 0,3 mL b.i.d.

Toxicidade. Durante a digitalização, é importante monitorar o paciente clinicamente. Se indicado, uma tira de ritmo eletrocardiográfico é usada antes da administração de cada porção da dose de digitalização para detectar toxicidade digital.

Lentidão da frequência sinusal e alterações nos segmentos ST são indicações de efeito digital, mas não de toxicidade.

Toxicidade digital é indicada por um intervalo PR prolongado ou altos graus de bloqueio AV e por arritmia cardíaca, como batimentos nodais ou ventriculares prematuros. Sinais clínicos de toxicidade digital são náuseas, vômitos, anorexia e letargia.

> Digoxina não deve ser usada na presença de hipocalemia. Efeitos tóxicos, especialmente arritmias ventriculares, são muito mais prováveis durante a hipocalemia, mesmo com níveis terapêuticos de digoxina.

Pelo fato de a digoxina ser quase completamente eliminada pelos rins, deve ser usada com cuidado e com modificação de dose adequada em pacientes com insuficiência renal.

Diuréticos

Diuréticos são indicados para muitos pacientes com insuficiência cardíaca congestiva. Embora edema periférico seja incomum em bebês e crianças com insuficiência cardíaca, talvez porque elas estejam em posição supina a maior parte do tempo, elas retêm sódio e fluidos. As maiores manifestações de edema de tecido são taquipneia e dispneia.

Furosemida (furosemida, Lasix®), o diurético mais comumente usado no tratamento agudo de insuficiência cardíaca, é geralmente dado por via parenteral, 1 mg/kg/dose. A dosagem oral é 2-4 mg/kg/dia. O efeito da furosemida começa imediatamente.

> Para bebês que também comumente recebem digoxina, o estresse parenteral é minimizado dando o mesmo volume de suspensão de furosemida (10 mg/mL) que o de digoxina em cada dose, 2 vezes ao dia. Por exemplo, em bebê pesando 3 kg podem receber 0,3 mL de digoxina e 0,3 mL de furosemida por via oral 2 vezes ao dia.

Com uso repetido, níveis séricos de sódio, cloreto e potássio se tornam anormais, e uma alcalose metabólica por contração de volume pode se desenvolver. Pacientes que recebem terapia diurética crônica podem desenvolver hipocalemia, e o potássio baixo aumenta a toxicidade digital, mesmo com níveis de digoxina no sangue normais.

Suplementação de potássio deve ser dada a esses pacientes. Crianças mais velhas devem ser encorajadas a ingerir alimentos ricos em potássio, como laranja, banana, e uva-passa, como parte de sua dieta regular.

Com diuréticos, o volume de fluido central em algumas crianças pode diminuir, levando a níveis de renina (e angiotensina) mais altos do que ocorrem com insuficiência cardíaca apenas. Esses efeitos adversos de uso crônico de altas doses de diuréticos pode contribuir para resistência sistêmica vascular aumentada e, paradoxalmente, piorar a insuficiência cardíaca (ver, posteriormente).

Uma variedade de outros diuréticos, incluindo hidroclorotiazida ou espironolactona, é usada para administração crônica a longo prazo na insuficiência cardíaca congestiva. Embora produzam menos perturbações eletrolíticas, seu efeito benéfico com relação ao da furosemida tem sido questionado.

Furosemida e diuréticos poupadores de potássio são com frequência usados em combinação. Diuréticos poupadores de potássio devem ser usados com cautela, se outros antagonistas da aldosterona (inibidores de enzima conversora de angiotensina [ACE]) são usados (ver a próxima seção, Redução pós-carga).

Redução pós-carga

Mecanismos naturais produzem vasoconstrição e redistribuição de fluxos de sangue nos órgãos em pacientes com hipotensão. Embora esses eventos possam ser benéficos durante hemorragia aguda, por exemplo, vasoconstrição pode ser desvantajosa em insuficiência cardíaca crônica.

Vasoconstrição aumenta a impedância para o fluxo de sangue arterial que os miócitos devem ultrapassar para propelir o sangue a partir do coração. A carga mecânica sobre os miócitos, conhecida como pós-carga, é aumentada na insuficiência cardíaca.

Reduzir a pós-carga sobre as células miocárdicas com insuficiência pode melhorar seu desempenho, diminuir a lesão que está ocorrendo nos miócitos e permitir a recuperação de miócitos lesionados, dependendo do mecanismo da insuficiência cardíaca.

Redução pós-carga é obtida pela administração de drogas vasodilatadoras, que relaxam os músculos lisos nas arteríolas sistêmicas e diminuem a resistência vascular sistêmica.

Essas drogas podem também redistribuir o fluxo sanguíneo em padrões mais normais. Aumentar o fluxo de sangue renal pode diminuir a superprodução de renina, um fator em pós-carga elevada.

Redução pós-carga é titulada para evitar pressão sanguínea diminuída. De acordo com a equação $P = Q_s \times R_s$, conforme a resistência sistêmica (R_s) falha, o desempenho dos miócitos é aumentado, o débito cardíaco (Q_s) aumenta, e a pressão sanguínea (P) permanece constante ou se eleva.

Em bebês com defeito ventricular septal e um grande desvio da direita para esquerda, a redução da resistência vascular sistêmica (desde que a resistência vascular pulmonar não caia para uma extensão semelhante) diminui o volume de sangue desviado e alivia a insuficiência cardíaca por reduzir a sobrecarga do volume sobre o ventrículo esquerdo.

Inibidores de ACEs bloqueiam a conversão de renina para sua forma vasoconstritora, angiotensina, assim produzindo redução da pós-carga. O prognóstico para pacientes com insuficiência cardíaca crônica tratados com inibidores de ACE parece ser melhor do que para os tratados com agentes vasodilatadores diretos, como nitratos. Presumivelmente, inibidores de ACE evitam mudanças miocárdicas por má adaptação que ocorrem como respostas não específicas à insuficiência.

Dois inibidores comuns de ACE utilizados em bebês e crianças são captropil e enalapril. Os autores usam uma solução de captopril para tratar bebês, mas deve ser tomado cuidado em sua preparação e armazenamento, visto que a droga se degrada rapidamente em solução. Uma solução semelhante pode ser composta para o enalapril. Enalapril oral pode ser usado uma vez por dia em crianças que podem tomar pastilhas. Uma forma intravenosa, enalaprilato, está também disponível.

As desvantagens de inibidores de ACE incluem um aumento nas bradicininas (também metabolizadas por ACEs), que podem tanto piorar os sintomas pulmonares quanto causar lesões renais. Essas drogas têm um efeito renal antialdosterona, então elas são usadas com cautela com diuréticos poupadores de potássio ou suplementos de potássio.

Antagonistas dos betarreceptores

Antagonistas dos betarreceptores (betabloqueadores) beneficiam algumas crianças com insuficiência cardíaca crônica moderada (classe II-II; ver Tabela 11.1), geralmente aquelas com cardiomiopatia. Betabloqueadores podem reverter alguns desarranjos neuro-humorais de insuficiência cardíaca crônica, especialmente o efeito cardíaco prejudicial de altos níveis de catecolaminas endógenas. Alguns betabloqueadores (p. ex., carvedilol) têm tanto propriedades alfa-antagonistas (promovendo vasodilatação e redução pós-carga) quanto betabloqueadoras.

Betabloqueadores são para uso a longo prazo. Tratamentos de curto prazo de insuficiência cardíaca podem requerer um inotrópico, incluindo um beta-agonista (p. ex., dopamina). Uso simultâneo de beta-agonistas e antagonistas é irracional. Identificar pacientes que não dependem de altos níveis de catecolaminas e irão se beneficiar de beta-bloqueadores pode ser um desafio.

Essas drogas não são úteis para e podem ter feitos adversos em crianças com insuficiência cardíaca de alto débito, como no desvio da esquerda-para-direita. Essas crianças são geralmente tratadas definitivamente com cirurgia.

Em conclusão, uma ou mais classes de drogas delineadas na Tabela 11.2 são empregadas para o tratamento de insuficiência cardíaca aguda, e exemplos de agentes comumente usados são dados. A literatura específica de drogas deve ser consultada por precaução, contraindicações e detalhes de uso, incluindo doses máximas.

Medidas de apoio

Outras medidas terapêuticas podem ser úteis no tratamento de crianças com insuficiência cardíaca congestiva.

Oxigênio. Oxigênio pode ser administrado inicialmente. O uso a longo prazo de oxigênio pode ser contraproducente, talvez por causa do efeito como vasoconstritor sistêmico (aumentando dessa forma a pós-carga). O oxigênio é administrado usando um capuz de plástico rígido em neonatos e cânulas nasais em crianças mais velhas. O método menos desconfortável de administração deve ser buscado, visto que a agitação aumentada do paciente na presença de débito cardíaco limitado pode ser contraproducente.

Ventilação mecânica. No tratamento agudo de insuficiência cardíaca grave, intubação endotraqueal e ventilação mecânica podem ser indicados. Crianças podem se apresentar *in extremis* com insuficiência respiratória devido à fadiga de

11. Insuficiência cardíaca congestiva em bebês e crianças

Tabela 11.2 Insuficiência cardíaca congestiva – Terapia com drogas. Uma ou mais das classes seguintes de drogas são empregadas na administração de insuficiência cardíaca aguda, com exemplos de agentes comumente usados mostrados. Consultar literatura específica sobre drogas para precauções, contraindicações, detalhes de uso incluindo doses máximas etc.

Diuréticos

Clorotiazida (Diuril®)

Idade < 6 meses	2-8 mg/kg/dia	b.i.d.	IV
	20-40 mg/kg/dia	b.i.d.	PO
Idade > 6 meses	4 mg/kg/dia	q.d. ou b.i.d.	IV
	20 mg/kg/dia	b.i.d.	PO
Adultos	100-500 mg/dia	q.d. ou b.i.d.	IV
	500 mg-2 g/dia	q.d. ou b.i.d.	PO
Furosemida (Lasix®)	0,5-1 mg/kg/dose	q.d. ou b.i.d.	IV
	1-4 mg/kg/dia	q.d. ou b.i.d.	PO
Espironolactona (Aldactone®)	1-3 mg/kg/dia	q.d. ou b.i.d.	PO
	Adulto com CHF 12,5-50 mg/dia		PO

Inotrópicos

Digoxin (Lanoxin®)

Ataque (Dose total de digitalização ou TDD) — PO (evitar via parenteral)

Prematuro	20 µg/kg	
Neonatos a termo	30-40 µg/kg	
Bebês – 2 anos	40-60 µg/kg	
Crianças > 2 anos	30-40 µg/kg	

(Dar 1/2 de TDD, inicialmente, 1/4 de TDD em 6-8 horas, último 1/4 de TDD em 12-16 horas após a primeira dose; reavaliar clinicamente antes de cada incremento de TDD ser dado)

Manutenção

25% de TDD/dia ÷ b.i.d.		PO
-ou-		
10 µg/kg/dia ÷ b.i.d.		PO
Dobutamina (Dobutrex®)	1-15 µg/kg/min	IV
Dobutamina (Intropin®)	5-20 µg/kg/min	IV
Epinefrina (adrenalina)	0,02-1,0 µg/kg/min	IV
Milrinone (Primacor®)		
Bolus	50 µg/kg (cerca de 15 minutos)	IV
Infusão (± bolus)	0,25-1,0 µg/kg/min	IV

Agentes redutores da pós-carga

Captropil (Capoten®)	0,25-4 mg/kg/dia ÷ t.i.d.	PO
	Adulto: 12,5-25 mg/dose/t.i.d.	PO

(Forma de dose líquida não disponível comercialmente; captropil se degrada rapidamente em solução aquosa, misturar 1 mg/mL de solução fresca em cada dose, ou composto, de acordo com *Am. J. Hosp. Pharm.* 1994, 51, 95-96.)

Enalapril (Vasotec®)	0,1-0,5 mg/kg/dia q.d. ou ÷ b.i.d.	PO
	Adulto: começar 5 mg/dia, máximo 40 mg/dia	PO
Enalaprilato (Vasotec®)	Começar 5-10 µg/kg/dose q 6h-24h	IV
	Adulto: 0,625-1,25 mg/dose q6h	IV
Nitroglicerina	0,25-20 µg/kg/min	IV
Nitroprussiato (Nitropress®)	0,25-20 µg/kg/min	IV

b.i.d., 2 vezes ao dia; q.d., diariamente; t.i.d., 3 vezes ao dia.

músculos ventilatórios que estão sobrecarregados. Após intubação e ventilação mecânica, bloqueio neuromuscular e sedação profunda podem reduzir as necessidades do paciente por débito cardíaco, permitindo mais tempo para controle mais definitivo de sua insuficiência cardíaca.

Morfina. Morfina (0,1 mg/kg/dia) e outros sedativos podem ser úteis no tratamento de bebês taquipneicos, dispneicos ou azulados que têm doença respiratória grave associada a insuficiência cardíaca congestiva e edema pulmonar.

Por outro lado, sedação pode resultar em apneia em crianças que têm insuficiência respiratória grave por fadiga e aquelas com doença pulmonar subjacente.

> Monitorização próxima e preparações para intubação de emergência são justificadas se forem usados sedativos.

Tratamento de consolidação pulmonar. Condições associadas a fluxo de sangue pulmonar aumentado têm incidência aumentada de pneumonia. Atelectasia ocorre mais comumente em crianças por causa de compressão brônquica de artéria pulmonar ou câmeras cardíacas aumentadas. Pneumonia, atelectasia, ou outras doenças febris podem precipitar a descompensação de paciente anteriormente estável com insuficiência cardíaca congestiva. Consolidação pulmonar deve ser procurada em crianças com insuficiência cardíaca e tratada adequadamente, se presente.

Febre. A febre deve ser tratada agressivamente em crianças com insuficiência cardíaca, se esta resultar em descompensação. A febre aumenta o débito cardíaco em 10-15% por grau Celsius.

Tratamento de anemia. Anemia com frequência ocorre em crianças com insuficiência cardíaca crônica. É geralmente uma anemia normocrômica leve, não relacionada com ferro ou deficiência de nutrientes, e pode ser semelhante à "anemia de doença crônica". Pode melhorar com o tratamento da insuficiência cardíaca.

Em pacientes com insuficiência cardíaca grave descompensada, anemia significativa impõe uma sobrecarga de volume cardíaco proporcional ao grau de anemia; os efeitos das mudanças compensatórias na afinidade de hemoglobina para oxigênio são insignificantes em comparação com a concentração de hemoglobina.

> Por exemplo, se a concentração de hemoglobina de uma criança for 10 em vez de 15 g/dL, o débito cardíaco será aproximadamente 1/3 maior para entregar a mesma quantidade de oxigênio para os tecidos na mesma quantidade de tempo.
>
> Um ventrículo esquerdo disfuncional pode não ter reserva contrátil para compensar a anemia, aumentando o débito cardíaco.

Transfusão é geralmente bem tolerada, se dada lentamente. Infelizmente, o pequeno número de leucócitos que contamina as transfusões de eritrócitos concentrados expõe o paciente a antígenos estranhos e podem tornar a compatibilidade do tecido para transplantes cardíacos subsequentes problemática. Devem ser tomadas medidas para filtrar os eritrócitos transfundidos.

DIAGNÓSTICO DEFINITIVO E TRATAMENTO

Insuficiência cardíaca congestiva não é uma doença, mas um complexo de sintomas causado por uma condição cardíaca subjacente. Após o tratamento de insuficiência cardíaca congestiva, deve ser dada consideração ao tipo de anormalidade cardíaca que produziu a insuficiência.

Lesões operáveis, como coarctação da aorta ou ducto arterioso patente, podem causar a insuficiência cardíaca. Portanto, em seguida ao tratamento de insuficiência congestiva em bebês, estudos adequados devem ser realizados para estabelecer o diagnóstico.

Uma vez que o diagnóstico tenha sido feito, um procedimento paliativo ou corretivo deve ser realizado. Para lesões com histórico natural favorável (p. ex., o bebê com defeito septal ventricular de tamanho moderado que pode se fechar espontaneamente, evitando assim a operação) e se o bebê ganha peso e fica bem, uma abordagem conservadora pode ser adequada.

Visto que em crianças mais velhas a insuficiência cardíaca congestiva com frequência resulta de condição cardíaca adquirida, cateterismo cardíaco pode não ser necessário porque a etiologia é com frequência evidente do histórico, exame físico ou descobertas laboratoriais. Cateterismo pode ser indicado para determinar resistência pulmonar em consideração para transplante cardíaco ou cardiopulmonar.

Se adequado, deve ser realizado tratamento específico para a condição (p. ex., febre proveniente de infecção) que deflagrou a insuficiência.

Suporte circulatório e transplante cardíaco

Falência do miocárdio ocorre por muitas causas (incluindo miocardite, cardiomiopatia primária, doença de armazenamento e insuficiência cardíaca associada à malformações cardíacas congênitas), e ainda assim o mecanismo exato de insuficiência geralmente não pode ser determinado. Os tratamentos geralmente são não específicos. Quando a criança não responde a terapia médica e a sobrevivência é ameaçada, suporte circulatório e/ou transplante pode ser indicado.

Suporte circulatório pode ser obtido por oxigenação da membrana extracorpórea (ECMO) ou com outros dispositivos de suporte mecânicos. Esses são simplesmente bombas conectadas à circulação do paciente e que assumem todo o trabalho do coração esquerdo, e algumas vezes de ambos os ventrículos. São continuados até que o paciente recupere sua própria função miocárdica intrínseca *(ponte para recuperação)*, ou usados como *ponte para transplante*. Atualmente, esses dispositivos não podem ser usados como uma substituição cardíaca completamente artificial ou *terapia de destinação*. Transplante cardíaco permanece a opção definitiva.

O transplante pode se tornar indicado para pacientes com disfunção miocárdica grave da qual não se espera recuperação.

Limitações ao transplante incluem a necessidade de identificar um doador adequado de tamanho compatível e compatibilidade imunológica em tempo suficiente para evitar dano a órgão-alvo (como hipertensão pulmonar ou insuficiência renal) que podem impossibilitar transplante bem-sucedido. Aproximadamente um em quatro pacientes sofre um acidente vascular cerebral, geralmente embólico, enquanto estão sendo tratados com suporte circulatório mecânico. Mais pacientes adultos e pediátricos morrem de sua doença antes de vir para o transplante do que os que são capazes de receber o transplante. Atualmente, cerca de 200 transplantes cardíacos pediátricos ocorrem anualmente na América do Norte.

Sobrevivência até o ponto de transplante é limitada principalmente por fatores relacionados com o paciente (p. ex., dano a órgão-alvo, como insuficiência renal e hipertensão pulmonar) e disponibilidade de doador de órgão.

O procedimento cirúrgico para transplante é relativamente direto. Os átrios do doador são anastomosados para os átrios receptores (deixando a conexão venoatrial do receptor inalterada, exceto naquelas crianças com heterotaxia). Os grandes vasos do doador e do receptor são anastomosados. A sobrevivência cirúrgica é geralmente muito boa.

O prognóstico a longo prazo se refere à sobrevivência tanto do paciente quanto do coração transplantado. A ameaça mais comum a longo prazo é perda de enxerto (função cardíaca) devido à rejeição, e doença microvascular na artéria coronária. A última pode levar à morte súbita, e é uma indicação para um segundo transplante em crianças afetadas por ela. Cateterismo cardíaco periódico é rotineiramente usado (1) para obter espécimes de biópsia do miocárdio ventricular direito, procurando por sinais histológicos de rejeição, e em (2) arteriografia coronariana para fazer triagem para procurar doença luminal.

Qualidade de vida a longo prazo é afetada por um equilíbrio de medicações designadas para combater a rejeição contra a toxicidade e os efeitos adversos dessas drogas (Tabela 11.3).

Alguns pacientes após o transplante têm relativamente poucos episódios de rejeição clínica (com sintomas). Outros têm somente rejeição subclínica, que pode ser detectada somente usando biópsia, mas que pode ainda assim danificar o coração transplantado. Ainda assim, outros têm episódios múltiplos e graves de rejeição, que devem ser tratados de forma agressiva para manter a sobrevivência.

Sobrevivência a longo prazo e qualidade de vida podem ser excelentes e se estender por décadas além do transplante. Alguns pacientes podem eventualmente chegar a um ponto em que a terapia médica e seus efeitos adversos potenciais sejam mínimos (Tabela 11.3).

Tabela 11.3 Esquema terapêutico típico para pacientes pediátricos de transplante cardíaco

Terapia antirrejeição	
Inibidores de calcinerina (p. ex., ciclosporina, tracrolimo)	Permanente
Antiproliferativos (p. ex., micofenolato, azatiopina)	Permanente
Esteroides	No primeiro ano, e, subsequentemente, conforme necessário, durante episódios de rejeição
Terapia anti-infecciosa	
Antivirais (p. ex., ganciclovir)	No primeiro ano
Antibacterianos (p. ex., trimetoprima/sulfametoxazol)	No primeiro ano
Profilaxia de endocardite, se for valvulopatia, de acordo com as diretrizes da AHA (ver Capítulo 12)	Permanente
Imunizações (vacina contra gripe, evitar vacinas com vírus vivos, como MMR, varicela, e algumas vacinas de pólio)	Vacina contra gripe anualmente
Terapia anti-hipertensiva	
Geralmente, antagonistas de canal de cálcio sobre outros hipertensivos	Permanente, conforme indicado
Terapia anti-hiperlipidemia	
Terapia para causas secundárias (diabetes) e terapia com drogas (estatinas etc.)	Permanente, conforme indicado
Terapia de diabetes	
Hipoglicemiantes orais e/ou insulina; dieta; descontinuar esteroides, se possível; transição de tracolimo, se possível	Permanente, conforme indicado
Terapia antineoplásica	
Redução de agentes antirrejeição, quando possível, e/ou tratamento ativo de neoplasia	Permanente, conforme indicado

LEITURAS ADICIONAIS

Canter, C.E., Shaddy, R.E., Bernstein, D., et al. (2007) Indications for heart transplantation in pediatric heart disease: a scientific statement from the American Heart Association. Circulation, **115**, 658-676; www.heart.org [accessed 21 September 2013].

Costanzo, M.R., Dipchand, A., Starling, R., et al. (2010) The International Society of Heart and Lung Transplantation guidelines for the care of heart transplant recipients. J. Heart Lung Transplant., **29**, 914-956; www.ishlt.org [accessed 21 September 2013].

McMurray, J.J., Adamopoulos, S., Anker, S.D., *et al.* (2012) ESC guidelines for the diagnosis and treatment of acute and chronic heart failure 2012. *Eur. Heart J.*, **33**, 1787-1847; erratum in *Eur. Heart J.*, 2013, **34**, 158; www.escardio.org [accessed 21 September 2013].

Peura, J.L., Colvin-Adams, M., Francis, G.S., *et al.* (2012) Recommendations for the use of mechanical circulatory support: device strategies and patient selection: a scientific statement from the American Heart Association. *Circulation*, **126**, 2648-2667; www.heart.org [accessed 21 September 2013].

Rosenthal, D., Chrisant, M.R., Edens, E., *et al.* (2004) International Society for Heart and Lung Transplantation: practice guidelines for management of heart failure in children. *J. Heart Lung Transplant.*, **23**, 1313–1333; www.ishlt.org [accessed 21 September 2013].

Taketomo, C.K., Hodding, J.H., and Kraus, D.M. (eds.) (2012) *Pediatric and Neonatal Drug Dosage Handbook*, 19th edn. Lexicomp, Hudson, OH; www.heart.org [accessed 21 September 2013].

Tschudy, M., and Arcara, K. (eds.) (2012) *The Harriet Lane Handbook. A Handbook for Pediatric House Ofcers*, 19th edn. Elsevier-Mosby, Philadelphia, PA.

US National Library of Medicine (2013) *FAQs: Drug Information* (with links to International Drug Information sites), www.nlm.nih.gov/services/drug.html [accessed 21 September 2013].

Capítulo 12

Estilo de vida saudável e prevenção de doença cardíaca em crianças

Prevenção para crianças com coração normal	329
Fatores de risco para doença cardiovascular manifestada na idade adulta	329
Problemas para crianças e adultos jovens com doença cardíaca	349
Considerações gerais	349
Aconselhamento familiar	350
Referências	370
Gerais	370
Dieta	370
Hiperlipidemia	370
Obesidade	370
Tabagismo	371
Avaliação cardiovascular pré-esportes	371
Altitude e viagens aéreas	371
Prevenção de endocardite	371
Adultos com doença cardíaca congênita	372
Leituras adicionais	373

Neste capítulo discutiremos a prevenção de doença cardíaca tanto para pacientes com malformações cardíacas quanto com doença cardíaca adquirida durante a infância, e para crianças e adolescentes com um coração normal que podem estar sob o risco de desenvolvimento de doença cardíaca aterosclerótica na idade adulta. Discutiremos os fatores ambientais e genéticos que influenciam a doença cardíaca nesses dois grupos de pacientes.

PREVENÇÃO PARA CRIANÇAS COM CORAÇÃO NORMAL

Fatores de risco para doença cardiovascular manifestada na idade adulta

Muitos fatores de risco foram identificados para o desenvolvimento de doença aterosclerótica das artérias coronária, cerebral e outras artérias. Alguns fatores

---

Pediatric Cardiology: The Essential Pocket Guide, Third Edition.
Walter H. Johnson, Jr. and James H. Moller.
© 2014 John Wiley & Sons, Ltd. Publicado em 2014 by John Wiley & Sons, Ltd.

são mais importantes e/ou predominantes na infância do que outros, e seu impacto na idade adulta começa com a exposição na infância e na adolescência. Discutimos fatores que são geralmente considerados como tendo o mais alto benefício preventivo se puder ser atingida modificação significativa bem cedo na vida. Diversos fatores estão fortemente interrelacionados (p. ex., obesidade e lipídios anormais e metabolismo de glicose).

Tabagismo

O uso de tabaco é o único fator de risco independente mais importante para o desenvolvimento de doença cardiovascular aterosclerótica que é puramente ambiental e, portanto, potencialmente modificável. Adultos que fumam têm um risco 4 vezes aumentado de infarto do miocárdio.

> *Fumo e uso de tabaco*
> O mecanismo de efeito cardiovascular adverso está relacionado com múltiplos fatores:
> (1) Disfunção celular endotelial e lesão de diversas toxinas e radicais livres.
> (2) Efeitos de hipercoagulação e ativação de plaquetas.
> (3) Hiperlipidemia induzida.
> (4) Trabalho miocárdico aumentado, causado por nicotina.
> (5) Absorção e utilização de oxigênio diminuída, causada por monóxido de carbono.

Por causa da baixa taxa de recuperação do vício em tabaco, a prevenção do primeiro uso do fumo e outros produtos de tabaco entre crianças e adolescentes é o único meio mais importante de evitar os efeitos adversos na idade adulta.

A taxa de abstinência a longo prazo entre adultos sem intervenção médica é menos de 5% e, ainda assim, com intervenção é somente cerca de 40%.

Fumo passivo é arriscado para crianças, então os membros da família e os frequentadores da casa devem ser aconselhados a não fumar. O risco cardiovascular esta relacionado tanto com a dose quanto com a duração, e um limite mais baixo seguro de exposição não foi determinado.

> *Fatores do vício em tabaco*
> A nicotina é altamente viciante e compartilha características em comum com outras substâncias viciantes:
> (1) Propriedades psicoativas – uso da substância causa resposta prazerosa no sistema nervoso central.
> (2) Tolerância – (taquifilaxia) ocorre por múltiplos mecanismos psicológicos, incluindo regulação baixa de receptor, e é superada pela dose aumentada.
> (3) Dependência fisiológica – resulta em reação fisiológica e sintomas adversos de abstinência ao cessar o uso.

Outros fatores foram observados com relação ao vício em tabaco:
(1) Genótipo. Certos indivíduos podem ser biologicamente predispostos ao vício; uma tendência familiar foi demonstrada.
(2) Idade de introdução. Pacientes que começaram a fumar quando crianças ou adolescentes têm mais probabilidade de continuar a fumar quando adultos. Prevenção de vício deve começar na infância.
(3) Dependência química. Dependência química de outras substâncias está associada a taxas aumentadas de vício em tabaco.
(4) Depressão, outras doenças mentais e alto estresse emocional estão associados a taxas aumentadas de vício em tabaco.
(5) Outros fumantes na casa.
(6) Falta de acesso a recursos de cessação de tabagismo.

Tratamento da cessação

O risco de doença cardiovascular diminui após a cessação e, após um certo número de anos, pode se aproximar do nível de risco daqueles que nunca fumaram.

A taxa de abstinência a longo prazo relatada de aconselhamento, psicoterapia, e/ou reposição de nicotina (mascar chiclete, emplastros transdérmicos, spray nasal etc.) é 20% ou menos (para adolescentes, isto é, menos de 5%).

O vício de antidepressivos, como bupropiona (um inibidor de recaptação de dopamina), aumenta as taxas de sucesso em apenas cerca de 20%.

O uso de drogas (p. ex., vareniclina) que agem no receptor de nicotina aumenta as taxas de sucesso para mais de 40%. Essas drogas são agonistas receptores de nicotina parciais (que servem para retirada brusca e ansiedade) e bloqueadores de receptores (que evitam ligação de nicotina, eliminando o reforço positivo do uso de tabaco).

Hipercolesteromia

Aterosclerose coronariana é um problema altamente predominante em sociedades desenvolvidas e menos comum em outras culturas, sugerindo que dieta, estilo de vida e outros fatores ambientais são importantes. Um componente genético forte também influencia o metabolismo de lipídios, que tem um efeito importante na doença individual.

Mecanismo de efeito cardiovascular. Ateroma, a lesão básica de aterosclerose coronariana e outras ateroscleroses são uma erosão de endotélio arterial tampado por uma placa carregada de lipídios. Essas placas podem estreitar lentamente o lúmen arterial coronariano, levando à insuficiência intermitente de fluxo de sangue arterial (criando isquemia miocárdica e sintomas de angina). Elas podem também se romper, levando à trombose aguda e oclusão da artéria, e resultar em infarto do miocárdio e/ou morte cardíaca súbita. O papel exato dos lipídios na lesão endotelial inicial não está claro. Ateromas são conhecidos como iniciando na infância; portanto, a prevenção de doença cardiovascular adulta deve também começar na infância.

> *Teoria coração-dieta*
> Aterosclerose coronariana está fortemente associada a altos níveis de certos lipídios no sangue. Gorduras da dieta incluem a concentração de lipídios circulantes, que são transportados por lipoproteínas:
> (1) Colesterol de lipoproteínas de baixa densidade (LDL-C), o "colesterol ruim", promove formação de ateroma, transporta colesterol para os tecidos, como endotélio, liga-se ao receptor de LDL nas células, e assim permite que o colesterol entre na célula.
> Receptores de LDL nas células do fígado podem ser modificados por drogas (estatinas) para reduzir o LDL-C circulante.
> O LDL-C pode ser medido, mas com frequência é estimado usando a equação de Friedewald:
>
> $$LDL\text{-}C = TC - (HDLC + triglicérides/5)$$
>
> onde TC representa o colesterol total e HDL-C é colesterol de lipoproteínas de alta densidade. Essa equação é inválida, se o paciente não estiver em jejum, se estiver presente lipoproteína anormal (tipo III; ver adiante), e quando os triglicérides excederem 400 mg/dL. Estimativas atuais em adultos sugerem que os níveis calculados de LDL-C variam com relação aos níveis mensurados em até 25%.
> (2) Colesterol de lipoproteínas de alta densidade (HDL-C), o "bom colesterol", pode inibir a formação de ateroma transportando o colesterol para longe de tecidos, como o endotélio, e para dentro do fígado para excreção, como ácidos biliares. Pode ser mensurado em crianças que não estiverem em jejum. Os níveis de HDL-C podem ser congenitamente baixos, porém mais comumente caem com o tabagismo, a obesidade, ou a falta de exercícios, e, inversamente, sobem com a intervenção para esses fatores.
> (3) Outros lipídios, incluindo triglicérides (TGs), transportados por lipoproteínas de muito baixa densidade (VLDLs), e quilomícrons, são menos fortemente associados a risco cardiovascular, e os níveis de sangue estão mais sujeitos a mudanças pós-prandiais drásticas. Intervenções tendo como alvo LDL-C, HDL-C, e TC geralmente melhoram os níveis desses lipídios também.
> (4) Colesterol total (TC) é uma mensuração coletiva de LDL-C, HDL-C, e VLDL. As mensurações de LDL-C, HDL-C, VLDLs e TGs têm, tradicionalmente, sido realizadas após um jejum de 12 horas (nada para comer ou beber

exceto água), ainda assim o jejum é um problema ao fazer triagem dos pacientes. Atualmente, estudos sem jejum são recomendados, a menos que haja fatores adicionais ou um histórico familiar forte.

Pelo fato de o TC ser menos afetado por mudança pós-prandial, pode ser realizado em pacientes em jejum ou não. Portanto, TC (ou TC e não HDL-C) é o valor utilizado com mais frequência para triagem.

(5) Não HDL-C é uma forma de expressar todos os componentes aterogênicos de um perfil lipídico. É simplesmente o HDL-C subtraído do valor TC. Alguns sugerem que se correlaciona tão bem, ou melhor, do que o LDL-C com a doença em adultos. Tem a vantagem de ser menos afetado pelo não jejum e tem sido recomendado, junto ao TC, como teste de triagem.

(6) Apolipoproteínas (isto é, ApoB, e ApoA-1) são as proteínas que permitem o transporte dentro da corrente sanguínea de lipídios, que de outra forma seriam insolúveis quando os dois se combinam para formar lipoproteínas. Apolipoproteínas também funcionam com enzimas e receptores na regulação de metabolismo de lipídios. Muitos polimorfismos genéticos foram descritos e podem ser responsáveis por algumas das amplas variações clínicas na doença que os lipídios apenas não conseguem explicar. ApoB é o componente de proteína principal do LDL-C aterogênico, e ApoA-1 é o componente de proteína de HDL-C anti-aterogênico. Eles não são comumente usados em teste de triagem.

Em adultos com infarto do miocárdio, 25% têm LDL-C $\leq$ 130 mg/dL (correspondendo a TC $\leq$ 200 mg/dL), e, no entanto, o infarto do miocárdio é raro em adultos com LDL-C $\leq$ 100 mg/dL (TC $\leq$ 150 mg/dL).

Triagem e intervenção. As metas de triagem incluem identificação de crianças com dislipidemia familiar (1-2% dos pacientes), causas secundárias de hiperlipidemia (1%) e aqueles sob risco mais alto de doença cardiovascular manifestada na idade adulta (10-25% de todas as crianças).

A triagem nos níveis de lipídios no sangue de crianças é controversa por causa da falta de consenso sobre em que crianças realizar a triagem, a idade da triagem, e os limites do nível de lipídios (pontos de corte) nos quais considerar um paciente para testes posteriores ou intervenção.

Uma abordagem tem sido estratificar crianças em risco para triagem (triagem dirigida); outra é fazer triagem em todas as crianças (triagem universal).

No entanto, a estratificação de riscos é parte de ambas as estratégias de triagem. Crianças e adolescentes são avaliados de acordo com o seu índice de massa corporal (IMC), pressão sanguínea, histórico familiar e presença de condições associadas a risco aumentado de doença arterial coronariana, como diabetes, hipercolesteromia familiar, doença renal, doença de Kawasaki e doenças inflamatórias crônicas, como lúpus. Observe que aqueles com alto risco (Camada I) têm valores menores para pontos de corte. Para pacientes Camada II, os pontos de corte são mais altos (Figura 12.1). Dependendo do nível de risco individual da criança, diferentes pontos de corte para lipídios, pressão sanguínea etc., são então alvos para intervenção.

Também existe controvérsia com relação à intervenção mais adequada para oferecer quando uma criança afetada é identificada. A segurança e eficácia das restrições dietéticas de ácidos graxos essenciais ao crescimento e desenvolvimento do sistema nervoso central são desconhecidos. A conveniência e segurança da terapia com drogas são incertas. Diretrizes recentes (2012) foram criticadas por colocar ênfase crescente na terapia com drogas para crianças e adolescentes. Também, em geral, essas diretrizes e diretrizes anteriores comprovaram ser complicadas e de difícil manejo no uso clínico, e com adesão baixa pelos fornecedores de serviços médicos e pais. As recomendações continuam a evoluir conforme mais dados são disponibilizados.

O *National Cholesterol Education Program* (NCEP) de 1992 e as diretrizes de 2012 do *National Heart, Lung, and Blood Institute* (NHLBI) adotam abordagens semelhantes.
Com relação a lipídios, essas diretrizes enfatizam:

(1) Níveis de lipídios mais baixos em todas as pessoas pela educação de toda a população e mudanças na dieta e no estilo de vida.
(2) Identificação e tratamento de crianças que estão sob risco mais alto de manifestação de doença cardíaca na vida adulta por meio de:
- Identificação dos fatores de risco individuais da criança.
- Histórico familiar.
- Mensuração de lipídios.
- Dieta e exercícios para atingir níveis de lipídios aceitáveis.
- Terapia com drogas, quando indicado.
- Encaminhamento a um especialista em lipídios, quando indicado.

Recomendações específicas e detalhadas estão disponíveis em *National Heart, Lung and Blood Institute* (2012). *The Expert Panel on Integrated Guidelines for Cardiovascular Health and Risk Reduction in Children and Adolescents, Full Report*. NIH Publication No. 12-7486, *National Institutes of Health*, Bethesda, MD; www.nhlbi.nih.gov.

12. Estilo de vida saudável e prevenção de doença cardíaca... 335

Etapa 1:
ESTRATIFICAÇÃO DE RISCO POR PROCESSO DE DOENÇA

Camada I : Alto Risco
- Diabetes melito, tipo I e tipo 2
- Doença renal crônica/estágio final de doença renal / pós-transplante de rins
- Pós-transplante cardíaco
- Doença de Kawasaki com aneurismas coronários arteriais coronários

Camada II: Risco Moderado
- Doença de Kawasaki com aneurismas coronários regredidos
- Doença inflamatória crônica
- HIV
- Síndrome nefrótica

Etapa 2:
AVALIAR FATORES DE RISCO CV
(2 FRs → MUDAR PARA CAMADA II)

FATORES DE RISCO CARDIOVASCULARES/COMORBIDADES
- Histórico familiar de CVD precoce em genealogia expandida de 1º grau, M 55 anos de idade, H 65 anos de idade
- Perfil lipídico em jejum
- Histórico de tabagismo
- BP (3 ocasiões diferentes), interpretado por idade/sexo/porcentagem de altura (%)
- Altura, peso, BMI
- Glicose em jejum (FG)
- Dieta, atividade física/histórico de exercícios

Sim / Não

Etapa 3:
PONTOS DE CORTE ESPECÍFICOS DAS CAMADAS/ METAS DE TRATAMENTO

Camada I: Alto Risco
- BMI 85% do percentil para idade/sexo
- BP 90% do percentil para idade/sexo/altura
- Lipídios (mg/dL): LDL C 100
- TG < 90, não HDL-C < 120
- FG < 100 mg/dL HbA1c < 7%

Camada II: Risco Moderado
- BMI 90% do percentil para idade/sexo
- BP 95% do percentil para idade/sexo/altura
- Lipídios (mg/dL): LDL-C 130
- TG < 130, não HDL C < 140
- FG < 100 mg/dL HbA1c < 7%

Etapa 4:
MUDANÇA DE ESTILO DE VIDA

Perda de peso conforme necessário***
CHILD 1*, Atividade Rx**
Mudanças intensas do de estilo de vida

Mudanças intensas do estilo de vida
CHILD 1*, Atividade Rx**
Perda de peso conforme necessário***

MAIS

Etapa 5:
TERAPIA COM DROGAS

Manuseio específico da condição (ver relatório completo)

Se as metas não forem atingidas, considerar medicação por recomendações de diretrizes específicas para o risco

Instruções: Etapa 1: Estratificação de risco por processo de doença (ver relatório completo).
Etapa 2: Avaliar todos os fatores de risco cardiovasculares. Se houver duas comorbidades, mover o paciente Camada II para Camada I para administração subsequente.
Etapa 3: Metas de tratamento específico para a camada / pontos de corte definidos.
Etapa 4: Terapia inicial: para Camada I, administração inicial é: mudança de estilo de vida terapêutico MAIS administração específica da doença (ver relatório completo). Para Camada II, administração inicial é estilo de vida terapêutica, isto é, mudança.
Etapa 5: Para Camada II, se as metas não forem atingidas, considerar recomendações específicas por fator de risco nessas diretrizes.

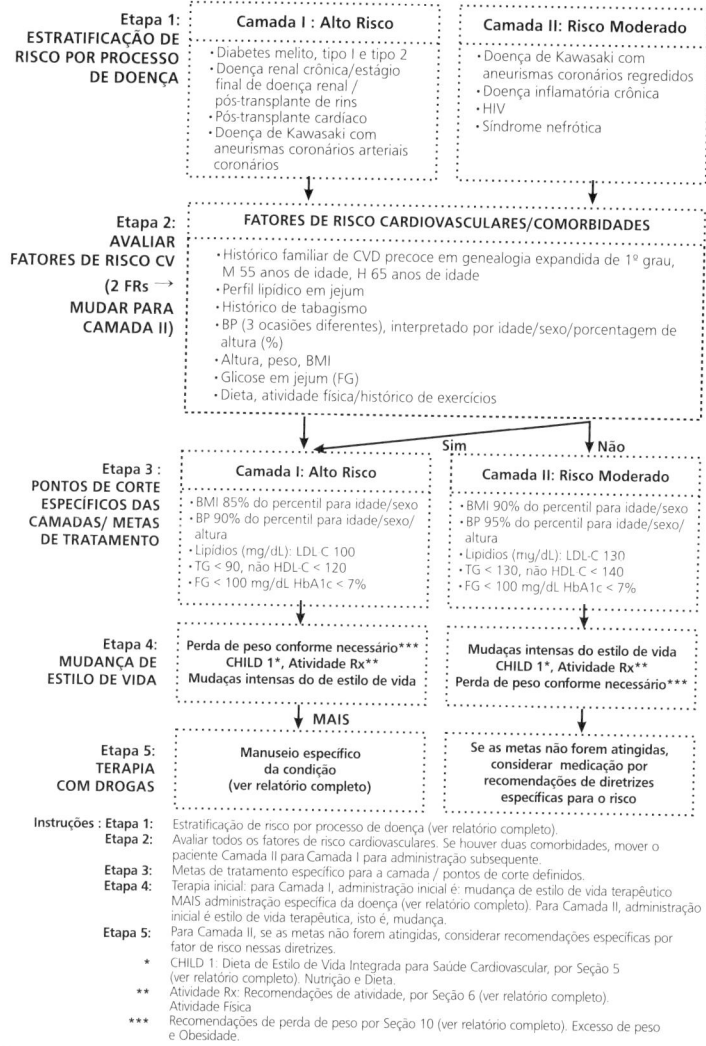

* CHILD 1: Dieta de Estilo de Vida Integrada para Saúde Cardiovascular, por Seção 5 (ver relatório completo). Nutrição e Dieta.
** Atividade Rx: Recomendações de atividade, por Seção 6 (ver relatório completo). Atividade Física
*** Recomendações de perda de peso por Seção 10 (ver relatório completo). Excesso de peso e Obesidade.

Figura 12.1 Estratificação e administração de risco para crianças com condições que predispõem a arterosclerose acelerada e CVD precoce. Fonte: National Heart, Lung and Blood Institute, National Institutes of Health, US Department of Health and Human Services. Ver diretrizes completas e referências em National Heart, Lung and Blood Institute (2012).*The Expert Panel on Integrated Guidelines for Cardiovascular Health and Risk Reduction in Children and Adolescents. Full Report*, NIH Publication No. 12-7486, National Institutes of Health, Bethesda, MD, www.nhlbi.nih.gov.

Diretrizes foram criticadas por valores de corte fixos de lipídios, os quais, dependendo da idade da criança passando pela triagem, identificam não apenas o quartil superior, mas até 75% das crianças como estando sob risco. Expressaram-se preocupações quanto ao número de amostras de sangue necessárias e o potencial para que um grande número de crianças experimentasse "medicalização" de uma questão de saúde preventiva que poderia não se manifestar por décadas.

Uma estratégia de triagem tem sido aconselhar triagem universal, mas restringi-la a crianças entre 9 e 12 anos de idade, uma idade na qual os níveis de lipídios da infância podem se correlacionar melhor com seus valores adultos; níveis de lipídios pós-puberdade tende a ser menor antes de subir novamente para níveis adultos no final da adolescência. Espera-se que os que estão sob risco mais alto, como os que têm hipercolesteromia familiar (FH), possam ser identificados.

Adultos no quartil superior para concentração de lipídios estão sob o risco mais alto de doença cardiovascular. A maioria desses adultos e seus filhos não têm uma desordem de metabolismo de lipídios específica. Suas crianças tendem a ser aquelas com níveis de lipídios no quartil mais alto e "acompanham" percentis semelhantes em seus anos de idade adulta. Triagem e medidas preventivas são desenvolvidas para identificar e melhorar o risco para esses 25% de crianças também.

> *Classificação de Fredrickson (Tipos I-V)*
> Esse sistema descobre cinco grandes fenótipos de hiperlipidemia, porém mais de um genótipo (ou condição adquirida, como diabetes) pode ser associado a um fenótipo em particular. O risco cardiovascular tende a se correlacionar melhor com o genótipo.
>
> Estritamente aplicado, todos os pacientes no quartil superior para TC e LDL-C podem ser classificados como Tipo II, mas, tradicionalmente, a classificação de Fredrickson é usada somente para aqueles com níveis de lipídios mais do que no 98° percentil. Isso não é útil para a maioria das crianças que passaram por triagem em uma clínica geral, mas pode ser útil na administração e no encaminhamento do paciente com uma doença lipídica primária reconhecida. Isso requer uma amostra de sangue em jejum.
> Tipo I (quilomicrons altos),
> Tipo III (VLDL anormal alto), e
> Tipo V (VLDL e quilomicrons altos)
> São raros (menos de 1 em 1 milhão de crianças).
> Tipo II (TC alto, LDL-C alto, ± triglicérides alto) e
> Tipo IV (TC normal, triglicérides altos).
> São mais comuns (1 em 200 a 1 em 100 crianças), mas pacientes Tipo II (que incluem os dois diagnósticos mais comuns encontrados na clínica geral, hiperlipidemia familiar e hiperlipidemia combinada familiar) têm risco de doença cardiovascular significativamente aumentado.

Hiperlipidemia familiar combinada (FCHL)

Esse grupo de doenças pode ser causado por uma de várias mutações nas apolipoproteínas e ainda assim apresentar um fenótipo semelhante. É relativamente comum, com uma em 100-200 crianças afetadas. No entanto, o termo "hiperlipidemia combinada" pode também se referir a formas adquiridas com perfil lipídico semelhante. Ambas as formas têm probabilidade de serem vistas com obesidade.

Hipercolesteromia familiar (FH)

Alguns pacientes que mostram um padrão Tipo II têm hipercolesterolemia familiar causada por um defeito no receptor de LDL; podem ser heterozigotos (TC 250-500 mg/dL) ou, mais raramente, homozigotos (TC 500-1.200 mg/dL).

Embora pacientes FH homozigotos sejam raros (1 em 1 milhão de crianças), heterozigotos não são (1 em cada 500 crianças), e a detecção precoce e intervenção são importantes, visto que o risco de início precoce de doença cardiovascular pode ser altamente reduzido.

Crianças podem se apresentar com xantomas (depósitos nodulares de lipídios na pele ou tendões) arco juvenil (e outros depósitos oculares de lipídios) e aterosclerose difusa.

Essas crianças (incluindo heterozigotos) precisam de encaminhamento a um especialista experiente na administração de dislipidemias, visto que dieta e muitas drogas se mostram com frequência inadequadas. Terapia eficaz requer monitorização cuidadosa e balanceamento dos benefícios potenciais a longo prazo contra os riscos.

Hiperlipidemia primária versus secundária

Causas secundárias de hiperlipidemia que devem ser excluídas incluem o seguinte:

(1) Amostra não em jejum.
(2) Metabólica: falência renal, síndrome nefrótica, anorexia nervosa, erros inatos de metabolismo.
(3) Doenças hepáticas: atresia biliar, hepatite.
(4) Drogas: corticosteroides, contraceptivos hormonais, ácido retinoico, anticonvulsivos.
(5) Doenças endócrinas: diabetes melito, doença da tireoide, gravidez.

Níveis de lipídios no sangue variam com a idade, o sexo, e, em alguma extensão, com a etnia. A etnia pode envolver fatores ambientais (dieta e estilo de vida podem variar entre as culturas) e também fatores genéticos.

Em geral, níveis de lipídios nos últimos anos da adolescência predizem melhor os níveis adultos, mas para crianças mais novas o nível de porcentagem de lipídios se correlaciona melhor com a classificação dos níveis de porcenta-

Tabela 12.1 Níveis de lipídios no sangue em uma amostra de crianças nos Estados Unidos.

Lipídios	Idade (anos)	Homens (porcentagens)					Mulheres (porcentagens)				
		5	25	50	75	95	5	25	50	75	95
TC	0-4	114	137	151	171	203	112	139	156	172	200
	5-9	121	143	159	175	203	126	146	163	179	205
	10-14	119	140	155	173	202	124	144	158	174	201
	15-19	113	132	146	165	197	120	139	154	171	200
	20-24	124	146	165	186	218	122	143	160	182	216
LDL-C	0-4										
	5-9	63	80	90	103	129	68	88	98	115	140
	10-14	64	81	94	109	132	68	81	94	110	136
	15-19	62	80	93	109	130	60	78	93	110	135
	20-24	66	85	101	118	147	–	80	98	113	–
HDL-C	0-4										
	5-9	38	49	54	63	74	36	47	52	61	73
	10-14	37	46	55	61	74	37	45	52	58	70
	15-19	30	39	46	52	63	35	43	51	61	73
	20-24	30	38	45	51	63	–	43	50	60	–
TG	0-4	29	40	51	67	99	34	45	59	77	112
	5-9	30	40	51	65	101	32	44	55	71	105
	10-14	32	45	59	78	125	37	54	70	90	131
	15-19	37	54	69	91	148	39	52	66	84	124
	20-24	44	63	86	119	201	36	51	64	84	131

TC, colesterol total; LDL-C, colesterol – lipoproteínas de baixa densidade; HDL-C, colesterol – lipoproteínas de alta densidade; TG, triglicérides.
Valores lipídicos no plasma são expressos como mg/dL e são baseados em uma amostra de homens e mulheres brancos (não tomando hormônios contraceptivos). Valores para homens e mulheres negros (não mostrados) foram baseados em um grupo de amostra menor, mas tendiam a ser 5% mais altos para TC no grupo de idade de 0-9 anos.
Para TC, LDL-C, e HDL-C, converter de mg/dL para mmol/dL; multiplicar mg/dL por 0,0259.
Para TG, converter de mg/dL para mmol/dL; multiplicar mg/dL por 0,0113.
Dados do National Heart, Lung, and Blood Institute (1980). *The Lipid Research Clinics Population Studies Data Book*, Vol. I, NIH Publication 80-1527, National Institutes of Health, Bethesda, MD.

gem dos adultos. Os valores por idade e sexo estão apresentados na Tabela 12.1. Valores aceitáveis de lipídios foram apresentados nas Diretrizes da NHLBI de 2012 (Tabela 12.2 e Tabela 12.3). Níveis de lipídios sozinhos não preveem com perfeição doença arterial coronariana futura.

Para uma criança identificada com uma anormalidade lipídica, três níveis de cuidados podem ser aconselháveis: cuidados primários, encaminhamento e/ou coadministração com um especialista em lipídios.

Em geral, crianças saudáveis com histórico familiar de doença na artéria coronária e/ou valores LDL-C no quartil superior devem ser aconselhadas e acompanhadas por seu provedor de cuidados principal.

Tabela 12.2 Concentrações aceitáveis, limítrofes-altas, e altas de lipídeos, lipoproteínas e apolipoproteínas no plasma (mg/dL) para crianças e adolescentes[a]

Categoria	Aceitável	Limítrofe-alta	Alta[b]
TC	< 170	170-199	≥ 200
LDL-C	< 110	110-129	≥ 130
Não HDL-C	< 120	120-144	≥ 145
ApoB	< 90	90-109	> 110
TG:			
0-9 anos	< 75	75-99	≥ 100
10-19 anos	< 90	90-129	≥ 130
Categoria	**Aceitável**	**Limítrofe-baixa**	**Baixa[b]**
HDL-C	> 45	40-45	< 40
ApoA-1	> 120	115-120	< 115

Os valores dados são em mg/dL. Para converter para unidades SI, dividir os resultados para o colesterol total (TC), colesterol–lipoproteínas de baixa densidade (LDL-C), colesterol–lipoproteínas de alta densidade (HDL-C) e não HDL-C por 38,6, para triglicérides (TG), dividir por 88,6.
[a]Valores para lipídios no plasma e níveis de lipoproteínas são do National Cholesterol Education Program (NCEP) Expert Panel on Cholesterol Level in Children. Os valores de não HDL-C do Bogalusa Heart Study são equivalentes aos pontos de corte do NCEP Pediatric Panel para LDL-C. Valores para plasma ApoB e ApoA-1 são da National Health and Nutrition Examination Survey III.
[b]Os pontos de corte para alto e limítrofe-alto representam aproximadamente o 95° e 75° percentis, respectivamente. Pontos de corte baixo para HDL-C e apoA-1 representam aproximadamente o 10° percentil.
Fonte: National Heart, Lung and Blood Institute, National Institutes of Health, US Department of Health and Human Services.
Referências totais estão disponíveis em National Heart, Lung and Blood Institute (2012). *The Expert Panel on Integrated Guidelines for Cardiovascular Health and Risk Reduction in Children and Adolescents, Full Report.* NIH Publication No. 12-7486, National Institutes of Health, Bethesda, MD; www.nhlbi.nih.gov.

Tabela 12.3 Pontos de corte recomendados para níveis de lipídios e lipoproteínas (mg/dL) em adultos jovens[a].

Categoria	Aceitável	Limítrofe-alta	Alta
TC	< 190	190-224	≥ 225
LDL-C	< 120	120-159	≥ 160
Não HDL-C	< 150	150-189	≥ 190
TG	< 115	115-149	≥ 150

Categoria	Aceitável	Limítrofe-baixa	Baixa
HDL-C	> 45	40-44	< 40

Os valores dados são em mg/dL. Para converter para unidades SI, dividir os resultados para o colesterol total (TC), colesterol–lipoproteínas de baixa densidade (LDL-C), colesterol–lipoproteínas de alta densidade (HDL-C) e não HDL-C por 38,6, para triglicérides (TG), dividir por 88,6.
[a]Os valores fornecidos são do *Lipid Research Clinic Prevalence Study*. Os pontos de corte para TC, LDL-C, e não HDL-C representam o 95° percentil para sujeitos com idade entre 20-24 anos e não são idênticos aos pontos de corte usados no mais recente *National Cholesterol Education Program's Adult Treatment Panel III*, que são derivados de dados combinados de adultos de todas as idades. Os pontos de corte específicos de idade dados aqui são fornecidos por prestadores de cuidados pediátricos para usar na administração desse grupo de idade de adultos jovens. Para valores limítrofes-altos para TC, LDL-C e não HDL-C são entre os 75° e 94° percentis, enquanto os valores aceitáveis são < 75° percentil. O ponto de corte alto de TC representa aproximadamente o 90° percentil, com limítrofe-alto entre o 75° e o 89° percentis; o aceitável é < 75° percentil. O ponto de corte de baixo HDL-C representa aproximadamente o 25° percentil, com limítrofe baixo entre o 26° e o 50° percentis; o aceitável é > 50° percentil.
Fonte: National Heart, Lung and Blood Institute. National Institutes of Health, US Department of Health and Human Services.
Referências totais estão disponíveis em National Heart, Lung and Blood Institute (2012). *The Expert Panel on Integrated Guidelines for Cardiovascular Health and Risk Reduction in Children and Adolescents, Full Report.* NIH Publication No. 12-7486, National Institutes of Health, Bethesda, MD; www.nhlbi.nih.gov.

Crianças com causas secundárias de hiperlipidemia (p. ex., diabetes, síndrome nefrótica) podem ser acompanhas conjuntamente por outros subespecialistas (p. ex., endocrinologista pediátrico, nefrologista) e geralmente não requerem avaliação posterior por um especialista em dislipidemia.

Crianças com hipercolesteromia familiar (FH) heterozigótica podem ser tratadas conjuntamente. As raras crianças com FH homozigótica ou outra doença lipídica rara requerem terapia intensiva com um especialista em lipídios que trabalhe com nutricionistas especializados no tratamento de hiperlipidemia primária. Os pilares da terapia são dieta e, para crianças selecionadas, terapia com drogas.

Dieta, embora simples no conceito, permanece difícil de executar, requer um alto nível de motivação e cooperação da família e da criança, e geralmente representa um compromisso considerável no aconselhamento. Um nutricionista profissional é útil, mas é um recurso não geralmente disponível para um fornecedor de cuidados primário.

Várias dietas foram advogadas como intervenções para crianças com hiperlipidemia primária, e têm características comuns, principalmente a proporção de calorias diárias vindas de gordura (Tabela 12.4).

A Dieta de Estilo de Vida Integrada para Saúde Cardiovascular (CHILD1) é usada para crianças cujo LDL-C é limítrofe ou alta, com a meta de reduzir o LDL-C até uma gama aceitável.

Como próxima etapa, podem ser usadas duas dietas CHILD 2 diferentes que sejam semelhantes à dieta CHILD 1, exceto pelo fato de que os níveis de gordura saturada e colesterol menores, e por terem como alvo triglicérides elevados, reposição de açúcares simples com carboidratos complexos (Tabela 12.4).

Uma avaliação detalhada por um especialista treinado, como um nutricionista, é necessária; a dieta deve ser cuidadosamente monitorada para garantir ingestão adequada de nutrientes.

Tabela 12.4 Dieta de estilo de vida integrada para saúde cardiovascular (CHILD)

CHILD 1 (para crianças com LDL-C elevado)

- Gordura total 25-30% das kcal diárias/EER.
- Gordura saturada 8-10% das kcal diárias/EER.
- Evitar gorduras *trans*.
- Gordura monossaturada e polinssaturada até 20% das kcal diárias/EER.
- Colesterol < 300 mg/dia.

CHILD 2 – LDL (para crianças com LDL-C elevado, fatores de risco adicionais ou não responsivos a CHILD 1).

- Gordura saturada < 7% das kcal diárias/EER.
- Colesterol < 200 mg/dia.

CHILD 2 TG (para crianças com TG elevado)

- Mesmo de CHILD 2, mas substituir açúcares simples por carboidratos complexos.

EER, necessidade energética (diária) estimada.
Muitas características são semelhantes às Dietas das Etapas 1 e 2 da American Heart Association, e às dietas do National Cholesterol Education Program (NCEP) Pediatric Panel. Especificidades das dietas CHILD 1 e 2, e informações detalhadas com relação às suas indicações e uso estão disponíveis no National Heart, Lung, and Blood Institute (2012) *The Expert Panel on Integrated Guidelines for Cardiovascular Health and Risk Reduction in Children and Adolescents, Full Report*, NIH Publication No. 12-7486, National Institutes of Health, Bethesda, MD, www.nhlbi.nih.gov.

Terapia com drogas é inadequada para a maioria das crianças com hiperlipidemia, visto que a maioria responde à dieta. Quando as drogas são indicadas, elas são mais eficazes em combinação com terapia com dieta.

(1) Agentes de fixação de bile, como colestiramina, evitam reciclagem enterohepática de ácidos biliares, levando assim à conversão aumentada de sangue e colesterol hepáticos em ácidos biliares.

Embora relativamente seguro com poucos efeitos colaterais, eles geralmente não são necessários se puder ser atingida conformidade dietética. Eles são úteis para crianças com FH e na administração de algumas hiperlipidemia secundárias. Os efeitos colaterais incluem sintomas gastrointestinais.

(2) Ácido nicotínico (niacina) diminui os níveis de lipídios por qualquer mecanismo desconhecido. Tem efeitos colaterais desagradáveis, incluindo vasodilatação, toxicidade hepática e hiperuricemia, e é geralmente revertido para crianças com FH homozigoto.

(3) Inibidores de redutase 3-hidroxi-3-methyl-glutaril-coenzimaA (HMG-CoA) ("estatinas") resultam em baixos níveis de colesterol nos hepatócitos. Essa diminuição causa um aumento na recepção de LDL nas células hepáticas para ingestão de LDL-C pelo fígado. Níveis de sangue de TC, LDL-C e triglicérides diminuem, HDL-C aumentam.

Embora as estatinas tenham se tornado drogas de primeira linha para adultos, seu uso recomendado em crianças (exceto naquelas com doenças como FH, em consulta com um especialista em lipídios) permanece controverso. Efeitos colaterais incluem músculos esqueléticos, hepáticos e toxicidade gastrointestinal.

Outras drogas comumente usadas em adultos têm tido uso crescente em crianças, geralmente naquelas com formas graves de hiperlipidemia. Essas drogas incluem fibratos, que diminuem os TG (ao acelerar a limpeza enzimática de partículas ricas em triglicérides) e elevar o HDL, e ezetimiba, um inibidor molecular de absorção de colesterol no intestino delgado.

Tratamentos não farmacológicos incluem transplante de células-tronco (medula óssea) para as raras crianças com erros metabólicos, como FH homozigoto.

Obesidade

Mecanismo de efeito cardiovascular e definições de obesidade. Obesidade está fortemente associada à doença cardiovascular. É multifatorial: estima-se que 30% dos casos sejam genéticos e 70% sejam de fatores ambientais que são modificáveis. Esses fatores podem agir por intermédio de múltiplos mecanismos interrelacionados, incluindo hiperlipidemia, hipertensão, massa ventricular esquerda aumentada, diabetes e resistência à insulina, e apneia do sono obstrutiva (OSA), que pode causar resistência pulmonar aumentada e anormalidades no coração direito.

Obesidade é a presença de excesso de gordura no corpo, geralmente expressada como uma proporção de massa corporal total. Assim como a hiperlipidemia, a definição de obesidade é de certa forma arbitrária e depende da população de "normais". Embora controversa, a definição comumente utilizada do termo sobrepeso em crianças é uma proporção de gordura corporal maior do que o 85° percentil, o termo obesidade é reservado para aqueles acima do 95° percentil.

12. Estilo de vida saudável e prevenção de doença cardíaca...

Comparando crianças dos anos 1990 com crianças estudadas nos anos 1960, o número de crianças "obesas" dobrou.

Técnicas para avaliar a obesidade incluem índices de peso ou massa comparados com alguma referência, como altura, e também várias medidas da proporção de massa corporal que é composta de gordura. Índices, como IMC, embora rápidos e simples de determinar, não expressam de forma confiável a adiposidade, especialmente em crianças com massa corporal magra que estão nos percentis mais altos por idade.

O Índice de Massa Corporal (BMI ou Índice de Quetelet) é com mais frequência usada em adultos. Valores normais são publicados para crianças.

$$BMI = \text{peso em quilogramas}/(\text{altura em metros})^2$$

Ou

$$BMI = \text{peso em libras} \times 705/(\text{altura em polegadas})^2$$

Para adultos, o sobrepeso é definido como BMI ≥ 25 kg/m^2, e obesidade como BMI ≥ 30 kg/m^2.

Observe que nesse índice, o denominador *não* representa a área de superfície corporal.

Peso ideal para altura

Isso pode ser calculado de um gráfico de crescimento padrão mostrando tanto a altura quanto o peso por idade.

Ignore a idade verdadeira da criança, coloque a altura verdadeira da criança ao longo da linha de 50° percentil, então encontre o "peso ideal" ao longo do 50° percentil para a idade correspondendo ao peso lançado (desenhe uma linha perpendicular da altura para a curva de peso para encontrar o "peso ideal").

Várias medidas da proporção de massa corporal consistindo de gordura podem ser determinadas. Variando com a idade e o sexo, pode ser até 25% em bebês normais. A mensuração da espessura das dobras de pele do tríceps e a impedância bioelétrica são métodos comumente utilizados; eles são mais difíceis de executar, requerem equipamentos especiais e/ou treinamento, e têm reprodutibilidade limitada.

Observação clínica da gordura do corpo e biótipo do paciente também são importantes para interpretar as mensurações de obesidade.

Administração. A administração de crianças com sobrepeso e obesas se tornou uma prioridade importante na medicina preventiva, por causa da predominância crescente de obesidade em sociedades desenvolvidas. Intervenção eficaz permanece desafiadora, parcialmente por causa da dificuldade em mudar os fatores sociais fortes que influenciam o sobrepeso e a obesidade em pacientes individuais.

Embora as definições de sobrepeso e obesidade sejam em certa extensão arbitrárias, deve-se evitar classificar como obesa qualquer criança grande para a idade com massa corporal magra alta que pareça não obesa.

Causas hormonais e genéticas raras (p. ex., síndrome de Klinefelter, hipotireoidismo) devem ser excluídas. Isso pode ser feito clinicamente, visto que a maioria das crianças afetadas será baixa (altura ≤ 5° percentil) e há outras pistas típicas para diagnóstico.

Atividade física aumentada em vez de intervenção dietética direta é a terapia primária para obesidade simples. Isso é mais eficaz quando o paciente tem tempo prescrito para brincadeiras não estruturadas ao ar livre, longe da televisão e outras atividades sedentárias. Isso pode funcionar ao (1) aumentar o gasto de energia, (2) diminuir a ingestão calórica total (presumivelmente porque a criança está gastando menos tempo próxima à comida) e (3) alterar o tipo de alimento ingerido (p. ex., porcentagem mais baixa de calorias de gordura) por um mecanismo desconhecido.

Crianças morbidamente obesas ou aquelas que são refratárias a técnicas de administração simples se beneficiam de uma abordagem de equipe intensiva e requerem encaminhamento a um especialista em obesidade pediátrica.

Nutrição

Nutrição é um fator de risco independente para doença cardiovascular por meio de mecanismos múltiplos, a maioria dos quais está interrelacionada com outros fatores de risco, como hiperlipidemia e obesidade.

Em geral, o risco aumenta com uma dieta rica em calorias totais, gordura total, gordura saturada e sal, e baixa em fibras, carboidratos complexos, antioxidantes e certas vitaminas.

Diretrizes de senso comum para melhorar a dieta incluem comer uma ampla variedade de alimentos, aumentando a proporção de grãos integrais, frutas e vegetais, e reduzir a ingestão total de verduras, gordura saturada, açúcares simples e sal.

Alguns nutrientes específicos têm sido associados a risco aumentado de doença cardiovascular, notavelmente consumo aumentado na dieta de ácidos graxos *trans*. Esses ácidos graxos são quimicamente diferentes de ácidos graxos *cis*, levando a moléculas mais retas e mais firmes quando são incorporados a estruturas celulares como membranas.

Exercícios

Mesmo exercícios de intensidade moderada, se realizados regularmente, exercem um efeito protetor benéfico contra doença cardiovascular que se manifesta na idade adulta. Seu efeito é mediado da diminuição da pressão sanguínea, menos risco de obesidade e diabetes, e perfil lipídico mais favorável (particularmente HDL-C aumentado). Exercícios podem conferir um benefício direto ao endotélio, um tecido responsivo a mudanças mecânicas, como fluxo sanguíneo aumentado e pressão. Crianças que praticam atividades físicas regulares têm mais probabilidade de permanecer ativas quando adultas.

Exercícios leves e moderadamente intensos têm poucos riscos. Os riscos de atividade física mais intensa, particularmente participação em esportes competitivos, foram estudados com relação a morte súbita de atletas jovens, que estima-se que ocorram a uma taxa de 1 em 300.000 para 1 em 100.000 a cada ano. Aproximadamente metade das mortes de atletas resulta de trauma, infecção ou doença cardíaca, e a outra metade desse grupo tem condição médicas preexistentes, como asma ou doença cardíaca não reconhecida.

Avaliação de pré-participação em esportes
Esse exame é elaborado para identificar atletas jovens que podem estar sob risco de morte com exercícios intensos. Várias diretrizes de triagem foram propostas. Doenças cardíacas que causam morte súbita incluem cardiomiopatia hipertrófica e anomalias na artéria coronária, que juntas são responsáveis por mais de 50% dos casos. Outras causas raras (p. ex., miocardite e displasia ventricular direita arritmogênica) são difíceis de diagnosticar. Infelizmente, nem todos os pacientes sob risco podem ser identificados por testes de triagem. Recomendações nos EUA e europeias incluem os elementos de triagem delineados na Tabela 12.5.

Tabela 12.5 Triagem de pré-participação de atletas de competição

Item	AHA (2007)	ESC (2005) e IOC (2009)
Histórico	Dor no peito, por esforço	Dor no peito, por esforço
	Síncope, por esforço	Síncope, por esforço
	Dispneia/fadiga, por esforço	Dispneia/fadiga, por esforço
	Sopro	Sopro
	Pressão sanguínea elevada	Hipertensão
		Convulsão
		Epilepsia
		Asma (5 perguntas)
		Colesterol alto
		Já foi aconselhado a desistir dos esportes
		Coração acelerado/palpitações
		Arritmia
		Tontura, por esforço
		Qualquer outro histórico de problemas cardíacos
		Infecção viral grave recente
		Alergias
		Medicação (atual e 2 últimos anos)

(Continua)

Tabela 12.5 *(Cont.)*

Item	AHA (2007)	ESC (2005) e IOC (2009)
Histórico familiar	Morte prematura < 50 anos de idade	Qualquer um com < 50 anos de idade
	Incapacidade cardíaca com < 50 anos de idade	• Morte súbita inesperada • Desmaios recorrentes • Convulsões não explicadas • Sufocação não explicada • Acidente de carro não explicado • Transplante cardíaco • Marca-passo ou desfibrilador • Tratado para batimento cardíaco irregular • Cirurgia cardíaca
	Doenças específicas herdadas	Síndrome de Marfan
Exame físico	Sopro	SIDS, morte no berço
		Sopro (≥ 2/6 sistólico ou qualquer diastólico)
		Clique sistólico
		S_2 anormal
		Frequência e ritmo
	Pulsos femorais (coarctação)	Pulsos radiais e femorais
	Estigma de Marfan	Estigma de Marfan
	Pressão sanguínea no braço	Pressão sanguínea
Exame laboratorial	–	Eletrocardiograma (inversão de onda-T anormal, depressão do segmento ST, ondas Q patológicas, aumento atrial esquerdo, desvio do eixo QRS, hipertrofia ventricular direita, bloqueio completo do feixe de ramos, QT longa ou curta, descobertas de Brugada, ou arritmia ventricular)

AHA, Associação Americana de Cardiologia; ESC, Sociedade Europeia de Cardiologia; IOC, Comitê Olímpico Internacional; SIDS, Síndrome da Morte Súbita Infantil.
Os itens referem-se à triagem apenas; em seguida a uma avaliação de triagem positiva, estudos laboratoriais adicionais (p. ex., eletrocardiograma, testes de exercícios) podem ser indicados sob ambos os conjuntos de recomendações.
Fontes: AHA (2007): Maron, B.J., Thompsom, P.D., Ackerman, M.J. *et al.* (2007). Recommendations and considerations related to preparticipation screening for cardiovascular abnormalities in competitive athletes: atualização de 2007. A scientific statement from the American College of Cardiology Foundation.*Circulation*, **115** (12), 1643-1655, www.heart.org.

ESC (2005): Corrado, D., Pelliccia, A. Bjørnstad, H.H., et. al. (2005), cardiovascular pré-participation screening of Young competitive athletes for prevention of sudden death: proposal for a common European protocol. Consensus Statement of the Study Group of Sport Cardiology of the Working Groups of Cardiac Rehabilitation and Exercise Physiology and the Working Group of Myocardial and Pericardial Diseases of the European Society of Cardiology: *Eur Heart J.*, **26** (5), 516-524.

IOC (2009) International Olympic Committee (2009) *The International Olympic Committee (IOC) Consensus Statement on Periodic Health Evaluation of Elite Athletes*, www.olympic.org/Documents/Reports/EN/en_report_1848.pdf.

Estudos de laboratório não são aceitos como ferramentas de triagem universal, mas o eletrocardiograma de 12 derivações foi proposto, visto que 95% dos pacientes com cardiomiopatia hipertrófica terão um eletrocardiograma (ECG) anormal. O ECG é com frequência anormal em anomalias da artéria coronária, e é o meio mais eficaz de fazer triagem para síndrome de ondas QT longas (LQTS) e a síndrome de Wollf-Parkinson-White. Pelo fato de o ECG não ser muito específico e requerer uma interpretação de acordo com a idade, muitas crianças normais podem enfrentar encaminhamento desnecessário para ECGs "limítrofes".

Outros fatores de risco para doença aterosclerótica adquirida

Histórico familiar e sexo. A genética determina o risco futuro individual de uma criança para doença cardiovascular manifestada na idade adulta de forma importante, mas variável. Mesmo quando fatores familiares (como hiperlipidemia) não podem ser identificados, o histórico familiar permanece um fator de risco independente que não pode ser modificado. Com maior compreensão do metabolismo de lipídios e função endotelial, muitos desses pacientes podem se tornar candidatos à terapia para diminuir seu risco. Mulheres na pré-menopausa são relativamente protegidas de doença aterosclerótica, quando todos os outros fatores de risco são iguais.

Diabetes. Diabetes juvenil e diabetes de início da idade adulta são grandes fatores de risco independentes para doença cardiovascular em adultos, visto que danificam o endotélio por hiperglicemia e glicosilação e, menos diretamente, via hiperlipidemia, hipertensão e neuropatia autonômica, que podem piorar o sistema microvascular.

Resistência à insulina é um espectro de desarranjos metabólicos (diabetes tipo 2 está em um extremo), incluindo hiperinsulinemia, que estão relacionados com a obesidade, inatividade e idade avançada, e estão associados a um risco maior de aterosclerose na artéria coronariana.

Raramente, adultos jovens e adolescentes podem ter angina e outros sintomas de insuficiência arterial coronariana, mas sem artérias coronárias proximais estreitadas – a chamada síndrome X. Essa condição pode representar uma anormalidade do leito microvascular coronariano e está associada à resistência à insulina.

Hipertensão sistêmica. Esse é um fator de risco para doença cardiovascular manifestada na idade adulta, e crianças com histórico familiar forte de hipertensão essencial tendem a "ter o rastro" na idade adulta com pressão sanguínea mais alta com relação aos seus colegas da mesma idade. Alguns outros fatores de risco, como obesidade e dislipidemia, geralmente se associam à hipertensão essencial, levando à especulação de que um grupo de genes anormais é responsável.

Doença renal. Doença renal crônica e em estágio terminal está associada a início precoce de doença arterial coronariana, provavelmente devido a mecanismos múltiplos, incluindo hipertensão sistêmica, metabolismo de lipídios e cálcio anormais, homocisteína elevada, e os efeitos de inflamação e uremia na função endotelial. Calcificação de tecidos moles, incluindo artérias coronárias, pode se desenvolver em crianças com doença renal crônica, especialmente aquelas que estão em diálise.

Homocisteína e estados hipercoaguláveis. Níveis altos no sangue desse aminoácido estão associados à aterosclerose e a um estado hipercoagulável. A observação foi feita pela primeira vez em crianças homocisteinúricas, indivíduos raros com um erro metabólico inato. Para a maioria dos indivíduos, ingestão adequada na dieta de folatos e outras vitaminas podem diminuir os níveis de homocisteína.

Transplante cardíaco. Uma forma difusa de estreitamento da artéria coronária ocorre na maioria das crianças e adultos em seguida a um transplante, e pode ser devida principalmente a rejeição crônica de baixo grau. Em pelo menos um terço das crianças é um grande fator na morte ou na necessidade de transplante. Embora a patologia da vasculopatia do transplante difira da do ateroma, modificadores de fatores de risco tradicionais, como hipertensão sistêmica e lipídios, foram propostos como meio de melhorar o resultado para esses pacientes.

Abuso de substâncias. Além do tabagismo, consumo excessivo de álcool pode afetar de forma adversa outros fatores de risco, mas, também, tem um efeito tóxico direto no miocárdio, o que pode resultar em cardiomiopatia dilatada. Cocaína e drogas ilícitas semelhantes estão associadas à isquemia miocárdica aguda e morte súbita. Esteroides anabólicos podem resultar em hipertensão sistêmica e dislipidemia.

Doença dentária e infecção bacteriana. Doença dentária e infecção bacteriana são fatores especulativos na gênese do ateroma, presumivelmente por lesão direta (infecção) ou indireta (toxina ou inflamatória) ao endotélio.

PROBLEMAS PARA CRIANÇAS E ADULTOS JOVENS COM DOENÇA CARDÍACA

Considerações gerais

Quase todos os problemas de saúde discutidos anteriormente também se aplicam a crianças e a jovens adultos com doença cardíaca congênita ou adquirida, e em algumas, como crianças com anormalidades na artéria coronária, como doença de Kawasaki, essas questões preventivas se tornam ainda mais importantes.

Cuidados ideais para crianças com doença cardíaca congênita acarretam atenção para o efeito da doença no crescimento comportamental, psicológico e intelectual da criança e na família. Outras considerações incluem a definição adequada da doença e administração médica e cirúrgica. Na era atual de diagnósticos e procedimentos cirúrgicos sofisticados, os fatores psicológicos comuns da doença crônica são com frequência negligenciados.

Alguns pacientes são submetidos a procedimentos operatórios caros e extensivos para corrigir suas malformações cardíacas, mas sofrem do efeito "incapacitante" dos problemas emocionais graves comuns a muitas crianças com doença crônica. Por causa de um sopro ou doença cardíaca, muitos problemas potenciais podem se desenvolver na família. O médico deve tornar o reconhecimento desses problemas de máxima importância.

Na visita inicial, em seguida à revisão das descobertas clínicas e laboratoriais com os pais, o paciente deve receber ampla oportunidade de expressar seus sentimentos e fazer perguntas. Ouvi-las e tranquilizar os pacientes é sensato. Um sentimento de culpa, embora raramente expressado, está com frequência presente. Muitos pais são ajudados pelo médico que, quando explicando anomalias cardíacas, destaca que, exceto em casos raros, a comunidade médica pouco sabe da etiologia da condição. Deve-se dizer aos pais que a malformação de sua criança não foi o resultado de algo que eles fizeram errado ou não fizeram corretamente.

Muitos pais, por causa do sentimento de culpa ou simpatia, assumem uma atitude superprotetora e solícita com relação à criança com anormalidades cardíacas; em parte, isso pode ser alimentado pelas atitudes do médico. A menos que haja contraindicações, a criança deve ser tratada da mesma forma que seus irmãos ou colegas nas atividades, responsabilidades e disciplina. A criança deve participar o mais completamente possível das atividades da família. A vida familiar não deve se centrar no paciente cardíaco. Salientando as necessidades emocionais de outras crianças na família também é importante. Sempre que possível, a criança afetada deve frequentar escola regular. Avós em particular devem ser advertidos quanto aos perigos de uma abordagem excessivamente simpática ou solícita.

Em suma, a criança deve ser tratada como outras crianças tanto quanto possível.

Aconselhamento familiar

Isso envolve consideração do tipo e da gravidade da doença cardíaca materna, o risco para a mãe e para o feto, e a recorrência do risco na descendência.

Tanto o risco materno quanto o fetal dependem amplamente do tipo de desordem cardíaca em geral; para mulheres com malformações congênitas bem reparadas com hemodinâmica normal ou próxima ao normal, o risco na gravidez é semelhante ao de mulheres não afetadas.

Doenças que conferem o risco mais alto de morte materna e fetal incluem síndrome de Marfan, cardiomiopatia grave dilatada, doença obstrutiva vascular pulmonar ou hipertensão pulmonar primária e malformações não reparadas graves (p. ex., obstrução do trato do fluxo de saída ventricular esquerdo grave), especialmente aquelas com cianose grave e policitemia.

Medicações cardiovasculares maternas (p. ex., certas terapias antiarrítmicas e antitrombóticas) pode conferir alto risco ao feto.

Questões reprodutivas e gravidez

Questões reprodutivas, incluindo gravidez, risco de recorrência e contracepção, são questões preocupantes para jovens com doença cardíaca adquirida ou congênita. Uma paciente adolescente que se apresenta com uma gravidez não planejada e não pretendida pode ser desafiadora, particularmente se não houve consultas médicas regulares, e a gravidez foi descoberta com condição cardíaca se agravando independente dessa. Tais mudanças cardíacas adversas que geralmente necessitariam de intervenção com cateter ou uma operação podem apresentar um problema durante a gravidez, ou tais tratamentos podem ser impossíveis até depois do parto.

Riscos maternos. A gravidez pode aumentar o risco tanto para a mãe quanto para o feto, com o risco dependendo do tipo de condição cardíaca e do estado funcional da paciente. Em geral, o risco mais alto de mortalidade materna durante (e exatamente em seguida) à gravidez está associado à hipertensão pulmonar materna e/ou fisiologia de Eisenmenger. A hipertensão pulmonar pode aumentar durante a gravidez, mas, talvez mais importante ainda, a resistência vascular sistêmica cai durante a gravidez. Se um desvio estiver presente, então o grau de desvio direita-para-esquerda pode aumentar, a cianose se aprofundar, e o estado clínico da mãe pode piorar, ou pode ocorrer morte súbita. Outras mudanças fisiológicas durante a gravidez incluem débito cardíaco aumentado. Em pacientes com reserva limitada de débito cardíaco, como cardiomiopatia, hipertensão pulmonar ou lesões obstrutivas graves (geralmente coração esquerdo), a demanda por débito cardíaco aumentado acompanhando a gravidez pode ser superior ao suprimento disponível. O risco materno também é alto na síndrome de Marfan, quando a aorta é maior do que 40 mm de diâmetro, ou em pacientes com síndrome de Turner que atingiram a gravidez através de doação de óvulos, suporte hormonal, e outras tecnologias reprodutivas.

Níveis intermediários de risco materno acompanham as gestações nas quais a mãe tem doença cardíaca congênita cianótica irreparável, lesões simples ventriculares atenuadas (após Fontan ou anastomoses cavopulmonares totais), lesões obstrutivas moderadamente graves no coração esquerdo, hipertensão sistêmica relacionada com coarctação, arritmia significativa, ou a necessidade de anticoagulação.

O risco materno mais baixo existe em mulheres jovens com reparo bem-sucedido de um desvio esquerda-para-direita ou que têm um desvio pequeno hemodinamicamente insignificante, uma leve lesão obstrutiva, e em seguida ao reparo de uma doença cardíaca cianótica. Essas mães inicialmente têm o mesmo risco médico que mulheres sem doença cardíaca congênita.

No entanto, o risco de recorrência de que malformação cardíaca congênita ou outra doença cardíaca ocorra na prole pode ser ainda mais alto, e é discutido em outros capítulos e com relação a malformações e condições cardíacas específicas, como síndrome de Marfan. Em geral, há relativamente poucas lesões cardíacas que alterem a administração médica de uma gravidez. Certas lesões podem alterar a conduta do parto ou exigir que o parto seja planejado em um centro capaz de fornecer cirurgia cardíaca congênita ou intervenção tempo hábil, em vez de transferir o recém-nascido do hospital onde ocorreu o parto. Ecocardiografia fetal oferece promessa para um pai expectante com doença cardíaca congênita; embora não tenha perfeita sensibilidade e especificidade, pode ser útil no diagnostico pré-natal de condições cardíacas e permitir preparo adequado de recursos para cuidado neonatal.

Riscos fetais. Os níveis mais altos de risco para morte fetal ou parto muito prematuro ocorrem em gravidezes de mães que necessitam de anticoagulação (como para válvulas protéticas) com malformações cardíacas cianóticas não reparadas, ou com classe funcional ruim (incluindo mulheres com cardiomiopatia ou hipertensão pulmonar). Obviamente, o risco de morte fetal vai lado a lado com o risco de morte materna, durante o início e o meio da gestação.

Contracepção e planejamento da gestação. A contracepção pode ser considerada a partir de duas perspectivas, reversível e irreversível. Para tipos comuns de formas reversíveis, como contracepção hormonal, o risco primário é o aumento potencial de trombogenicidade com preparações contendo estrogênio. Opções com baixo estrogênio ou livres de estrogênios estão disponíveis. Para mulheres com as condições cardíacas de mais alto risco, quando o risco na gravidez for muito mais alto do que para cirurgia contraceptiva, a preocupação principal é a chance de engravidar enquanto estiver usando o contraceptivo. Nessas circunstâncias, métodos irreversíveis de contracepção são geralmente aconselhados. Isso pode incluir ligação cirúrgica *versus* laparoscópica das trompas de Falópio, ou métodos alternativos como ablação endoscópica do tubo.

Uma mulher jovem apresentando-se com uma gravidez não planejada e um problema cardíaco materno de alto risco é muito desafiador, e a administração deve ser individualizada. Embora seja com frequência aconselhável o término da gravidez, há um risco considerável, particularmente no segundo ou terceiro trimestres. Quando o término da gravidez é uma opção, seu risco deve ser pesado contra aqueles de continuar a gravidez.

Para adultos jovens contemplando uma gravidez planejada, uma abordagem razoável envolve uma reavaliação cardíaca pré-concepção para planejar intervenção cardíaca materna, se indicado. O risco de recorrência potencial de doença cardíaca congênita (CHD), a avaliação por ecocardiografia fetal e o acompanhamento materno por especialistas em gravidez de alto risco são discutidos.

Risco de recorrência

O risco de recorrência varia com a lesão e mesmo com qual dos pais é afetado. Em geral, CHD materna tem mais probabilidade do que CHD paterna de recorrer na prole; Algumas lesões, como defeito ventricular septal (VSD) e defeito atrial septal (ASD), têm um risco de recorrência relativamente baixo, exceto em famílias onde múltiplos membros são afetados apesar da ausência de uma síndrome reconhecível. Lesões obstrutivas no coração esquerdo, como estenose aórtica, têm um risco de recorrência relativamente alto (estimado em 10-15%). Um dos pais afetado por síndrome de DiGeorge ou Noonan tem um risco de 50% de recorrência.

Em seguida à descoberta de CHD em uma de suas crianças, os pais se preocupam com os riscos de ter uma segunda criança que poderia ser afetada de forma semelhante. Se na primeira criança a malformação cardíaca não for parte de uma síndrome reconhecida (incluindo microdeleções do cromossomo 22 ou trissomias tipo translocação) e não existe histórico familiar anterior de anomalias cardíacas, o risco de uma segunda criança ser afetada é provavelmente 2 vezes o da primeira. A incidência de CHD na população é 0,7%, refletindo a incidência de 1 em 135. Se uma segunda criança em uma família é afetada, a forma de anomalia cardíaca será coincidente na metade. Algumas famílias têm diversos membros de uma geração que mostram a mesma forma de malformação cardíaca. É interessante observar que uma exceção parece ser a transposição completa dos grandes vasos, onde a ocorrência de múltiplos, ou mesmo dois casos em uma família é rara. Se uma segunda criança tem uma anomalia cardíaca, o risco de uma criança subsequente ter uma anomalia cardíaca é até mesmo maior.

Se a criança mostrar uma das síndromes reconhecíveis associadas a malformações cardíacas, deve ser dado aconselhamento genético específico. A responsabilidade do médico não é instruir pacientes sobre se devem ou não tentar ter mais filhos, mas eles devem ser aconselhados com as informações disponíveis para que possam chegar a uma decisão adequada.

Limitações dos exercícios

Essas foram baseadas em evidências limitadas e em muita especulação. Existem amplas evidências nos conselhos dados a pais com relação a exercícios.

Exercícios gerais. A maioria das crianças com anomalia cardíaca pode ter permissão para uma gama normal de atividade física; no entanto, elas devem ter ciência de que a anomalia pode limitar sua capacidade de se exercitar. A criança pode ter permissão para participar na educação física na escola, mas os professores devem compreender que a criança pode ter que parar e descansar antes das outras crianças. Essa criança não deve ser pressionada a extremos de atividade física ou a desempenhar em situações desfavoráveis, como em calor ou frio extremos, e deve ser evitada desidratação. Restrições mais severas a exercícios são indicadas para crianças com doenças, como estenose aórtica grave, cardiomiopatia hipertrófica e síndrome de Marfan, visto que os exercícios podem ser fatais para essas crianças.

Esportes. Alguns cardiologistas pediátricos aconselham evitar qualquer atividade esportiva competitiva para todos os pacientes não reparados e alguns dos pacientes reparados (como os com tetralogia de Fallot); esses pacientes podem participar de atividades físicas divertidas desde que estejam no comando da decisão de quando cessar a atividade, mas presumivelmente estão sob risco maior se são "pressionados" para exercícios mais intensos, como durante uma situação de esporte competitivo. A 26ª Conferência de Bethesda em 1994, e revisada na 36ª Conferência em 2005, buscava determinar a elegibilidade para competição atlética com base no tipo e na gravidade da anormalidade cardíaca e o tipo e a intensidade do esporte (Tabelas 12.6 e 12.7).

Restrição inadequada. Crianças com anormalidades cardíacas podem ser inadequadamente limitadas por autoridades escolares, mesmo quando a escola foi informada que não existe necessidade de restrição de exercícios. Isso reflete um medo não realista que os professores têm algumas vezes com relação a crianças com doença cardíaca, que surge da ignorância de anomalias cardíacas e da associação de todas as doenças cardíacas com ataque cardíaco e morte súbita. Em qualquer correspondência com relação a uma criança com uma anormalidade cardíaca, quer encaminhada a um médico ou a uma escola, o nível de exercícios recomendados deve ser claramente definido.

Pós-operatório. Em seguida a operações cardíacas pediátricas, o nível de exercícios pode ser gradualmente aumentado até uma participação total 4-6 semanas pós-operatoriamente, se complicações maiores (p. ex., falência cardíaca congestiva ou efusão pericárdica) não estiverem presentes. Após recuperação da operação, a criança deve ter permissão para atividade normal, conforme tolerado e ditado pela hemodinâmica pós-operatória.

Repouso no leito modificado. Tem indicações bastante limitadas. Na presença de doença inflamatória ativa envolvendo o miocárdio, como cardite reumática aguda ou miocardite, pode ser aconselhável. Repouso completo em leito é difícil de conseguir por causa da atividade natural da criança. Pode até mesmo haver consequências adversas comparado com repouso em leito modificado. Como alternativa, as crianças podem passar a maior parte do tempo sentadas ou reclinadas no sofá e podem ter permissão de levantar para ir ao banheiro e para a mesa de jantar.

Tabela 12.6 Classificação dos esportes – 36ª Conferência de Bethesda

	A. Baixo (< 40% Máx O_2)	B. Moderado (40-70% Máx O_2)	C. Alto (> 70% Máx O_2)
III. Alto (> 50% MVC)	Bobsled/trenó[ab], Eventos de campo (arremessos), Ginástica[ab], Artes marciais[a], Velejar, Escalada esportiva, Esqui aquático[ab], Levantamento de peso[ab], Windsurf (1)	Fisiculturismo[ab], Esqui alpino[ab], Skate[ab], Snowboard[ab], Wrestling[a] (2)	Box[a], Canoagem/caiaque, Ciclismo[ab], Decatlo, Remo, Patinação de velocidade[ab], Triatlo[ab] (3)
II. Moderado (20-50% MVC)	Arco, Corrida de automóveis[ab], Condução[ab], Hipismo[ab], Motociclismo[ab] (4)	Futebol americano[a], Eventos de campo (salto), Patinação artística[a], Rodeio[a], Rugby[a], Corrida (velocidade), Surf[ab], Nado sincronizado[b] (5)	Basquete[a], Hóquei no gelo[a], Esqui *cross-country* (técnica de patinação), Lacrosse[a], Corrida (distância média), Natação, Handebol (6)
I. Baixo (< 20% MVC)	Bilhar, Boliche, Cricket, Curling, Golfe, Tiro (7)	Beisebol/Softbola, Esgrima, Tênis de mesa, Volei (8)	Badminton, Esqui *cross-coutry* (técnica clássica), Hóquei de campo[a], Orientação, Corrida a pé, Frescobol/Squash, Corrida (Longa distância), Futebol[a], Tênis (9)

Componente estático crescente ↑
Componente dinâmico crescente →

A classificação é pautada em componentes de pico estáticos e dinâmicos atingidos durante a competição. Deve-se observar, no entanto, que valores mais altos podem ser atingidos durante o treinamento. O componente dinâmico crescente é definido em termos da porcentagem estimada de captação máxima de oxigênio (Máx O_2) atingida e resulta em um débito cardíaco crescente. O componente estático crescente está relacionado com a porcentagem estimada de contração voluntária máxima (MVC) atingida e resulta em uma carga de pressão sanguínea crescente. As demandas cardiovasculares totais mais baixas (débito cardíaco e pressão sanguínea) são mostradas na Célula (7) e as mais altas na Célula (3). As Células (4) e (8) mostram baixa-moderada, as Células (1), (5) e (9) mostram moderada, e as Células (2) e (6) mostram demandas cardiovasculares totais altas-moderadas.
[a]Perigo de colisão corporal.
[b]Risco aumentado se ocorrer sincope.
Reimpressa de Mitchell, J.H., Haskell, W., Snell, P. e Van Camp, S.P. Task Force 8: Classification of Sports. *J Am Coll. Cardiol.*, Vol 45, pp. 1364-1367, Copyright © 2005 American College of Cardiology Foundation, com permissão da Elsevier.

Tabela 12.7 Recomendações esportivas para atletas com anormalidades cardiovasculares

Condição	Esporte
ASD, não tratada	
Pequenos defeitos, volume RV nl, sem htn PA	Todos
ASD grande, pressão PA nl	Todos
ASD, htn PA leve	IA
ASD, PVOD, cianose, desvio D-para-E	Nenhum
ASD, arritmia sintomática ou MR	Individualizado
ASD, fechado na operação ou cateterismo	
Após 3-6 meses, se não houver htn PA, arritmia, AVB, ou disfunção miocárdica	Todos
Ou, se houver anormalidades residuais	Individualizado
VSD, não tratado	
VSD, pressão PA normal	Todos
VSD, grande, com R_p permitindo reparo	Reparar primeiro
VSD, fechado na operação ou no cateterismo	
Após 3-6 meses, se não houver sintomas, nenhum ou pequeno defeito residual, nenhuma htn PA, nenhuma arritmia, e nenhuma disfunção miocárdica	Todos
Arritmias sintomáticas, AVB, htn PA, disfunção miocárdica	Individualizado
PDA, não tratado	
PDA pequeno, tamanho LV nl	Todos
PDA moderado ou grande, com aumento do LV	Reparar primeiro
PDA moderado ou grande, grave htn PA, cianose	Ver R_p elevada
PDA, fechado na operação ou cateterismo	
Após 3 meses, se não houver sintomas, com exame nl, sem htn PA ou aumento do LV	Todos
Com htn PA residual	Ver R_p elevada
PS, não tratada	
≤ 40 mmHg de gradiente sistólico de pico, função do RV nl, sem sintomas, reavaliar anualmente	Todos
> 40 mmHg de gradiente sistólico de pico	IA, IB; antes de alívio do gradiente
PS, tratada com valvulopatia ou valvuloplastia com balão	
Nenhuma ou leve PS residual (≤ 40 mmHg de gradiente), sem sintomas, função RV nl	Todos (2-4 semanas após a valvuloplastia por balão; e 3 meses após cirurgia)
> 40 mmHg de gradiente sistólico de pico e/ou PI grave com aumento no RV	IA, IB

(Continua)

Tabela 12.7 *(Cont.)*

Condição	Esporte
AS, não tratada (reavaliar anualmente)	
Leve (≤ 30 mmHg gradiente pico a pico), sem sintomas, ECG nl, sem intolerância a exercícios, sem arritmia	Todos
Moderada (30-50 mmHg gradiente), sem sintomas, leve, sem aumento de LVE no ecocardiograma, ECG nl, teste de exercício nl	IA, IB, IIA
Moderada, com arritmia em repouso ou exercício	IA, IB
Grave (> 50 mmHg gradiente)	Nenhum
AS, tratada com operação com valvuloplastia com balão (reavaliar anualmente)	
AS leve, moderada, ou residual grave	Ver AS não tratada
AI de moderada a grave	Ver AI
AI	
AI leve, sem sintomas, tamanho do LV nl	Todos
AI, aumento moderado do LV (LVEDD adulto 60-65 mm), sem arritmia ou sintomas no GXT para pelo menos nível de esforço de competição	IA-C, IIA-C
AI, com arritmia ventricular não sustentada assintomática em repouso ou exercício	IA
AI leve a moderada, com sintomas	Nenhum
AI grave, e aumento do LVE (LVEDD adulto > 65 mm)	Nenhum
Válvula aórtica bicúspide	
Sem dilatação na raiz aórtica (> 40 mm, ou escore-z > +2), sem AS ou AI significativas	Todos
Raiz aórtica dilatada 40-45 mm (adulto)	IA, IB, IIA, IIB, (+ sem colisão)
Raiz aórtica dilatada > 45 mm (adulto)	IA
Coarctação, não tratada	
Leve, sem grandes colaterais, escore-z do diâmetro da raiz aórtica ≤ +3,0, gradiente em repouso ≤ 20 mmHg, teste de exercício normal, e pressão sanguínea sistólica máxima em exercício ≤ 230 mmHg	Todos
Gradiente em repouso ≥ 20 mmHg, ou htn induzida por exercícios ≥ 230 mmHg	IA, até que tratada
Coarctação, tratada por cirurgia ou angioplastia com balão	
Pelo menos 3 meses a 1 ano após tratamento, sem sintomas, gradiente de repouso ≤ 20 mmHg, pressão sanguínea sistólica nl em repouso e exercícios	Evitar II A, B, e C e colisão
Dilatação aórtica significativa, afinamento das paredes, ou aneurisma	IA, IB

Tabela 12.7 *(Cont.)*

Condição	Esporte
Resistência pulmonar elevada com doença cardíaca congênita[a]	
AP sistólica ≤ 30 mmHg	Todos
AP sistólica ≥ 30 mmHg	Realizar avaliação completa e individualizada
Disfunção ventricular após cirurgia cardíaca (reavaliar periodicamente)	
Função normal ou próxima ao normal (EF ≥ 50%)	Todos
Leve depressão da função (EF 40-50%)	IA, IB, IC
Depressão de moderada a grave da função (EF < 40%)	Nenhum
Doença cardíaca congênita cianótica	
Não operada	Nenhuma ou IA
Atenuada, se saturação > 80%, sem sintomas, sem disfunção no LV, sem arritmia	IA
Tetralogia de Fallot	
Pressão do coração direito normal ou quase normal ou leve sobrecarga de volume no VD, sem desvio significativo, sem arritmia no ECG ambulatorial ou teste de exercício	Todos[a]
PI marcante com sobrecarga de volume no RV, e/ou RV_p ≥ 50% sistêmico, e/ou arritmia	IA
d-TGV, reparada[a]	
Troca venosa, se o tamanho da válvula cardíaca nl, sem arritmia, sem síncope, teste de exercício nl, (duração nl, sobrecarga etc. para idade/sexo)	IA, IIA
Troca venosa, se qualquer resultado acima abn	Individualizado
Troca arterial, sem a função ventricular nl, sem arritmia, teste de exercício nl	Todos
Troca arterial, com > ABN hemodinâmica leve, disfunção ventricular, mas teste de exercícios nl	IA, IB, IC, IIA
l-TGV (transposição "corrigida") (reavaliar periodicamente)	IA, IIA
Sem sintomas, sem aumento ventricular sistêmico, sem arritmia, e teste de exercícios nl (incluindo VO_2 máx nl)	IA (IB, se saturação e função ventricular nl)
Fontan pós-operatório	
Ebstein	
Leve; sem cianose, tamanho RV normal, sem arritmia	Todos
RT moderada, sem arritmia significativa no ECG ambulatorial	IA

(Continua)

Tabela 12.7 (Cont.)

Condição	Esporte
Grave	Nenhum
Pós-operatório, se TR leve, tamanho do coração nl, sem arritmia	IA ou individualizado
Anomalias congênitas na artéria coronária	
Origem sinusal errada	Nenhum
> 3 meses após reparo, se não houver isquemia, arritmia, disfunção no teste de exercícios	Todos
MI anterior (individualizado, com base na função de repouso do VE, sintomas, arritmia e GXT)	Nenhum, ou IA, ou IA, IIA
Prolapso da válvula mitral	
Sem síncope de arritmia, arritmia sustentada/complexa, regurgitação mitral grave, disfunção no LV (EF < 50%), eventos embólicos, ou morte relacionada com histórico familiar de morte por prolapso da válvula mitral	Todos
Qualquer dos anteriores	IA
Hipertensão sistêmica	
Pré-hipertensão (120/80 mmHg até 139/89 mmHg)	Todos
Estágio 1 de htn (140-159 mmHg/90-99 mmHg) sem dano a órgão-alvo incluindo hipertrofia VE e doença cardíaca concomitante	Todos (monitorar pressão sanguínea)
Estágio 2 de htn (≥ 160/100 mmHg)	Nenhum (ou sem IIIA-C) até que a pressão sanguínea esteja controlada
Doença de Kawasaki	
Artérias coronárias normais ou ectasia transiente, fase convalescente, após 6-8 semanas	Todos
Aneurismas regredidos, sem isquemia por exercícios, com varredura de perfusão miocárdica	Todos
Aneurismas isolados de pequenos a médios, sem isquemia induzida por exercícios ou arritmia, repetir teste de perfusão com exercícios a cada 1-2 anos	IA, IB, IIA, IIB
Aneurismas coronários grandes, múltiplos, ou segmentados com ou sem obstrução, se a função do VE for normal, sem arritmia induzida por exercícios ou isquemia com varredura por perfusão miocárdica; repetir teste de perfusão com exercícios a cada 1-2 anos	IA, IIA

Tabela 12.7 *(Cont.)*

Condição	Esporte
Após infarto do miocárdio ou revascularização, após ≥ 6 semanas, função LV nl, tolerância a exercícios, sem arritmia induzida por exercícios ou isquemia com varredura de perfusão miocárdica; repetir teste de perfusão com exercícios a cada 1-2 anos	IA, IB
Após infarto do miocárdio ou revascularização, EF de < 40% do LV, intolerância a exercícios, ou arritmia ventricular induzida por exercícios	Nenhum
Pacientes em terapia antitrombótica	Evitar esportes de colisão
Miocardite	
Recuperação total = função LV nl, movimento da parede, e dimensão cardíaca; ECG nl; sem arritmia significativa no ECG ambulatorial e GXT; marcadores de soro de inflamação e falência cardíaca normalizada	Nenhum até recuperação total (mínimo 6 meses)
Pericardite	
Fase aguda	Nenhum
Recuperação total (sem evidências de doença ativa, sem efusão por ecocardiograma, e marcadores de soro de inflamação normais)	Todos
Com miocardite	Ver miocardite
Constritiva	Nenhum
Síndromes de arritmia herdada	
Síndrome de QT longo	Nenhum *versus* IA
Síndrome de QT curto	Nenhum *versus* IA
Taquicardia ventricular, polimórfica catecolaminérgica	Nenhum *versus* IA
Síndrome de Brugada	IA
Cardiomiopatia hipertrófica	Nenhum *versus* IA
Cardiomiopatia ventricular direita arritmogênica (ARVC)	Nenhum *versus* IA
Outras doenças miocárdicas (dados limitados)	Nenhum *versus* IA
Cardiomiopatia dilatada, cardiomiopatia restritiva não hipertrofiada primária; doenças sistêmicas infiltrantes com envolvimento cardíaco secundário, como sarcoidose; não compactação isolada de disfunção miocárdica LV ± sistólica	

(Continua)

Tabela 12.7 *(Cont.)*

Condição	Esporte
Síndrome de Marfan	
Sem envolvimento cardiovascular, conforme definido abaixo; reavaliar em intervalos de 6 meses	*IA, *IIA
Dilatação da raiz aórtica (> 40 mm, ou escore-z > +2) antes da cirurgia de raiz aórtica, dissecção crônica da aorta ou outra artéria, regurgitação mitral de moderada a grave, histórico de dissecção familiar ou morte de parente com Marfan; reavaliar em intervalos de 6 meses	*IA
Insuficiência aórtica	Ver AI (*e sem esportes de colisão)
Síndrome de Ehlers-Danlos (forma vascular)	Nenhum

*Observação dos autores: algumas condições, incluindo tetralogia de Fallot reparada, d-TGV, ventrículo único e doença pulmonar obstrutiva vascular, estão associadas a risco de morte súbita em repouso e durante esforço.

abn, anormalidade; AI, insuficiência aórtica; AS, estenose aortica; ASD, defeito atrial septal; htn, hipertensão; nl, normal; PA, artéria pulmonar; PVOD, doença pulmonar obstrutiva vascular; VD, ventrículo direito; AVB, bloqueio nodal atrioventricular; VSD, defeito do septo ventricular; R_p, resistência vascular pulmonar; RV_p, resistência vascular pulmonar no ventrículo direito; PDA, ducto arterioso patente; LV, ventrículo esquerdo; PS, estenose pulmonar; PI, insuficiência pulmonar; AS, estenose aórtica; AI, insuficiência aórtica; LVEDD, diâmetro diastólico final ventricular esquerdo (no ecocardiograma); GXT, teste de exercícios gradual; d-TGV, d-transposição dos grandes vasos; EF, fração de ejeção; l-TGV, l-transposição dos grandes vasos; TR, regurgitação da tricúspide; MI, infarto do miocárdio.

Adaptada de 36th Bethesda Conference: Eligibility recommendations for Competitive Athletes with Cardiovascular Abnormalities, *J Am. Coll. Cardiol.*, 2005, **45**, 1312-1375.
Classificação dos esportes é mostrada na Tabela 12.6.

Nutrição

Dieta. A maioria das crianças com anomalias cardíacas não requer uma dieta especial, exceto aquelas com falência cardíaca, para as quais uma dieta de densidade calórica alta e talvez uma dieta de baixo sódio possam ser indicadas. Em crianças mais velhas, a restrição de sal varia de recomendações de nenhum sal adicionado e evitar alimentos com alto conteúdo de sal, como batatas fritas e pizza, até uma dieta modificada limitando sódio. Restrição de sódio tem menos impacto nos sintomas e prognóstico do que se acreditava; é menos importante (e mais difícil de conseguir) do que evitar excesso de ingestão de sódio.

Bebês com falência cardíaca congestiva. A nutrição é mais crítica com relação a bebês com falência cardíaca congestiva por causa dos grandes desvios esquerda-para-direita, como VSD. Esses bebês podem se alimentar mal por causa da dispneia e taquipneia, e podem ter êmese e/ou refluxo gastrointestinal por causa de edema intestinal, hiperinflação torácica e compressão esofágica de aumento atrial esquerdo. Têm maior gasto de energia por causa da sobrecarga cardíaca e respiratória, e com frequência requerem 30-40% mais calorias do que bebês normais para atingir ganho de peso minimamente aceitável. Se não for viável cirurgia em tempo hábil, métodos de alimentação alternativos, como tubos de alimentação gástricos ou transpilóricos com mistura hipercalórica, podem ser indicados.

Crescimento e estatura pequena. Crianças com anomalia cardíaca podem ter estatura pequena por causa do efeito da condição na circulação ou por causa de problemas coexistindo com a anomalia cardíaca (p. ex., síndrome de DiGeorge). Na maioria das crianças, aplica-se o primeiro caso, conforme evidenciado pela observação de que as taxas de crescimento e estatura para a idade com frequência permanecem imutáveis após reparo cardíaco bem-sucedido.

Entre as idades de 1 e 4 anos, o apetite de muitas crianças é considerado ruim por seus pais. Os pais de crianças saudáveis nessa faixa de idade com frequência se queixam dos hábitos alimentares de suas crianças. A taxa de ganho de peso comparada com o primeiro ano de vida diminui de forma marcante com cerca de 1 ano de idade. No entanto, muitas crianças de pequena estatura com problema cardíaco têm uma taxa de crescimento normal. A comparação com curvas de crescimento "normais" publicadas ajuda a aliviar a ansiedade dos pais.

Cada um desses fatores leva a preocupações para muitos pais, e essas preocupações são aumentadas nos pais das crianças com anomalia cardíaca que têm pequena estatura. Eles acreditam que a estatura se tornaria normal se a criança apenas comesse. Isso leva à confusão, experiências desagradáveis nas refeições e frustração. Esses problemas podem ser reduzidos usando orientação para discutir com os pais o que eles devem esperar conforme sua criança fica mais velha.

Cuidado médico de acompanhamento

A maioria das crianças com anomalias cardíacas requer avaliação periódica. As razões para a avaliação e o tipo de informação que se busca dependem, em grande parte, do histórico natural da condição cardíaca. Por exemplo, em um paciente com um grande defeito septal ventricular, as evidências de desenvolvimento de hipertensão pulmonar ou falência cardíaca congestiva devem ser buscadas, enquanto na estenose aórtica, evidências de gradiente aumentado, deformação ventricular esquerda e/ou insuficiência aórtica importante devem ser buscadas. Assim, a frequência de visitas de retorno e os tipos de estudos diagnósticos realizados no retorno do paciente são ditados pelos sintomas e histórico natural do defeito.

Geralmente, os bebês são avaliados com mais frequência do que crianças mais velhas, porque mudanças na circulação ocorrem mais rapidamente durante o primeiro ano de vida.

Crianças com anomalias cardíacas também requerem cuidados pediátricos de rotina. Em bebês com falência cardíaca ou outros grandes sintomas, os médicos podem facilmente negligenciar ou falhar na administração de imunizações de rotina, mas essas são um componente importante no cuidado com a saúde da criança.

A maioria das crianças com malformações cardíacas reparadas e muitas com doença cardíaca adquirida estão sob risco de complicações tardias, como disritmia, endocardite e obstrução progressiva de estenose anteriormente paliada. Alguns pacientes estão sob risco a longo prazo de eventos repentinos que ameaçam a vida.

Muitas crianças com ducto arterioso patente (PDA) reparado, ASD ou VSD não estão sob grande risco de complicações e podem não requerer cuidado frequente de acompanhamento por um cardiologista pediátrico após terem se recuperado completamente de sua intervenção cardíaca.

Muitos centros para adultos com CHD estabeleceram programas de acompanhamento, que geralmente incluem a *expertise* de cardiologistas pediátricos.

Segurabilidade e questões ocupacionais

Para o adulto jovem com doença cardíaca, segurança e questões ocupacionais permanecem problemas para muitos pacientes, especialmente para aqueles com limitações físicas importantes [por exemplo, falência cardíaca congestiva (CHF), doença pulmonar obstrutiva vascular (PVOD) ou síndrome de Marfan] que limitam severamente suas opções de emprego disponíveis para empregos sedentários ou de atividades leves (Tabela 12.8). Alguns estados dos EUA estabeleceram combinações de seguros de saúde para pacientes que de outra forma são considerados não seguráveis (a custos acessíveis) por seguradoras comerciais por causa de condições preexistentes.

Altitude e viagens aéreas

Tanto a residência em altas altitudes quanto viagens aéreas podem afetar crianças e adultos com doença cardíaca. Pacientes com malformações cardíacas congênitas cianóticas não reparadas ou anastomoses cavopulmonares podem estar sob risco particular por causa do efeito adverso da resistência pulmonar vascular

Tabela 12.8 Diretrizes ocupacionais para adultos com doença cardíaca congênita

Trabalho →	Sedentário	Leve	Médio	Pesado	Muito pesado
Pico de elevação →	≤ 4,5 kg	≤ 9 kg	≤ 22,5 kg	≤ 45 kg	> 45 kg
Carrega com frequência →	Pequenos objetos	≤ 4,5 kg	≤ 13,5 kg	≤ 22,5 kg	≥ 22,5 kg
Pico de carga →	≤ 2,5 cal/min	2,6-4,9 cal/min	5-7,5 cal/min		≥ 7,6 cal/min
Condição ↓					
AI	–	–	Moderada	Leve	–
AS	–	Grave	Moderada	Leve	–
ASD	–	Grave[a]			–
Cardiomiopatia[a]	Dilatada	PVOD[a] moderada–grave	PVOD leve–grave	–	Sem PVOD
Coarctação	–	Hipertrófica	–	–	Reparada, teste de pressão sanguínea nl em repouso e exercício
Hipertensão	–	–	–	Leve	–
Regurgitação mitral	Grave (cardiomegalia e/ou fibrilação atrial)	–	Moderada–grave	Leve (sem cardiomegalia)	–
Estenose mitral	Grave	–	Moderada (cardiomegalia leve–moderada)	–	–
Prolapso da válvula mitral	–	Moderada	Leve	–	Leve, sem sintomas
PDA	–	–	–	–	–
Estenose pulmonar	–	PVOD[a] moderada–grave	PVOD leve–moderada	–	Sem PVOD
Hipertensão PA (primária[a])	Pressão arterial pulmonar ≥ 0,5 sistêmica	Grave	Moderada	–	Leve
		Pressão arterial pulmonar ≤ 0,5 sistêmica			
Tetralogia de Fallot, pós-operatória[a]	–	–	Pressão ventricular direita > 50 mmHg	Pressão ventricular direita < 50 mmHg	–
VSD	–	PVOD[a] moderada–grave	PVOD leve–moderada	–	Sem PVOD

(Continua)

Tabela 12.8 (Cont.)

Trabalho →	Sedentário	Leve	Médio	Pesado	Muito pesado
Pico de elevação →	≤ 4,5 kg	≤ 9 kg	≤ 22,5 kg	≤ 45 kg	> 45 kg
Carrega com frequência →	Pequenos objetos	≤ 4,5 kg	≤ 13,5 kg	≤ 22,5 kg	≥ 22,5 kg
Pico de carga →	≤ 2,5 cal/min	2,6-4,9 cal/min	5-7,5 cal/min		≥ 7,6 cal/min
Outros grandes defeitos[a]	–	Inoperável ou atenuada somente	Pós-operatório	–	–
Arritmia	–	Taquicardia ventricular[a]	PVC com CHD	AVB, marca-passo[b], taquicardia supraventricular, taquicardia ventricular (de outra forma nl)	PAC; PVC (coração nl); WPW[a]

Existe ampla variação entre pacientes com diagnósticos semelhantes (Diller et al., 2005); as recomendações devem ser individualizadas. Testes de exercícios podem ser aconselháveis para muitos pacientes.
Diller, G-P, Dinopoulos, K. Okonko, D. et al. (2005). Exercise intolerance in adult congenital heart disease: comparative severity, correlates and prognostic implication. Circulation, 112 (6), 828-835.
AI, insuficiência aórtica; PA, artéria pulmonar; AS, estenose aórtica; ASD, defeito septal atrial; PDA, ducto arterioso patente; VSD, defeito do septo ventricular; PVOD, doença pulmonar obstrutiva vascular; op, operação; PVC, contração ventricular prematura; CHD, doença cardíaca congênita; AVB, bloqueio nodal atrioventricular; PAC, sístole atrial prematura.
[a]Algumas condições podem estar associadas à morte súbita mesmo em pacientes em repouso.
[b]Uso de certos equipamentos (p. ex., soldagem a arco) ou movimento repetitivo do ombro podem danificar o sistema de estimulação.
Dados adaptados de Gutgesell, H.P., Gessner, I.H., Vetter, V.L., Yabek, S.M., e Norton, J.B. (1986). Recreational and occupational recommendations for young patients with heart disease. A statement for physician by the Committee on Congenital Cardiac Defects of the Council on Cardiovascular Disease in the Young American Heart Association. Circulation, 74 (5), 1195A-1198A.

da baixa tensão de oxigênio a altas altitudes. Pacientes com hipertensão pulmonar podem também estar sob risco.

Viagens aéreas obviamente apresentam uma duração mais curta de exposição do que residir em uma altitude relativamente alta. Voos comerciais em aviões pressurizados atingem uma pressão igual ao nível do mar, e mais, uma pressão parcial de oxigênio de cerca de ~2.400 m. Isso resulta em uma pressão parcial de oxigênio de cerca de 75% daquela do nível do mar, e uma saturação de hemoglobina arterial de ~90-93% para pessoas com fisiologia normal. Oxigênio suplementar, que para um adulto pode ser 2 L/min quando administrado por cânula nasal, essencialmente restaura a tensão do oxigênio venoso pulmonar ao do nível do mar, mas tem as desvantagens de inconveniência, custo, disponibilidade limitada, já que nem todas as companhias aéreas aceitam passageiros que precisam usá-las. Estudos observacionais em adultos com CHD viajando por companhias aéreas comerciais sugerem que muitos poucos efeitos adversos ocorrem naqueles que não estão usando oxigênio suplementar. Pacientes com cianose crônica podem ter uma mudança para a direta em sua curva de dissociação de oxi-hemoglobina, o que pode atenuar o efeito da hipóxia ao resultar em saturações mais altas a qualquer pressão de oxigênio arterial (PaO_2) dada. Embora os riscos teóricos variem com a idade do paciente, sua lesão cardíaca, e sua fisiopatologia, e com fatores não diretamente relacionados com a hipóxia, como desidratação, o uso de oxigênio profilático é com frequência individualizado. Não emergiu nenhum consenso claro relacionado com o uso de oxigênio suplementar.

A altitude também pode afetar a predominância de certos tipos de CHD, por exemplo, ducto arterioso patente tende a ocorrer com maior frequência e em bebês sem outros fatores de risco, como prematuridade, em locações a altitude relativamente alta.

Profilaxia de endocardite infecciosa

Endocardite é uma condição séria, que ameaça a vida, que requer tratamento medico extenso e, em alguns pacientes, tratamento cirúrgico. Portanto, a prevenção é uma meta válida. Muitos pacientes que desenvolvem endocardite, no entanto, receberam prevenção recomendada com antibióticos antes de um procedimento adequado, de forma que a eficácia dos antibióticos parece limitada.

Essas questões são tratadas nas diretrizes mais recentes da American Heart Association e aprovadas pela American Dental Association, publicadas em 2007 (Figura 12.2). Elas são semelhantes às avaliações das diretrizes britânicas de 2008 e europeias de 2009 de risco de endocardite, e a eficácia limitada de antibióticos na prevenção (Tabela 12.9). Com sua avaliação, as diretrizes britânicas não mais aconselham profilaxia com antibióticos (Tabela 12.10) para qualquer circunstância. É interessante que as diretrizes de três organizações não sejam idênticas, apesar do fato de que revisaram essencialmente as mesmas evidências. Os autores das diretrizes reconhecem que faltam bases científicas a muitas recomendações e muito ainda depende unicamente de opiniões de especialistas. As recomendações atuais representam uma divergência considerável daquelas das décadas anteriores, e substancialmente reduzem o número de pacientes, e os tipos de condições, para as quais a profilaxia de endocardite é recomendada antes de procedimentos dentários ou outros procedimentos.

PREVENÇÃO DE ENDOCARDITE INFECCIOSA (BACTERIANA)
Cartão de Carteira

Este cartão de carteira deve ser dado a pacientes (ou pais) por seu médico. Profissionais de saúde:
Por favor, vejam a parte de trás do cartão para referências da declaração completa.

> Nome:
> Precisa de proteção de
> **ENDOCARDITE INFECCIOSA (BACTERIANA)**
> Por causa de condição cardíaca existente
>
> Diagnóstico: _____
> Prescrito por: _____
> Data: _____

Você recebeu este cartão porque está sob risco crescente de desenvolver resultados adversos de endocardite infecciosa (IE), também conhecida como endocardite bacteriana (BE). As diretrizes para prevenção de IE mostradas neste cartão são substancialmente diferentes das diretrizes publicadas anteriormente. Este cartão substitui o cartão anterior que era fundamentado em diretrizes publicadas em 1997.

O American Heart Association Endocarditis Committee junto a especialistas nacionais e internacionais em IE revisou de forma extensiva os estudos publicados, a fim de determinar se procedimentos dentários, no trato gastrointestinal (GI), ou genitourinário (GU) são causas possíveis de IE. Estes especialistas determinaram que não há evidências conclusivas que ligue procedimentos dentários, GI ou GU ao desenvolvimento de IE.

A prática atual de dar aos pacientes antibióticos antes de um procedimento dentário não é mais recomendada, EXCETO em pacientes com risco mais alto de resultados adversos resultantes de IE (ver abaixo neste cartão). O Comitê não pode excluir a possibilidade de que um número excessivamente pequeno de casos, se houver, de IE, pode ser evitado por profilaxia antibiótica antes de um procedimento dentário. Se existir esse benefício da profilaxia, deve ser reservado SOMENTE para os pacientes listados abaixo. O Comitê reconhece a importância de boa saúde oral e dentária e visitas regulares ao dentista para pacientes sob risco de IE.

O Comitê não recomenda mais a administração de antibióticos unicamente para evitar IE em pacientes que foram submetidos a procedimentos no trato GI ou GU.

Mudanças nestas diretrizes não alteram o fato de que sua condição cardíaca coloca você sob risco aumentado de desenvolver endocardite. Se você desenvolver sinais ou sintomas de endocardite – como febre inexplicável – veja seu médico imediatamente. Se forem necessárias culturas de sangue (para determinar se há presença de endocardite), é importante que seu médico obtenha estas culturas e outros testes relevantes ANTES que os antibióticos sejam iniciados.

Profilaxia com antibióticos em procedimentos dentários é razoável somente para pacientes com condição cardíaca associada ao risco mais alto de resultado adverso de endocardite. Incluindo:

- Válvula cardíaca protética ou material protético usado no reparo da válvula
- Endocardite anterior
- Doença cardíaca congênita somente nas seguintes categorias:
    - Doença cardíaca congênita cianótica não reparada, incluindo aquelas com desvio e condutos paliativos.
    - Doença cardíaca congênita completamente reparada com material ou dispositivo protético, quer colocado por cirurgia ou intervenção com cateter, durante os primeiros seis meses após o procedimento.*
    - Doença cardíaca congênita reparada com defeitos residuais no local ou adjacentes ao tamanho de uma placa protética ou dispositivo protético (que iniba endotelização).

- Receptores de transplante cardíaco com outra doença valvular cardíaca.

* A profilaxia é razoável porque a endotelização do material protético ocorre em até seis meses após o procedimento.

Procedimentos dentários para os quais a profilaxia é razoável em pacientes com condição cardíaca listados acima.

Figura 12.2 Cartão de carteira de prevenção de endocardite infecciosa. Reimpressa com permissão, www.heart.org. © 2008 American Heart Association.

Todos os procedimentos dentários que envolvem manipulação de tecido gengival ou da região periapical dos dentes, ou perfuração da mucosa oral.*

*Profilaxia com antibióticos NÃO é recomendada para os seguintes procedimentos dentários ou eventos: injeções anestésicas de rotina através de tecido não infectado; tirar radiografias dentarias; colocação de dispositivos protético-ortodônticos ou ortodônticos removíveis; ajuste de dispositivos ortodônticos; colocação de aparelho ortodôntico; e retirada de dentes deciduos e sangramento de trauma nos lábios ou na mucosa oral.

Regimes de Profilaxia Antibiótica para Procedimentos Dentários

Situação	Agente	Regime – Dose única 30-60 minutos antes do procedimento	
Oral	Amoxicilina	2 g	50 mg/kg
Incapaz de tomar medicação oral	Ampicilina **OU**	2 g IM ou IV*	50 mg/kg IM ou IV
	Cefazolina ou ceftriaxona	1 g IM ou IV	50 mg/kg IM ou IV
Alérgico a penicilina ou ampicilina – Regime oral	Cefalexina **† **OU**	2 g	50 mg/kg
	Clindamicina **OU**	600 mg	20 mg/kg
	Azitromicina ou claritromicina	500 mg	15 mg/kg
Alérgico a penicilina ou ampicilina e incapaz de tomar medicação oral	Cefazolina ou ceftriaxona † **OU** Clindamicina	1 g IM ou IV 600 mg IM ou IV	50 mg/kg IM ou IV 20 mg/kg IM ou IV

*IM, intramuscular; IV, intravenoso.
**Ou outras cefalosporinas orais de primeira ou segunda geração em dosagem equivalente adulta ou pediátrica.
† Cefalosporinas não devem ser usadas em indivíduos com histórico de anafilaxia, angioedema ou urticária com penicilina ou ampicilina.

Procedimentos gastrointestinais/genitourinários: Profilaxia com antibióticos unicamente para evitar IE não é mais recomendada para pacientes que são submetidos a um procedimento no trato GI ou GU, incluindo pacientes com níveis mais alto de resultados adversos devido a IE.

Outros procedimentos: Procedimentos envolvendo o trato respiratório ou pele infectada, tecidos logo abaixo da pele, ou tecido musculoesquelético para os quais a profilaxia é razoável são discutidos no documento atualizado (referência abaixo).

Adaptado de *Prevention of Infective Endocarditis Guidelines From the American Heart Association*, pelo Committee on Rheumatic Fever, Endocarditis and Kawasaki Disease. *Circulation*, 2007; 116: 1736-1754. Acessivel em http://circ.ahajournals.org/cgi/reprint/CIRCULATIONAHA.106.183095.

Profissionais de Saúde – Por favor consultem estas recomendações para informações mais completas com relação a quais pacientes e quais procedimentos precisam de profilaxia.

ADA ACCEPTED
American Dental Association

The Council on Scientific Affairs of the American Dental Association has approved this statement as it relates to dentistry.

© 2008, American Heart Association.
All Rights Reserved. Lithographed in Canada.

American Heart Association® | American Stroke Association®
Learn and Live®

National Center
7272 Greenville Avenue
Dallas, Texas 75231-4596
americanheart.org

50-1605 0805

Figura 12.2 *(Cont.)*

Tabela 12.9 Razões citadas para revisão das Diretrizes de Profilaxia de Endocardite (AHA, Wilson et. al., 2007, NICE, 2008; ESC, Habib et. al., 2009)

Epidemiologia	A maioria dos casos de endocardite não pode ser ligada a um procedimento dentário ou médico causador
Procedimento	Há mais probabilidade de a bacteremia resultar de atividades diárias (escovar os dentes, passar fio dental, mascar chiclete) do que de procedimentos dentários, genitourinários ou gastrointestinais
Benefício	A falta de evidências científicas de que antibióticos pré-procedimento ajudam a evitar endocardite ou que somente um número muito pequeno de casos pode ser evitado por antibióticos
Risco	Efeitos adversos de antibióticos (eventos que não ameaçam a vida, anafilaxia[a], ou resistência microbiana aumentada) podem exceder os pequenos benefícios, se houver algum benefício
Alternativas	Higiene dentária e cuidados dentários regulares podem ser importantes para prevenção

[a]O risco de anafilaxia fatal com doses antibióticas empregadas para profilaxia é desconhecido, as estimativas variam muito, e as diretrizes da AHA de 2007 declaram:
"Por 50 anos a AHA recomendou uma penicilina como a escolha de preferência para profilaxia dental para IE. Durante estes 50 anos, o Comitê não soube de qualquer caso relatado para a AHA de anafilaxia fatal resultante de administração de uma penicilina recomendada nas diretrizes da AHA para profilaxia de IE."

Crianças com a maioria das formas de anomalias cardíacas congênitas e aquelas com anomalias valvulares adquiridas estão sob algum risco de desenvolver endocardite infecciosa, mas para muitas lesões esse risco é baixo ou semelhante ao de pacientes não afetados.

Endocardite é muito rara em ASD reparado e não reparado, VSD reparado e PDA (após 6 meses e sem anormalidades residuais), e prolapso da válvula mitral sem regurgitação. Crianças com sopros funcionais e aquelas com coração normal em seguida a doença de Kawasaki ou febre reumática também não estão sob risco.

Crianças consideradas sob risco são aquelas com:

(1) uma válvula protética;
(2) uma lesão cianótica não reparada;
(3) um desvio arterial sistêmico-para-pulmonar criado cirurgicamente;
(4) um conduto;
(5) um histórico passado de endocardite; e
(6) um paciente depois de 6 meses de um reparo (cirúrgico ou com base em cateter); e
(7) um paciente após reparo que tem um desvio residual adjacente ao local do material protético prejudicando a neoendotelialização.

12. Estilo de vida saudável e prevenção de doença cardíaca... 369

Tabela 12.10 Comparação de diretrizes recentes de profilaxia de endocardite infecciosa (IE); os pacientes de mais alto risco para os quais antibióticos pré-procedimento podem ser razoáveis

		AHA EUA 2007[a,b]	NICE Reino Unido 2008[b]	ESC Europa 2009[b]
Pacientes de alto risco	Válvula protética ou reparo de válvula com material protético	Sim	Sim	Sim
	IE anterior	Sim	Sim	Sim
	CHD cianótica, não reparada ou atenuada	Sim	Sim	Sim
	CHD reparada em até seis meses do reparo	Sim	Sim	Sim
	CHD reparada com efeitos residuais	Sim	Sim	Sim
	Transplante cardíaco com doença valvular	Sim	–	Não
	Cardiomiopatia hipertrófica	–	Sim	–
Procedimentos	Dentário	Alguns	Não	Alguns
	Respiratório	Alguns		Não
	Gastrointestinal	Não		Não
	Genitourinário	Não		Não
	Pele/musculoesquelético infectado	Alguns		Não
	Tatuagem estética	Não		Não
	Piercing estético	Não		Não

AHA, American Heart Association; CHD, doença cardíaca congênita; ESC, Eurpean Society of Cardiology; NICE, National Institute for Health and Clinical Excellence; – não tratado.
[a]Ver Figura 12.2.
[b]Ver citações de referência na Tabela 12.9 e em "Referências e leituras adicionais."

O risco de um resultado adverso da endocardite varia com o tipo de lesão e com o tipo de reparo ou atenuação. Portanto, a profilaxia antibiótica não é mais baseada no risco do paciente de adquirir endocardite no tempo de vida, mas no risco associado ao desenvolvimento de endocardite, e é aconselhada somente para aqueles com o risco mais alto, se for adquirida endocardite.

Profilaxia antibiótica (Figura 12.2) é dada em até 1 hora antes de um procedimento e não antes disso. Administração antibiótica nesse intervalo de tempo garante um alto nível de antibióticos no sangue no momento da bacteremia mais alta. Iniciar antibióticos um dia ou dois antes do procedimento é imprudente já que promove o desenvolvimento de organismos resistentes ao antibiótico. Tratamento dentário é o procedimento predominante em que a profilaxia de endocardite é indicada.

Em pacientes que estão recebendo antibióticos contínuos para profilaxia de asplenia, febre reumática ou infecção no trato urinário, e pacientes que estão recebendo antibióticos para outras indicações agudas, flora relativamente resistente pode aparecer na orofaringe e intestinos após somente alguns dias de tratamento, de forma que um antibiótico de classe diferente do que está sendo atualmente tomado é indicado para prevenção da endocardite.

Embora a endocardite seja rara, reconhecimento em tempo hábil da possibilidade (como com febre persistente inexplicável) é importante para que culturas de sangue adequadas possam ser obtidas, de forma ideal antes que quaisquer antibióticos sejam administrados (Figura 12.2).

REFERÊNCIAS

Geral

National Heart, Lung, and Blood Institute (2012) *The Expert Panel on Integrated Guidelines for Cardiovascular Health and Risk Reduction in Children and Adolescents. Full Report*, NIH Publication N. 12-7486, National Institutes of Health, Bethesda, MD; www.nhlbi.nih.gov [accessed 24 September 2013].

Dieta

Gidding, S.S., Dennison, B.A., Birch, L.L., et al.; American Heart Association; American Academy of Pediatrics (2006) Dietary recommendations for children and adolescents a guide for practitioners. *Pediatrics*, **117** (2), 544–559; erratum in *Pediatrics*, 2006, **118** (3), 1323; *Circulation*, 2006, **113** (23), e857.

Hiperlipidemia

American Academy of Pediatrics, National Cholesterol Education Program (1992) Report of the Expert Panel on Blood Cholesterol Levels in Children and Adolescents. *Pediatrics*, **89** (3 Pt 2), 525-84.

Haney, E.M., Huffman, L.H., Bougatsos, C., et al. (2007) Screening and treatment for lipid disorders in children and adolescents: systematic evidence review for the US Preventive Services Task Force. *Pediatrics*, **120** (1), e189-e214.

Magnussen, C.G., Raitakari, O.T., Thomson, R., et al. (2008) Utility of currently recommended pediatric dyslipidemia classifications in predicting dyslipidemia in adulthood: evidence from the Childhood Determinants of Adult Health (CDAH) Study, Cardiovascular Risk in Young Finns Study, and Bogalusa Heart Study. *Circulation*, **117** (1), 32-42.

National Cholesterol Education Program (2002) Third Report of the National Cholesterol Education Program (NCEP) Expert Panel on Detection, Evaluation, and Treatment of High Blood Cholesterol in Adults (Adult Treatment Panel III) Final Report. *Circulation*, **106** (25), 3143-3421.

US Preventive Services Task Force (2007) Screening for lipid disorders in children: US Preventive Services Task Force recommendation statement. *Pediatrics*, **120** (1), e215-e219; www.uspreventiveservicestaskforce.org [accessed 24 September 2013].

Obesidade

Barlow, S.E.; Expert Committee (2007) Expert Committee recommendations regarding the prevention, assessment, and treatment of child and adolescent overweight and obesity: summary report. *Pediatrics*, **120** (Suppl. 4), S164-S192.

Centers for Disease Control and Prevention (2010) *Body Mass Index-for-Age* (including CDC and WHO pediatric growth charts), www.cdc.gov/growthcharts/[accessed 24 September 2013].

Council on Sports Medicine and Fitness and Council on School Health (2006) Active healthy living: prevention of childhood obesity through increased physical activity. *Pediatrics*, **117** (5), 1834-1842.

US Preventive Services Task Force (2010) Screening for obesity in children and adolescents: US Preventive Services Task Force recommendation statement. *Pediatrics*, **125** (2), 361-367; www.uspreventiveservicestaskforce.org [accessed 24 September 2013].

Tabagismo

Fiore, M.C., Bailey, W.C., Cohen, S.J., *et al.* (2008) *Treating Tobacco Use and Dependence: 2008 Update. Clinical Practice Guideline*. US Department of Health and Human Services, Public Health Service, Rockville, MD; www.surgeongeneral.gov [accessed 24 September 2013].

US Department of Health and Human Services (2012). *Preventing Tobacco Use Among Youth and Young Adults a Report of the Surgeon General*. US Department of Health and Human Services, Centers for Disease Control and Prevention, National Center for Chronic Disease Prevention and Health Promotion, Office on Smoking and Health, Atlanta, GA; www.surgeongeneral.gov [accessed 24 September 2013].

Avaliação cardiovascular pré-esportes

Bille, K., Figueiras, D., Schamasch, P., *et al.* (2006) Sudden cardiac death in athletes: the Lausanne Recommendations. *Eur. J. Cardiovasc. Prev. Rehabil.*, **13** (6), 859-875.

Corrado, D., Pelliccia, A., Bjørnstad, H.H., *et al.* (2005) Cardiovascular pre-participation screening of young competitive athletes for prevention of sudden death: proposal for a common European protocol. Consensus Statement of the Study Group of Sport Cardiology of the Working Group of Cardiac Rehabilitation and Exercise Physiology and the Working Group of Myocardial and Pericardial Diseases of the European Society of Cardiology. *Eur. Heart J.*, **26** (5), 516-524.

Maron, B.J., Chaitman, B.R., Ackerman, M.J., *et al.* (2004) Recommendations for physical activity and recreational sports participation for young patients with genetic cardiovascular diseases. *Circulation*, **109** (22), 2807-2816; www.heart.org [accessed 24 September 2013].

Maron, B.J., Thompson, P.D., Ackerman, M.J., *et al.* (2007) Recommendations and considerations related to preparticipation screening for cardiovascular abnormalities in competitive athletes: 2007 update. A scientific statement from the American Heart Association Council on Nutrition, Physical Activity, and Metabolism: endorsed by the American College of Cardiology Foundation. *Circulation*, **115** (12), 1643-1655; www.heart.org [accessed 24 September 2013].

Oswald, D., Dvorak, J., Corrado, D., *et al.* (2004) *Sudden Cardiovascular Death in Sport. Lausanne Recommendations: Preparticipation Cardiovascular Screening*. International Olympic Committee; http://www.olympic.org/Documents/Reports/EN/en_report_886.pdf) [accessed 25 September 2013].

Altitude e viagens aéreas

Smith, D., Toff, W., Joy, M., *et al.* (2010) Fitness to fly for passengers with cardiovascular disease. *Heart*, **96** (Suppl. 2), ii1-ii16.

Prevenção de endocardite

Habib, G., Hoen, B., Tornos, P., *et al.* (2009) Guidelines on the prevention, diagnosis, and treatment of infective endocarditis (new version 2009): the Task Force on the Prevention, Diagnosis, and Treatment of Infective Endocarditis of the European Society of Cardiology (ESC). Endorsed by the European Society of Clinical Microbiology and Infectious Diseases (ESCMID) and the International Society of Chemotherapy (ISC) for Infection and Cancer. *Eur. Heart J.*, **30** (19), 2369-2413; www.escardio.org/guidelines [accessed 24 September 2013].

NICE (2008) *Prophylaxis Against Infective Endocarditis*. NICE Clinical Guideline N. 64, National Institute for Health and Clinical Excellence, London; www.nice.org.uk/CG064 [accessed 24 September 2013].

Wilson, W., Taubert, K.A., Gewitz, M., *et al.* (2007) Prevention of infective endocarditis: Guidelines from the American Heart Association a guideline from the American Heart Association Rheumatic Fever, Endocarditis and Kawasaki Disease Committee, Council on Cardiovascular Disease in the Young, and the Council on Clinical Cardiology, Council on Cardiovascular Surgery and Anesthesia, and the Quality of Care and Outcomes Research Interdisciplinary Working Group. *Circulation*, **116** (15), 1736-1754; erratum in *Circulation*, 2007, **116** (15), e376-e377; www.heart.org [accessed 24 September 2013].

Adultos com doença cardíaca congênita

Baumgartner, H., Bonhoeffer, P., De Groot, N.M., *et al.* (2010) ESC guidelines for the management of grown-up congenital heart disease (new version 2010). *Eur. Heart J.*, **31** (23), 2915-2957; www.escardio.org [accessed 24 September 2013].

Gatzoulis, M.A., Swan, L., Therrien, J., and Pantely, G.A. (2005) *Adult Congenital Heart Disease a Practical Guide*. Wiley-Blackwell, Oxford.

Warnes, C.A., Williams, R.G., Bashore, T.M., *et al.* (2008) ACC/AHA 2008 guidelines for the management of adults with congenital heart disease a report of the American College of Cardiology/American Heart Association Task Force on Practice Guidelines (Writing Committee to Develop Guidelines for the Management of Adults With Congenital Heart Disease). *Circulation*, **118** (23), 2395-2451; www.heart.org [accessed 24 September 2013].

LEITURAS ADICIONAIS

A seguir, estão referências enciclopédicas que abordam todos os aspectos da cardiologia pediátrica:

Allen, H.D., Driscoll, D.J., Shaddy, R.E., and Feltes, T.F. (eds.) (2012) *Moss and Adams' Heart Disease in Infants, Children, and Adolescents Including the Fetus and Young Adult*, 8th edn. Lippincott Williams and Wilkins, Philadelphia, PA.

Anderson, R.H., Baker, E.J., Redington, A., Rigby, M.L., Penny, D., and Wernovsky, G. (eds.) (2009) *Paediatric Cardiology*, 3rd edn. Churchill Livingstone, London.

Garson, A., Bricker, J.T., Fisher, D.J., *et al.* (eds.) (1998) *The Science and Practice of Pediatric Cardiology*, 2nd edn. Williams and Wilkins, Baltimore, MD.

Moller, J.H., and Hoffman, J.I.E. (eds.) (2012) *Pediatric Cardiovascular Medicine*, 2nd edn. Wiley-Blackwell, Oxford; www.mollerandhoffmantext.com [accessed 25 September 2013].

Pediatric Cardiology: The Essential Pocket Guide, Third Edition.
Walter H. Johnson, Jr. and James H. Moller.
© 2014 John Wiley & Sons, Ltd. Publicado em 2014 by John Wiley & Sons, Ltd.

Índice remissivo

Entradas acompanhadas por *f* ou *t* em itálico indicam figuras e tabelas, respectivamente.

2D (Bidimensional)
  ecocardiograma, 57*f*
45, X
  síndrome, 76

A

Abuso
  de substâncias, 348
    como fator de risco, 348
      de doença aterosclerótica adquirida, 348
AC (Conexão Acessória)
  anormal, 295*f*, 303*f*
Achado(s)
  laboratoriais, 281, 285
    da IE, 281
    do prolapso, 285
      da válvula mitral, 285
Ácido
  retinoico, 75
  e doença cardíaca, 75
Acompanhamento
  da doença de Kawasaki, 263
    cuidados no, 263
      aspirina de baixa dose, 263
      ecocardiografia, 263
      laboratório, 263
Aconselhamento
  familiar, 350
    altitude, 362
    contracepção, 351
      planejamento da gestação, 351
    cuidado médico de, 362
    gravidez, 350
      riscos, 350, 351
        fetais, 351
        maternos, 350
    IE, 365, 368*t*, 369*t*
      profilaxia de, 365, 368*t*, 369*t*
    limitações do exercício, 352
      classificação dos esportes, 354*t*
      esportes, 353
      gerais, 353
      pós-operatório, 353
      repouso no leito, 353
      restrição inadequada, 353
    nutrição, 361
      bebês com falência cardíaca, 361
        congestiva, 361
      crescimento, 361
      dieta, 361
      estatura pequena, 361
    questões ocupacionais, 362
    questões reprodutivas, 350
    risco de recorrência, 352
    segurabilidade, 362
    viagens aéreas, 362
AD (Autossômico Dominante), 81*t*-82*t*
ADPH (*Alabama Department of Public Health*), 250*f*
Adulto(s)
  jovens, 349
    com doença cardíaca, 349
      problemas para, 349
        aconselhamento familiar, 350
        considerações gerais, 349
Agachamento, 8
AHA (Associação Americana de Cardiologia), 345*t*-346*t*
Alça
  da PA, 243, 244*f*
  vascular, 243

Algoritmo
  de triagem, 250f
    de oximetria de pulso, 250
Alívio
  do gradiente, 156
    preparação para, 156
      avaliação na, 156
    tratamento antes do, 156
      clínico, 156
Alteração(ões)
  em grande VSD, 100f-101f, 108f, 110f, 112f
    lactente com, 100f-101f
      na BP pulmonar, 100f-101f
      na resistência vascular pulmonar, 100f-101f
      no Q_p, 100f-101f
    na BP pulmonar, 108f, 110f, 112f
    na resistência vascular pulmonar, 108f, 110f, 112f
    no Q_p, 108f, 110f, 112f
Altitude
  e viagens aéreas, 362
ANA (Anticorpos Antinucleares), 74
Anastomose
  cavopulmonar, 224
    completa, 224
      na atresia tricúspide, 224
  na COA da aorta, 157
    de uma ponta a outra, 157
Anel
  vascular, 241
    arco aórtico, 241
      direito, 241
      duplo, 241
    artéria subclávia, 241
      aberrante, 241
Anemia, 55
  tratamento de, 324
  e CHF, 324
Aneurisma
  coronário, 263
Angiografia
  na COA, 156
    da aorta, 156
Anomalia(s)
  cianose por, 7
    central, 7
  em crianças, 95-147
    com desvio da esquerda para a direita, 95
    ASD, 128
    AVSD, 137
    desvios, 96
      dos grandes vasos, 96
      no nível ventricular, 96
    PDA, 118
    VSD, 97
  estruturais, 7
Anormalidade(s)
  cardiovasculares, 355t-361t
    atletas com, 355t-361t
      recomendações esportivas para, 355t-361t
  em crianças, 291-313
    da condução, 291-313
      pertubações na, 302
    da frequência cardíaca, 291-313
      alterações na, 291
      taquicardia, 307
Anormalidade(s) Cromossômica(s)
  síndromes com, 78
    detectáveis por técnicas especiais de citogenética, 78
      de DiGeorge, 78
      de Williams, 79
      de Williams-Beuren, 79
      velocardiofacial, 78
    macroscópicas, 76
      de Down, 76
      de trissomia do cromossomo, 77, 78
        13, 78
        18, 77
      de Turner, 76
Antagonista(s)
  dos betarreceptores, 322
    no tratamento clínico, 322
      da CHF, 322
Anti-SS-A (Anticorpo para a Síndrome de Sjögren), 74
Antraciclina
  cardiotoxicidade da, 273
    na origem anômala, 273
      da artéria coronária esquerda, 273
Aorta
  angiografia, 156
  Cath, 156

circulação central, 151f
  antes do fechamento ductal, 151f
  depois do fechamento ductal, 151f
COA da, 150, 255
CXR, 154, 155f
ECG, 153
  lactentes mais velhos, 154
  pacientes mais velhos, 154
  recém-nascido, 153
ecocardiograma, 156
exame físico, 152
histórico, 151, 158
  natural, 158
opções de reparo, 151f
tratamento, 156
  avaliação na preparação, 156
    para alívio do gradiente, 156
  cateterização intervencionista, 158
  cirurgia, 157
  clínico, 156
    antes do alívio do gradiente, 156
Apêndice
  atrial, 240
    isomerismo do, 240
      direito, 240
      esquerdo, 240
Apolipoproteína(s)
  concentrações de, 339t
    aceitáveis, 339t
    altas, 339t
    limítrofes-altas, 339t
Arch R (Arco Aórtico Direito), 81t-82t, 241
  com artéria subclávia aberrante, 242f
Arco
  aórtico, 241, 242f, 255, 256f
    anomalias do, 243f
      desenvolvimento das, 243f
    duplo, 241, 242f
    esquerdo, 242f
      com artéria subclávia aberrante, 242f
    interrompido, 255
    interrupção do, 256f
      circulação central, 256f
      reparo cirúrgico, 256f
Armazenamento
  de glicogênio, 276
    doença de, 276
      tipo II, 276

Arritmia(s)
  atriais, 292
    fibrilação atrial, 297
    flutter atrial, 296
    outras taquiarritmias primárias, 298
    sinusal, 292
      ECG de, 292f
    sístole prematura, 292
    taquicardia sinusal, 292
  AV, 292
    SVT, 293
  juncionais, 298
    JET, 299
    PJCs, 298
    PJRT, 299
  ventriculares, 299
    fibrilação ventricular, 302
    PVCs, 299
    VT, 301
Artéria
  coronária, 272
    esquerda, 272
      origem anômala da, 272
  subclávia, 241, 242f
    aberrante, 241, 242f
      arco aórtico com, 242f
        direito, 242f
        esquerdo, 242f
Arterosclerose
  acelerada, 335f
    condições que predispõem a, 335f
    crianças com, 335f
Artralgia
  no diagnóstico, 266
    da febre reumática, 266
Artrite
  no diagnóstico, 266
    da febre reumática, 266
AS (Estenose Aórtica), 81t-82t, 87t, 159
  diferentes tipos de, 167f
    traçados de pressão em, 167f
  gradiente na, 162f, 166
    efeito sobre o, 162f
      do exercício físico, 162f
    indicações para intervenção, 166
  subvalvar, 161f, 167f
  supravalvar, 161f, 167f, 170
    Cath, 172
    considerações cirúrgicas, 172
    CXR, 172

ECG, 171
ecocardiograma, 172
exame físico, 171
histórico, 171, 172
natural, 172
ASD (Defeito do Septo Atrial), 2, 76, 81*t*-82*t*, 87*t*, 128, 352
Cath, 135
circulação central, 128*f*
opções de fechamento, 128*f*
considerações cirúrgicas, 136
dispositivos liberados por cateter, 136
fechamento cirúrgico, 136
CXR, 132, 134*f*
ECG, 131, 133*f*
ecocardiograma, 134
exame físico, 130
anormalidades da S_2, 131
S_1 acentuada, 130
sopro de ejeção sistólica, 131
histórico, 129, 134
natural, 134
tipo *ostium secundum*, 129
Aspirina
de baixa dose, 263
no acompanhamento, 263
da doença de Kawasaki, 263
no tratamento, 262
da doença de Kawasaki, 262
Asplenia
síndrome de, 240
direitos bilaterais, 240
isomerismo atrial direito, 240
do apêndice, 240
Atleta(s)
com anormalidades cardiovasculares, 355*t*-361*t*
recomendações esportivas para, 355*t*-361*t*
de competição, 345*t*-346*t*
triagem de, 345*t*-346*t*
de pré-participação, 345*t*-346*t*
Atresia
pulmonar, 211*f*, 225
com septo interventricular intacto, 225
Cath, 227
considerações cirúrgicas, 227
CXR, 226
ECG, 226

ecocardiograma, 226
exame físico, 226
histórico, 226
TOF com, 211*f*
circulação central, 211*f*
cirurgia paliativa, 211*f*
reparo, 211*f*
tricúspide, 219
anastomose cavopulmonar completa, 224
Cath, 223
considerações cirúrgicas, 223
CXR, 221
desvio modificado de Blalock-Taussig, 224
e grandes vasos relacionados, 220*f*
circulação central, 220*f*
opções cirúrgicas, 220*f*
ECG, 221, 222*f*
ecocardiograma, 223
exame físico, 221
histórico, 221
interposição de Gore-Tex®, 224
ligadura da PA, 224
procedimento, 224
bidirecional de Glenn, 224
de Fontan, 224
semi-Fontan, 224
Átrio
esquerdo, 121
aumento do, 121
Aumento
biventricular, 123
do átrio esquerdo, 121
do LV, 121
Ausculta
do coração, 23
bases fisiológicas da, 24
diástole, 25
instrumentação, 23
posição, 24
sístole, 24
técnica, 24
Auscultação
áreas de, 36*f*
principais, 36*f*
bases fisiológicas da, 24
AV (Atrioventricular)
arritmias, 292
SVT, 293

canal, 81*t*-82*t*, 87*t*
condução, 302, 304
  encurtada, 302
  prolongada, 304
taquiarritmias, 296
  reentrantes, 296
    diferenciação de, 296
válvulas, 24, 31
  regurgitação da, 31
AVA (Estenose Valvar Aórtica), 161, 167*f*
  Cath, 166
  considerações cirúrgicas, 166
  CXR, 163
  ECG, 163, 164*f*
  ecocardiograma, 165
  exame físico, 162
  histórico, 162, 165
    natural, 165
Avaliação
  genética, 84
    clínica, 84
      histórico familiar, 84
AVM (Malformaçao Arteriovenosa)
  sistêmica, 258
AVN (Nódulo Atrioventricular), 295*f*, 303*f*
AVNRT (Taquicardia de Reentrada de Nódulo Atrioventricular), 296
  mecanismos de, 295*f*
AVSD (Defeito do Septo Atrioventricular), 76, 137
  canal AV, 81*t*-82*t*, 87*t*
  Cath, 144
  circulação central, 128*f*
  considerações cirúrgicas, 144
    correção cirúrgica, 128*f*
  CXR, 141, 143*f*
  ECG, 140, 142*f*
  ecocardiograma, 143
  exame físico, 139
    divisão de S$_2$, 140
      ampla, 140
      fixa, 140
    sopro, 139, 140
      apical mesodiastólico, 140
      de ejeção sistólica pulmonar, 140
      diastólico tricúspide, 140
      pansistólico apical, 139
        da regurgitação valvar mitral, 139
  histórico, 139, 141
    natural, 141

B

Balão
  dilação com, 173*f*
    via cateter, 173*f*
      da PS valvar, 173*f*
Base(s)
  fisiológicas, 24
    da auscultação, 24
Bebê(s)
  CHF em, 315-327
    diagnóstico definitivo, 325
    fisiopatologia, 315
      mecanismos, 315
    tratamento, 325
      suporte circulatório, 325
      transplante cardíaco, 325
    tratamento clínico, 317
      antagonistas dos betarreceptores, 322
      diuréticos, 320
      inotrópicos, 317
      medidas de apoio, 322
      redução pós-carga, 321
  recém-nascidos, 245-258
    condições cardíacas em, 245-258
      exclusivas, 245-258
        doença cardíaca em neonatos, 248
    fisiologia neonatal, 245
Betarreceptor(es)
  antagonistas dos, 322
    no tratamento clínico, 322
      da CHF, 322
Bic Ao (Válvula Aórtica Bicúspide), 81*t*-82*t*
Blalock-Taussig
  desvio de, 224
    modificado, 224
      na atresia tricúspide, 224
Bloqueio
  cardíaco, 304, 305
    completo, 306*f*
      ECG de, 306*f*
    de primeiro grau, 304
      ECG de, 305*f*
    de segudo grau, 304
      ECG de, 305*f*, 306*f*
      Mobitz, 305
        tipo I, 305
        tipo II, 305

Wenckebach, 305
  de terceiro grau, 305
BMI (Índice de Massa Corporal), 343
BP (Pressão Arterial), 9, 17*t*
  bainhas infláveis de, 10*t*
    dimensões recomendadas, 10*t*
  limites máximos de, 12*f*
  métodos, 10
    auscultação, 11
    automatizado, 11
    de rubor, 10
    palpação, 10
  níveis de, 14*t*-21*t*
    para meninos, 14*t*-21*t*
    por idade, 14*t*-21*t*
  pressão de pulso, 12
  pulmonar, 100*t*-101*t*, 108*t*, 110*t*, 112*t*
    alterações na, 100*t*-101*t*, 108*t*, 110*t*, 112*t*
    em grande VSD, 100*t*-101*t*, 108*t*, 110*t*, 112*t*
      lactente com, 100*t*-101*t*
      que desenvolve doença vascular pulmonar, 108*t*
      que desenvolve PS infundibular, 110*t*
      que passa por fechamento espontâneo, 112*t*
  valores normais, 11
Bradiarritmia
  tratamento da, 307
    agudo, 307
Bradicardia
  sinusal, 307
    de causas nao cardíacas, 307
    CCAVB *versus*, 307
Bulha(s)
  cardíaca, 26*f*, 27
    interpretação de, 27
    relação entre, 26*f*
      e ECG, 26*f*
      e fases do ciclo cardíaco, 26*f*
      e pressão cardíaca, 26*f*

C

Câmara(s)
  cardíacas, 51*f*
    relação das, 51*f*
      observadas em radiografias de tórax, 51*f*

Cardiomegalia
  evidência clínica de, 104
  exame físico, 104
Cardiomiopatia
  diagnóstico diferencial de, 278
    considerações sobre, 278
  dilatada, 271
    artéria coronária esquerda, 272
      origem anômala da, 272
    cardiotoxicidade, 273
      da antraciclina, 273
    EFE, 273
    induzida por taquicardia, 273
  restritiva, 276
Cardiopatia Congênita
  em crianças, 86-94
    classificação de, 86-94
    correlação clínica, 93
    fisiologia de, 86-94
    fisiopatologia, 86
Cardiotoxicidade
  da antraciclina, 273
  na origem anômala, 273
    da artéria coronária esquerda, 273
Cardite
  no diagnóstico, 265
    da febre reumática, 265
Cateter
  dilatação via, 173*f*
    da PS valvar, 173*f*
      com balão, 173*f*
Cateterização
  intervencionista, 158
    na COA da aorta, 158
Cath (Cateterização Cardíaca), 64*t*
  cateterismo terapêutico, 67
    intervencionista, 67
  complicações da, 71
    arritmia, 72
    morte, 71
    radiação, 72
    vasculares, 72
  da AS, 172
    supravalvar, 172
  da AVA, 166
  da malformação de Ebstein, 231
    da válvula tricúspide, 231
  da PS, 178, 180
    secundária à válvula pulmonar, 180
      displásica, 180

valvar, 178
de estenose subaórtica, 170
  membranosa discreta, 170
de TAPVC, 199, 203
  com obstrução, 203
  sem obstrução, 199
de TOF, 216
de tronco arterial, 208
  comum, 208
diagnóstica, 67
eletrofisiológica, 67
na atresia, 223
  pulmonar, 227
    com septo interventricular intacto, 227
  tricúspide, 223
na COA, 156
  da aorta, 156
na d-TGA, 193
no ASD, 135
no AVSD, 144
no VSD, 113, 117
  grande, 113
  pequeno, 117
procedimento, 67
  acesso vascular, 68
  anestesia, 67
  técnica, 68
valores normais para, 69t, 71t
  derivados, 71t
CCAVB (Bloqueio Atrioventricular Completo Congênito), 74
  versus bradicardia sinusal, 307
  de causas não cardíacas, 307
CFC (Síndrome Cardiofaciocutânea), 83
CHD (Doença Arterial Coronariana), 61
CHD (Doença Cardíaca Congênita), 81t-82t, 352
  adultos com, 363t, 364t
    diretrizes ocupacionais para, 363t-364t
  em crianças, 186-244
    com desvio da direita para a esquerda, 186-232
      cianose, 209-232
      lesões mistas, 187-209
      Q_p diminuído, 209-232
    formas incomuns de, 233-244
      alça vascular, 243
        PA, 243
      anel vascular, 241

I-TGA, 233
I-TGV, 233
malposicionamento do coração, 236
síndrome de heterotaxia, 239
neonato com, 251
  cianótico, 251
  manejo do, 251
CHF (Insuficiência Cardíaca Congestiva), 6, 100f-101f, 108f, 110f, 112f
  em bebês, 315-327
    diagnóstico definitivo, 325
    fisiopatologia, 315
      mecanismos, 315
    tratamento, 325
      suporte circulatório, 325
      transplante cardíaco, 325
    tratamento clínico, 317
      antagonistas dos betarreceptores, 322
      diuréticos, 320
      inotrópicos, 317
      medidas de apoio, 322
      redução pós-carga, 321
  em crianças, 315-327
    diagnóstico definitivo, 325
    fisiopatologia, 315
      mecanismos, 315
    tratamento, 325
      suporte circulatório, 325
      transplante cardíaco, 325
    tratamento clínico, 317
      antagonistas dos betarreceptores, 322
      diuréticos, 320
      inotrópicos, 317
      medidas de apoio, 322
      redução pós-carga, 321
  exame físico, 104
  terapia com drogas, 323t
CHILD (Dieta de Estilo de Vida Integrada para Saúde Cardiovascular), 341t
Cianose, 6, 209-232
  atresia, 219, 225
    pulmonar, 225
      com septo ventricular intacto, 225
    tricúspide, 219
  ausência de, 145t-146t
    defeitos com, 145t-146t
      resumo dos, 145t-146t

central, 7
  por anomalias estruturais, 7
  por edema pulmonar, 7
  de origem cardíaca, 7
lactentes com, 5
malformação de Ebstein, 228
  da válvula tricúspide, 228
periférica, 7
TOF, 209
  variantes da, 219
Ciclo Cardíaco
  fases do, 26f
    relação entre, 26f
      e bulha cardíaca, 26f
      e ECG, 26f
      e pressão cardíaca, 26f
    localização no, 34t
      diagnóstico diferencial pela, 34t
      de sopros, 34t
Circulação
  central, 97f, 119f, 128f, 138f, 151f, 190f, 197f, 204f, 210f, 211f, 220f, 246f, 256f
    correção cirúrgica, 138f
      no AVSD, 138f
    na atresia, 220f
      tricúspide, 220f
    na COA da aorta, 151f
      antes do fechamento ductal, 151f
      depois do fechamento ductal, 151f
    na d-TGV, 190f
      opções cirúrgicas, 190f
    na interupção, 256f
      do arco aórtico, 256f
    na TAPVC, 197f
      e reparo cirúrgico, 197f
        tipo desobstrução, 197f
      tipo obstrução, 197f
    na TOF, 210f, 211f
      com atresia pulmonar, 211f
      e reparo cirúrgico, 210f
    no feto, 246f
    no tronco arterioso, 204f
    opções cirúrgicas, 97f
      no VSD, 97f
    opções de fechamento, 119f, 128f
      no ASD, 128f
      no PDA, 119f
  fetal, 245
    normal, 245
Cirurgia
  corretiva, 113, 194
    na d-TGA, 194
      troca, 194, 195
        arterial, 195
        atrial, 194
        Jatene, 195
        venosa, 194
    no VSD, 113
      grande, 113
    na COA da aorta, 157
      anastomose, 157
        de uma ponta a outra, 157
      excisão, 157
        de uma ponta a outra, 157
      reparo, 157
        do retalho subclávio, 157
Clique(s)
  de ejeção sistólica, 30, 121
  exame físico, 121
COA (Coarctação), 81t-82t, 87t
  da aorta, 150, 255
    angiografia, 156
    Cath, 156
    circulação central, 151f
      antes do fechamento ductal, 151f
      depois do fechamento ductal, 151f
    CXR, 154, 155f
    ECG, 153
      lactentes mais velhos, 154
      pacientes mais velhos, 154
      recém-nascido, 153
    ecocardiograma, 156
    exame físico, 152
    histórico, 151, 158
      natural, 158
    opções de reparo, 151f
    tratamento, 156
      avaliação na preparação, 156
        para alívio do gradiente, 156
      cateterização intervencionista, 158
      cirurgia, 157
      clínico, 156
        antes do alívio do gradiente, 156
Colágeno
  vascular, 74
Complexo
  QRS, 40f, 44
    amplitude, 45

contorno do, 40f
    comparação do, 40f
        nas derivações V₁ e V₆, 40f
    duração, 47
    eixo, 44
Comunicação
    no nível atrial, 88
Concentração(ões)
    no plasma, 339t
        aceitáveis, 339t
            de apolipoproteínas, 339t
            de lipídios, 339t
            de lipoproteínas, 339t
        altas, 339t
            de apolipoproteínas, 339t
            de lipídios, 339t
            de lipoproteínas, 339t
        limítrofes-altas, 339t
            de apolipoproteínas, 339t
            de lipídios, 339t
            de lipoproteínas, 339t
Condição(ões)
    associadas à doença cardíaca, 73-85
        em crianças, 73-85
            ambientais, 73-85
            genéticas, 73-85
Condição(ões) Cardíaca(s)
    adquiridas, 259
        durante a infância, 259
            doença, 260, 270
                de Kawasaki, 260
                do miocárdio, 270
            envolvimento do miocárdio, 276
                com doença sistêmica, 276
            febre reumática, 264
            IE, 279
            pericardite, 285
            prolapso da válvula mitral, 284
            síndrome de Marfan, 282
    exclusivas, 245-258
        em bebês recém-nascidos, 245-258
            doença cardíaca em neonatos, 248
            fisiologia neonatal, 245
Condução
    anormalidades da, 291-313
        em crianças, 291-313
        pertubações na, 302
            AV, 302, 304
                encurtada, 302
                prolongada, 304
            síndromes pré-excitação, 302

Contorno
    cardíaco, 52
        na CXR, 52
    do complexo QRS, 40f
        comparação do, 40f
            nas derivações V₁ e V₆, 40f
Contração
    miocárdica, 316
        reduzida, 316
Coração
    ausculta do, 23
        bases fisiológicas da, 24
        diástole, 25
        instrumentação, 23
        posição, 24
        sístole, 24
        técnica, 24
    malposicionamento do, 236
        dextrocardia, 237
            com imagem em espelho, 237
        dextroposição, 239
        dextroversão, 237
            com *situs solitus*, 237
        levocardia, 239
            levoposição, 239
            levoversão do *situs inversus*, 239
        situs, 237
            inversus totalis, 237
            solitus, 237
    normal, 329
        crianças com, 329
        prevenção para, 329
Coreia
    no diagnóstico, 266
        da febre reumática, 266
Correção
    cirúrgica, 138f
        circulação central e, 138f
        no AVSD, 138f
Correlação
    clínica, 93
        na cardiopatia congênita, 93
            diagnóstico, 93
            etiologia, 94
            gravidade, 93
Corticosteroide(s)
    no tratamento, 262, 268
        da doença de Kawasaki, 262
        da febre reumática, 268

Costello
  síndrome de, 83
Crescimento
  retardo do, 4
    desenvolvimento, 6
      marcos do, 6
    lactentes, 5
      com cianose, 5
      com insuficiência cardíaca, 5
Criança(s)
  amostra de, 338t
    níveis em, 338t
      de lipídios no sangue, 338t
  anomalias em, 95-147
    com desvio da esquerda para a direita, 95-147
      ASD, 128
      AVSD, 137
      desvios, 96
        dos grandes vasos, 96
        no nível ventricular, 96
      PDA, 118
      VSD, 97
  anormalidades em, 291-313
    da condução, 291-313
      pertubações na, 302
    da frequência cardíaca, 291-313
      alterações na, 291
      taquicardia, 307
  cardiopatia congênita em, 86-94
    classificação de, 86-94
    correlação clínica, 93
    fisiologia de, 86-94
    fisiopatologia, 86
  CHD em, 186-244
    com desvio da direita para a esquerda, 186-232
      cianose, 209-232
      lesões mistas, 187-209
      Q_p diminuído, 209-232
    formas incomuns de, 233-244
      alça vascular, 243
        PA, 243
      anel vascular, 241
      I-TGA, 233
      I-TGV, 233
      malposicionamento do coração, 236
      síndrome de heterotaxia, 239
  CHF em, 315-327
    diagnóstico definitivo, 325
    fisiopatologia, 315
      mecanismos, 315
    tratamento, 325
      suporte circulatório, 325
      transplante cardíaco, 325
    tratamento clínico, 317
      antagonistas dos betarreceptores, 322
      diuréticos, 320
      inotrópicos, 317
      medidas de apoio, 322
      redução pós-carga, 321
  com doença cardíaca, 349
    problemas para, 349
      aconselhamento familiar, 350
      considerações gerais, 349
  doença cardíaca em, 73-85, 329-370
    condições associadas à, 73-85
      ambientais, 73-85
      genéticas, 73-85
    estilo de vida saudável, 329-370
    prevenção de, 329-370
  fluxo sanguíneo em, 148-185
    condições que obstruem o, 148-185
      AS, 159-173
      COA, 150-159
      PS, 173-185
  problemas cardíacos em, 8
  sintomas neurológicos de, 8
Critério(s)
  no diagnóstico, 264, 265
    da febre reumática, 264, 265
    de Jones, 264, 265t
      grandes, 265
      menores, 266
Cromosso
  trissomia do, 76-78
    13, 78
      anomalias cardíacas, 78
      características, 78
    18, 77
      anomalias cardíacas, 77
      características, 77
    21, 76
      anomalias cardíacas, 76
      características, 76
CRP (Proteína C Reativa), 261
CT (Tomografia Computadorizada), 62
CTA (Angiografia por Tomografia Computadorizada), 62, 64t

Cuidado Médico
 de acompanhamento, 362
CW (Onda Contínua)
 Doppler de, 59
CXR (Radiografia de Tórax), 49, 64*t*
 câmaras cardíacas, 51*f*
  com obstrução, 200*f*, 202
  comum, 206, 207*f*
 contorno cardíaco, 52
 da AS, 172
  supravalvar, 172
 da AVA, 163
 da malformação de Ebstein, 229, 231*f*
  da válvula tricúspide, 229, 231*f*
 da pericardite, 287
 da PS, 175, 177*f*, 180
  secundária à válvula pulmonar, 180
   displásica, 180
 de estenose subaórtica, 169
 de HCM, 275
 de IHSS, 275
 de TAPVC, 198, 200*f*, 202
 de TOF, 213, 215*f*
 de tronco arterial, 206, 207*f*
  membranosa discreta, 169
 na atresia, 221
  tricúspide, 221
  pulmonar, 226
   com septo interventricular intacto, 226
 na COA, 154, 155*f*
  da aorta, 154, 155*f*
 na d-TGA, 192
 na origem anômala, 272
  da artéria coronária, 272
   esquerda, 272
 na síndrome de Marfan, 283
 no ASD, 132, 134*f*
 no ASVD, 141, 143*f*
 no PDA, 123, 124*f*
 no VSD, 106, 116
  grande, 106
  pequeno, 116
 parâmetros de, 53
 posicionamento, 52
  sem obstrução, 199, 200*f*
 tamanho cardíaco, 50
 valvar, 175, 177*f*
 vasculatura pulmonar, 52

D

DC (Corrente Direta)
 externa, 312
  choque de, 312
   cardioversão, 312
   desfibrilação, 312
Defeito(s)
 resumo dos, 145*t*-146*t*
  com aumento do Q_p, 145*t*-146*t*
  com ausência de cianose, 145*t*-146*t*
Deficiência
 de ferro, 54
Deleção
 22q11.2, 78
Descanso
 no leito, 267
  no tratamento, 267
   da febre reumática, 267
Desenvolvimento
 marcos do, 6
Desvio(s)
 da esquerda para a direita, 147
  resumo dos, 145*t*-146*t*, 147
 de Blalock-Taussig, 224
  modificado, 224
   na atresia tricúspide, 224
 dos grandes vasos, 96
 no nível ventricular, 96
Dextrocardia
 com imagem em espelho, 237
 dextroposição, 238*f*, 239
  situs, 238*f*
   inversus, 238*f*
   solitus, 238*f*
 dextroversão, 238*f*
  situs solitus, 238*f*
Diabete(s)
 como fator de risco, 347
  de doença aterosclerótica, 347
   adquirida, 347
 melito, 74
  materno, 74
Diástole
 inicial, 25
 média, 25
 tardia, 25
DiGeorge
 síndrome de, 78
  anomalias cardíacas, 79
  características, 78

Digoxina
  dose de, 318, 319
    de ataque, 318
    de manutenção, 319
  TDD, 319
  toxicidade, 319
Dilatação
  com balão, 173*f*
    via cateter, 173*f*
      da PS valvar, 173*f*
Diretriz(es)
  de profilaxia, 368*t*
    de IE, 368*t*
      recentes, 369*t*
      revisão das, 368*t*
  ocupacionais, 363*t*-364*t*
    para adultos, 363*t*-364*t*
      com CHD, 363*t*-364*t*
Dispneia, 4
Dispositivo(s)
  liberados por cateter, 136
    para ASD, 136
Distúrbio(s)
  genéticos, 81*t*-82*t*
    com malformações cardíacas, 81*t*-82*t*
      resumo dos, 81*t*-82*t*
Diurético(s)
  no tratamento clínico, 320
    da CHF, 320
Divisão
  cirúrgica, 126
    do ducto arterioso, 126
Doença(s)
  aterosclerótica adquirida, 347
    fatores de risco para, 347
      abuso de substâncias, 348
      diabetes, 347
      doença, 348
        dentária, 348
        renal, 348
      estados hipercoaguláveis, 348
      hipertensão sistêmica, 348
      histórico familiar, 347
      homocisteína, 348
      infecção bacteriana, 348
      sexo, 347
      transplante cardíaco, 348
  cardíaca, 73-85, 248, 329-370
    adultos jovens com, 349
      problemas para, 349
      crianças com, 349
        problemas para, 349
    em crianças, 73-85, 329-370
      condições associadas à, 73-85
        ambientais, 73-85
        genéticas, 73-85
      prevenção de, 329-370
        estilo de vida saudável e, 329-370
    em neonatos, 248
      falência cardíaca congestiva, 252
      hipóxia, 251
  cardiovascular, 329
    na idade adulta, 329
      fatores de risco para, 329
  de Kawasaki, 260
    aneurisma coronário, 263
    cuidados no acompanhamento, 263
      aspirina de baixa dose, 263
      ecocardiografia, 263
      laboratório, 263
    diagnóstico, 261
      características clínicas, 261
      estudos laboratoriais, 261
      histórico natural, 261
    doença recorrente, 263
    tratamento, 262
      aspirina, 262
      corticosteroides, 262
      IVGG, 262
      IVIG, 262
      mediadores imunológicos, 262
  dentária, 348
    e infecção bacteriana, 348
  do miocárdio, 270
    cardiomiopatia, 271, 276
      dilatada, 271
      restritiva, 276
    HCM, 274
    IHSS, 274
    miocardite 271
  inflamatória, 74
    materna, 74
      colágeno vascular, 74
  renal, 348
  sistêmica, 276
    administração de, 278
    de armazenamento de glicogênio, 276
      tipo II, 276

de Pompe, 276
  envolvimento do miocárdio com, 276
    esclerose tuberosa, 277
    neuromuscular, 277
    outras mucopolissacaridoses, 277
    síndrome, 277
      de Hunter, 277
      de Hurler, 277
  vascular, 76, 107
    pulmonar, 76, 107
      história natural, 107
      na síndrome de Down, 76
Doppler
  colorido, 60
  CW, 59
  PW, 59
  tecidual, 61
Dor
  torácica, 3
DORV (Dupla Saída do Ventrículo Direito), 81*t*-82*t*
Down
  síndrome de, 76
    anomalias cardíacas, 76
    características, 76
    doença vascular e, 76
      pulmonar, 76
d-TGA (Transposição Completa das Grandes Artérias), 188
  Cath, 193
  cirurgia corretiva, 194
    troca, 194, 195
      arterial, 195
      atrial, 194
      Jatene, 195
      venosa, 194
  CXR, 192
  ECG, 191
  ecocardiograma, 193
  exame físico, 191
  histórico, 191
  procedimentos paliativos, 194
    prostaglandina intravenosa, 194
    septostomia atrial de Rashkind, 194
      com balão, 194
d-TGV (Transposição Completa dos Grandes Vasos), 87*t*, 188
  circulação central, 190*f*
  opções cirúrgicas, 190*f*

Ducto
  arterioso, 126
    divisão do, 126
      cirúrgica, 126
    ligadura do, 126
      cirúrgica, 126

E

Ebstein
  malformação de, 228
    da válvula tricúspide, 228
      Cath, 231
      circulação central, 228*f*
      considerações cirúrgicas, 232
      CXR, 229, 231*f*
      ECG, 229, 230*f*
      ecocardiograma, 231
      exame físico, 229
      histórico, 229
ECG (Eletrocardiograma), 264, 347
  da AS, 171
    supravalvar, 171
  da AVA, 163, 164*f*
  da malformação de Ebstein, 229, 230*f*
    da válvula tricúspide, 229, 230*f*
  da pericardite, 287, 288*f*
  da PS, 175, 176*f*, 179
    secundária à válvula pulmonar, 179
      displásica, 179
    valvar, 175, 176*f*
  de arritmia sinusal, 292*f*
  de bloqueio cardíaco, 305*f*, 306*f*
    completo, 306*f*
    em primeiro grau, 305*f*
    em segundo grau, 305*f*, 306*f*
  de estenose subaórtica, 169
    membranosa discreta, 169
  de fibrilação, 297*f*, 302*f*
    atrial, 297*f*
    ventricular, 302*f*
  de *flutter* atrial, 297*f*
  de HCM, 275
  de IHSS, 275
  de PACs, 292*f*
  de PVCs, 300*f*
  de TAPVC, 198, 202
    com obstrução, 202
    sem obstrução, 198
  de taquicardia supraventricular, 294*f*
  de TOF, 213, 214*f*

de tronco arterial, 206
  comum, 206
de VT, 301f
de WPW, 303f
interpretação de, 45
  para hipertrofia ventricular, 45
na atresia, 221, 222f
  pulmonar, 226
    com septo interventricular intacto, 226
  tricúspide, 221, 222f
na COA da aorta, 153
  lactentes mais velhos, 154
  pacientes mais velhos, 154
  recém-nascido, 153
na d-TGA, 191
na origem anômala, 272
  da artéria coronária, 272
    esquerda, 272
na síndrome de Marfan, 283
no ASD, 131, 133f
no AVSD, 140, 142f
no PDA, 121, 122f
no VSD, 104, 105f, 115
  grande, 104
  pequeno, 115
relação entre, 26f
  e bulha cardíaca, 26f
  e fases do ciclo cardíaco, 26f
  e pressão cardíaca, 26f
Echo TEE (Ecocardiograma Transesofágico), 64t
Echo TTE (Ecocardiograma Transtorácico), 64t
ECMO (Oxigenação da Membrana Extracorpórea), 325
Eco 3D (Ecocardiografia Tridimensional), 61
Ecocardiografia, 55
  Doppler, 59
    colorido, 60
    CW, 59
    PW, 59
  especializada, 60
    Doppler tecidual, 61
    eco 3D, 61
    fetal, 60
    ICE, 61
    TEE, 61
    TTE, 61
  imagens, 56
    bidimensionais, 56

limites ecocardiográficos, 58t
  superiores, 58t
    das dimensões do LV, 58t
  modo M, 56
  na origem anômala, 272
    da artéria coronária, 272
      esquerda, 272
  na PS, 178
    valvar, 178
  no acompanhamento, 263
    da doença de Kawasaki, 263
Ecocardiograma
  2D, 57f, 58f
    e modo M, 58f
      comparação de, 58f
  da AS, 172
    supravalvar, 172
  da AVA, 165
  da malformação de Ebstein, 231
    da válvula tricúspide, 231
  da pericardite, 287
  da PS, 180
    secundária à válvula pulmonar, 180
      displásica, 180
  de estenose subaórtica, 169
    membranosa discreta, 169
  de HCM, 275
  de IHSS, 275
  de TAPVC, 199, 203
    com obstrução, 203
    sem obstrução, 199
  de TOF, 215
  de tronco arterial, 208
    comum, 208
  na atresia, 223
    pulmonar, 226
      com septo interventricular intacto, 226
    tricúspide, 223
  na COA, 156
    da aorta, 156
  na d-TGA, 193
  na síndrome de Marfan, 283
  no ASD, 134
  no PDA, 125
  no VSD, 116
    pequeno, 116
Edema
  pulmonar, 7
    de origem cardíaca, 7
      cianose central por, 7

EFE (Fibroelastose Endocárdica)
  na origem anômala, 273
    da artéria coronária, 273
      esquerda, 273
Ejeção
  sistólica, 30, 121, 140
    cliques de, 30, 121
      exame físico, 121
    pulmonar, 140
      sopro de, 140
Eletrocardiografia
  desenvolvimento, 39
    mudanças no, 39
  eixos normais, 43*f*
  fatores técnicos, 41
    componentes do, 41
      complexo QRS, 44
      inervalo PR, 44
      onda P, 41
      onda Q, 47
      onda T, 48
      onda U, 49
      segmento ST, 48
      frequência, 41
      ritmo, 41
    parâmetros eletrocardiográficos, 40*t*
      diferentes, 40*t*
      valores normais de, 40*t*
Eritema
  marginado, 266
    no diagnóstico, 266
      da febre reumática, 266
ESC (Sociedade Europeia de Cardiologia), 345*t*-346*t*
Esclerose
  tuberosa, 277
    envolvimento do miocárdio na, 277
Esforço
  respiratório, 22
Esporte(s)
  classificação dos, 354*t*
    36ª conferência de Bethesda, 354*t*
ESR (Taxas de Sedimentação de Eritrócitos), 261
Estado(s)
  cardíaco, 2
    gravidade do, 2
  hipercoaguláveis, 348
    como fator de risco, 348
      de doença aterosclerótica
        adquirida, 348

Estenose
  de PA, 181
    periférica, 181
      Cath, 182
      considerações cirúrgicas, 182
      CXR, 181
      ECG, 181
      ecocardiograma, 182
      exame físico, 181
      histórico, 181, 182
        natural, 182
  subaórtica, 168
    membranosa discreta, 168
      Cath, 170
      considerações cirúrgicas, 170
      CXR, 169
      ECG, 169
      ecocardiograma, 169
      exame físico, 169
      histórico, 169
        natural, 169
Estilo de Vida
  saudável, 329-370
    e prevenção de doença cardíaca, 329-370
    em crianças, 329-370
Exame
  abdominal, 38
  físico, 9, 103, 104, 115, 120, 130, 139, 162, 169, 171, 175, 179, 191, 198, 202, 206, 212, 221, 229, 272, 274, 280, 282, 285, 286
    cardíaco, 22
      ausculta do coração, 23
      inspeção, 22
      palpação, 23
      percussão, 23
    da AS, 171
      supravalvar, 171
    da AVA, 162
    da IE, 280
    da malformação de Ebstein, 229
      da válvula tricúspide, 229
    da pericardite, 286
    da PS, 175, 179
      secundária à válvula pulmonar, 179
        displásica, 179
      valvar, 175
    de estenose subaórtica, 169
      membranosa discreta, 169

de HCM, 274
de IHSS, 274
de TAPVC, 198, 202
  com obstrução, 202
  sem obstrução, 198
de TOF, 212
de tronco arterial, 206
  comum, 206
do prolapso, 285
  da válvula mitral, 285
na atresia, 221
  pulmonar, 226
    com septo interventricular intacto, 226
  tricúspide, 221
na CHF, 104
na d-TGA, 191
na evidência clínica, 104
  de cardiomegalia, 104
na origem anômala, 272
  da artéria coronária esquerda, 272
na síndrome de Marfan, 282
no ASD, 130
  anormalidades da S_2, 131
  S_1 acentuada, 130
  sopro de ejeção sistólica, 131
no AVSD, 139
  divisão de S_2, 140
    ampla, 140
    fixa, 140
  sopro, 139, 140
    apical mesodiastólico, 140
    de ejeção sistólica pulmonar, 140
    diastólico tricúspide, 140
    pansistólico apical, 139
no PDA, 120
  sopros, 120, 121
    contínuos, 120
    distólico médio, 121
  S_2, 121
  pressão de pulso ampla, 120
  clique de ejeção sistólica, 121
  achados na resistência pulmonar elevada, 121
no VSD pequeno, 115
P_2 alto, 104
sinais vitais, 9
  BP, 9
  esforço respiratório, 22
  frequência respiratória, 22
  pulso, 13

sopro, 103, 104
  mesodiastólico, 104
  pansistólicos, 103
laboratorial, 39
  Cath, 67
  CT, 62
  CXR, 49
  ecocardiografia, 55
  eletrocardiografia, 39
  hematimetria completa, 54
  MRA, 61
  MRI, 61
  oximetria de pulso, 53
  teste do exercício, 62
Excisão
  na COA da aorta, 157
  de uma ponta a outra, 157
Exercício(s)
  e prevenção, 344
    de doença cardíaca, 344
  limitações do, 352
    classificação dos esportes, 354t
    esportes, 353
    gerais, 353
    pós-operatório, 353
    repouso no leito, 353
      modificado, 353
  teste do, 62
    avaliação, 65
      de condições específicas, 65
        arritmias, 65
      pós-operatória, 65
      pré-operatória, 65
    indicações, 65
    procedimento, 66
    risco, 66
    restrição inadequada, 353
Exposição(ões)
  ambientais, 75
  e doença cardíaca, 75

F

Fadiga, 5
Falência
  cardíaca, 252
  congestiva, 252
Fator(es) de Risco
  para doença cardiovascular, 329
    na idade adulta, 329
      hipercolesteromia, 331
      tabagismo, 330

FCHL (Hiperlipidemia Familiar Combinada), 337
Febre
  reumática, 264, 267
    aguda, 269
      prevenção de, 269
      cuidados a longo prazo, 269
    diagnóstico, 264
      critérios, 264-266
        de Jones, 264
        grandes, 265
        menores, 266
      febre no, 267
    profilaxia de, 268
      primária, 269
      secundária, 268
    tratamento, 267
      corticosteroides, 268
      descanso no leito, 267
      salicilatos, 267
Fechamento
  cirúrgico, 136
    do ASD, 136
  ductal, 151*f*
    na COA da aorta, 151*f*
      circulação central antes do, 151*f*
      circulação central depois do, 151*f*
  espontâneo, 109
    histórico natural, 109
      no PDA, 119*f*
    opções de, 119*f*, 128*f*
      circulação central e, 119*f*, 128*f*
      no ASD, 128*f*
  percutâneo, 127
    do PDA, 127
Fenilcetonúria
  materna, 75
  e doença cardíaca, 75
Ferramenta(s)
  para diagnosticar problemas
    cardíacos, 1-72
    em crianças, 1-72
      exame, 9
        físico, 9
        laboratorial, 39
      histórico, 2
Ferro
  deficiência de, 54
FH (Hipercolesteromia Familiar), 337

Fibrilação
  atrial, 297
    ECG de, 297*f*
  ventricular, 302
    ECG de, 302*f*
FISH (Análise de Hibridização Fluorescente *in situ*), 81*t*-82*t*
  sonda de, 78, 79
Fisiologia
  neonatal, 245
    circulação fetal, 245
      normal, 245
    circulatória pós-natal, 247
      transição para, 247
    PPHN, 248
Fisiopatologia
  da cardiopatia congênita, 86
    princípios hemodinâmicos, 86
      comunicação no nível atrial, 88
      obstruções, 90
      regurgitação valvar, 90
  da CHF, 315
    em bebês, 315
      mecanismos, 315
    em crianças, 315
      mecanismos, 315
Fístula
  arteriovenosa, 258
    sistêmica, 258
Flexibilidade
  ventricular, 129*f*
    da direita, 129*f*
    da esquerda, 129*f*
Flutter
  atrial, 296
    ECG de, 297*f*
Fluxo Sanguíneo
  em crianças, 148-185
    condições que obstruem o, 148-185
      AS, 159-173
      COA, 150-159
      PS, 173-185
Fontan
  procedimento de, 224
    na atresia tricúspide, 224
Fredrickson
  classificação de, 336
Frêmito(s), 23
Frequência
  cardíaca, 291-313

alterações na, 291
  arritmias, 292, 298, 299
    atrial, 292
    AV, 292
    juncionais, 298
    ventriculares, 299
  anormalidades da, 291-313
    em crianças, 291-313
  na eletrocardiografia, 41
  respiratória, 22
    normal, 22t
Fumo
  e uso de tabaco, 330

G

Glenn
  procedimento de, 224
    bidirecional, 224
      na atresia tricúspide, 224
Glicogênio
  armazenamento de, 276
    doença de, 276
      tipo II, 276
Gore-Tex®
  interposição de, 224
    na atresia tricúspide, 224
Gradiente
  alívio do, 156
    preparação para, 156
      avaliação na, 156
    tratamento antes do, 156
      clínico, 156
  de AS, 166
    indicações para intervenção, 166
Gravidade
  do estado cardíaco, 2
Gravidez
  riscos, 350, 351
    fetais, 351
    maternos, 350

H

HCM (Cardiomiopatia Hipertrófica), 81t-82t, 274
  administração, 275
  CXR, 275
  ECG, 275
  ecocardiograma, 275
  exame físico, 274
  histórico, 274

Hematimetria
  completa, 54
    anemia, 55
    deficiência de ferro, 54
    hiperviscosidade, 55
Heterotaxia
  síndromes de, 239
    de asplenia, 240
    de poliesplenia, 240
Hipercolesteromia
  efeito cardiovascular, 331
    mecanismo de, 331
  intervenção, 333
  triagem, 333
Hiperlipidemia
  primária, 337
  versus secundária, 337
Hipertensão
  pulmonar, 91
    em desenvolvimento, 91
      fisiológico, 91
      patológica, 91
  sistêmica, 348
    como fator de risco, 348
      de doença aterosclerótica adquirida, 348
Hipertrofia
  biventricular, 47, 123
    interventricular, 123
      direita, 123
        isolada, 123
  ventricular, 45, 46
    direita, 46
    esquerda, 46
    interpretação para, 45
      de ECG, 45
Hiperviscosidade, 55
Hipóxia, 251
Histórico
  apresentação, 2
    sinal de, 2
      agachamento, 8
      CHF, 6
      cianose, 6
      familiar, 8
      infecções respiratórias, 6
      pré-natal, 8
      pré-síncope, 4
      retardo do crescimento, 5
      sintomas neurológicos, 8

sopro, 3
cardiovascular, 2
  princípios gerais do, 2
    etiologia, 2
    gravidade do estado cardíaco, 2
    pistas diagnósticas, 2
  da AS, 171, 172
    supravalvar, 171, 172
      natural, 172
  da AVA, 162, 165
    natural, 165
  da IE, 280
  da malformação de Ebstein, 229
    da válvula tricúspide, 229
  da origem anômala, 272
    da artéria coronária, 272
      esquerda, 272
  da pericardite, 286
  da PS, 174, 178-180
    valvar, 174, 178
      natural, 178
  de ASD, 129
    natural, 134
  de AVSD, 139
    natural, 141
  de estenose subaórtica, 169
    membranosa discreta, 169
      natural, 169
  de HCM, 274
  de IHSS, 274
  de PDA, 119, 125
    natural, 125
  de TAPVC, 198, 201
    com obstrução, 201
    sem obstrução, 198
  de TOF, 210, 213
    natural, 213
  de tronco arterial, 205, 208
    comum, 205, 208
      natural, 208
  de VSD, 107, 114, 116
    natural, 107, 116
      doença vascular pulmonar, 107
      fechamento espontâneo, 109
      PS infundibular, 109
  familiar, 84, 347
    de doença aterosclerótica, 347
      adquirida, 347
      teste genético, 84
  na atresia, 221
    pulmonar, 226
      com septo interventricular intacto, 226
    tricúspide, 221
  na COA da aorta, 148, 158
    natural, 158
  na d-TGA, 191
  natural, 261
    da doença de Kawasaki, 261
  queixa principal, 2
    dispneia, 4
    dor torácica, 3
    fadiga, 5
    palpitações, 4
    secundária à válvula pulmonar displásica, 179, 180
      natural, 180
HIV
  infecção por, 74
    materna, 74
HLHS (Síndrome da Hipoplasia do Coração Esquerdo), 81t-82t
HLHS (Síndrome do Coração Esquerdo Hipoplásico), 252, 253f
Holt-Oram
  síndrome de, 82t, 83
Homocisteína
  como fator de risco, 348
    de doença aterosclerótica, 348
      adquirida, 348
Hunter
  síndrome de, 277
    envolvimento do miocárdio na, 277
Hurler
  síndrome de, 277
    envolvimento do miocárdio na, 277

I

IAA (Interrupção do Arco Aórtico), 81t-82t
Ibuprofeno
  no PDA, 126
ICD (Dispositivos Cardioversores/Desfibriladores Implantáveis), 275
ICE (Ecocardiografia Intracardíaca), 61
IDM (Lactente de Mãe Diabética), 74
IE (Endocardite Infecciosa), 279
  achados laboratoriais, 281

exame físico, 280
histórico, 280
prevenção de, 366f-367t
 carteira de, 366f-367t
profilaxia de, 365, 368t, 369
 diretrizes de, 368t
  recentes, 369t
  revisão das, 368t
tratamento, 281
IHSS (Estenose Subaórtica Hipértrófica Idiopática)
 administração, 275
 CXR, 275
 ECG, 275
 ecocardiograma, 275
 exame físico, 274
 histórico, 274
Impulso(s)
 apical, 23
Índice
 de Quetelet, 343
Indometacina
 no PDA, 126
Infecção(ões)
 bacteriana, 348
  como fator de risco, 348
   de doença aterosclerótica adquirida, 348
 materna, 74, 75
  por HIV, 74
  por rubéola, 75
 respiratórias, 6
Inibidor(es)
 da prostaglandina, 126
  sintetase, 126
   no PDA, 126
Inotrópico(s)
 no tratamento clínico, 317
  da CHF, 317
   intravenosos, 318
   terapia oral, 318
Inspeção
 do tórax, 22
Instrumentação
 para ausculta, 23
  do coração, 23
Insuficiência
 cardíaca, 5, 317t
  classificações clínicas de, 317f
  lactentes com, 5

Interposição
 de Gore-Tex®, 224
 na atresia tricúspide, 224
Interpretação
 de bulhas cardíacas, 27
 de sopros, 27
Intervalo
 PR, 44, 267
  prolongamento do, 267
   no diagnóstico, 267
   da febre reumática, 267
IOC (Comitê Olímpico Internacional), 345t-346t
Isomerismo
 atrial, 240
  direito, 240
   do apêndice, 240
  esquerdo, 240
   do apêndice, 240
I-TGA (Transposição Congenitamente Corrigida das Grandes Artérias), 233, 234f
 histórico natural, 236
 tratamento cirúrgico, 236
I-TGV (Transposição Congenitamente Corrigida das Grandes Vasos), 233, 234f
 histórico natural, 236
 tratamento cirúrgico, 236
IVGG (Gamaglobulina Intravenosa)
 no tratamento, 262
  da doença de Kawasaki, 262
IVIG (Imunogamaglobulina Intravenosa)
 no tratamento, 262
  da doença de Kawasaki, 262

J

JET (Taquicardia Juncional Ectópica), 299

K

Kawasaki
 doença de, 260
  aneurisma coronário, 263
   cuidados no acompanhamento, 263
    aspirina de baixa dose, 263
    ecocardiografia, 263
    laboratório, 263
  diagnóstico, 261
   características clínicas, 261
   estudos laboratoriais, 261
   histórico natural, 261
  recorrente, 263

tratamento, 262
  aspirina, 262
  corticosteroides, 262
  IVGG, 262
  IVIG, 262
  mediadores imunológicos, 262

L

Laboratório
  no acompanhamento, 263
    da doença de Kawasaki, 263
Lactente(s)
  alterações em, 100f-101f
    com grande VSD, 100f-101f
      na BP pulmonar, 100f-101f
      na resistência vascular pulmonar, 100f-101f
      no Q_p, 100f-101f
  com cianose, 5
  com insuficiência cardíaca, 5
  mais velhos, 154
    ECG nos, 154
    e COA da aorta, 154
LAE (Aumento do Átrio Esquerdo), 100f-101f, 108f, 110f, 112f
Laplace
  relação de, 102, 103f
Lei
  de Starling, 103
LEOPARD (Lentigos Múltiplos, Anormalidades de Condução Eletrocardiográfica, Hipertelorismo Ocular, Estenose Pulmonar, Anormalidades Genitais, Retardo do Crescimento e Surdez Neurossensorial)
  síndrome, 77
Lesão(ões)
  cianóticas, 232
    resumo das, 232
  mistas, 187-209
    d-TGA, 188
    d-TGV, 188
    estimativa em, 189f
    do Q_p, 189f
    TAPVC, 196
    TAPVR, 196
    tronco, 204
      arterial comum, 204
      arterioso, 204
  obstrutivas, 183t-184t
    resumo das, 183t-184t

Levocardia
  levoposição, 238f, 239
    situs solitus, 238f
  levoversão, 238f, 239
    situs inversus, 238f, 239
Ligadura
  cirúrgica, 126
    do ducto arterioso, 126
  da PA, 113, 224
    na atresia tricúspide, 224
    no VSD grande, 113
Limitação(ões)
  do exercícios, 352
    classificação dos esportes, 354t
    esportes, 353
    gerais, 353
    pós-operatório, 353
    repouso no leito, 353
    restrição inadequada, 353
Lipídio(s)
  concentrações de, 339t
    aceitáveis, 339t
    altas, 339t
    limítrofes-altas, 339t
  níveis de, 340t
    pontos de corte recomendados para, 340t
Lipoproteína(s)
  concentrações de, 339t
    aceitáveis, 339t
    altas, 339t
    limítrofes-altas, 339t
  níveis de, 340t
    pontos de corte recomendados para, 340t
Lítio
  e doença cardíaca, 75
LQTS (Síndrome do QT Longo), 49, 347
LV (Ventrículo Esquerdo)
  aumento do, 121
  dimensões do, 58t
    por peso corporal, 58t
      limites ecocardiográficos superiores das, *58t*
  no VSD, 102f
LVH (Hipertrofia Ventricular Esquerda), 100f-101f, 108f, 110f, 112f
  critérios, 47f
    eletrocardiográficos, 47f

M

M (Sopro(s)), 3, 100f-101f, 108f, 110f, 112f
  apical, 140
    mesodiastólico, 140
  características dos, 33t
  cardíacos, 30, 36
    sonoridade, 36
    tom, 37
  cardiopulmonar, 38
  classificação de, 31f
  contínuos, 32, 120
  da área de fluxo, 36
    aórtico, 36
    pulmonar, 36
  de ejeção sistólica, 140
    pulmonar, 140
  de fluxo pulmonar, 37
  de influxo, 32
  de Still, 37
  diagnóstico diferencial de, 34t
    pela localização, 34t
      no ciclo cardíaco, 34t
  diastólicos, 32, 121, 140
    médios, 32, 121
    precoces, 32
    tardios, 32
    tricúspide, 140
  funcionais, 37
  holossistólicos, 31
  mesodiastólico, 104, 131
  mitrais, 36
  normais, 37
    de fluxo do ramo, 37
    da PA neonatal, 37
  pansistólicos, 103
    apical, 139
    da regurgitação valvar mitral, 139
  regurgitantes, 32, 33
  ruído cervical, 38
  SEM, 32
  sistólicos, 31
  zumbido venoso, 38
Malformação(ões)
  cardíacas, 81t-82t, 87t
    distúrbios genéticos com, 81t-82t
      resumo dos, 81t-82t
    principais, 87t
  cianóticas, 187t
    classificação fisiológica das, 187t
    de Ebstein, 228
    da válvula tricúspide, 228
      Cath, 231
      circulação central, 228f
      considerações cirúrgicas, 232
      CXR, 229, 231f
      ECG, 229, 230f
      ecocardiograma, 231
      exame físico, 229
      histórico, 229
Malposicionamento
  cardíaco, 238f
    diagrama do, 238f
  do coração, 236
    dextrocardia, 237
      com imagem em espelho, 237
    dextroposição, 239
    dextroversão, 237
      com *situs solitus*, 237
    levocardia, 239
      levoposição, 239
      levoversão do *situs inversus*, 239
    situs, 237
      inversus totalis, 237
      solitus, 237
Marco(s)
  do desenvolvimento, 6
Marfan
  síndrome de, 282
    CXR, 283
    ECG, 283
    ecocardiograma, 283
    exame físico, 282
    raiz aórtica na, 283f
      avaliação ecocardiográfica 2D, 283f
    tratamento, 284
Max O_2 (Captação Máxima de Oxigênio), 354t
Mediador(es)
  imunológicos, 262
    no tratamento, 262
      da doença de Kawasaki, 262
Medicamento(s)
  e outros agentes, 75
    ácido retinoico, 75
    exposições ambientais, 75
    lítio, 75
    outros medicamentos, 75
Medida(s) de Apoio
  no tratamento, 322
    da CHF, 322

consolidação pulmonar, 324
febre, 324
morfina, 324
oxigênio, 322
tratamento de anemia, 324
ventilação mecânica, 322
Membro(s)/Coração
síndromes, 83
anomalias cardíacas, 83
características, 83
Miocárdio
doença do, 270
cardiomiopatia, 271, 276
dilatada, 271
restritiva, 276
HCM, 274
IHSS, 274
miocardite 271
envolvimento do, 276
com doença sistêmica, 276
administração de, 278
de armazenamento de
glicogênio, 276
tipo II, 276
de Pompe, 276
esclerose tuberosa, 277
neuromuscular, 277
outras mucopolissacaridoses, 277
síndrome, 277
de Hunter, 277
de Hurler, 277
síndromes do, 65
isquêmicas, 65
Miocardite, 271
Monossomia X
síndrome, 76
MRA (Arteriografia com Ressonância
Magnética), 61
MRI (Imagem de Ressonância
Magnética), 61
Mucopolissacaridose(s)
envolvimento do miocárdio nas, 277
MVC (Contração Voluntária Máxima),
354t

N

NCEP (*National Cholesterol Education
Program*), 334
Neonato(s)
cianótico, 251

com CHD, 251
manejo do, 251
doença cardíaca em, 248
falência cardíaca congestiva, 252
obstrução cardíaca esquerda, 252
sobrecarga de volume, 258
hipóxia, 251
NHLBI (*National Heart, Lung and Blood
Institute*), 334
Nódulo(s)
subcutâneos, 266
no diagnóstico, 266
da febre reumática, 266
Noonan
síndrome de, 77, 80
e condições relacionadas, 80
anomalias cardíacas, 80
características, 80
síndromes relacionadas, 83
Nutrição
bebês com falência cardíaca, 361
congestiva, 361
crescimento, 361
e estatura pequena, 361
dieta, 361
e prevenção, 344
de doença cardíaca, 344
NYHA (New York Association), 317t

O

Obesidade
e doença cardíaca, 342
administração, 343
definições de, 342
efeito cardiovascular, 342
mecanismo de, 342
Obstrução
cardíaca, 252
esquerda, 252
arco aórtico interrompido, 255
COA da aorta, 255
HLHS, 252
Onda(s)
P, 41
amplitude da, 42
duração da, 42
eixo da, 42
Q, 47
amplitude da, 48
duração da, 48

T, 48
    amplitude da, 49
    duração da, 49
U, 49
ORT (Taquicardia Recíproca Ortodômica), 295
    mecanismos de, 295f
OSA (Apneia do Sono Obstrutiva), 342
Oximetria
    de pulso, 250f
        algoritmo de, 250f
            de triagem, 250f

P

P_2 (Componente Pulmonar da Segunda Bulha Cardíaca), 100f-101f, 108f, 110f, 112f
    alto, 104
        exame físico, 104
PA (Artéria Pulmonar), 81t-82t
    alça, 243, 244f
        vascular, 243
    ligadura da, 113, 224
        na atresia tricúspide, 224
        no VSD, 113
PACs (Contrações Atriais Prematuras), 292
    ECG de, 292f
Palpação
    frêmitos, 23
    impulsos, 23
        apical, 23
Palpitação(ões), 4
PDA (Ducto Arterioso Permeável), 2, 76, 81t-82t, 87t, 118
    circulação central, 119f
        opções de fechamento, 119f
    CXR, 123, 124f
        divisão cirúrgica, 126
            ligadura cirúrgica, 126
    ECG, 121, 122f
    ecocardiograma, 125
    exame físico, 120
        clique de ejeção sistólica, 121
        pressão de pulso ampla, 120
        resistência pulmonar elevada, 121
            achados na, 121
        S_2, 121
        sopros, 120, 121
            contínuos, 120

    distólico médio, 121
    fechamento percutâneo, 127
histórico, 119, 125
    natural, 125
    ibuprofeno, 126
    indometacina, 126
    inibidores, 126
        da prostaglandina sintetase, 126
    tratamento, 126
Percussão, 23
Pericardite, 285
    CXR, 287
    ECG, 287, 288f
    ecocardiograma, 287
    exame físico, 286
    histórico, 286
    tratamento, 289
PFC (Circulação Fetal Persistente), 248
Pista(s)
    diagnósticas, 2
        gênero, 2
        idade, 2
PJCs (Contrações Juncionais Prematuras), 298
PJRT (Taquicardia Juncional Reciprocante Permanente), 299
Poliesplenia
    síndrome de, 240
        esquerdos bilaterais, 240
        isomerismo atrial esquerdo, 240
            do apêndice, 240
Pompe
    doença de, 276
Posição
    e técnica, 24
        para ausculta, 24
            do coração, 24
Posicionamento
    do coração, 52
    na CXR, 52
PPHN (Hipertensão Pulmonar Persistente do Recém-Nascido), 248
Pré-síncope, 4
Pressão
    cardíaca, 26f
        relação entre, 26f
            e bulha cardíaca, 26f
            e ECG, 26f
            e fases do ciclo cardíaco, 26f

Índice remissivo **399**

de pulso, 120
  ampla, 120
    exame físico, 120
  traçados de, 167f
    em diferentes tipos de AS, 167f
Prevenção
  de doença cardíaca, 329-370
    em crianças, 329-370
      com coração normal, 329
      estilo de vida saudável e, 329-370
Princípio(s)
  hemodinâmicos, 86
    comunicação, 88
      no nível atrial, 88
    obstruções, 90
Problema(s)
  para adultos jovens, 349
    com doença cardíaca, 349
      aconselhamento familiar, 350
      considerações gerais, 349
  para crianças, 349
    com doença cardíaca, 349
      aconselhamento familiar, 350
      considerações gerais, 349
Procedimento(s)
  na atresia tricúspide, 224
    bidirecional de Glenn, 224
    de Fontan, 224
    semi-Fontan, 224
  na d-TGA, 194
    paliativos, 194
      prostaglandina intravenosa, 194
      septostomia atrial de Rashkind, 194
        com balão, 194
Profilaxia
  de febre reumática, 268
    primária, 269
    secundária, 268
Prolapso
  da válvula mitral, 284
    achados laboratoriais, 285
    exame físico, 285
    tratamento, 285
Prolongamento
  do intervalo PR, 267
    no diagnóstico, 267
      da febre reumática, 267
Prostaglandina
  intravenosa, 194

PS (Estenose Pulmonar), 81t-82t, 87t, 173, 189f
  infundibular, 109
    histórico natural, 109
  secundária à válvula pulmonar, 179
    displásica, 179
      Cath, 180
      considerações cirúrgicas, 180
      CXR, 180
      ECG, 179
      ecocardiograma, 180
      exame físico, 179
      histórico, 179, 180
        natural, 180
    valvar, 173f, 174
      Cath, 178
      considerações cirúrgicas, 179
      CXR, 175, 177f
      dilatação com balão, 173f
        via cateter, 173f
      ECG, 175, 176f
      ecocardiografia, 178
      exame físico, 175
      histórico, 174, 178
        natural, 178
Pulso, 13
  oximetria de, 53, 250f
    algoritmo de, 250f
    de triagem, 250f
  pressão de, 12, 120
    ampla, 120
      exame físico, 120
PVCs (Contrações Ventriculares Prematuras), 299
  ECG de, 300f
  multiformes, 292
PW (Onda Pulsátil)
  Doppler de, 59

Q

Q_p (Fluxo Sanguíneo Pulmonar)
  alterações no, 100t-101t, 108t, 110t, 112t
    em grande VSD, 100t-101t, 108t, 110t, 112t
  atresia, 219, 225
    pulmonar, 225
      com septo ventricular intacto, 225
    tricúspide, 219
  aumentado, 91
  diminuído, 209-232

estimativa do, 189f
 em lesões mistas, 189f
 malformação de Ebstein, 228
  da válvula tricúspide, 228
 TOF, 209
  variantes da, 219
Questão(ões)
 reprodutivas, 350
  contracepção, 351
   planejamento da gestação, 351
Quetelet
 índice de, 343

R

Rashkind
 septostomia atrial de, 194
  com balão, 194
RBBB (Bloqueio do Feixe do Ramo Direito), 145t-146t
Reagente(s)
 de fase aguda, 267
  no diagnóstico, 267
   da febre reumática, 267
Recém-Nascido
 ECG no, 153
 e COA da aorta, 153
Recomendação(ões)
 esportivas, 355t-361t
  para atletas, 355t-361t
   com anormalidades cardiovasculares, 355t-361t
Recorrência
 riscos de, 352
Redução
 pós-carga, 321
  no tratamento clínico, 321
   da CHF, 321
Regurgitação
 valvar, 90, 139, 140
  hipertensão pulmonar, 91
  mitral, 139, 140
   sopro da, 139, 140
    pansistólico apical, 139
  Q_p, 91
   aumentado, 91
  Rp, 91
   amentada, 91
Relação
 de Laplace, 102, 103f

Reparo
 cirúrgico, 197f, 256f
  na interrupção, 256f
   do arco aórtico, 256f
  tipo desobstrução, 197f
   circulação central e, 197f
    na TAPVC, 197f
 do retalho subclávio, 157
  na COA da aorta, 157
Resistência
 pulmonar, 121
  elevada, 121
   achados na, 121
Retalho
 subclávio, 157
  reparo do, 157
   na COA da aorta, 157
Retardo
 do crescimento, 5
  desenvolvimento, 6
   marcos do, 6
  lactentes, 5
   com cianose, 5
   com insuficiência cardíaca, 5
Ritmo
 na eletrocardiografia, 41
Ross
 classificação de, 317t
Rp (Resistência Vascular Pulmonar), 145t-146t
 alterações na, 100t-101t, 108t, 110t, 112t
  em grande VSD, 100t-101t, 108t, 110t, 112t
   lactente com, 100t-101t
   que desenvolve doença vascular pulmonar, 108t
   que desenvolve PS infundibular, 110t
   que passa por fechamento espontâneo, 112t
 aumentada, 91
  ponto pós-capilar, 92
  ponto pré-capilar, 91
RSV (Vírus Sincicial Respiratório), 6
Rubéola
 infecção por, 75
  materna, 75
RVE (Aumento do Ventrículo Direito)
 critérios, 46
 RVH e, 46
  diferença entre, 46

RVH (Hipertrofia do Ventrículo Direito), 100f-101f, 108f, 110f, 112f
 critérios, 46
 e RVE, 46
  diferença entre, 46

S

S_1 (Primeira Bulha Cardíaca), 27
 acentuada, 130
  exame físico, 130
S_2 (Segunda Bulha Cardíaca), 145t-146t
 anormalidades da, 131
  divisão, 131
   ampla, 131
   fixa, 131
  sopro mesodiastólico, 131
 desdobramento, 27, 28
  amplo, 27
  paradoxal, 28
 divisão da, 29f, 140
  ampla, 140
  fixa, 140
  variações respiratórias na, 29f
 única, 28
S_3 (Terceira Bulha Cardíaca), 28
S_4 (Quarta Bulha Cardíaca), 30
Salicilato(s)
 no tratamento, 267
  da febre reumática, 267
SAM (Movimento Sistólico Anterior), 275
SAN (Nódulo Sinoatrial), 295f, 303f
SaO_2 (Saturação do Oxigênio Arterial Funcional), 54
Segmento
 ST, 48
Segurabilidade
 e questões ocupacionais, 362
SEM (Sopro de Ejeção Sistólica), 32
Septo
 interventricular intacto, 225
  atresia pulmonar com, 225
   Cath, 227
   considerações cirúrgicas, 227
   CXR, 226
   ECG, 226
   ecocardiograma, 226
   exame físico, 226
   histórico, 226
Septostomia
 atrial, 194
  de Rashkind, 194
   com balão, 194

Sexo
 como fator de risco, 347
  de doença aterosclerótica, 347
   adquirida, 347
SIDS (Síndrome da Morte Súbita Infantil)
Sinal(is)
 vitais, 9
  BP, 9
  esforço respiratório, 22
  frequência respiratória, 22
  pulso, 13
Síndrome(s)
 45,X, 76
 associadas a condições maternas, 74
  alcoólica fetal, 74
  diabetes melito materno, 74
  doença inflamatória, 74
   colágeno vascular, 74
  fenilcetonúria materna, 75
  infecção materna, 74, 75
   por HIV, 74
   por rubéola, 75
 cardiofaciocutânea, 83
 com anormalidades cromossômicas, 76
 com ocorrência familiar, 80
  de Noonan, 80
   e condições relacionadas, 80
  membros/coração, 83
 de Costello, 83
 de heterotaxia, 239
  de asplenia, 240
  de poliesplenia, 240
 de Holt-Oram, 82t, 83
 de Marfan, 282
  CXR, 283
  ECG, 283
  ecocardiograma, 283
  exame físico, 282
  raiz aórtica na, 283f
   avaliação ecocardiográfica 2D, 283f
  tratamento, 284
  detectáveis por técnicas especiais de citogenética, 78
   de DiGeorge, 78
   de Williams, 79
   de Williams-Beuren, 79
   velocardiofacial, 78
 envolvimento do miocárdio na, 277
  de Hunter, 277
  de Hurler, 277

isquêmicas, 65
  do miocárdio, 65
  macroscópicas, 76
    de Down, 76
    de trissomia do cromossomo, 77, 78
      13, 78
      18, 77
    de Turner, 76
  monossomia X, 76
Sintoma(s)
  neurológicos, 8
    de problemas cardíacos, 8
    em crianças, 8
Sístole, 24
  atrial, 292
    prematura, 292
SLE (Lúpus Eritematoso Sistêmico), 74
Sobrecarga
  de volume, 258
    AVM, 258
      sistêmica, 258
    fístula arteriovenosa, 258
      sistêmica, 258
Sonda
  FISH, 78, 79
Sopro(s), ver *M*
SSN (Incisura Supraesternal), 145*t*-146*t*
Starling
  lei de, 103
Std Chromo (Análise Cromossômica Padrão), 81*t*-82*t*
Substância(s)
  abuso de, 348
    como fator de risco, 348
      de doença aterosclerótica adquirida, 348
Suporte
  circulatório, 325
    na CHF, 325
SVAS (Estenose Aórtica Supravalvar), 79, 81*t*-82*t*
SVT (Taquicardia Supraventricular Paroxística), 293

T

TA (Tronco Arterial), 81*t*-82*t*
Tabaco
  uso de, 330
    fumo e, 330
  vício em, 330
    fatores do, 330
Tabagismo
  cessação, 331
    tratamento da, 331
  como fator de risco, 330
    na doença cardiovascular, 330
    na idade adulta, 330
Tamanho
  cardíaco, 50
    na CXR, 50
TAPVC (Conexão Venosa Pulmonar Anômala Total), 196
  circulação central, 197*f*
    e reparo cirúrgico, 197*f*
      tipo desobstrução, 197*f*
      tipo obstrução, 197*f*
  com obstrução, 201
    Cath, 203
    considerações cirúrgicas, 203
    CXR, 200*f*, 202
    ECG, 202
    ecocardiograma, 203
    exame físico, 202
    histórico, 202
  sem obstrução, 198
    Cath, 199
    considerações cirúrgicas, 201
    CXR, 198, 200*f*
    ECG, 198
    ecocardiograma, 199
    exame físico, 198
    histórico, 198
TAPVR (Retorno Venoso Pulmonar Anômalo Total), 87*t*, 196
Taquiarritmia(s)
  atriais, 298
    primárias, 298
  AV, 296
    reentrantes, 296
      diferenciação de, 296
  diagnóstico de, 307
    princípios gerais de, 307
      avaliação clínica inicial, 307
      diferencial, 308
  distinguindo, 293
    de taquicardia sinusal, 293
  tratamento de, 307, 311, 313
    a longo prazo, 313
    agudo, 311
    princípios gerais de, 307
      em pacientes estáveis, 308

Taquicardia(s)
  cardiomiopatia induzida por, 273
  mais comuns, 309t
    de QRS estreito, 309t
    supraventrivulares, 309t
      em adolescentes, 309t
      em crianças, 309t
      em neonatos, 309t
  sinusal, 292, 293
    distinguindo, 293
      de taquiarritmia, 293
  supraventricular, 294f, 303f
    ECG de, 294f
    mecanismos de, 295f, 303f
TDD (Doses Totais de Digitalização), 319
TEE (Ecocardiografia Transesofágica), 55, 61
Teoria
  coração-dieta, 332
Teste
  do exercício, 62
    avaliação, 65
      de condições específicas, 65
        arritmias, 65
      pós-operatória, 65
      pré-operatória, 65
    indicações, 65
    procedimento, 66
    risco, 66
  genético, 84
TET (Tratamento de Defeito Hipercianótico)
  de menos para mais invasivo, 217
TOF (Tetralogia de Fallot), 76, 81t-82t, 87t, 209
  Cath, 216
  circulação central, 210f
    e reparo cirúrgico, 210f
  com atresia pulmonar, 211f
    circulação central, 211f
      cirurgia paliativa, 211f
      reparo, 211f
  considerações cirúrgicas, 217
    paliativo, 217
    reparo corretivo, 218
  CXR, 213, 215f
  ECG, 213, 214f
  ecocardiograma, 215
  exame físico, 212

histórico, 210
  natural, 213
tratamento, 216
  médico, 216
variantes da, 219
Trabalho
  cardíaco, 316
    aumentado, 316
Transição
  para fisiologia circulatória, 247
    pós-natal, 247
Transplante
  cardíaco, 325, 327t, 348
    como fator de risco, 348
      de doença aterosclerótica adquirida, 348
    na CHF, 325
    pacientes pediátricos de, 327t
      esquema terapêutico típico para, 327t
Triagem
  de pré-participação, 345t-346t
    de atletas de competição, 345t-346t
Trissomia
  do cromossomo, 76-78
    13, 78
      características, 78
      anomalias cardíacas, 78
    18, 77
      características, 77
      anomalias cardíacas, 77
    21, 76
      anomalias cardíacas, 76
      características, 76
Tronco
  arterial, 204
    comum, 204
      Cath, 208
      considerações cirúrgicas, 208
      CXR, 206, 207f
      ECG, 206
      ecocardiograma, 208
      exame físico, 206
      histórico, 205, 208
        natural, 208
  arterioso, 204
    circulação central, 204f
TTE (Ecocardiografia Transtorácica), 61
Turner
  síndrome de, 76
    anomalias cardíacas, 77
    características, 77

V

Válvula
  mitral, 284
    prolapso de, 284
      achados laboratoriais, 285
      exame físico, 285
      tratamento, 285
  tricúspide, 228
    malformação de Ebstein da, 228
      Cath, 231
      circulação central, 228f
      considerações cirúrgicas, 232
      CXR, 229, 231f
      ECG, 229, 230f
      ecocardiograma, 231
      exame físico, 229
      histórico, 229
Vasculatura
  pulmonar, 52
    na CXR, 52
Velocardiofacial
  síndrome, 78
    anomalias cardíacas, 79
    características, 78
Volume
  sobrecarga de, 258
    AVM, 258
      sistêmica, 258
    fístula arteriovenosa, 258
      sistêmica, 258
VSD (Defeito do Septo Interventricular),
  2, 31, 74, 76, 81t-82t, 87t, 97, 352
  circulação central, 97f
  opções cirúrgicas, 97f
  grande, 98
    alterações, 100f-101f, 108f, 110f
      em lactente, 100f-101f
    Cath, 113
    considerações cirúrgicas, 113
      cirurgia corretiva, 113
      ligadura da PA, 113
    CXR, 106
    ECG, 104
    ecocardiograma, 111
    exame físico, 103
    histórico, 103
    histórico natural, 107
      doença vascular pulmonar, 107
      fechamento espontâneo, 109
      PS infundibular, 109
  LV no, 102f
  médios, 114
    Cath, 117
    considerações cirúrgicas, 117
    CXR, 116
    ECG, 115
    ecocardiograma, 116
    exame físico, 115
    histórico, 114, 116
      natural, 116
  pequenos, 114
    Cath, 117
    considerações cirúrgicas, 117
    CXR, 116
    ECG, 115
    ecocardiograma, 116
    exame físico, 115
    histórico, 114, 116
      natural, 116
VT (Taquicardia Ventricular), 301
  ECG de, 301f

W

Williams
  síndrome de, 79
    anomalias cardíacas, 80
    características, 79
Williams-Beuren
  síndrome de, 79
    anomalias cardíacas, 80
    características, 79
WPW (Síndrome de
  Wolff-Parkinson-White), 277, 302
  ECG de, 303f
  mecanismo de, 303f